实用危重病急救与进展

熊旭东　胡祖鹏　主编

中国中医药出版社

·北京·

图书在版编目（CIP）数据

实用危重病急救与进展 / 熊旭东，胡祖鹏主编 . —北京：中国中医药出版社，2014.6
ISBN 978-7-5132-1915-0

Ⅰ.①实…　Ⅱ.①熊…　②胡…　Ⅲ.①险症—急救—研究进展　Ⅳ.① R459.7

中国版本图书馆 CIP 数据核字（2014）第 092145 号

中国中医药出版社出版
北京市朝阳区北三环东路 28 号易亨大厦 16 层
邮政编码　100013
传真　010 64405750
廊坊市祥丰印刷有限公司印刷
各地新华书店经销

*

开本 787×1092　1/16　印张 21　字数 444 千字
2014 年 6 月第 1 版　2014 年 6 月第 1 次印刷
书号　ISBN 978-7-5132-1915-0

*

定价 55.00 元
网址　www.cptcm.com

《实用危重病急救与进展》编委会

主　编　熊旭东　胡祖鹏

副主编　庞辉群　宋晓华　马春林　蒋锦琪　朱梅萍

编　委（按姓氏笔画排序）

马春林　广西中医药大学第一附属医院

文加斌　大连医科大学附属第二医院

朱梅萍　上海中医药大学附属曙光医院

严萍萍　复旦大学附属华山医院

杨敏婕　复旦大学附属华山医院

宋晓华　复旦大学附属华东医院

周迎春　南方医科大学

庞辉群　上海中医药大学附属曙光医院

承解静　上海市普陀区中心医院

赵言玮　复旦大学附属华山医院

胡　弘　复旦大学附属华山医院

胡祖鹏　复旦大学附属华山医院

胡家昌　上海交通大学附属第一人民医院

施　荣　上海中医药大学附属曙光医院

娄　樱　上海市胸科医院

徐　侃　上海交通大学附属第一人民医院

蒋锦琪　上海市胸科医院

谢　芳　上海中医药大学附属曙光医院

熊旭东　上海中医药大学附属曙光医院

目　录

第一章 概 论

第一节 急救医疗服务体系

急救医学，是一门以多种医学专业知识为基础，具有自身专业特点的医疗体系，凡在急救范围内的各种疾患和治疗都属于急救医学范畴。包括院前急救、院内急救、院内急诊、危重病加强医疗、急救医疗管理体系等部分。急救医学是一门跨专业、跨学科的独立医学分科，但很多内容又存在纵横交错。急救医学突出人的整体观，注重保护急重症患者的重要脏器功能及维持内环境稳定，研究疾病急性期及重症期的共同病理生理特点，从而保证患者生命延续，为进一步专科治疗赢得时机，避免危重状态下致死、致残，有效地提高急重症患者抢救的成功率。

一、急救医疗服务体系的概念

世界上经济发达国家都十分重视发展急救医学，美国于1959年开始实施急救医疗、原苏联于1960年开始实施急救医疗、日本于1967年开始实施急救医疗。1973年美国国会通过了"急救医疗服务体系（Emergency Medical Service System，EMSS）"法案，1976年并完成了立法程序，形成了全国急救医疗网，配备有先按管辖区范围就近派车，并装备有直升机进行院前急救，现场和途中救护，使反应时间大为缩短。以后又建立了设备齐全的ICU（重症加强监护病房）和CCU（冠心病监护病房），形成了特殊医疗体系，有力保障了战时、灾时、平时伤病员的抢救工作，大大降低了突发事件的死亡率。

我国的急救医学起步较晚，但发展较快。卫生部于1980年10月颁发了《加强城市急救工作》文件，1983年又颁发了《城市医院急诊科（室）建立方案》，明确提出城市综合医院要成立急诊科，1986年11月通过了《中华人民共和国急救医疗法》。在北京、重庆率先建立了设备完善和队伍固定的急救中心；协和医院成立了最早的急诊科；天津建立了中西医结合急危重症医学研究所；第二军医大学、中国医科大学等建立了急救医学医教研基地。1987 年 5 月，中华医学会成立了全国急诊学会，正式承认其为一门独立的医学科。随着卫生部创等级医院工作的开展，全国急诊科和 ICU 纷纷崛起，各城市先后成立了急救中心（120）。

为了保障急救工作的高速、高效，保证急重症伤员治疗的管理规范性，国际上先进的国家率先建立了 EMSS，将院前急救 - 急诊科院内急救 -ICU 救治形成一个完整的体系。该体系既适合于平时急诊医疗工作，也适合于战争或突发事件的处理，目的是用最短的时间把最有效的医疗服务提供给伤病员。

院前急救是 EMSS 中重要的一环，院内急诊和重症监护治疗是患者生命支持治疗连续体中的核心环节，彼此密切相关。ICU 病房是专职重症监护病房，非同于各专科所谓的"重症监护室"。其组成是专职的重症医疗医护人员，融合有多学科的先进技术，专门研究和治疗所有各种重危患者，配备有医院最好的监护急救设备，擅长于疾病危重期的抢救和治疗，是医院救治危重患者的基地。多器官功能不全（MODS）的防治、脓毒症、严重休克、心肺脑复苏、严重创伤、脏器功能支持技术等内外科难点，正是急救危重病医学研究的主要方向和重点。医学科学既高度分化，又高度综合，而最终向高度综合的整体化趋势发展，危重病医学作为急救医疗服务体系的最高阶段即 ICU，其专科技术水平不断进步，已成为一所医院医疗能力与水平的综合体现。

二、院前急救的建立

对于 EMSS 来说，急危重症的前端服务即院前急救医疗的建立与完善，必将在急救医学整体学科体系建立上起到划时代的作用。院前急救医疗服务不仅满足了需要急诊、急救医疗服务的病人及其家属的需求，同时也为院内急救医疗提供了更好的疗效保证。院前急救客观上带动与引导了院内急救与危重病 ICU 专业的发展，而院内急救与 ICU 发展又提高了院前急救医疗的水平，为急救医学三环理论（院前急救环、院内急诊环、重症监护治疗环）建立与完善奠定了基础。

院前急救有两个重要原则不可改变。第一个原则是"对症治疗"（deal with symptoms）。院前急救是对"症"而不对"病"，也就是说院前急救的主要目的不是为了"治病"，而是为了"救命"。第二个原则是"拉起就跑"（scoop and run）。对一些无法判断、无法采取措施或即使采取措施也无济于事的危重伤病，应该尽快将患者送到有条件治疗的医院，不要在现场做无价值的抢救。时间就是生命，院前过长的耽误将使患者丧失仅有的一线生机。

三、对 EMSS 的展望

我国的 EMSS 近 20 年来取得了长足的进步，有自己的特色和优点，但与发达国家相比在某些地方还存在着一定的差距和不足。借鉴国外发达国家的先进经验，探索出一条符合中国国情的 EMSS 发展道路，使我国的 EMSS 得到更迅速的发展。

（一）提高急救应急能力

2001年4月，国务院颁布了《关于特大安全事故责任追究的规定》。SARS疫情暴发后，为进一步提高急救应急能力，国务院于2003年5月又颁布了《突发公共卫生事件应急条例》，SARS疫情的成功控制使我国在应急反应能力方面有了较大幅度的提高，但与发达国家相比，我国的应急反应能力相对滞后，对应急系统的资金、人力、物力的投入还应加大。

1. 建立和完善城市救援系统　目前，欧美等发达国家的城市大多拥有"紧急医疗救援服务体系"，其紧急救护电话与警察、消防同为一个号码，实行联网互动、资源共享。而我国目前大多城市没有或无完善的城市救援体系。院前急救网络缺乏合理布局，抢救方式单一，在救援时间与质量上与国际相去甚远。因此，我国也可以借鉴国外的经验，将消防、警察和医疗急救人员进行整合，把"110"、"119"、"120"等紧急呼救电话综合为一个号码，并建立与国际接轨的EMSS机构。根据地域设立若干个EMSS点，形成网络，以缩短救援半径和救援时间，实现城市救援网络的一体化、标准化、规范化，尽快与国际接轨。

2. 实现急救装备的现代化　一是逐步改善现有急救中心站的条件环境，逐渐实现功能齐全、设施完善、职能配套的目标。二是更新和添置现代化的交通通信工具以及救护设备，有条件的地区逐步发展直升机、轻型飞机等空中救护。

（1）救护车转运：今后影响救护车运营最大可能的问题是救护车的数量骤增、转运经费不断攀升、使用救护车的人员倍增等，这些将会引起急救需求和成本之间的矛盾，其中需求的锐增将会成为全世界院前急救医疗面临的共同危机。我国救护车转运患者的问题也日益凸显，其中运营能力低下是整个急救系统需要研究解决的问题。为提高救护车分派、转运及临床交接，EI-Samir等利用移动网络和定位技术，提出了一个急救新模式，即呼叫紧急电话时，系统能够根据患者在互联网上的健康记录（online health record，OHR），分派出离患者最近的救护车，在实施快速院前急救的同时，取得患者同意后将其送往最近医院的急诊科。

（2）急救直升机的应用：鉴于目前医疗卫生预算费用的压力，直升机救护的时间、成本、效益性一直备受争议。因此，在院前急救中启动急救直升机前对患者的初步筛查有着重要意义。我国急救直升机的使用尚属起步，各地医疗机构虽纷纷修建了直升机停机坪，但由于目前我国对低空空域尚未开放、直升机救援的规章和标准还没有明确的规定、直升机医疗救援的安全监察责任还没有明确等问题的存在，使得直升机在紧急医疗服务方面没有真正发挥应有的作用，并且我国人民平均生活水平还比较落后，养老保障制度和医疗保障制度还不完善，这些都会影响急救直升机商业化运作。

3. 提高院前救援人员的救治能力　我国院前急救人员均属于医务人员，虽然多数成本远远低于国外的医务人员，但就急救能力（效益）来讲尚不如国外的急救医疗辅助员，目前院前急救职能定位和培训均参照中国香港地区的医疗辅助员的水准。因此提高我国院前急救人员的救治能力不仅是单纯技术层次的问题，而且是一个系统工程。

（二）改善院前急救及急诊科供需失衡

随着专业化治疗和先进技术的临床应用，院前急救发展也遇到了前所未有的挑战。尽管院前急救运行模式多种多样，但共同点是：在最短的时间内让患者获得最有效的治疗，送往合适的医疗机构为终极目标。院前急救医疗日益受到医学界重视，2011 年 10 月由欧洲专家组合作研究达成共识的报告中提出，院前急救的 5 大优先研究领域：即合理配置人员并对其进行专业化培训，对改善患者预后的影响；高级气道管理在院前紧急救治中的应用；确定院前急救对重症患者治疗干预的最佳时间窗；超声检查在院前急救中的作用；激活高级院前急救医务人员的最佳时机。

急诊科拥挤现象是一个全球性的问题，急诊的供需失衡导致有限急诊医疗资源出现的破绽，将会引起巨大的社会风险。欧洲很多国家指责急诊科目前的现状，包括布局设计不合理、容纳患者人数过少、工作流程繁琐等，其中最引人注目的是在院前如何限制病情紧急度较低的患者使用救护车，包括加强宣传、提高家庭医疗诊治水平、就近诊疗等。在我国如果提高社区医生的诊疗水平、救护车将轻症患者全部送往社区诊疗，将会明显减少大中型医院急诊科的巨大压力。

（三）灾害医疗

灾害医疗是 EMSS 重要的急救内容。2011 年秋 American Journal of Clinical Medicine 进行灾害医疗的专栏组稿，其背景基于 2001 年美国多起恐怖袭击、炭疽杆菌发作的 10 周年，且 2011 年各地灾害频发。在此专栏中首先有 4 月份阿拉巴马州发生龙卷风导致 43 人死亡，超过 1000 人受伤的报道，指出地区核心医院应对灾害所起的作用，尤其是事先的灾害计划、完善的培训使得医护人员应对多数伤病患者得心应手。其次是应对灾害的专业人员，要有充分的灾害医学救援知识，在工作之外对于基本的灾害教育和训练的必要性进行了叙述。另外从 2007 年开始，美国灾难医学委员会（American Board of Disaster Medicine，ABODM）极力主张所有全科医生学习灾害医疗，包括目前在岗医师培训灾害医疗也要成为常规。我国是一个多种灾难频发的国家，每年因各种自然和人为灾害造成的直接经济损失达数百亿元，并造成重大的人员伤亡。提高对灾难的应急救援能力，已成为社会急救发展不可缺少的环节。我国无论是体制建设，还是具体实施措施，都存在明显的不足，尤其是综合性医院应对突发公共卫生事件的研究才刚刚起步。在经历重大灾难时，大型综合医院如何在灾难和紧急事件期间，保证政府重要机关以及医疗机构本身的正常运转，提供充足的医疗支援，也是目前我们必须面对和亟待解决的问题。SARS 事件凸显我国公共卫生应对机制应急能力的缺陷，广大民众对重大灾难防范意识的淡漠、缺乏防护与急救的基本知识，暴露出灾难医学研究和灾难医学教育培训的薄弱。我国现有的医疗急救系统主要承担常规院前急救任务，一旦重大灾难导致医疗急救系统本身成为受害对象时，仅有院前急救将难以胜任救援需要。

随着现代交通、建筑的迅速发展，工矿事故、战争、恐怖主义以及地震等的发生，使创伤的发病率逐年增加。创伤已成为死亡的主要原因之一。创伤医学的地位显得日益重要。在40岁以下的人群中创伤致死者占首位，已引起各个国家的重视。严重创伤患者有3个死亡高峰：第一死亡高峰，于伤后数分钟内即时死亡，约占死亡人数的50%，死亡原因主要为脑、脑干、高位脊髓的严重创伤，或心脏、主动脉等大血管撕裂，往往来不及抢救。第二死亡高峰，出现在伤后6～8小时内，约占死亡人数的30%，死亡原因主要为脑内血肿、血气胸、肝脾破裂等。如抢救及时，大部分患者可免于死亡，这一时间称为抢救的黄金时刻，又称为"黄金1小时"。第三死亡高峰，出现在伤后数天或数周，约占死亡人数的20%，死亡原因为严重感染和器官功能衰竭。此三阶段紧密相连、交叉存在。

伤后1小时的"黄金时间"虽已被很多临床工作者所认识，我国一些城市也已纷纷建立了急救中心或创伤中心，但EMSS还远不能达到应有的要求，特别是院前急救方面常常缺乏现场必要的复苏以及初步有效的处理，仍以单纯转送为目的，这就使一些重伤员未得到最初的急救，到达医院后失去抢救时机。严重创伤如交通伤、坠落伤常是多发伤，其损伤机制较复杂，在救治多发伤时要求急诊科医师具有其他专科的知识，或多科协作，在诊断上必须避免漏诊或误诊，以达到最大降低致残率和死亡率的目的。

参考文献

1.孙志扬，唐伦先，刘中民，等.现代创伤救治的发展.中华急诊医学杂志，2006，15（7）：659-661.

2.Fevang E，Lockey D，Thompson J，et al. The top five research priorities in physician-provided pre-hospital critical care：a consensus report from a European research collaboration.Scand J Trauma Resusc Emerg Med，2011，13（19）：57.

3.Heyworth J.Emergency medicine-quality indicators：the United Kingdom perspective.Acad Emerg Med，2011，18（12）：1239-1241.

4.Mommsen P，Bradt N，Zeckey C，et al. Comparison of helicopter and ground emergency medical service：a retrospective analysis of a German rescue helicopter base.Technol Health Care，2012，20（1）：49-56.

5.Avers D.Why train physicians in disaster medicine？ Am J Clin Med，2011，8（3）：124-125.

6.D'Alonzo GE Jr.Making disaster medicine every physician's second specialty.Disaster Med Public Health Prep，2010，4（2）：108-109.

7.Nirula R，Maier R，Moore E，et al. Scoop and run to the trauma center or stay and play at the local hospital：hospital transfer's effect on mortality.J Trauma，2010，69（3）：595-599.

8.EI-Masri S，Saddik B.An emergency system to improve ambulance dispatching, ambulance diversion and clinical handover communication-a proposed model.J Med Syst，2012，36（6）：3917-3923.

（熊旭东）

第二节 危重症监测

一、基本概念

危重症监测是 ICU 最主要的功能之一，直接关系到危重病人的诊断与预后。ICU 每床配备床边监护系统，能进行心电、血压、血氧饱和度等基本监护；配备呼吸机、复苏呼吸气囊、输液泵、微量泵、肠内营养泵；配有心电图机、除颤仪、纤维支气管镜和电子升温、降温设备；配有心肺复苏抢救车，包括各类抢救药，各种型号的喉镜、气管插管、气管切开套管、气管切开包。其他配置包括：床旁血气分析仪，床旁简易生化仪，乳酸分析仪，持续肾脏替代治疗仪，床边 X 线摄片机，简易超声仪，简易手指血氧仪，或二氧化碳检测仪，血流动力学、呼气末二氧化碳、代谢等监测设备，心脏起搏设备，床边脑电图和颅内压监测设备。

二、危重症临床常用监测

（一）血流动力学监测

血流动力学监测是对循环系统中血液运动的规律性进行定量地、动态地、连续地测量和分析，并将这些数据用于了解病情的发展和指导临床的治疗。血流动力学监测分为无创性和有创性两大类：无创性血流动力学监测是指应用对机体没有机械损害的方法获得的反映各种心血管功能的参数，安全方便，患者易于接受；有创性血流动力学监测是指经过体表插入各种导管或探头到心腔或血管腔内，直接测定心血管功能参数的监测方法，该方法能够获得较为全面的血流动力学参数，尤其适用于急危重症患者的诊治，其缺点是对机体有一定的伤害性，操作不当会引起并发症。

有创性血流动力学监测是利用气囊漂浮导管（Swan-Ganz 导管）经外周静脉插入右心及肺动脉直接测压，也可间接测定左心排血量。血流动力学监测的适应证是各科急危重病人，如创伤、休克、呼吸衰竭和心血管疾病，以及心胸、脑外科较大而复杂的手术。漂浮导管有双腔、三腔、四腔和五腔 4 种类型，其中以四腔漂浮导管较常用。气囊漂浮导管全长 110cm，导管表面每隔 10cm 处标有标记。导管的顶端有一个乳胶气囊，可充入 1.5ml 气体，充气后直径约 1cm，气囊将管端包裹，充气后的气囊基本与导管的顶端平齐，但不阻挡导管顶端的开口，此腔为与气囊相通的气体通道，导管借助于气囊在血管中漂浮行进。导管顶端有一腔开口，可做肺动脉压和肺毛细血管楔压监测，亦可抽取血样，此为双腔心导管。三腔管是在距导管顶端约 30cm 处，有另一腔开口，当导管顶端位于肺动脉时，此口恰好在右心房内，可做右心房压力监测；亦可由此腔注入冰盐水，以便使用热稀释法测定心排血量。四腔是实心部分，在顶端 4cm 处的侧孔内嵌有热敏电阻，该腔在心房及心室这一段导管表面有一加温系统，间断性地使周围血液温度升高，热敏电阻可测定血温变化，故可获得温度 - 时间曲线来测定心排血量，亦称连续温度稀释法测定心排血量，此为完整的四腔气囊漂浮导管。

1. 肺动脉压和肺毛细血管楔压监测　漂浮导管能够迅速地进行各种血流动力学监测，在肺动脉主干测得的压力称为肺动脉压（pulmonary arterial pressure，PAP），漂浮导管在肺小动脉的楔入部位所测得的压力称为肺动脉楔压（pulmonary arterial wedge pressure，PAWP，又称肺毛细血管楔压，PCWP）。在心室舒张终末，主动脉瓣和肺动脉瓣均关闭，二尖瓣开放，这样就在肺动脉瓣到主动脉瓣之间形成了一个密闭的液流内腔，如肺血管阻力正常，则左心室舒张末压（LVEDP）、肺动脉舒张压（PADP）、PAWP 和 PCWP 近似相等。因此，LVEDP 可代表左心室前负荷，且受其他因素影响较小。但临床测定 LVEDP 较困难，而 PADP 和 PAWP 在一定的条件下近似 LVEDP，故监测 PAWP 可用于间接监测左心功能。

（1）肺动脉压（PAP）：代表右心室收缩期压力，反映肺小动脉或肺毛细血管床的流量与梗阻情况。其正常值：肺动脉收缩压（PASP）15～20mmHg，PADP 6～12mmHg，肺动脉平均压（PAMP）9～17mmHg。PAP 升高时可见于左心衰竭；PAP 下降常见于肺动脉瓣狭窄、低血容量性休克等。

（2）肺毛细血管楔压（PCWP）：可反映左心房平均压及左心室舒张末压，是判断左心功能较有价值的指标。正常值为 5～12mmHg。PCWP 升高常提示左心功能不全、二尖瓣狭窄或心源性休克等。PCWP>18mmHg 时可出现肺淤血；PCWP ≥ 30mmHg 时易发生肺水肿；PCWP 降低见于血容量不足。

2. 心排出量监测　心排出量（cardiac output，CO）是指心室每分钟射出的总血量，CO 是反映心泵功能的重要指标，其受心肌收缩性、前负荷、后负荷、心率等因素的影响。CO 增多见于血容量增加、正性肌力药物作用；CO 减少多见于左心功能不全、心源性休克、主动脉高压等。通过 CO 也可计算其他血流动力学参数，如心脏指数、每搏量、每搏指数和每搏功。与 CO 有关的血流动力学指标见表 1-1。有创测定 CO 的方法有热稀释法和连续温度稀释法；无创测定 CO 的方法有心阻抗血流图和多普勒心排量监测。可以从 CO、MAP、PAP 等计算出体循环血管阻力（SVR）和肺循环血管阻力（PVR）。

表 1-1　与 CO 有关的血流动力学指标

血流动力学指标	计算公式	单位	正常范围
心排出量（CO）	CO=SV×HR	L/min	4～8
心脏指数（CI）	CI=CO/BSA	L/（min·m^2）	2.8～4.2
每搏量（SV）	SV=CO/HR×100	mL/次	60～90
每搏指数（SI）	SI=SV/BSA	mL/（次·m^2）	40～60
周围血管阻力（TPR）	TPR=（MAP-CVP）/CO×80	（dyne·s）/cm^5	900～1500
肺血管阻力（PVR）	PVR=（PAP-PCWP）/CO×80	（dyne·s）/cm^5	120～240

3. 中心静脉压监测　中心静脉压（CVP）是指腔静脉与右房交界处的压力，是反映右心前负荷的指标。CVP 由 4 种成分组成：①右心室充盈压；②静脉内壁压即静脉血容量；③静脉外壁压即静脉收缩压和张力；④静脉毛细血管压。CVP 高低主要反映右心室前负荷和血容量，不能反映左心功能。CVP 的正常值为 5～12cm H_2O。如果 CVP<2～5cm H_2O，提示右心房充盈欠佳或血容量不足；CVP >15～20cm H_2O，提示右心功能不良或血容量超负荷。当病人出现左心功能不全时，不能只单纯监测 CVP。CVP 适用于：①各种大、中型手术，尤其是心血管、颅脑和胸腹部大手术；②严重创伤、各类休克及急性循环功能衰竭等危重病人；③脱水、失血和血容量不足；④需接受大量、快速输血补液的病人。

4. 动脉血乳酸监测　动脉血乳酸值能反映全身的灌流状态。在机体缺氧时，组织细胞以增强糖酵解获取能量，导致乳酸浓度增加。组织缺氧、乳酸产量增加或肝脏对乳酸的氧化功能的降低都可以产生高乳酸血症。动脉血乳酸与动脉血氧运输量（DaO$_2$）和氧消耗量（VO$_2$）在判断缺氧方面具有一致性。比较肯定的结果是高乳酸血症的病人存在病理性氧供依赖。研究也发现高乳酸血症的 SIRS 病人，VO$_2$ 随 DaO$_2$ 的显著升高而升高。因此，早期测定动脉血乳酸对危重病人是一个判断组织缺氧的良好指标。

（二）呼吸功能监测

1. 通气功能监测

（1）肺容量：肺容量监测主要是潮气量和肺活量，是临床应用机械通气时常调整的参数。功能残气量可根据需要进行监测。

①潮气量（VT）：指在平静呼吸时，一次吸入或呼出的气量。VT 约 25% 来自胸式呼吸，75% 来自腹式呼吸。可用肺功能监测仪或肺量计直接测定。正常值为 8～12mL/kg，平均约为 500mL。它反映人体静息状态下的通气功能。VT 监测必须做动态观察，然后参考血气分析结果确定 VT 是否适宜。尤其是应用机械通气时，测定 VT 和呼吸频率更具实际指导意义。临床上 VT 增大多见于中枢神经疾病或代谢性酸中毒所致的过度通气；VT

减少多见于间质性肺炎、肺纤维化、肺梗死、肺淤血等。

②肺活量（VC）：是尽力吸气后缓慢而完全呼出的最大气量，等于潮气量＋补吸气量＋补呼气量。正常成年男性 3.5L，女性 2.4L。VC 是反映肺一次通气的最大能力，即反映肺、胸廓最大扩张和收缩的呼吸幅度。它受呼吸肌强弱、肺组织和胸廓弹性及气道通畅的影响。VC 降低提示胸廓畸形、广泛胸膜增厚、大量胸腔积液、气胸等限制性通气障碍，亦提示有严重的阻塞性通气障碍，如哮喘、肺气肿等。

③功能残气量（FRC）：指平静呼气后肺内所残留的气量。应用氦稀释法或氮稀释法测定。正常成年男性 2300mL，女性 1600mL。FRC 在呼吸气体交换过程中，能缓冲肺泡气体分压的变化，减少通气间歇对肺泡内气体交换的影响，FRC 减少说明肺泡缩小和塌陷。

④分钟通气量（VE）：在单位时间内进出肺的气体量能反映肺通气功能的动态变化，主要反映气道的状态，比肺容量监测更有意义。VE 是在静息状态下每分钟呼出或吸入的气体量。它是 VT 与每分钟呼吸频率（RR）的乘积。VE 的正常值为每分钟 6～8L，成人 VE 大于每分钟 10～12L 常提示通气过度；VE 小于每分钟 3～4L 则通气不足。

（2）动脉血二氧化碳分压（$PaCO_2$）：指血液中物理溶解的二氧化碳分子产生的压力，是判断肺泡通气情况以及有无呼吸性酸碱失衡的主要指标。正常范围 35～45mmHg。$PaCO_2$ 随通气量增加而下降，当 <35mmHg 提示通气过度，二氧化碳排出增加，有呼吸性碱中毒可能；>45mmHg 提示通气不足，体内二氧化碳潴留，有呼吸性酸中毒可能。

（3）呼出末二氧化碳（$P_{ET}CO_2$）：指患者呼气末部分气体中的二氧化碳分压（PCO_2）。$P_{ET}CO_2$ 监测主要根据红外线原理、质谱原理、拉曼散射原理和图 - 声分光原理而设计，属无创性监测方法，现已成为临床常用的监测方法。对于无明显心肺疾病的患者，$P_{ET}CO_2$ 的高低常与 $PaCO_2$ 数值相近，可反映肺通气功能，以及计算二氧化碳的产生量。另外，也可反映循环功能、肺血流情况、气管导管的位置、人工气道的状态，并能及时发现呼吸机故障、指导呼吸机参数的调节和撤机等。但由于影响因素很多，如果术中呼吸道管理不当或发生明显呼吸循环障碍和意外并发症时，此时监测的 $P_{ET}CO_2$ 不能真正代表 $PaCO_2$ 水平，如果按 $P_{ET}CO_2$ 调节通气量，则可能导致判断失误，甚至引起意外，而应立即进行动脉血气分析，以寻找原因并做相应处理。

2.换气功能监测 肺换气功能受通气 / 血流比例（VA / QC）、肺内分流、生理无效腔（生理死腔）、弥散功能等影响，因此其功能监测包括诸多方面。

（1）动脉氧分压（PaO_2）与氧合指数（PaO_2 / FiO_2）：这是常用的评价肺氧合和换气功能的指标，PaO_2 是指动脉血液中物理溶解的氧分子所产生的压力。正常人 PaO_2 为 95～100mmHg，可反映人体呼吸功能及缺氧程度。PaO_2< 80mmHg，则提示有低氧血症，其中 PaO_2 60～80mmHg 为轻度低氧血症；PaO_2 40～60mmHg 为中度低氧血症；PaO_2<40mmHg 则为重度低氧血症。因 PaO_2 / FiO_2 在吸入氧浓度（FiO_2）变化时能反映肺内氧气的交换状况，故其意义更大。如 PaO_2 / FiO_2 ≤ 300mmHg 或 ≤ 200mmHg 分别是急

性肺损伤（ALI）和急性呼吸窘迫综合征（ARDS）的诊断标准之一。

（2）脉搏血氧饱和度（SpO_2）：SpO_2 是用脉搏血氧饱和度仪经皮测得的动脉血氧饱和度值，它是临床常用的评价氧合功能的指标。临床上 SpO_2 与动脉血氧饱和度（SaO_2）有显著相关性，相关系数为 0.90 ~ 0.98，故被广泛用于多种复合伤以及麻醉过程中的监测。SpO_2 监测能及时发现低氧血症，以指导机械通气模式和 FiO_2 的调整。通过 SpO_2 的监测，可以间接了解病人 PaO_2 高低。这是通过已知的氧饱和度与氧离曲线对应关系，求出病人的 PaO_2。SpO_2 与 PaO_2 关系对照见表 1-2。

表 1-2　SpO_2 与 PaO_2 关系对照

项目	数值												
SpO_2（%）	50	60	70	80	90	91	92	93	94	95	96	97	98	99
PaO_2（mmHg）	27	31	37	44	57	61	63	66	69	74	81	92	110	159

（3）通气 / 血流比例（V_A / Q_C）：有效的气体交换不仅取决于足够的肺泡通气以及吸入气体在肺内的均匀分布，更重要的是要求各个肺泡的通气量与流经肺泡周围毛细血管内的血流量相匹配。正常时每个肺泡的 V_A / Q_C 为 0.8，提示换气效能最佳。如果病变引起通气不足或血流减少均可导致 V_A / Q_C 失调。V_A / Q_C 比值大于 0.8 时表示肺泡通气正常，由于没有足够的血流与正常肺泡通气的气体交换而成为无效通气（即血流灌注不足）；反之，V_A / Q_C 比值小于 0.8 时则表示肺泡周围毛细血管内血流正常，部分血液因无足够的通气进行气体交换而成为无效灌注（即通气不足）。V_A / Q_C 失调均可引起换气功能障碍，导致缺氧发生，是肺部疾患产生缺氧最常见的原因。

（4）肺泡动脉氧分压差（$A\text{-}aDO_2$）：指肺泡气氧分压（P_AO_2）与动脉血氧分压（PaO_2）之差值，它是反映肺内气体交换效率的指标，其差值受 V_A / Q_C、肺弥散功能和动静脉分流的影响。成人正常值在吸空气时为 5 ~ 15mmHg，吸纯氧时为 40 ~ 100mmHg。肺泡换气功能障碍时，$A\text{-}aDO_2$ 增大。

（三）肝功能监测

1. 血清酶学监测　肝脏是人体酶含量最丰富的器官，当肝细胞损伤时细胞内的酶释放入血，使血清中相应酶的活性或含量升高。反映肝细胞损害的血清酶学监测指标主要是血清氨基转移酶，它包含两个酶，即丙氨酸氨基转移酶（ALT），主要分布在肝细胞非线粒体中；天门冬氨酸氨基转移酶（AST），主要分布在心肌，其次分布在肝细胞线粒体内。正常血清 ALT 为 10 ~ 40 U / L；AST 为 10 ~ 40 U / L。测定肝细胞损伤的灵敏度 ALT ＞ AST，但在严重肝细胞损伤时，因线粒体膜损伤导致大量 AST 释放，此时 AST ＞ ALT。血清氨基转移酶升高的幅度在一定程度上反映肝细胞坏死的范围，有助于病情的动态观察。

2. 胆红素代谢的监测 胆红素代谢的监测有血清总胆红素、结合胆红素和非结合胆红素。正常血清总胆红素为 3.4 ~ 17.1μmol / L，其中结合胆红素 0 ~ 6.8μmol / L，非结合胆红素 1.7 ~ 10.2μmol / L。若血清总胆红素 34.2 ~ 170μmol / L 为轻度黄疸，171 ~ 342μmol / L 为中度黄疸，大于 342μmol / L 为重度黄疸。若总胆红素显著增高伴结合胆红素明显增高，且结合胆红素 / 总胆红素大于 0.5 提示为梗阻性黄疸；总胆红素增高伴非结合胆红素明显增高，且结合胆红素 / 总胆红素小于 0.2 提示为溶血性黄疸；三者均增高，结合胆红素 / 总胆红素 0.2 ~ 0.5，则为肝细胞性黄疸。

3. 蛋白质代谢的监测

（1）血清总蛋白和白蛋白：正常成人血清总蛋白为 60 ~ 80g / L，其中白蛋白 40 ~ 55g / L。因肝具有很强的代偿能力，加之白蛋白的半衰期较长，急性肝病时白蛋白多在正常范围，故人血白蛋白测定不是急性肝病良好的监测指标。急性肝衰竭早期虽然已有肝细胞受损，使白蛋白减少，但肝内免疫系统受到刺激致球蛋白增多，此时总蛋白并不降低。若白蛋白持续下降，则提示肝细胞坏死进行性加重。

（2）血氨：氨对中枢神经系统有高度致毒性，氨主要通过肝鸟氨酸循环形成无毒的尿素，再经肾排出体外，所以肝脏是解除氨毒性的重要器官。血氨正常值为 11 ~ 35μmol / L。急性严重肝损害时可致血氨升高，出现不同程度的意识障碍，甚至昏迷。

（四）肾功能监测

肾功能监测主要包括肾小球功能和肾小管功能监测。本文重点介绍肾小球功能监测。

（1）血肌酐（Scr）：肌酐是肌肉代谢产物，通过肾小球滤过而排出体外，故 Scr 浓度升高反映肾小球滤过功能减退，敏感性较血尿素氮（BUN）高，但并非早期诊断指标。正常值为 83 ~ 177μmol / L。

（2）血尿素氮（BUN）：尿素氮是体内蛋白质分解代谢产物，主要经肾小球滤过随尿排出。其数值易受肾外因素影响。正常值为 2.9 ~ 6.4mmol / L。肾功能轻度受损时，BUN 可无变化，因此，BUN 不是一项敏感指标。但是，其对尿毒症诊断有特殊价值，其增高的程度与病情严重程度成正比。临床上动态监测 BUN 极为重要，BUN 进行性升高是肾功能恶化的重要指标之一。

（3）内生肌酐清除率（Ccr）：内生肌酐为肌酸代谢产物，其浓度相当稳定。肾脏在单位时间内能把若干容积血浆中的内生肌酐全部清除出去，称为 Ccr。由于肌酐仅由肾小球滤过，不被肾小管重吸收，排泌量很少，因此 Ccr 是较早反映肾小球损害的敏感指标。成人正常值为每分钟 80 ~ 120mL。Ccr 降到正常值的 80% 以下，则提示肾小球滤过功能已有减退；降至每分钟 51 ~ 70mL 为轻度损伤；降至每分钟 31 ~ 50mL 为中度损伤；降至每分钟 30mL 以下为重度损伤。

（五）出凝血监测

出凝血监测一般分为临床监测和实验室监测两大类，常将两者相互结合以综合判断出凝血功能。临床监测应动态观察和分析病人的皮肤、黏膜、伤口部位的出血，以及消化道、泌尿道、鼻咽部等部位有无出血情况。实验室监测能够为出凝血障碍的患者提供可靠的诊断依据，并可定量动态地监测病情的变化。

1. 血液凝固机制的监测

（1）出血时间（BT）：BT 主要取决于血小板计数，也与血管收缩功能有关。正常对照值为 1～3 分钟（Duke 法）或 1～6 分钟（Ivy 法）。血小板计数 $100 \times 10^9 / L$ 时，BT 可延长；BT 缩短可见于高凝状态早期。由于 BT 受干扰因素较多，敏感性和特异性均差，故临床价值有限。

（2）活化的部分凝血活酶时间（APTT）：正常参考值为 31.5～53.5s，反映内源性凝血途径的试验。凝血因子减少或抗凝物质增多均可导致 APTT 延长；缩短见于高凝状态早期。

（3）凝血酶原时间（PT）、凝血酶原时间比值（PTR）和国际标准化比值（INR）：这是反映外源性凝血途径的试验。PT 正常值 11～14s。为使结果更准确，也可采用受检者与正常对照的比值，称为 PTR，正常参考值 0.82～1.15。为进一步达到国际统一，又引入国际敏感度指数（ISI）对 PTR 进行修正，即 INR，正常参考值与 PTR 接近。凝血因子减少或抗凝物质增加均可导致上述 3 项指标延长，如果 PT 和 / 或 APTT 延长至正常值的 1.5 倍，即应考虑凝血功能障碍；缩短可见于高凝状态。

（4）血浆纤维蛋白原定量（Fg）：双缩脲测定法的正常值为 2～4g / L。Fg 增高见于血液的高凝状态，Fg 降低见于 DIC 消耗性低凝血期及纤溶期。

2. 纤维蛋白溶解的监测

（1）凝血酶时间（TT）：指血浆中加入标准化的凝血酶后血浆凝固所需的时间。正常值为 16～18s，比正常对照延长 3s 以上有诊断意义。TT 延长见于血浆中肝素或肝素物质含量增高、DIC 等。

（2）血浆鱼精蛋白副凝固试验（3P）：正常人 3P 试验为阴性。3P 试验阳性常见于 DIC 早期，但 3P 试验的假阳性率较高，必须结合临床分析。

（3）血清纤维蛋白降解产物（FDP）：FDP 正常值为 1～6mg / L。当 FDP ≥ 20mg / L 有诊断意义。FDP 增高见于原发性和继发性纤溶、溶栓治疗、血栓栓塞性疾病。

（4）D- 二聚体（D-dimmer, D-D）：D-D 是纤维蛋白单体与活化因子 XⅢ 交联后，再经纤溶酶水解所产生的一种降解产物，是特异性的纤溶过程标记物，故对诊断血栓性疾病和消耗性凝血病等继发纤溶疾病有较高的特异性。原发性纤溶 D-D 不升高，故对于鉴别继发与原发性纤溶十分重要。正常参考值 D-D<40μg / L（ELISA 法），胶乳凝集法阴性。

三、最新进展

（一）PiCCO 的临床监测

脉搏指示连续心排量监测（pulse index continuous cardiac output，PiCCO）是将肺热稀释法与动脉脉搏波形分析技术结合，只需配置中心静脉及外周动脉导管，微创，操作相对简单，能实现精确、连续、床边化监测。PiCCO 既可进行心排血量（CO）、心功能指数（CFI）、全心射血分数（GEF）、胸腔内血容量（ITBV）、血管外肺水（EVLW）及肺血管通透性指数（PVPI）等指标的测定，还能进行连续心排出量（PCCO）以及每搏量（SV）、每搏量变异（SVV）、动脉压（AP）、脉压变异（PPV）、左心室收缩力指数（dPmx）等的连续测定。

1. 心肌收缩力指标 GEF 和 CFI 主要依赖于左心室和右心室的收缩力，且受左心室和右心室后负荷的影响。可以用来检测左心室和右心室的功能障碍，是由 SV、心脏指数（CI）与全心舒张末期容积（GEDV）通过公式计算衍生出来的。

2. 容量管理相关指标 PiCCO 容量性指标包括 ITBV、GEDV、SW、PW。ITBV 与 GEDV 是通过胸腔和心腔内的总血容量显示心脏的前负荷，即避开了以往采取压力代替容积不足，也消除了胸腔内部压力与心肌顺应性对压力参数值的影响，从而可真实、准确地显示心脏总容量负荷情况。GEDV 是指所有心房和心室舒张末期容积之和，等于整个心脏的充盈容积。胸内血容量是指胸部心肺血管腔内的血容量，包括全心舒张末期容积和肺血容量，是反映心脏前负荷的指标。与 CVP 等指标不同，GEDV 和 ITBV 是以容量参数直接反映心脏容量状态，消除了胸腔内压力和心肌顺应性等的干扰，从而更准确地反映心脏容量的真实情况。

3. 肺水监测指标 肺水监测指标包括 EVLW 及 PVPI，EVLW 指分布于肺血管外的液体，该液体由血管滤出进入组织间隙的量，由肺毛细血管内静水压、肺间质静水压、肺毛细血管内胶体渗透压和肺间质胶体渗透压所决定。任何原因引起的肺毛细血管滤出过多或排出受阻都会使 EVLW 增加，导致肺水肿。超过正常 2 倍的 EVLW 就会影响气体弥散和肺功能，出现肺水肿的症状与体征。EVLW 是一项显示病情严重程度的指标。

（二）PiCCO 的临床应用

PiCCO 可以通过监测 GEDV、ITBV 反映心脏容量状态，常把 EVLW 作为床旁评估肺水肿程度的唯一指标，而 PVPI 则用于鉴别肺水肿的类型。PiCCO 的 SVV 及 ITBI 在评价机械通气的 HC 大容量方面明显优于 HR、MAP、CVP 及 PAWP。

有研究表明，脓毒性休克中 GEDV 比 CVP 更适合作为心脏前负荷的指标。在一项大范围的前瞻性研究中 ELWI 可以在 ARDS 还没有明显临床症状时就能及早地判断出肺损伤，可以帮助管理严重的脓毒症患者，在判断肺损伤和肺水肿方面优于临床症状和 X 线，因此在所有的脓毒症患者中使用 PiCCO 有益于患者的管理。据资料显示，EVLW 与氧合指数呈负相关，与呼气末正压呈正相关。有学者发现，EVLW 与机械通气时间以及住院死亡率均显著相关。感染性休克患者经过及时治疗，EVLW 会明显降低，液体趋于负平衡，提示预后较好。Sakka 等发现，低 EVLW 患者的死亡率明显低于高 EVLW 者。有研究显示，对于严重创伤患者，用 PCWP 和 CVP 评估前负荷准确性明显减低。肖秋生等研究结果说明，PICCO 监测技术通过监测 ITBV、GEDV 及其容量复苏后的变化能准确、可靠地评估患者容量状态，对严重创伤患者的液体管理具有重要价值。

参考文献

1. Oshima K，Kunimoto F，Hinohara H，et al．The evaluation of hemodynamics in post thoracic esophagectomy patients.Hepatogastroenterology，2008，55（85）：1338-1341.

2. Wiesenack C，Fiegl C，Keyser A，et al．Assessment of fluid responsiveness in mechanically ventilated cardiac surgical patients.Eur J Anaesthesiol，2005，22（9）：658-665.

3. Naidu BV，Dronavalli VB，Rajesh PB.Measuring lung water following major lung resection.Interact Cardiovasc Thorac Surg，2009，8（5）：503-506.

4. Kuzkov VV，Kirov MY，Sovershaev MA，et al．Extravascular lung water determined with single transpulmonary thermodilution correlates with the severity of sepsis-induced acute lung injury.Crit Care Med，2006，34（6）：1647-1653.

5. Monnet X，Anguel N，Osman D，et al．Assessing pulmonary permeability by transpulmonary thermodilution allows differentiation of hydrostatic pulmonary edema from ALI／ARDS.Intensive Care Med，2007，33（3）：448-453.

6. 肖秋生，张斌，潘永，等．PiCCO 技术在多发伤患者指导液体复苏中的临床应用．四川医学，2010，31（1）：42-44.

7. Goepfert MS，Reuter DA，Akyol D，et al．Goal-directed fluid management reduces vasopressor and catecholamine use in cardiac surgery patients.Intensive Care Med，2007，33（1）：96-103.

8. Wyffels PA，Sergeant P，Wouters PF.The value of pulse pressure and smoke volume variation as predictors of fluid responsiveness during open chest surgery.Anaesthesia，2010，65（7）：704-709.

9. Goepfert MS，Reuter DA，Akyol D，et al．Goal directed fluid manage-merit reduces vasopressor and catecholamine use in cardiac surgery patients.Intensive Care Med，2007，33（1）：96-103.

10. Monnet X，Persichini R，Ktari M，et al．Precision of the transpulmonary thermodilution measurements.Crit Care，2011，15（4）：R204.

11. Trof RJ，Danad I，Reilingh MW，et al．Cardiac filling volumes versus pressures for predicting fluid responsiveness after cardiovascular surgery：the role of systolic cardiac function.Crit Care，2011，15（1）：R73.

12. 李家琼，李茂琴，许继元，等．脉搏轮廓法在感染性休克早期液体复苏中运用．中华急诊医学，2011，

20（1）：30-32.

13.李文杰.PiCCO 监护仪对感染性休克治疗的指导意义.河北医药，2011，33（15）：2306-2307.

14.Sakka SG，Klein M，Reinhart K，et，al.Prognostic value of extravascular lung water in critically ill patients.Chest，2002，122（6）：2080-2086.

（熊旭东）

第三节　危重病营养支持治疗

一、基本概念

危重病患者或腹部、腹部外器官的疾病以及创伤患者易出现胃肠道功能障碍。急性胃肠道功能障碍是危重病患者 MODS 的一部分，甚至是中心环节，严重者将影响危重病患者的转归。

二、危重病应激状态下代谢特点

危重病应激是机体受到内外因素如创伤、感染、休克以及强烈刺激时出现的一系列反应，机体在应激状态下代谢紊乱越明显，营养支持也越困难。

1. 神经 - 内分泌激素水平增加　应激时体内儿茶酚胺、糖皮质激素、胰高血糖素及甲状腺素水平明显增加，使血糖浓度增加，但糖氧化直接供能减少，糖无效循环增加，组织对糖的利用也发生障碍。

2. 细胞因子生成增加　与代谢改变有关的细胞因子如肿瘤坏死因子（TNF）、白介素（IL）、前列腺素 E2（PGE2）、一氧化氮（NO）等在应激时明显增加，其中最重要的是 TNF、IL-1、IL-6，这些均能增加急性时相蛋白的合成，致氨基酸从骨骼肌中丢失增多，肌蛋白降解增加，其中 IL-1 还能引起谷氨酰胺活性下降，使肠道对谷氨酰胺的摄取减少，IL-1、TNF 还能减少白蛋白 mRNA 转录，并促进白蛋白自血管内向血管外间隙转移，加重低蛋白血症。

3. 蛋白质代谢改变　应激时蛋白质分解代谢较正常机体增加 40% ~ 50%，尤其是骨骼肌的分解明显增加，瘦组织群明显减少，分解的氨基酸部分经糖异生作用后生成能量，部分供肝脏合成急性时相蛋白（如 C- 反应蛋白、α- 胰蛋白酶等），每日约需 70g 蛋白质。由于蛋白质分解增加，机体内的肌酐、尿素生成量增加，呈明显负氮平衡，机体每日尿氮排出 20 ~ 30g。

4. 糖代谢改变　危重病人糖代谢为糖异生，血糖浓度升高，但糖的氧化直接供能却减少，组织对糖的利用也发生障碍。研究发现，应激时血糖的生成速度 $2mg/(kg \cdot min)$，较正常血糖量增加 150%～200%。糖的利用障碍是应激状态下糖代谢的另一个特点。虽然胰岛素的分泌量正常甚至增高，但却因胰岛素受体的作用抑制，糖的氧化代谢发生障碍，糖的利用受限。

5. 脂代谢改变　应激状态下脂肪动员增加，氧化加速，其脂肪氧化速度是正常时的 2 倍，血液中极低密度脂蛋白、甘油三酯及游离脂肪酸浓度增加。游离脂肪酸浓度增加又可在肝内重新转变成甘油三酯，如果甘油三酯转运障碍，则在肝内堆积形成脂肪肝导致脂肪分解加速，形成酮酸血症；并因糖无氧酵解增加，出现乳酸血症，二者均可引起代谢性酸中毒。

6. 电解质及微量元素改变　严重的创伤、MODS 患者极易出现低血钾、低血镁、低血磷及电解质紊乱，这可能与高糖血症及高胰岛素血症密切相关。胰岛素促进钾离子由细胞外向细胞内转移，故引起低血钾；同时胰岛素能够促进 ATP 合成，使磷消耗增加，血磷下降；胰岛素还能够增加肌肉对镁的摄取而导致低镁血症。

三、危重病早期营养支持治疗

（一）危重病早期营养支持的原则及时机

1. 早期营养支持的目的　以往对营养支持的目的被简单地认为是供给能量、营养底物以保持氮平衡，保存机体的瘦肉群。但仅注意这些是不够的，细胞是机体最基础的功能单位，器官功能的维护与组织的修复均有赖于细胞的营养底物。当营养底物不足时，细胞产生的 ATP 量下降，细胞凋亡加速，它将与组织灌注不良、氧供不足、细胞毒素、细胞因子、炎症介质等共同导致器官功能障碍。因此，应激的早期营养支持目的是减轻营养底物不足，支持器官、组织的结构与功能，调节免疫和生理功能，阻止器官功能障碍的发生。

危重病早期营养不是提供足量营养素，因为危重状况下不可能用能量的补充量来抵消能量的消耗量。早期过度热卡供应可能反而有害，导致高糖血症、脂肪浸润和 CO_2 产量增加、免疫抑制、液体量过多以及电解质紊乱。需要指出，营养过量和营养供应不足同样有害。

个体化的营养治疗有助于合理的蛋白质和能量供应。对危重病患者来说，营养供给时应考虑机体的器官功能、代谢状态以及其对补充营养底物的代谢、利用能力。供给量超过机体代谢负荷，将加重代谢紊乱与脏器功能损害。对于危重病患者营养供给，应增加氮量、减少热量、降低热氮比，即给予代谢支持。

2. 代谢支持原则

（1）支持的底物由碳水化合物、脂肪和氨基酸混合组成。能量应该以非蛋白供能为主，由碳水化合物和脂肪同时供能。

（2）减少葡萄糖供能、联合强化胰岛素治疗以控制血糖水平。脂肪补充量可达 1～1.5g/（kg·d），应根据血脂廓清能力进行调整，脂肪乳剂应匀速缓慢输注。

（3）根据氮平衡计算的蛋白质需要量 1.5～2g/（kg·d）。一般以氨基酸作为肠外营养蛋白质补充的来源，静脉输注的氨基酸液含有各种必需氨基酸及非必需氨基酸。

（4）应激早期合并全身炎症反应的危重病患者，能量供给在 20～25kcal/（kg·d），是大多数危重病患者能够接受并可实现的能量供给目标，即所谓"允许性"低热卡喂养。

早期营养支持的血糖水平应当控制在 5.6～11.1mmol/L。应激和感染的代谢反应可导致应激性激素分泌增加，产生胰岛素抵抗、糖异生。高分解代谢时，即便非糖尿病患者，输注葡萄糖也常常出现高糖血症。过多热量与葡萄糖的补充可增加二氧化碳的产生，增加呼吸肌做功、肝脏代谢负担加重和淤胆发生等，特别是合并有呼吸系统损害的重症患者。随着对严重应激后体内代谢状态的认识，降低非蛋白质热量中的葡萄糖补充量，葡萄糖与脂肪比保持在 60：40～50：50，并联合强化胰岛素治疗来控制血糖水平，已成为重症患者营养支持的重要策略之一。

3.营养支持时机 危重病应急后机体代谢率明显增高，出现一系列代谢紊乱、机体营养状况迅速下降，发生营养不良，是创伤危重病普遍存在的现象，并成为影响患者预后的独立因素。应激后分解代谢远远大于合成代谢，过早地增加营养不但不能利用，反而还会增加代谢负担，甚至产生不利的影响，应激后 48 小时内静脉滴注葡萄糖即可达到显著的节氮目的，营养支持时机应在应激后 48 小时。危重病由于在病情相对稳定之前多不能由膳食提供足够的营养，加上原发病和应激所致的呼吸、循环以及内环境紊乱又会影响营养支持的实施，因此营养支持应在呼吸、循环相对稳定和内环境紊乱基本纠正后才能进行。

4.肠内营养与肠外营养的优缺点 肠内营养的优缺点见表 1-3、肠外营养的优缺点表 1-4。

表 1-3 肠内营养的优缺点

优点	缺点
符合生理	需要更多时间达到全量
维护免疫功能	与消化道功能状况有关
维护肠道功能	肠道梗阻是其反指征
费用低	
增加肠道血流量，减少缺血-再灌注损伤	血流动力学不稳定，肠瘘，重度腹泻

表 1-4　肠外营养的优缺点

优点	缺点
有肠内营养反指征时	消化道系统淋巴组织萎缩
补充肠内营养不足	脓毒症发病率增高
24 小时内可达到全量	菌群过度生长
反指征少	细菌移位

（二）危重病早期肠外营养

1. 肠外营养适应证　任何原因导致胃肠道不能使用，或应用不足，应考虑肠外营养，或联合应用肠内营养。对于合并肠功能障碍的危重病患者，肠外营养支持是其综合治疗的重要组成部分。合并营养不良而又不能通过胃肠道途径提供营养的危重病患者，如不给予有效的肠外营养治疗，患者的死亡危险将增加 3 倍。肠外营养在下述情况下也可能是必需的，如完全性肠梗阻、腹膜炎、无法控制的呕吐、小肠源性的严重腹泻（>1500mL / d）、重度小肠麻痹、高流量（>500mL / d）肠瘘、重度营养不良等。

2. 肠外营养禁忌证　肠外营养不应用于能经口或管饲摄入足够营养素的患者；也不应用于没有明确肠外营养目标者；亦不应用于延长终末期患者的生命。

3. 全合一系统（三合一）　全合一系统是指将所有肠外营养成分混合于同一个容器中。使用该系统的益处在于能更好地利用和吸收营养素、输注更容易。此外，代谢并发症的风险也较小。

全肠外营养液必须是包括患者所需全部营养素的溶液。包含氨基酸、碳水化合物、脂肪、水、电解质、维生素和微量元素。营养液应当根据患者的代谢、疾病状况、需求和治疗目标加以个体化，并不存在适用于每一个患者的"理想"肠外营养液。标准配方中的宏量和微量营养素经常需要根据充血性心力衰竭、肺或肾功能不全、急性胰腺炎以及肝性脑病等情况加以调整。营养液还需要根据患者的年龄和个体治疗需要进行调整。

常用的脂肪乳含有长链脂肪酸（LCFA，碳原子数 16 ~ 20），来自于大豆或红花油。然而，其中过多的 n-6 脂肪酸含量对危重病患者的巨噬细胞和中性粒细胞功能、甘油廓清均存在不良影响。磷脂成分的代谢可能干扰脂质和脂蛋白代谢。其影响包括减少细胞膜胆固醇（红细胞或白细胞）、干扰低密度脂蛋白（LDL）与其受体的结合。目前临床上使用的是将中链脂肪酸（MCFA）和 LCFA 混合输注的脂肪乳。将 LCFA 和 MCFA 进行内乳化形成的化学混合甘油三酯分子，称为结构脂肪乳，可提供 MCFA 而没有不良作用，同时 LCFA 又可提供必需脂肪酸。危重病患者脂肪乳剂的用量一般可占非蛋白供能的40% ~ 50%，为 1.0 ~ 1.5g /（kg·d），高龄及合并脂肪代谢障碍的患者脂肪乳剂补充应减少。脂肪乳剂须与葡萄糖同时使用才有进一步的节氮作用。

4. 肠外营养输注 肠外营养应当在限定的情况下根据治疗计划进行，且应当在患者的血流动力学指标稳定后进行。肠外营养输注的启动应以持续 24 小时为基础，尤其是对心功能不全，或无法耐受循环的全肠道外营养（TPN）输注计划所需的高速液体量的患者。为避免代谢性并发症，速度应在 2～3 天内缓慢增加至目标量。此外，最好采用输注泵。

（三）危重病早期肠内营养

1. 肠内营养适应证及时机 经胃肠道途径供给营养应是危重病首先考虑的营养支持途径，因为它可获得与肠外营养相似的营养支持效果，只要胃肠道解剖与功能许可，并能安全使用，应积极采用肠内营养支持，任何原因导致胃肠道不能使用或应用不足，才考虑肠外营养，或联合应用肠外营养。

一旦血流动力学稳定，早期喂养（创伤后 6 小时内）有益于预后，可减少肠道渗透性，降低多器官功能衰竭（MOF）。早期管饲喂养可降低腹部创伤病人的感染并发症，一个创伤后 6 小时开始肠内营养和进入 ICU 24 小时后开始同样的肠内营养对比的研究表明，在创伤后 6 小时接受肠内营养的病人，他们的 MOF 参数降低。

危重病早期肠内营养可以减少应激引起的高代谢反应，帮助阻止应激性溃疡，维持肠道肽、分泌型 IgA 和黏液的分泌，减少由于失用性萎缩引起的氮和蛋白质的丢失以及刺激消化酶的合成，维持胃肠道的吸收、免疫、内分泌和屏障功能。对于创伤患者，肠内营养较肠外营养更符合生理，费用更低。有证据显示，肠内营养可降低脓毒症并发症的发生率。肠内营养和肠外营养联合应用理论上可避免热卡摄入不足，减少 TPN 患者的感染性并发症。

2. 肠内营养主要并发症 误吸是肠内营养最可怕的并发症，在肠内营养过程中，年龄和营养的位置是误吸最显著的危险因素。在怀疑病人需要延长肠内营养的情况下，推荐早期使用经皮胃造口术或经口空肠置入术，可以减少危重病人肠内营养中断和并发症。误吸危险因素还包括神经状态的恶化、胃反流和胃排空能力的降低。

重症患者往往合并胃肠动力障碍，头高位可以减少误吸及其相关肺部感染的可能性。经胃营养患者应严密检查其胃腔残留量，避免误吸危险，通常需 6 小时抽吸一次残留量。如残留量 ≤ 200mL，可维持原速度；如残留量 ≤ 100mL，应增加输注速度到 20mL/h，如残留量 ≥ 200mL，应暂时停止输注或减低输注速度。

3. 肠内营养配方 对危重病人而言，肠内营养的选择要根据患者的代谢支持以及器官支持状态来决定。目前有许多"疾病专用配方"的肠内营养，比如针对高糖血症、低蛋白血症等，配方中以果糖或缓释淀粉作为碳水化合物供给，以降低高血糖，或配方中增加蛋白含量来纠正低蛋白血症。

通常情况下，肠内营养蛋白质中有一部分以短肽形式存在，与整蛋白和游离氨基酸相比，短肽更易消化。脂肪中也有一部分为中链脂肪酸，无需胰液与胆盐即可吸收。患者本身的消化吸收能力决定了选择哪一种配方。存在胃肠道功能不良的患者应当选择短肽型或氨基酸型的水解蛋白配方，脂肪含量较低，也可以强化精氨酸和谷氨酰胺。

在危重病患者中，可以通过肠内营养途径补充免疫营养素。有研究证实，精氨酸、n-3脂肪酸、核苷酸等增强免疫的肠内营养有助于改善预后，包括降低感染率、促进黏膜修复、减少 ICU 患者多器官功能衰竭发生率，缩短住院时间。

四、营养素的需要量

1. 简单快速的方法　热卡需求 =25 ~ 30kcal /（kg·d）。这一简单公式要根据患者的性别、应激强度、疾病情况以及活动度作适当的调整。除烧伤外，住院患者的能量需要很少超过 2000 ~ 2200kcal / d。

2. 碳水化合物　碳水化合物是非蛋白热卡的主要供应源，容易吸收与代谢。经消化道摄入，碳水化合物产生 4kcal / g 的热量，可以提供总热卡需求的 50% ~ 60%。在某些患者中，碳水化合物供能可以降至总热卡的 30% 左右。应激情况下患者至少需要葡萄糖100g / d 方可避免出现酮症。

3. 脂肪　脂肪不仅提供热量，还供应人体必需脂肪酸。健康人脂肪能提供总热卡需求量的 20% ~ 30%，通常推荐剂量是每日每公斤体重 1g。某些疾病需提供更多的脂肪热卡。譬如需要控制血糖水平、对葡萄糖不耐受的糖尿病患者、需要减少二氧化碳排出的慢性阻塞性肺疾病患者，在这些情况下，提供的脂肪最好是不饱和脂肪的植物油，如葵花籽油、橄榄油等。

4. 蛋白质　正常人每日蛋白需求取决于个人的体重、年龄。正常健康人每日蛋白质需要量是 0.8 ~ 1.0g / kg。由于应激，代谢氮丢失增加，危重患者蛋白需求应当增加，蛋白质推荐量是 1.2 ~ 2.0g /（kg·d），或患者需求的总热卡 20% ~ 30% 由蛋白提供。除了提供足够的热卡，为减少和防止瘦体组织被动员作为能源消耗，蛋白质与能量需求应按比例供给，确定合适的热卡氮比例。按 6.25g 蛋白质相当于 1g 氮换算出供给的氮量。非应激情况下热卡与氮比例为 150kcal：1g 氮，而在严重应激情况下该比例为 100kcal：1g 氮。

5. 不同代谢底物提供热量的比例　在健康人与分解代谢患者中，不同代谢底物提供热量的比例不尽相同。正常人碳水化合物提供总热卡的 60%，脂肪提供 25%，蛋白质提供15%。在分解代谢旺盛的患者中，总的热卡需求可能一样或是增加，但不同底物提供的热量的比例则明显不同，蛋白质提供热卡可增加到总热卡的 20% ~ 25%，而碳水化合物提供热量比例降至 45%，脂肪供能有一定增加，占到总热卡的 30% ~ 35%。

6. 其他营养素　其他营养素包括维生素、电解质、微量元素，按生理需要量补给。维生素在代谢过程中是十分重要的，任何营养支持治疗必须提供足够量维生素以预防维生素缺乏。脂溶性维生素 A、D、E、K 有着各自生理作用，多数随饮食中的脂肪被机体吸收，需要胆汁与胰酶作用确保有效吸收。脂溶性维生素与脂蛋白成分经淋巴途径运至肝脏，并储存在人体的不同组织之中。水溶性维生素是许多关键酶的成分，与能量代谢有关。水溶性维生素容易从尿中排泄，体内储存少，因此应保证每日足够量的水溶性维生素供应，避免因缺乏而影响代谢供能的改变。微量元素、维生素、矿物质在应激代谢状况下比健康人群需求增加，对于这些营养物质的需求并无特定的指标，考虑到这些物质的代谢作用，在应激患者中予以补充是合理的。

7. 能量代谢与呼吸商　能量的来源应由碳水化合物与脂肪供给，前者产能按 4kcal / g，后者按 9kcal / g 计算，其中脂肪供能以占总能量的 30% ~ 50% 为宜。过度能量供应可导致高血糖，且对免疫系统有不良影响。蛋白质氧化产能为 4kcal / g。营养物在氧化、分解、产能的过程中消耗一定量的氧，并产生一定量的二氧化碳。耗氧量（VO_2）与产生 CO_2 量（VCO_2）的比值即呼吸商（$RQ=VCO_2 / VO_2$），不同营养物的 RQ 不同。1 分子葡萄糖氧化消耗 6 分子的氧，产生 6 分子 CO_2。葡萄糖氧化 RQ 为 1，蛋白质氧化 RQ 为 0.8，脂肪为 0.7。摄入大量碳水化合物，增高呼吸商，二氧化碳生成增多；对相同的热卡生成，脂肪氧化降低 RQ。当过量碳水化合物摄入，机体将其转化为脂肪储备，这一代谢过程中，机体可产生大量的 CO_2，RQ 可超过 1，甚至高达 8.0。营养治疗中应当避免出现这样的情况，特别是肺功能差的患者应当避免。

五、最新进展

（一）药理学营养

现代临床营养支持已经超越了以往提供能量、恢复"正氮平衡"的范畴，而是通过代谢调理、免疫功能调节和营养支持发挥着"药理学营养"的重要作用，成为现代创伤危重病患者治疗的重要组成部分。也就是说，某些营养素用量的增加，可能有益于调节免疫和改善肠道功能。

1. 谷氨酰胺　谷氨酰胺是人体最丰富的游离氨基酸，构成细胞外氨基酸库的 25% 和肌肉氨基酸库的 60%。因此，跨细胞膜的浓度梯度高达 34 : 1（细胞内 / 细胞外）。机体最大的蛋白质库是肌肉，因而也是内源性谷氨酰胺的主要来源。肌肉中储存的谷氨酰胺估计约有 240g。谷氨酰胺不仅是蛋白质合成的前体，还是许多代谢过程的重要中间体。作为前体，谷氨酰胺作为嘌呤、嘧啶和核苷的氮供体，对蛋白质合成和细胞繁殖有重要作用。它也是谷胱甘肽的前体和肾脏合成氨的重要底物。由于其在转氨基反应中所起的多种作用，谷氨酰胺可被视为氨基酸合成的重要调节物质。谷氨酰胺还是胃肠道细胞的重要代谢能源（小肠和结肠细胞）。大量研究表明：在极量运动后、大手术后以及危重症时，谷氨酰胺水平下降；脓毒症患者的谷氨酰胺水平降低与不良预后相关。

动物实验发现：添加了谷氨酰胺的肠外营养可改善肠道的免疫功能、减少细菌易位以及刺激分泌型 IgA 的恢复。在人体研究中，经肠内或肠外补充谷氨酰胺对氮平衡、细胞内谷氨酰胺水平、细胞免疫以及细胞因子产生均有促进作用。许多研究发现：高分解和高代谢条件下均存在谷氨酰胺耗竭。谷氨酰胺池的减少（低至正常的 20% ~ 50%），在损伤和营养不良时很常见，且与损伤的严重程度、持续时间相一致。大手术后的谷氨酰胺耗竭会持续 20 ~ 30 天。

小肠是吸收谷氨酰胺的主要器官。谷氨酰胺对于维持肠道的正常结构、功能和代谢是必需的，尤其在危重症肠黏膜屏障受损时。免疫细胞也依赖于谷氨酰胺，因而谷氨酰胺的耗竭对免疫功能也有很大影响。在肠外营养中添加谷氨酰胺对重度分解代谢（如烧伤、创伤、大手术、骨髓移植）、肠功能不全（炎性疾病、感染性肠炎、坏死性小肠结肠炎）、免疫缺陷（艾滋病、骨髓移植、危重症）患者有益。

如果肠外营养添加谷氨酰胺，应当在分解代谢发生后尽快添加。如 60 ~ 70kg 的患者，肠外营养中谷氨酰胺双肽的有效剂量为 18 ~ 30g（含有谷氨酰胺 13 ~ 20g），重度损伤患者可能需要更大剂量。

2.ω-3 多不饱和脂肪酸（ω-3PUFAs） 传统的中、长链脂肪乳剂由于富含 ω-6 多不饱和脂肪酸（ω-6PUFAs），而具有增加炎症反应的趋势，往往使得临床使用处于两难处境。近年来，ω-3PUFAs 由于具有抗炎的功能而备受关注。ω-3 鱼油脂肪乳剂在脓毒症、全身炎症反应综合征、严重创伤、外科大手术后等重症患者的治疗上取得较好的疗效，相对于传统的脂肪乳剂，初步显示了其在外科重症患者营养治疗上的优越性。

ω-3PUFAs 主要代表为二十碳五烯酸（ERA）和二十二碳六烯酸（DHA），陆地动植物几乎均不含 EPA、DHA，只要高等动物的脑、眼、睾丸等含有少量的 DHA，但海洋藻类和浮游生物 ω-3PUFAs 含量较高，那些以藻类和浮游生物为食的深海鱼类富含 ω-3PUFAs。因此从这些深海鱼类中萃取的鱼油是人体摄取 DHA 及 EPA 的主要来源。研究发现：DHA 和 EPA 的代谢产物通过减少白细胞的游走及渗出、减少炎症递质的生成，而参与了炎症的消退过程。通常情况下，机体细胞膜结构中 ω-3PUFAs 与 ω-6PUFAs 保持一定的比例，肠内与肠外营养途径增加 ω-3PUFAs 摄入，使细胞膜结构中 ω-3PUFAs 与 ω-6PUFAs 比例达到 1 ：2 ~ 4 的最佳比例。

（二）急性胃肠损伤的预防和处理

近年来，为了加深对急性胃肠道功能障碍的认识，提升对胃肠道功能障碍的研究、提高对 MODS 患者的救治水平，临床研究者提出了急性胃肠损伤（acute gastrointestinal injury，AGI）这一新概念。AGI 是指危重患者因为急性疾病导致胃肠道功能不正常。AGI 按严重程度可分为 4 级：Ⅰ级，存在发展至胃肠道功能障碍和衰竭的风险；Ⅱ级，胃肠道功能障碍；Ⅲ级，胃肠道功能衰竭；Ⅳ级，胃肠道功能衰竭伴有远隔器官功能障碍。AGI 的症状包括呕吐与反流、胃潴留、腹泻、消化道出血、麻痹性肠梗阻、肠扩张和肠鸣音异常。

1.肠康复治疗 AGI 肠康复总体思想是将各种可以使用的药物与营养制剂，通过肠内途径或肠外途径，应用于短肠综合征患者，促进残存肠道多种功能的代偿，以满足机体对营养物质消化吸收的需要。针对目前国内外诊断和治疗 AGI 的现状，肠康复可分为全肠外营养、肠外 + 肠内营养、全肠内营养和经口饮食等 4 个阶段，但不拘泥于这 4 个步骤。临床上应根据 AGI 损伤的程度决定肠康复的起始措施，尽早恢复肠内营养。对于 AGI 较重的患者，肠内营养不是唯一治疗手段，不一定追求全量的肠内营养，当肠内营养不能满足营养物质需要量时可由肠外营养补充。

2. 肠外与肠内营养 古老的"胃肠休息"概念在近 30 年来因肠道菌群异位理论的流行而受到冷落。长时间"胃肠休息"使肠黏膜缺乏腔内营养进而引起肠道屏障功能障碍。但对于因肠壁炎性水肿、小肠广泛粘连和肠道持续麻痹等以胃肠运动功能障碍为主的患者，短暂的"胃肠休息"，停止肠内营养供给不失为一种明智的选择。对于这类患者强行实施肠内营养，特别是全量使用肠内营养，反而可能加重胃肠的负担、加重 AGI，引起肠穿孔、肠坏死等并发症。此时，可采取全肠外营养补充营养底物，联合使用生长抑素和胃肠减压，不仅有助于肠壁水肿的消退，减少肠液分泌，还有利于减少肠内容物，降低腹内压，从而达到让"胃肠短暂休息"，最终让胃肠道恢复功能的目的。不能因为早期肠外营养会增加感染并发症发生率就放弃肠外营养支持治疗。对于病程可能较长的患者，如无法实施肠内营养，要设法使用肠外营养，避免因为能量蛋白质供给不足引起营养不良，进而影响患者康复。但是无限制的长期禁食，可能会导致肠道屏障功能障碍，使 AGI 复杂化。肠内营养是肠康复的法宝，因此，对 AGI 患者要反复尝试肠内营养。应用肠内营养时不一定追求全量，经肠道提供的营养占机体总能量需要的 1 / 4，即可达到肠内营养改善肠道屏障功能的药理作用。在恢复全量肠内营养后，维持一段时间，不要急于恢复经口饮食，特别是完全依赖经口饮食。胃肠道能耐受 24 小时持续的管饲肠内营养液，但不一定能耐受一次性"顿服"的经口饮食。可采用肠内营养逐步减量，经口饮食逐渐增量的方法，稳步恢复经口饮食。

3. 肠黏膜特需营养因子 无论采用肠外营养还是肠内营养，均应注意补充肠黏膜特需的营养因子，如小肠黏膜所需要的谷氨酰胺、结肠黏膜需要短链脂肪酸。后者目前只能通过肠内可溶性的膳食纤维补充。谷氨酰胺则既可通过静脉以谷氨酰双肽的形式补充，也可通过肠道直接补充。即使不能成功应用肠内营养，也可通过静脉补充小肠黏膜所需要的特异营养因子，这不失为一种有效的康复治疗措施。

参考文献

1. Ziegler TR.Parenteral nutrition in the critically ill patient.N Engl J Med，2009，361（11）：1088-1097.

2. Rombeau JL，Takala J.Summary of round table conference：gut dysfunction in critical illness.Intensive Care Med，1997，23（4）：476-479.

3. Thompson JS，Weseman R，Rochling FA，et al. Current management of the short bowel syndrome.Surg Clin North Am，2011，91（3）：493-510.

4. Reintam Blaser A，Malbrain ML，Starkopf J，et al. Gastrointestinal function in intensive care patients：terminology，definitions and management.Recommendations of the ESICM Working Group on Abdominal Problems.Intensive Care Med，2012，38（3）：384-394.

5. Casaer MP，Mesotten D，Hermans G，et al. Early versus late parenteral nutrition in critically ill adults.N Engl J Med，2011，365（6）：506-517.

（熊旭东）

第二章 常见院前急救

第一节 多发伤与复合伤

一、基本概念

多发伤（multiple trauma）是指单一致伤因素造成机体两个或两个以上部位同时受到严重损伤，如不进行紧急处理可能会危及生命的创伤，常伴有大出血、休克、严重的生理功能紊乱。具体来讲，将身体分成头颈部、面部、胸部、腹部、骨盆和四肢、体表6个部分。有2个部位以上的损伤，且每个伤的简明损伤评分（abbreviated injury scale，AIS）大于3的称为多发伤。还有一种定义的方法是根据创伤的严重程度将其分为：伴有意识障碍的颅脑创伤；伴有呼吸功能不全的胸部创伤；失血性休克或处于休克前期3种情况，具有2种以上的损伤称为多发伤。

复合伤（combined injury）是指两种或两种以上致伤因素同时或相继作用于机体所造成的损伤。

爆炸伤是最典型的复合伤。还有特殊类型的复合伤，如放射损伤复合炭疽、躯体创伤复合精神创伤；极端特殊环境发生的复合伤，如高原缺氧、海水浸泡等。

二、常见原因

多发伤和复合伤最常见的原因为：交通事故、高处坠落、爆炸伤、跌打等。Regel等对3406个多发伤病例（其中85%为交通事故引起的外伤）进行了回顾性分析。其中，四肢创伤86%，颅脑创伤69%，胸部创伤62%，腹部创伤36%，骨盆创伤28%；合并脊髓损伤14%，合并损伤部位以颅脑创伤＋四肢创伤（63%）、胸部创伤＋四肢创伤（52%）为最常见，合并腹部创伤的几率较低。

三、病理生理

多发伤对机体的损害在诊断和治疗时要考虑它的病理生理的复杂性。无论受伤轻重，伤后数小时内局部即产生炎症反应。创伤的炎症起源于组织断裂、胶原纤维暴露和细胞破坏，临床上表现为局部的红、肿、热、痛等，伤后 24 ~ 48 小时达到高峰。创伤性炎症对组织修复功能有利，但较广泛或剧烈的创伤性炎症对机体又有不利影响。较早出现的体温反应，是由于受伤后部分炎症介质作用于体温中枢导致发热，而休克晚期有时体温反应反而受抑制，因此，体温中枢受累严重时可发生高热或体温过低。

（一）机体应激反应剧烈

创伤刺激、失血、失液、精神紧张等可引起神经 - 内分泌方面的变化，特别是：

1. 通过中枢兴奋交感 - 肾上腺髓质系统，使心跳加快加强，心输出量增加，以保证心、脑等器官得到较好的血液灌注。

2. 低血容量又使肾血流量减少，激活肾素 - 血管紧张素 - 醛固酮系统，促进肾小管对钠的重吸收、增加排钾，促进水分的重吸收。

3. 下丘脑 - 垂体系统分泌大量的抗利尿激素，促进远端肾小管对水的重吸收，与醛固酮协同维持血容量。

（二）免疫功能抑制，易继发感染

机体遭受严重创伤后，受损的组织激活血管活性介质及活性裂解产物，导致异常炎症反应，抑制免疫功能，尤其是细胞免疫功能。出血性休克引起肠黏膜缺血水肿、局部坏死、肠道机械屏障遭到破坏，肠道通透性增高及免疫功能抑制，出现"细菌移位"，易继发感染。

（三）高代谢状态和多器官功能衰竭

常在伤后第 3 天出现高代谢状态和多器官功能衰竭，体液、血糖、蛋白质、血清钾、血清钙等都会引起相应变化，最终随着免疫抑制细胞活性增高和大量炎症介质的释放，各个脏器相继出现功能障碍，很容易发生多器官功能衰竭。

（四）复合伤

复合伤发病机制是"复合效应"，它与单一伤最基本的区别是：机体受到复合致伤作用后的综合反应，常表现为"加重效应"。早期死亡率高于单一伤，多数情况下主要死于早期休克，但还有比休克更早的直接致死原因，如有害气体急性中毒、严重的肺出血和肺水肿等。复合伤与其他严重创伤类似，病程主要有过度应激紊乱、缺血缺氧、全身炎症反应综合征等早期全身性损害、重要内脏并发症、创伤修复等。按累及的系统，放射损伤有造血损害、免疫紊乱与感染、出血病变、肠上皮损伤、创面难愈等；烧冲伤有创面与伤口、心脏病变与全身性循环功能障碍、肾脏病变与急性肾衰竭、免疫紊乱与感染等。

爆炸致损伤可同时表现为冲击伤、烧伤、破片伤等，但通常以冲击伤为主，多表现为多发伤合并复合伤如冲烧毒复合伤、冲毒复合伤、挤压伤、弹片伤、多发骨折等，是多种致伤因素的相互加强或扩增效应的结合。患者的病理生理紊乱，常较单一因素所致的多发伤更加严重而复杂，不仅损伤范围广，涉及多个部位和多个脏器，而且全身和局部反应强烈和持久。

胸部爆炸伤以多发伤和复合伤一并存在较多见，不同部位和多种因素造成的损伤相互影响，使伤情更加复杂，除了造成严重的胸部创伤以外，常合并有腹腔脏器损伤。表现为心脏、肺脏同时受累时，既有破片伤又有冲击伤，实质脏器受损的同时常合并有胸腔破裂造成的血气胸等等。最终导致神经内分泌、血液循环、生化以及生物活性因子等多方面的功能严重紊乱和障碍。

四、临床特点

除了各种致伤因素引起的原发病表现以外，最常见的有休克、严重低氧血症、组织感染以及多器官功能衰竭，但在早期尤以前两者多见。

（一）休克发生率高

多发伤损伤范围广，失血量大，损伤的应激反应剧烈，易发生低血容量性休克，有时可与心源性休克同时存在。

（二）严重低氧血症

早期发生率高，可达90%，尤其颅脑创伤、胸部创伤伴有休克或昏迷，动脉血氧分压可降至 30～40mmHg。分为：

1. 呼吸困难型　患者缺氧明显，呼吸极度困难，辅助呼吸肌收缩明显，如明显的腹式呼吸。

2. 隐蔽型　患者临床缺氧体征不明显，仅表现为烦躁不安、呼吸增快，但没有呼吸困难表现。

（三）感染发生率高

创伤后机体免疫功能受到抑制，伤口污染严重，肠道细菌移位以及侵入性导管的使用，致感染发生率高，且多为混合感染。后期由于大量使用广谱抗生素，易发生耐药菌和真菌的感染。

（四）易发生多器官功能衰竭

由于休克、感染及高代谢反应，多发伤易并发多器官功能衰竭。一般从一个脏器功能衰竭开始累及其他脏器。通常发生的顺序依次是肺脏、肝脏、胃黏膜与肾脏。

五、辅助检查

1. 诊断性穿刺、引流　诊断性腹腔穿刺（diagnostic peritoneal puncture，DPP）、诊断

性腹腔灌洗（diagnostic peritoneal lavage，DPL）、胸腔穿刺和引流在院前急救过程中有相当大的作用，前者在诊断腹腔伤情中起着决定性的作用，而胸腔穿刺和引流在胸部闭合性损伤的诊断和救治中必不可少。

2. 移动超声检查　腹部创伤超声重点评估方案（focused abdominal sonography for trauma，FAST）：一般指由临床医生操作，对创伤患者进行床旁超声快速评估，根据腹腔及心包有无游离液体，判断是否存在腹部及心脏损伤。对合并有严重颅脑创伤、休克等多发伤患者，往往由于意识障碍而容易出现胸腹部创伤的早期漏诊。FAST具有快速、无创、方便、可重复性等特点，可以在3分钟内及时识别严重腹腔出血及心包积液，有助于早期诊断、针对性治疗。FAST的敏感性73%，特异性100%。目前也有将此技术运用到闭合性颅脑损伤的评估和诊断当中。

3. 放射影像　院前急救配备移动X线检查，对于隐性腹部创伤有极大的帮助，在腹部拍片之前，应先拍摄颈椎片，以避免在搬运患者中出现意外。腹部平片包括两侧膈肌、两侧肋部及盆腔。上腹部的损伤往往合并有下胸部的损伤，必须同时拍片，观察有无肋骨骨折、血气胸或外伤性膈疝等。肋骨骨折的部位往往可以间接地提示腹腔脏器损伤的部位，如左侧下胸部的肋骨骨折多伴有脾脏破裂或左肾损伤，右侧下胸部肋骨骨折往往伴有肝脏破裂或右肾损伤，结合症状体征和腹腔穿刺结果不难作出判断。反之，也可提示有相应部位的肋骨骨折。受伤早期就出现腹膜炎的患者多半是空腔脏器的穿孔或实质脏器断裂，立位腹部平片须观察：膈下有无游离气体、膈肌是否抬高、肝脾阴影是否有异常变化、胃或结肠有无受压、移位，肠管液平分布情况，有无腹膜后间隙的积气、积液或脊柱骨盆骨折等等。患者如不能立位拍片，可左侧卧位，它可观察肝脏与季肋间有无线状气腹，比右侧卧位片容易发现气腹征。

六、诊断要点

（一）急救 - 生命功能评估

1. 呼吸功能　严重创伤后，必须迅速对患者的气道、通气以及气体交换进行评估。

（1）重型颅脑创伤后昏迷，患者往往出现舌根下坠堵住喉咙；颈面部伤、血凝块和移位肿胀的软组织可堵塞气道；喉或气管的软骨骨折可引起气道狭窄；黏痰、泥土、义齿、呕吐物都可堵塞气道，导致窒息。

（2）胸壁或胸膜腔的完整性遭到破坏（多根多处肋骨骨折、开放性或张力性气胸、大量血气胸等），或颈髓损伤致呼吸肌麻痹，气道虽然通畅，但胸廓不能做有效运动，没有足够的气体进入肺部，导致动脉血氧分压降低，动脉血二氧化碳分压增高。

（3）肺实质损伤、出血、水肿、炎性浸润或失血过多、红细胞过少的情况下，导致气体不能充分交换。

2. 心血管功能　创伤后，心血管可因大出血或血浆外渗导致循环血量不足，或因张力性气胸、心包压塞、心肌挫伤、心肌梗死或冠状动脉气栓导致心功能衰竭、低血容量性休克或心源性休克。

（二）病史和体征是创伤最基本的诊断依据

1.意识障碍 颅脑创伤、呼吸功能障碍，或出血性休克等都可引起不稳定的意识障碍，酒醉患者的意识障碍常使临床判断困难。

（1）颅脑创伤可能引起患者的意识丧失，虽然有时无法得到主诉，仍要考虑颈部创伤以及胸腹部创伤。颈部创伤可能会导致损伤部位以下痛觉及其他感觉的缺失，因此不能遗漏胸腹部创伤的诊断。昏迷、小儿和智能不良者特别要注意腹部创伤和脊髓损伤。

（2）颅脑创伤合并其他部位脏器损伤的诊断，除了脉率、血压、尿量、红细胞压积等必不可少的检测外，辅助检查是必需的。现场抢救除了胸腔穿刺、腹腔穿刺，紧急的腹腔灌洗也可以明确胸腹部脏器损伤的性质。移动超声检查可以作为即时诊断、重复评估的重要方法，而到达医院后的首要步骤就是紧急 X 线检查和 CT 检查。

2.休克 中心静脉压下降提示大量失血。中心静脉压上升，脉压差小，提示心包压塞。中心静脉压下降，无外出血或股部软组织出血，提示腹腔内大出血。单侧胸前壁皮下气肿，呼吸音低，气管和纵隔（X 线拍片提示）向对侧移位，提示张力性气胸。

（1）外伤性休克诊断应注意，要排除颈部创伤，特别是骨折；动脉血气分析可提示组织灌注程度；红细胞压积检查，提示血液浓缩程度及血液中红细胞量的多少；留置导尿管，尿量 <0.5mL /（kg·h），提示低血容量。

（2）即便没有颅脑创伤，休克也可以引起脑缺血，从而导致患者身体一侧的麻痹、瞳孔不等大等情况。

（3）外伤引起的休克在排除了神经源性休克、张力性气胸、心包压塞等就需要考虑出血性休克的可能。如果是张力性气胸和心包压塞，没有合并出血性休克，则颈静脉是怒张的；而神经源性休克或出血性休克，颈静脉是瘪的。如果存在出血性休克但没有明显的外出血，则要考虑是否存在胸腔、腹腔以及后腹膜的出血。

（4）关于出血，每侧胸腔出血可含 2000mL；单侧股骨骨折，软组织内积血可达 800mL；骨盆骨折，无尿路损伤，失血量为 1000 ~ 1500mL。年轻人失血 1200 ~ 1500mL，血压仍会正常，但临床上已经出现皮肤湿冷、面色苍白、心动过速、出冷汗、少尿或无尿、烦躁不安。

3.胸部创伤 应从呼吸循环系统的功能变化考虑。多发伤合并肺部损伤：创伤以后如果早期出现呼吸困难，频率 >30 次 / 分，动脉血氧分压下降，动脉血二氧化碳分压初期下降，后期上升，在排除了机械因素，如面部、口腔颌面方面的创伤，就应考虑急性呼吸窘迫综合征的出现。应考虑到严重胸部创伤是否合并心脏损伤；下胸部损伤有无肝脾破裂等。若胸腔持续引流有大量空气排出、肺功能不良、引流血液 >200mL / h，且 3 小时以上仍不减少，应考虑胸腔进行性大出血和心血管损伤。

4. 腹部创伤 首先应从失血性休克的表现判断损伤部位。虽然腹腔内脏器损伤不会马上影响到呼吸循环系统,但一旦诊断延误就可能是致命的。严重腹部挤压伤,要考虑是否合并膈肌破裂。具体诊断方法在意识障碍部分已有叙述。

5. 骨折 骨盆骨折,注意有无盆腔或腹腔内脏器损伤。

6. 复合伤 在烧冲复合伤或机械性创伤复合冲击伤时,机体冲击伤是最易被人们所忽略的。在特殊环境中受到创伤时,要加倍注意有无石棉、烟尘等以及爆炸产生大量的氮氧化物的吸入中毒的情况。

(三)多发伤和复合伤容易漏诊与误诊

1. 早期表现隐匿 腹腔内实质性脏器损伤早期出血不多,有时仅为包膜下出血,生命体征变化不明显;颅脑创伤早期只有短暂意识不清,有时仅表现为脑震荡,缺乏典型的临床表现,容易导致延误救治时机。

2. 四肢创伤掩盖内脏损伤症状 常见有股骨骨折或其他长骨骨折,疼痛较明显,若同时合并脾脏破裂,但腹膜刺激征表现不明显,后者容易导致延误诊断。

3. 其他 早期多个系统似乎都不严重,只见轻伤不见重伤;多个系统损伤都严重,受专业知识的限制,医生各行其职,易造成漏诊或误诊。

七、救治方法

确定救治的轻重缓急,即先救命,后治伤。

(一)院前救治流程

包括现场评估、患者伤情评估、确定转送的医疗机构、患者转运与信息交换、患者交接等。

1. 现场评估 包括环境安全、患者人数、受伤机制、伤情和受伤部位、是否需要增援,以及是否需要交通警察等协助。

2. 患者评估 包括气道、呼吸、循环、神经损伤程度、全身检查。根据评估将救治预警分为:

(1)绿色预警:生命体征基本稳定,没有生命危险。

(2)黄色预警:生命体征不稳定,不救治患者会死亡。

(3)红色预警:生命体征极其不稳定,不迅速处置4小时内将死亡,或难以逆转的濒死状态。

3. 确定转送的医疗机构

(1)红色预警患者:选择就近医疗机构救治。

(2)黄色或绿色预警患者:选择区域性创伤救治医疗机构或救治点。

4. 患者转运与信息交换 确定接收救治医疗机构后,根据轻重缓急次序将患者搬离事故现场,现场应确定无患者遗漏。转运过程中通知拟接收医疗机构转运患者的数量、伤情、预计到达时间等信息。

5. 患者交接　包括预警级别、伤情评估表、主要伤情、次要伤情、已经采取的急救措施（止血带时间等）、急需的急救措施和其他特殊情况。

（二）治疗

对于颅脑创伤引起的颅压升高，胸部创伤引起的换气性呼吸障碍以及胸部创伤、腹部创伤、大血管损伤等引起的出血性休克，究竟哪个优先治疗，需要根据每个患者受伤的具体情况进行判断，一般治疗顺序是胸部创伤、腹部创伤、颅脑创伤、四肢脊柱和骨盆创伤。

1. 生命救治

（1）迅速把握生命体征：2 分钟快速检查伤情，包括体温、脉搏、呼吸、血压，尤其是意识水平和瞳孔大小及对光反应、四肢活动、胸腹呼吸状况，包括直肠指检。要求去除患者全部衣着，全面检查伤情。动态观察伤情，5 分钟重复观察一次。估计创伤部位的出血量，有出血可以根据血压、脉搏等判断出血量，没有明显出血反而要更加密切注意隐蔽的症状和体征。尽快把握致命伤的情况，如上呼吸道阻塞、张力性气胸、出血性休克、脑疝、心包压塞等。

（2）抗休克、止血、防止窒息：①建立两条以上静脉输液通路，其中一路是大静脉（锁骨下静脉、颈内静脉或股静脉），必要时静脉切开置管，便于快速输液或进行中心静脉压监测，怀疑有后腹膜血肿、骨盆骨折、腹腔内大出血则禁止使用股静脉穿刺；②给氧和控制出血；③保证呼吸道通畅，必要时气管内插管、经环甲膜气管穿刺置管或气管切开；④保留导尿管。

（3）院前急救复苏液体选择：羟乙基淀粉、低分子右旋糖酐、乳酸钠林格氏液和 O 型浓缩红细胞（比例 2.5 ∶ 1）。抗休克早期，立即输入乳酸钠林格氏液 2000mL，15 分钟内输入，可迅速扩充血容量。

创伤患者出血控制前的液体复苏目标：收缩压 80mmHg，平均动脉压 50 ~ 60mmHg，心率 <120 次 / 分，动脉氧饱和度 >96%，尿量 >0.5mL /（kg·h），无意识障碍，能准确遵嘱活动，动脉乳酸水平 <1.6mmol / L，碱剩余 < -5，血红蛋白 >9g / dL，中心静脉压 3 ~ 8cm H_2O。

（4）体位、固定及转移：平卧头偏向一侧，防止呕吐和误吸；无论有无颅脑创伤或颈椎损伤，要使用颈托固定颈部；对有四肢骨折患者，应用夹板固定；将患者转移至相对安全的地方。

2. 确定方案

（1）心脏停止 3 分钟以内必须立即行心肺复苏，条件允许可行开胸直接心脏按压。而针对多发伤和复合伤确定一个治疗方案比较困难，这是因为多发伤的类型错综复杂，即便是同一组合的多发伤根据病理生理的不同，治疗方法也不尽相同。例如：合并有颅脑创伤和腹部创伤的情况，颅内血肿和出血性休克，究竟是先开颅，还是先开腹，或者同时开颅开腹，需要根据具体情况作出选择。

对于严重多发伤和复合伤的患者，所有的损伤部位的彻底性治疗一般都需要手术，手术方法要以抢救生命为第一要旨，不必拘泥于一般的原则，而应按制止外出血和控制大出血为原则，以度过危险期。酸中毒、凝血功能障碍和低体温等是创伤预后不良的因素，如果通过手术不能阻止这些危险因素的进一步恶化，则它们就是非手术损伤控制的适应证，也就是通过保守治疗控制和解决这些因素。

（2）如果出现必须先对某个部位的损伤进行紧急手术治疗而不得不暂时放弃对其他部位的手术治疗，那么需要进行以下的紧急处理：①胸部创伤引起的单肺破裂，在监测呼吸功能的同时张力性气胸可行单肺换气、胸腔引流、血气胸行胸腔引流。②颅脑创伤：使用高渗性利尿药、甘露醇和巴比妥药物治疗，过度换气以及脑低温治疗。③骨盆骨折合并尿道破裂：骨盆骨折引起的尿道破裂多为后尿道，由于紧贴耻骨后及盆壁的静脉丛破裂，盆腔内的出血、渗血甚多，出血量可达数千毫升，由此可见创伤早期危及生命的是受伤后失血性休克，而不是尿道断裂和尿外渗，而抢救休克的关键是迅速恢复组织的灌流量。④脊髓损伤：由于可以在损伤后 8 小时内开始使用甲强龙，且首剂为大剂量冲击，并要求在持续心电监护及提供除颤器的情况下进行，因此不主张在院前急救时就开始使用甲强龙。⑤在病情危重的特定情况下，联合采用静脉注射山莨菪碱或东莨菪碱（20mg/8h）、地塞米松（40mg/8h）、大剂量维生素 B_6（3～5g/8h）为主的冲击疗法，可能使爆炸伤患者的病情得到逆转。

八、最新进展

中华医学会创伤学分会交通伤与创伤数据库学组和创伤急救与多发伤学组在 2013 年提出，必须建设严重创伤救治团队。

院前救治团队通常由各个城市的急救中心构成，实施院前急救的任务，也有红十字会救援队参与大型灾难急救。救援人员需要定期进行演练，并定期接受严重创伤规范化培训。院前急救团队在现场救治的同时，要密切保持与接诊医疗机构的联系，有责任将患者的信息实时向医疗机构传输，并协助医疗机构完成接诊的准备及启动预警级别。

有了救治团队，各种专业医生聚集在一起，避免各自将注意力集中在本专业的损伤上。团队的医生能够根据多发伤治疗的轻重缓急对患者进行救治，而其中指挥者必须将挽救生命为第一的原则牢牢铭记在心，指挥各专业医生时刻遵循这一救治原则。如何从表面上看上去很严重的开放伤中迅速找到隐藏的致命的损伤，并尽可能在不留后遗症的前提下挽救患者的生命，是考验团队指挥者水平的关键时刻。他必须根据患者生命体征的变化，决定是否有必要行进一步的检查以及是否安全，还要决定优先处理哪个部位的损伤，决定包括手术在内的救治的最佳时机等。指挥者必须立刻决定将患者转诊到相关的医疗机构去，另外，根据病情的需要，到达医疗机构以后有时还需要其他相关专科的会诊，指挥者的决定对挽救患者生命来说是非常重要的。

参考文献

1.钱义明，熊旭东.实用急救医学.上海：上海科学技术出版社，2013：240-245.

2.程天民，邹仲敏.放射复合伤的研究进展.中华放射医学与防护杂志，1988，18（5）：299-304.

3.Regel G，Lobenhoffer P，Grotz M，et al. Treatment results of patients with multiple trauma：An analysis of 3406 cases treated between 1972 and 1991 at a German Level I Trauma Center.J Trauma，1995，38：70-78.

4.段维勋，易定华，侯晓彬，等.爆炸性胸部创伤伤情特点分析.中国急救医学，2004，24（4）：258-260.

5.尹昌林，文亮，罗旭，等.爆炸伤的急救现状及展望.全国危险物质与安全应急技术研讨会论文集，895-898.

6.洪玉才，张茂，何小军，等.急诊床旁超声 FAST 方案快速评估多发伤的初步研究.中华急诊医学杂志，2010，19（10）：1066-1069.

7.华积德.多发伤的紧急处理.中华创伤杂志，2000，16（8）：510-511.

8.中华医学会创伤学分会创伤急救与多发伤学组.严重创伤规范化救治.中华创伤杂志，2013，29（6）：485-488.

9.刘瑞红，司红苗.严重创伤的院前急救.河南外科学杂志，2002，8（5）：97-98.

（胡祖鹏）

第二节　血气胸

一、基本概念

创伤性血胸、气胸是常见的胸部创伤之一。创伤引起的气胸常与血胸同时存在，称为血气胸。单纯的气胸或血胸并不多见。据统计，我国因胸部创伤而住院的患者中血胸、气胸占 60% 以上。

正常胸膜腔是不含气体的空腔，其间为负压。任何创伤引起空气经胸壁、肺以及气管的破口进入胸膜腔，造成肺组织压缩塌陷，即为创伤性气胸。若合并胸腔内和肺组织破裂出血，则称为创伤性血气胸。根据胸膜腔内压力的改变，气胸可分为 3 大类：闭合性气胸、开放性气胸和张力性气胸。

二、常见病因

血气胸是胸部创伤的常见并发症，创伤的程度主要取决于外力或动能的大小、作用的方式和部位以及生物组织特性。常见的有胸部钝性创伤、胸部锐器伤和胸部火器伤。胸部钝性创伤是胸部遭受撞击后，胸部减速度、撞击力以及胸部压缩率的耐受程度和黏性响应超出了本身的承受能力而造成的损伤。胸部锐器伤一般由刀剑、竹竿、木棍、钢筋等锐器直接切、砍、刺伤胸部导致的损伤，损伤范围一般仅局限于伤处。胸部火器伤一般是指以火药等为原动力的投射物所致的胸部创伤。

（一）气胸

1. 闭合性气胸 胸部开放伤或闭合伤导致空气经胸壁、肺或食管较小的伤口进入胸膜腔，然后创口迅速闭合，导致胸膜腔与外界隔绝，气体无法自由进出，也不再增减，胸膜腔的压力保持稳定，且低于大气压。

2. 开放性气胸 枪弹、爆炸物，或锐器造成胸壁较大的损伤，使胸膜腔与外界相通，空气可随呼吸自由进出胸膜腔，多可影响患者的呼吸功能和循环功能，并迅速导致严重的内环境紊乱，是胸部创伤早期死亡最主要的原因之一。

3. 张力性气胸 是胸部创伤中最危急的一种，多由闭合性创伤引起。由于肺裂伤、支气管或食管破裂，创口呈单向活瓣与胸膜腔相通，空气随呼吸可不断进入胸膜腔，但无法排出，导致胸膜腔内压力逐渐增高，造成肺组织进行性压缩塌陷，纵隔向健侧移位，在极短的时间内可引起呼吸和循环功能紊乱，若未及时明确诊断、救治，患者会很快死亡。

（二）血胸

创伤性血胸是创伤最严重的并发症之一。胸膜腔内大出血是胸部创伤早期死亡的重要原因之一。血胸主要有以下 3 个来源：

1. 肺组织来源 肺实质破裂出血多可自然停止，是因为肺动脉压力低于体循环压力，而且受压肺血管通过的循环血量比正常时明显减少。除非伤及肺内大血管，一般不需要开胸止血。

2. 胸壁肋间血管来源 胸壁肋间有丰富的血管网，主要为肋间动、静脉和胸廓内动、静脉，压力较高。血管一旦破裂，出血迅速且持续，一般不易自然停止，需要开胸止血。

3. 心脏及大血管来源 包括主动脉、上下腔静脉、肺动静脉。该部位出血量多而迅速，大多数患者当场死亡。

三、发病机制

（一）气胸

1. 闭合性气胸 由于气体进入胸膜腔挤压肺组织，使肺部气体交换面积减少，肺组织压缩塌陷，肺内血管阻力增高，肺内循环血量明显减少，出现缺氧。如果患者存在基础疾病，肺功能差，则缺氧发生迅速，症状也更明显，即使小量气胸也可造成低氧血症。如果患者健侧肺功能正常，对缺氧有一定的代偿，症状会出现得晚些。

2. 开放性气胸 胸膜腔和外界相通，空气可经伤口自由进出，胸膜腔内负压消失，肺组织塌陷，肺内气体交换面积减少，出现缺氧。当吸气时，进入胸膜腔的空气会增加，加重患侧肺组织压缩塌陷，导致两侧胸腔压力严重不平衡，纵隔移向健侧，压迫健侧肺组织，影响健侧肺的代偿，进一步加重了缺氧。开放性气胸一旦出现纵隔摆动和气摆动可造成循环功能紊乱，引起休克。纵隔摆动是指吸气时纵隔移向健侧，呼气时气体从伤口逸出，纵隔随之向患侧移动，这种纵隔摆动可刺激纵隔和肺门神经丛，使静脉回流受阻，影响循环功能。气摆动是指吸气时患侧肺内未经过气体交换的残气吸入健侧肺内，呼气时健侧肺从气管排出部分残气的同时，也有不少残气被送入患侧肺内，造成残气在两肺间来回流动。这部分残气二氧化碳含量高，影响气体交换，使缺氧加重。

由于伤口与外界相通，大量细菌可通过伤口进入胸腔。如果伤处有异物留存，将会增加感染的机会，容易并发脓胸。

3. 张力性气胸 受伤组织形成单向活瓣，当吸气时空气通过活瓣进入胸腔，呼气时活瓣闭合，伴随呼吸使空气源源不断进入胸膜腔，使胸膜腔内压力不断增高，进行性压缩肺组织，并将纵隔推向健侧，使健侧肺也受到挤压而塌陷，造成气体交换面积减少，同时血流仍灌流被压缩的肺泡且产生分流，加重了呼吸功能障碍，导致严重低氧血症。此外，纵隔移位使心脏大血管扭曲及胸腔内高压，使回心静脉血流受阻、心输出量减少，可迅速导致呼吸与循环功能衰竭。

（二）血胸

血胸是胸部受到外伤后，胸壁、心脏、肺血管破裂出血，血液进入胸腔所致。血胸的严重程度与出血量多少、出血速度以及同时并发的损伤相关。

四、临床特征

血气胸常见的临床症状为胸痛、气短、呼吸困难、咯血、心悸等。常见的体征为呼吸困难、口唇发绀、胸壁隆起或凹陷、反常呼吸运动、皮下气肿；压痛、挤压痛、气管移位；上胸部叩诊呈鼓音，下胸部呈实音，可伴有心浊音界消失；呼吸音减弱或消失。其临床表现与胸壁缺损的大小、肺组织受压的程度、出血量的多少、出血来源以及合并伤的严重程度有关。

根据肺组织受压塌陷的程度分为小量气胸、中量气胸及大量气胸。少量气胸为肺组织受压塌陷在30%以下；中量气胸为肺组织受压塌陷30%~50%；超过50%以上则为大量气胸。少量气胸可无临床表现，或有胸痛，但无明显的呼吸与循环功能障碍。中到大量的气胸最先出现的症状是胸痛及气急，检查时气管轻度向健侧偏移，伤侧胸部叩诊呈鼓音，呼吸音明显减弱或消失。严重时可出现烦躁不安、呼吸困难、口唇发绀，或发生休克。如果发生张力性气胸，患者症状出现迅速，并且进行性加重，多有躁动不安、大汗淋漓、严重呼吸困难、口唇发绀、脉细数而弱、血压下降，并常伴有纵隔及皮下气肿。检查时可见伤侧胸壁饱满，肋间隙变平，胸廓活动幅度明显减低，气管显著向健侧偏移。伤侧胸部叩诊呈鼓音，呼吸音消失。胸腔穿刺测压，腔内压为正压。张力性气胸病情发展迅速，应在第一时间及时抢救，如果患者生命体征不稳，可先行胸腔减压，之后再行检查以明确诊断。

根据胸膜腔内积血的多少分为少量、中量和大量血胸。胸膜腔内积血在 500mL 以下称为少量血胸，X 线胸片可见肋膈角变钝，液面不超过膈顶，临床多无内出血的症状和体征。胸膜腔积血量在 500 ~ 1500mL 称为中量血胸，X 线胸片见积液达肺门平面。由于失血引起的血容量减少，心输出量降低，患者可有内出血及肺受压萎陷的症状，表现有面色苍白、呼吸困难、脉细而弱、血压下降，检查发现伤侧呼吸运动减弱，下胸部叩诊呈浊音，呼吸音明显减弱。胸膜腔积血量在 1500mL 以上称为大量血胸，X 线胸片可见胸腔积液超过肺门平面。除因大量失血引起血容量迅速减少，产生失血性休克外，尚因大量积血压迫肺组织，使肺萎陷而引起呼吸功能障碍，患者有较严重的呼吸与循环功能紊乱表现。检查可见伤侧呼吸运动减弱，肋间隙变平，气管向健侧移位，呼吸音明显减弱或消失。

血液积聚于胸腔，是天然的细菌生长繁殖的培养基，如不及时排除积血，可导致脓胸。

五、辅助检查

（一）实验室检查

血常规：单纯气胸多无明显改变。血胸或血气胸根据出血量的大小可出现血红蛋白、红细胞计数、红细胞压积下降。

（二）影像学检查

1. 胸部 X 线平片　是诊断气胸的重要方法。可以显示肺受压塌陷的程度，肺内病变有无胸膜粘连、胸腔积液和纵隔移位。若纵隔旁出现条带状透亮影，提示纵隔气肿；气胸线以外透亮度增高，无肺纹理显现。如果气胸线不明显，可嘱咐患者呼气，肺体积缩小密度增高，与外带积气透光带形成对比，有利于诊断气胸。大量气胸时，肺组织向肺门回缩，外缘呈弧形或分叶状。如伴发血胸，可见气液平面。少量气液胸在胸部 X 线片中不易被发现。

2. 胸部 B 超　多用于测定血胸的量，或者为胸腔穿刺做定位。

3. 胸部 CT　典型的血气胸以横贯一侧或双侧胸腔的气液平面为特征表现。

（三）特殊检查

1. 胸腔穿刺、胸腔镜　是血气胸简单可靠的诊断方法。胸腔穿刺可抽出积血。胸腔镜可观察到胸腔积血，有助于进一步明确病因。

2. 电视胸腔镜探查和剖胸探查指征　①进行性血胸；②凝固性血胸；③开放性、张力性气胸经闭式引流后持续漏气达 48 小时者；④高度怀疑胸部其他脏器损伤或膈肌损伤者，可直接紧急剖胸或电视胸腔镜探查，以免延误抢救时机。

六、诊断思路

（一）诊断

1. 病史　详细了解有无胸部外伤史，致伤原因和方式，有无气促、呼吸困难和紫绀情况，有无诱发因素，有无出血及休克的表现。

2. 体格检查　呼吸急促、脉搏细数、血压下降、口唇紫绀；气管移位；肋间隙饱满，可触及皮下气肿，患侧胸部叩诊为鼓音或浊音，呼吸音减弱或消失；胸背部或上腹部可见伤口（开放性血气胸者）。

3. 辅助检查　通过血常规、胸部 X 线平片或胸部 CT、胸部 B 超、胸腔穿刺、胸腔镜等辅助检查可以支持气胸、血胸的诊断。

（二）鉴别诊断

1. 乳糜胸　是由胸导管损伤引起的，多发生在钝性胸部创伤、穿透性胸部创伤和手术损伤后，其临床表现与乳糜流出的多少有关，大量乳糜积聚于胸腔，可压迫肺组织，使肺压缩塌陷将纵隔推往健侧。患者常表现为胸闷、气急、心悸，甚至血压下降等症状。由于大量丢失营养致水及电解质平衡紊乱，可在短期内造成全身消耗、衰竭，或合并其他严重并发症而死亡。X 线常表现为大量胸腔积液征象，偶尔可见纵隔增宽。

2. 胆汁胸　创伤引起胆汁胸较少见，多为右下胸穿透伤损伤到膈肌及肝脏引起。闭合性胸部创伤亦可发生胆汁胸。胆汁有强烈的刺激性，进入胸腔可导致胆汁性胸膜炎或脓胸；穿入支气管，可引起支气管胸膜胆管瘘。多表现为发热、胸痛，有时放射至右肩部。此外，还可伴有上腹疼痛、压痛及咳嗽。如果与支气管相通，则可咳出苦味带胆汁颜色的痰液。X 线检查：可见胸腔积液影像，右半膈肌常抬高。

（三）注意事项

1. 继续出血征象　早期创伤性血气胸除明确血气胸诊断外，更重要的是明确胸腔内出血是否停止或仍在继续，有下列情况应考虑到有活动性出血：

（1）有失血性休克表现，经输血、补液等抗休克措施不见好转，或情况暂时好转不久又恶化。

（2）胸腔穿刺抽出的血液很快凝固。

（3）胸腔穿刺抽出积血后，很快又见积血增长。

（4）血红蛋白、红细胞及红细胞压积进行性持续下降。

（5）放置胸腔闭式引流，每小时引流量超过 200mL，持续 3 小时以上；流出血液色鲜红，温度较高，其血红蛋白测定及红细胞计数与周围血液相近似；或 24 小时引流液超过 1000mL 以上。但应注意有时出血在胸腔内凝固而引流出的血液不多，因而应结合全身情况或床旁胸片和 B 超测定。

2. 感染征象　胸腔内积血可引起中等体温增高及白细胞增多，需与血胸是否合并感染鉴别。血胸若发生感染表现有：

（1）体温及白细胞明显升高，并伴有其他全身中毒症状。

（2）将胸腔抽出液 1mL，放于试管内，加蒸馏水 5mL，混合放置 3 分钟后观察，若为淡红色透明，表示抽出液无感染。如果呈混浊或出现絮状物，则多已感染。

（3）将抽出之积血涂片检查红、白细胞之比例，正常情况红、白细胞比例 500 : 1，有感染时白细胞数量增多，红、白细胞之比达 100 : 1 即可确定已有感染。

（4）将抽出的积血进行涂片，细菌培养阳性。

3. 迟发性血胸　迟发性血胸并不少见。无论是闭合性或开放性胸部创伤，都应警惕迟发性血胸的发生，虽然目前对迟发性血胸的时间界限尚无统一的意见，但大多数学者认为这类患者伤后临床及胸部 X 线照片并无血胸表现，但之后甚至数日后证实有血胸，甚至大量血胸存在，即可作为诊断。其原因可能因肋骨骨折断端活动时刺破肋间血管，或已封闭的血管破口处凝血块脱落引起，亦可能与肺挫裂伤、胸壁小血管损伤等因素有关。因此，在胸部创伤后 3 周内应重复多次行胸部 X 线检查。

七、救治方法

1. 气胸

（1）闭合性气胸：少量闭合性气胸一般无需特殊治疗。需绝对卧床休息，密切观察病情，必要时可给予镇静、止痛药物治疗，避免用力咳嗽，待胸腔内气体逐渐吸收后，压缩塌陷的肺组织可随之复张。中量及大量闭合性气胸应特别注意，随时警惕张力性气胸的发生，多数学者主张闭式引流，因为其既可迅速使肺复张，改善患者缺氧症状，又可避免发生张力性气胸救治不及时带来的危险。闭式引流的适应证如下：①中、大量气胸；②无论气胸多少，只要有呼吸困难者；③非手术治疗中气胸增加者；④胸腔闭式引流，拔出引流管后气胸复发者；⑤需用机械通气者；⑥需气管插管、行全身麻醉者；⑦合并有血胸者；⑧双侧气胸；⑨张力性气胸。肺泡复张后应警惕肺复张后的急性肺水肿，其发生机制：可能由于肺组织长时间受压塌陷、缺氧等，改变了塌陷的肺泡壁的渗透性，肺泡表面活性物质减少，引流时迅速形成的胸腔负压使患侧肺毛细血管压力增高，血流增加，从而引发肺水肿，这种情况多见于肺压缩塌陷时间较长的自发性气胸，而在创伤性气胸中罕见。如遇到这种情况，可按急性肺水肿给予强心、利尿等处理，必要时可行呼气末正压通气

（PEEP）治疗。

（2）开放性气胸：开放性气胸一经发现，必须紧急处理：①迅速清洁、消毒创口周围皮肤，用不透气的材料，如多层凡士林油纱布等封闭创口，并安全固定，确保胸腔与外界隔绝，变开放性气胸为闭合性气胸。在患者转运途中，应密切注意包扎是否严密，辅料有无松动、脱落，并时刻警惕张力性气胸的发生。在呼吸循环功能尚未得到纠正或稳定之前对已严密包扎的创口揭开辅料检查是危险的。②氧气吸入。③纠正休克：立即给予补液、输血。④清创缝合：对较大的胸壁创口及污染严重者，应立即清创处理。清创手术应待患者全身情况得到改善后，在气管插管麻醉下施行。充分冲洗伤口时，要剪去失活组织、摘除异物和游离骨片、修整肋骨断端、冲洗胸腔，采用常规胸腔闭式引流，将胸壁肌肉紧密缝合，皮肤、皮下敞开引流，留待以后二次缝合。若有胸腔内出血或脏器损伤，可扩大切口，给予相应的处理。如胸壁缺损过大，可游离附近的肌瓣填塞，亦可用肺填塞，即将肺膨胀后，使肺充填于胸壁缺损，并将肺与创口间断缝合，亦可采用人工代用品，如涤纶片等修补。术后鼓励患者咳嗽排痰以及早活动，促使肺及早复张。⑤应用抗生素，防治感染。

（3）张力性气胸：张力性气胸的病情发展迅速，如救治不及时，可迅速因呼吸、循环衰竭而死亡。①急救：紧急情况下可在第2或第3肋间用粗针刺入，以排气减压。在穿刺针进入胸腔后，用血管钳紧贴皮肤夹住，并用胶布将血管钳固定于胸壁上，然后用消毒乳胶管连接穿刺针尾和水封瓶，做胸腔闭式引流。如临时未备水封瓶，可将静脉输液用的乳胶管取下，下端放入留有100～200mL盐水输液瓶内，并将瓶口用胶布固定，以防滑出。转运患者时，可于穿刺针尾端栓一橡胶指套，其顶部剪一小口，制成活瓣排气针。如备有特制的胸腔引流针，效果更好。一些胸腔闭式引流装置，不仅可以排气，也可以排液体，且适用于转运。如系胸壁创口引起的张力性气胸，创口首先应立即封闭包扎、固定，再行穿刺排气等处理。②治疗：患者经急救处理后一般情况有所改善，若张力性气胸仍不能控制，应于局麻下在锁骨中线第2或第3肋间隙插入口径为0.5～1cm之胶管做闭式引流，漏气停止及肺充分膨胀后24～48小时可拔管。③若胸腔闭式引流有重度漏气，呼吸困难改善不显著，肺未能复张，疑有严重的肺裂伤或支气管断裂时，应行开胸探查，根据术中所见，施行裂伤缝合、气管修补、肺叶或全肺切除。

2. 血胸

（1）出血已停止的血胸：出血已停止的血胸，胸腔内血量较少，可采取胸腔穿刺，抽出胸腔内的积血，使肺组织及时复张。穿刺后可在胸腔内注入抗生素以防治感染。对中量以上的血胸，现多主张采用闭式引流。其优点是使血及气体尽快排出，肺组织及时复张，并有监测漏气及继续出血的作用，所致的胸腔感染也明显减少。

（2）活动性出血的血胸：已明确活动性出血的患者，应在输血、输液，抗休克治疗的同时以及时进行开胸探查。根据术中所见，对破裂的血管予以缝扎，对肺裂伤进行修补，对严重肺损伤进行切除或对破裂的心脏、大血管进行修补，对不甚迅猛的活动性出血，有条件者亦可在电视胸腔镜下止血、清除胸腔内积血。

（3）凝固性血胸：对早期凝固性血胸，大多数人主张在患者情况稳定后，争取早期手术，一般在2周左右，此手术比较简单，做较小的开胸切口，清除凝血块以及附着于肺表面之纤维蛋白膜；若为纤维胸亦应争取早期剥除纤维板；亦有采用电视胸腔镜手术，术后放置闭式引流。必要时可用负压吸引，嘱患者吹气球，促进肺及早膨胀。

（4）感染性血胸：已继发感染的血胸，应及时采用闭式引流，排出积脓。如果发现脓胸粘连形成多房性，或凝固性血胸、纤维胸发生感染，应早期行开胸手术，清除脓性纤维素块、剥离肺皮层。采用经肋床切口粗管闭式引流，或用冲洗引流管冲洗引流，使肺及早膨胀。术后需要使用大剂量抗生素，以控制感染。

八、最新进展

（一）中心静脉导管的运用

临床上治疗血气胸的主要措施为胸腔闭式引流。传统的引流管采用有侧孔的硅胶管或者橡胶管，一般较粗、质地硬，操作比较复杂，患者的损伤大、痛苦大。近年来，创伤小、操作简单、快捷、方便，操作安全、时间短的中心静脉导管胸腔闭式引流在临床上的应用越来越普遍。

有研究对非进行性创伤性血胸患者接受中心静脉导管引流治疗和接受常规胸腔闭式引流治疗作比较。结果显示：两组患者积血排除时间、肺复张时间、治疗效果相比差异无统计学意义，但是前者疼痛、感染、穿刺性损伤、皮下气肿等并发症发生率显著低于后者。中心静脉导管引流术的优点：①直接穿刺，不需要切口，不会留有瘢痕，易被医患双方接受。②导管的材质主要为聚氨酯，组织相容性良好，不易发生堵塞，即使在治疗中出现堵塞，用生理盐水冲洗很容易疏通，也可以用保留的导引钢丝在消毒后进行疏通。③导管头部圆滑质软，不会对局部产生刺激，且形成的封闭引流系统，长期放置不会导致感染。④患者可以随意地改变自己的体位，有助于将胸腔的积液彻底引流；也可以自由下床活动，方便护理。

中心静脉导管引流术置管时的注意事项：①在超声定位和（或）引导下进行置管，避免损伤胸腔内脏器。②置入深度要适宜，太浅导管可能位于皮下，使液体外溢造成逆行感染；太深导管易折弯受阻。③定时冲洗导管，可以有效地减少堵塞的发生，确保引流的通畅。④控制排液速度，预防发生复张性肺水肿。

对于大量血胸患者，中心静脉导管引流速度较慢，引流的效果不是很确定，一般不主张采用。

（二）电视胸腔镜的运用

电视胸腔镜治疗血气胸有着创伤小、痛苦少、操作时间短、恢复快和出血少的优点。

电视胸腔镜可以通过原有胸腔闭式引流口或新做的操作孔置入胸腔，运用其可视性能够避免盲目诊断及延误治疗，准确判定出血原因和部位，并迅速处理损伤，减少失血量；它克服了开胸手术尤其是小切口手术对胸腔全面探查的困难，不留死角，对胸腔顶部及胸壁的探查直接、直观，有助于排除或确诊膈肌损伤、膈疝形成、心脏有无破裂等其他损伤；对胸膜粘连的患者在电视胸腔镜下应用电钩分离，较传统手术分离方法便捷、可靠，而且能明显减少出血以及术后严重渗血并发症的发生。

电视胸腔镜的适应证随着胸腔镜技术的发展在不断扩大，治疗创伤性血气胸的适应证比开胸手术更广泛。对创伤后 6～12 小时中等量及以上的血胸，或胸腔引流量 >200mL / h 连续 2 小时以上，或并发肋骨骨折明显错位而刺入胸腔，或手术耐受力一般或以上，或无其他危及生命并发症的患者皆可行。

电视胸腔镜的禁忌证包括：既往反复多次发生胸膜腔炎症，或有同侧胸腔手术史致胸膜与肺广泛致密性粘连；患者手术耐受力严重不足；创伤引起的大量血气胸伴休克，且经快速输血、补液等处理无好转，怀疑有大血管损伤；血气胸伴心脏严重损伤；伴有气管、支气管和食管损伤的血气胸。

参考文献

1.张荣，朱烈烈，陈大庆，等.胸腔留置中心静脉导管治疗创伤性血胸 21 例.浙江实用医学，2009，14（1）：43-44.

2.夏态军，易建华，蒋国平，等.中心静脉导管胸腔闭式引流治疗创伤性血胸.浙江创伤外科，2007，12（1）：33-34.

3.张保友，王鹏飞，秦大磊，等.胸腔镜手术在创伤性血胸治疗中的体会.临床医学，2013，33（4）：25-27.

4.余捍东，李善平，赵晶，等.电视胸腔镜手术与开胸手术治疗创伤性血气胸的疗效分析.中国胸心血管外科临床杂志，2013，20（1）：116-118.

5.张杰，毛振北.电视胸腔镜手术的麻醉处理.实用医学杂志，2008，24（6）：1020-1021.

6.Zhu M，Fu XN，Chen X.Lobectomy by video-assisted thoracoscopic surgery（VATS）for early stage of non-small cell lung cancer.Front Med，2011，5（1）：53-60.

7.Park JS，Kim K，Choi MS，et al. Video-Assisted Thoracic Surgery（VATS）Lobectomy fou pathologic stage I Non-Small Cell Lung Cancer：A Comparative study with Thoracotomy Lobectomy.Korean J Thorac Cardiovasc Surg，2011，44（1）：32-38.

（胡祖鹏　赵言玮）

第三节　挤压综合征

一、基本概念

挤压综合征（crush syndrome）是四肢及躯干肌肉丰富的部位遭受长时间重物挤压后，出现以肢体肿胀、肌红蛋白尿、高血钾为特点的急性肾衰竭。其临床表现除了包括挤压的局部肌肉坏死外，主要表现为全身性的病理生理改变以及由此所造成的肾脏功能损害。挤压综合征既是挤压伤引起的全身病变的表现，也是急性肾衰竭的特殊类型。

挤压综合征的预后不仅取决于外界因素，而且也取决于受压部位发生的病理过程，同时与机体对创伤的反应有关。影响挤压综合征预后的主要因素有机体受压的重量、面积、受压时间、周围环境如温度、空气流通情况等。挤压综合征病情危重，除了急性肾衰竭，常合并其他器官功能衰竭，如脓毒症、ARDS、DIC、出血、低血容量性休克、心衰、心律失常、电解质紊乱及心理创伤等问题，病死率可高达到50%。死亡原因主要为水中毒、高血钾、尿毒症和化脓性感染。

二、常见病因

1. 建筑物、设施倒塌或山体滑坡　常见于严重自然灾害（如地震、热带风暴、泥石流等）、工程事故、战争时期，多成批出现。

2. 交通事故　机体受到车辆或者重物长时间压迫，如不及时解除压迫可导致挤压综合征。

3. 被动体位　偶见于昏迷、醉酒、冻僵、药物中毒、手术与肢体瘫痪长期卧床的患者，因长时间固定单一体位导致自身重力压迫，造成局部肌肉的挤压伤，重者可引起挤压综合征。

三、发病机制

挤压综合征的发病机制是：①机体受到长时间机械压迫，受压部位尤其是肌肉组织肿胀，组织内压力升高，由于骨骼和骨间膜、肌间隔形成的筋膜间隔室受到筋膜的限制，压力不能释放致不断升高，使血管受压损伤，血液循环被阻断，组织的血流量减少，局部组织缺血，甚至坏死，最终导致这些组织功能的损害。②压迫解除后，缺血的肌肉发生再灌注损害，组胺、超氧阴离子以及有害介质如IL-2、IL-1、TNF等大量释放，导致毛细血管扩张，通透性增强，血浆外渗，使肌肉水肿，肌肉鞘和骨筋膜间隔内压力迅速升高，进一步加重肌肉组织肿胀、缺血缺氧以及渗出增加，进而发生骨筋膜间隙综合征。③大量组织液外渗，导致有效循环血量减少，发生休克。④部分因受压及再灌注损害而坏死的肌肉，释放出大量肌红蛋白，通过肾小球滤过而进入肾小管，同时释放出大量的乳酸、磷酸等酸性物质，在肾小管中形成酸性尿，肌红蛋白在酸性的环境下快速形成结晶和管型，沉积在肾小管中，造成肾小管梗阻，损伤肾小管上皮细胞；创伤引起机体应激反应，下丘脑 - 垂体 - 肾上腺轴系统被激活，释放大量儿茶酚胺类物质，导致肾血管收缩，以及由于低血容量休克，使肾脏灌注压下降，肾脏血流减少，引起肾小管坏死而致急性肾衰竭。⑤局部组织受压损伤严重，还会引起机体代谢性酸中毒，肾排钾减少，使血清钾、尿素氮升高。

四、临床特征

（一）局部表现

当机体受到挤压伤时首先出现的是皮肤损伤，当外部压力解除后早期即出现疼痛、肿胀、感觉异常、压痛、缺乏弹性、肌力下降、功能障碍和被动牵拉痛等症状和体征。随着病情进一步发展，可出现感觉逐渐减退或消失、血管闭塞、脉搏消失、肢体发凉等表现。随着血液和淋巴回流受阻、组织缺血、缺氧致坏死加重，晚期可出现急性肾脏损害及其他器官的损害。

1. 皮肤损害 通常在早期无明显表现。当压迫解除后，缺血再灌注损伤加重，伤后 4 天受压迫组织的边界位置会出现明显分隔，软组织肿胀明显，皮肤的紧张度增加、发亮、变硬，可出现瘀斑以及水泡。随着血液循环受阻的进一步加重，肢体远端血供减少或消失，可出现血管闭塞、皮肤苍白、皮温下降、脉搏减弱或消失、感觉功能障碍，甚至坏疽。

2. 肌肉组织损害 受损肌肉呈白黄色、质脆易碎、感觉减退，且深部肌肉的改变较浅部肌肉明显。压迫解除后，随着血液循环不同程度的恢复，肌肉颜色转变为红色或褐红色，肌肉可出现淤血、水肿、紫斑和皮肤麻木、组织液渗出等缺血再灌注损害。如筋膜切开减张后，肌肉仍呈白色，表明肌肉已坏死，应予切除。需要注意的是即使肢体远端脉搏不减弱，肌肉组织仍有发生缺血坏死的危险。

（二）全身表现

1. 休克 心率增快、脉搏细数微弱、口渴、烦躁、血压下降等。

2. 意识障碍 烦躁不安、意识恍惚，或呈兴奋状态，有的可出现表情淡漠呈嗜睡状态，甚至出现昏迷。

3. 急性肾功能损害 伤后早期尿呈深褐色或红棕色，12 小时达高峰，持续一般为12 ~ 24 小时，挤压伤后体内蛋白分解增加，代谢产物不能经肾排出，血中尿素氮升高。晚期可导致急性肾衰竭。

4. 高钾血症 在少尿期，血钾可每日上升 2mmol / L，甚至在 24 小时内导致死亡。早期常无特殊症状，有的可呈现轻度的神志改变、感觉异常和四肢软弱等，甚至心功能不全的表现如低血压、心跳缓慢、心律不齐等，严重者发生心搏骤停。

5. 代谢性酸中毒 组织缺氧、乏氧代谢，出现代谢性酸中毒，血 pH<7.35，BE 下降，$PaCO_2$ 正常或稍降低。

6. 其他脏器损伤 如心功能衰竭、呼吸窘迫综合征以及肝脏等脏器功能障碍。

五、辅助检查

1. 尿液 ①早期为少尿期，尿量减少，尿比重大于 1.020，尿钠少于 60mmol / L，尿素增加。②少尿或无尿期，尿比重降低在 1.010，尿肌红蛋白阳性，尿蛋白阳性，潜血阳性，可见红细胞或管型，尿钠多于 60mmol / L，尿素减少，尿中尿素氮与血中尿素氮之比小于 10 ：1，尿肌酐与血肌酐之比小于 20 ：1。③多尿期及恢复期，尿比重可正常或降低，其余指标基本恢复正常。

2. 血常规 血色素、红细胞计数、红细胞压积均降低。

3. 出凝血 血小板减少、出凝血时间延长。

4. 肌酶 谷草转氨酶（GOT）、肌酸磷酸酶（CPK）、乳酸脱氢酶升高。

5. 电解质 高血钾、高血磷、低血钙等。

6. 血肌红蛋白 血肌红蛋白升高。

7. 其他 血清肌酐（Scr）升高，肌酐清除率（Ccr）降低。谷丙转氨酶、CK-MB、TNT 升高等。

六、诊断思路

（一）诊断

1. 病史采集 详细了解致伤原因和方式，肢体受压时间，相应的全身及局部症状等。伤后有无深褐色或茶色尿以及少尿的情况。

2. 体格检查 受压肢体肿胀，皮肤发亮，张力高，筋膜腔内组织压测定 >30mmHg 或者比舒张压低 20 ~ 45mmHg。有脱水、创伤性休克的临床表现。

3. 实验室检查 高血钾、高血磷、低血钙、氮质血症、血色素降低、红细胞计数减少、红细胞压积降低、代谢性酸中毒和肝肾功能测定异常、心肌酶异常以及尿常规异常，潜血试验强阳性，尿肌红蛋白定性检查阳性。

4. 诊断标准 ①有长时间受重物挤压的受伤史及临床表现；②持续少尿或无尿，并且经补液治疗尿量无明显增多，或者尿色出现茶色、深褐色；③尿中出现蛋白、红细胞、白细胞及管型；④血清肌红蛋白、肌酸磷酸酶、乳酸脱氢酶水平升高；⑤氮质血症、高血钾、代谢性酸中毒等急性肾损伤表现。

5. 临床分级 可按伤情的轻重、肌群受累的容量和相应的化验检查结果的不同，将挤压综合征分为三级。

一级：肌红蛋白尿试验阳性，CPK>10000IU／L，无急性肾衰等全身反应。若伤后早期不做筋膜切开减张，则可能发生全身反应。

二级：肌红蛋白尿试验阳性，CPK>20000IU／L，血肌酐和尿素氮增高而无少尿，但有明显血浆渗入组织间，有效血容量丢失，出现低血压。

三级：肌红蛋白尿试验阳性，CPK明显增高，少尿或无尿，休克，代谢性酸中毒以及高血钾者。

（二）鉴别诊断

1. 挤压伤或筋膜间隔区综合征　筋膜间隔区压力升高造成肌肉缺血坏死，形成肌红蛋白血症，但无肾功能衰竭。

2. 严重创伤导致急性肾衰竭　虽有急性肾衰竭临床表现，但无肌肉缺血坏死、肌红蛋白尿、高血钾。

七、救治方法

1. 现场急救处理

（1）抢救人员迅速进入现场，力争及早解除重物压迫，减少本病发生几率。

（2）伤肢制动，以减少组织分解的毒素被吸收、减轻疼痛，尤其对尚能行动的患者要说明活动的危险性。

（3）伤肢用凉水降温，或暴露在凉爽的空气中。禁止按摩与热敷，以免加重组织缺氧。

（4）伤肢不应抬高，以免降低局部血压，影响血液循环。

（5）伤肢有开放伤口和活动出血者应止血，但避免应用加压包扎和止血带。

（6）患者一律饮用碱性饮料，既可利尿，又可碱化尿液，避免肌红蛋白在肾小管中沉积。如不能进食者，可用5％碳酸氢钠150mL静脉滴注。

（7）补液开始于营救前，在任一肢体上建立大静脉通路。在营救期间（通常是45～90分钟）静脉补充等渗生理盐水，速度1000mL／h。如果营救时间超过2小时，应减慢输液速度，不超过500mL／h，调整的幅度取决于年龄、体重、环境温度、尿量、估计的液体丢失总量。

（8）有创伤性休克者行液体复苏。先给平衡液或生理盐水、5％碳酸氢钠静脉滴注，再给低分子右旋糖酐等液体，不宜大量输注库存血。

2. 伤肢处理

（1）早期切开减张，使筋膜间室内组织压下降，可防止或减轻挤压综合征的发生。即使肌肉已坏死，通过减张引流也可以防止有害物质进入血流，减轻机体中毒症状。同时清除失去活力的组织，减少发生感染的机会。早期切开减张的适应证为：①有明显挤压伤史；②有1个以上筋膜间室受累，局部张力高、明显肿胀，有水泡以及相应的运动感觉障碍；③尿肌红蛋白试验阳性（包括无血尿时潜血阳性）。

（2）现场截肢仅作为挽救生命的干预措施，而不是预防挤压综合征。截肢适应证：①患肢无血运或严重血运障碍，估计保留后无功能者；②全身中毒症状严重，经切开减张等处理症状缓解不明显，且危及患者生命；③伤肢并发特异性感染，如气性坏疽等。

3. 保护肾脏功能

（1）预防：预防和初始管理挤压相关急性肾损伤与一般急性肾损伤的原则相同。在低血容量的患者中，早期快速液体复苏，以确保其容量纠正。容量纠正的患者维持水化以保持充足的尿量。轻症者可输入平衡液；重症者可按 2 份等渗盐水、1 份碱性溶液的比例输入；严重者可输入高渗碱性溶液，成人可每日输入 5% 碳酸氢钠 200～800mL；补充血容量有助于肾脏排出肌红蛋白、代谢产物和组织毒素，目前常用 20% 甘露醇，24 小时分次输入 2g / kg，也可选用呋塞米等药物。

（2）少尿期的保守治疗：决定治疗措施时，始终要注意尿量，往往初期少尿，稍后发展成多尿。当患者少尿时应避免和去除影响肾功能恢复的因素，如肾毒性药物、尿路梗阻、泌尿系统或全身性感染、低血压、高血压、心力衰竭、消化道出血和贫血等。监测容量和电解质：测定血清钾，每天至少两次；监测液体入量和出量、血清钠、磷和钙的水平，每天至少一次。血气分析每天至少一次。如果血清 pH<7.1，补充碳酸氢钠；如果 pH 值仍继续下降，应增加碳酸氢钠的用量，直到可以透析为止。

（3）透析治疗：透析是挽救生命的措施。当被挤压患者出现液体、电解质和酸碱平衡变化时，应尽一切可能给予透析。在纠正尿毒症、危及生命的并发症后以及时启动透析，并密切监测患者的透析指征，特别是高血钾、高血容量和严重的尿毒症中毒症状。

（4）多尿期的治疗：在挤压相关急性肾损伤的恢复阶段，通常表现为多尿，要避免低血容量并维持水、电解质和酸碱平衡。一旦肾功能开始改善，应逐步减少补液量，同时继续密切监测临床和实验室指标。

4. 其他 ①抗休克治疗：补充血容量，防止或纠正休克；②防治感染：用抗生素预防和控制感染；③防治高血钾：严格控制含钾量高的食物和药物，避免输入库存血液；④营养供给：宜用高糖、高脂肪和低蛋白饮食。

5. 注意事项

（1）对于肢体受压的患者，应尽量及早作出诊断，以降低死亡率。

（2）检查所有输注的液体，避免使用含钾的溶液，尽快测定血钾水平。在无相关测定设施的地方，可进行心电图检查以检测高血钾。如为高血钾，应立即治疗高钾血症，紧急措施包括使用葡萄糖酸钙、葡萄糖加胰岛素、碳酸氢钠和 β_2 激动剂。二线措施包括：透析和聚磺苯乙烯。

（3）治疗过程中要实时评估病情，判断有无骨筋膜室综合征，即外伤引起四肢骨筋膜室内压力增高，导致肌肉、神经缺血、坏死，临床表现为剧烈疼痛、相应肌肉功能丧失的一种严重并发症。

（4）判断有无急性肾功能损害：不超过 3 个月的肾脏功能或结构方面的异常，包括血、尿、组织检测或影像学提示的肾损伤异常。诊断标准：48 小时内 Scr 升高绝对值 ≥ 0.3mg / dL（26.4mmol / L）或 Scr 较基础值升高 ≥ 50%；或尿量 <0.5mL /（kg·h），持续 6 小时以上。一旦急性肾衰竭的诊断成立，早期使用透析治疗。

八、最新进展

肾脏替代治疗（RRT）在救治挤压综合征的重症患者中起着极其重要的作用。它是利用血液净化技术清除溶质，以替代受损肾功能以及对脏器功能起保护支持作用的治疗方法。临床上将单次治疗持续时间小于 24 小时的 RRT 称为间断性肾脏替代治疗（IRRT），治疗持续时间超过 24 小时的称为 CRRT。间断性模式的优点主要是能快速清除电解质和代谢产物；连续性模式更适合热量需求高、血流动力学不稳定的患者。我国 2010 年发布的 CRRT 指南提出虽然连续性模式和间断性模式对急性肾损伤重症患者死亡率影响无显著差异，但连续性模式在肾功能恢复率、稳定血流动力学和清除过多体液方面的疗效优于间断性。因此重症患者的治疗推荐连续性模式。

1.CRRT 治疗时机　有学者认为，应用 CRRT 治疗挤压综合征重在预防急性肾衰竭，一旦确诊急性肾衰竭后再行 CRRT 治疗，救治难度将大大增加。众所周知，损伤的肌肉释放的肌红蛋白是导致肾损伤的主要原因，血浆肌红蛋白水平在发生肌肉损伤 0.5～2 小时即可升高，5～12 小时达到高峰，因此研究人员认为在 12 小时内应用 CRRT，可以降低急性肾衰竭的发生率。一项多中心前瞻性观察 98 例发生急性肾衰竭的患者，结果显示：CRRT 早期治疗组患者明显低于晚期治疗组。Karvellas 的 meta 分析发现：早期行肾脏替代治疗可以改善患者存活率。而 Elseviers 等的一项研究得出了相反的结论。由此可见，虽然理论上 CRRT 开始的最佳时机应选择在肾脏功能不足代偿时，但在实际救治过程中，CRRT 选择的时间点仍很难把握。

2.CRRT 治疗模式　Maduell 等对 23 例患者用不同透析方式治疗，结果显示：低通量透析后肌红蛋白几乎不下降，而在线血液透析滤过较高通量透析清除肌红蛋白更优。Zhang Ling 应用不同的 CRRT 模式针对 15 名由挤压综合征引起的急性肾损害患者治疗，结果显示：连续静脉 - 静脉血液滤过模式，更能有效清除肌红蛋白。而在既往的研究中，Mikkelsen 等认为肌红蛋白的清除与透析模式不存在相关性。近年来，也有研究提出：HVHF 和 CPFA 联合 CRRT 等新型技术在临床应用中因为患者存在特异性，故应根据实际情况选择合适的 CRRT 模式，以求提高患者的救治率。

3.CRRT 治疗剂量　随着 CRRT 在挤压综合征中广泛的运用，一项 1124 例应用 CRRT 治疗急性肾损伤的研究提示：置管流量为 35mL /（kg·h）与 20mL /（kg·h）的两组患者，其死亡率、肾功能恢复程度均无明显差异。另一项 1508 例急性肾损害患者多中心前瞻性随机对照试验，比较了更高剂量组 40mL /（kg·h）与低剂量组 25mL /（kg·h），两组的存活率也无差异。虽然有众多研究表明 CRRT 的剂量与预后存在一定的关系，但其有效阈值仍未有定论。

4. 停止 CRRT 的指征 挤压综合征的患者达到以下标准时可以考虑停止血液净化治疗：①病情稳定，心肺功能正常，炎症反应得以控制；②血清肌红蛋白、肌酸激酶水平基本恢复正常；③水、电解质和酸碱平衡紊乱得以纠正；④尿量 >1500mL / d。达到①~③标准，可以停用 CRRT，改用间断性血液透析；有条件的推荐继续 CRRT，直至患者肾功能恢复。对于达到①~④标准，但肾功能不能恢复正常的患者，可改用血液透析或腹膜透析长期治疗。

参考文献

1. 张朝阳，周春华. 连续性血液净化对挤压综合征救治的研究进展. 中国血液净化，2012，11（6）：329-331.

2. 杨效宁，裴福兴，黄富国，等. 地震所致挤压综合征的早期诊治. 中国矫形外科，2008，16（20）：1528-1531.

3. 方建江，李增攀. 连续性肾脏替代治疗重症挤压综合征 18 例临床分析. 现代实用医学，2012，4（9）：1050-1051.

4. Shiao CC，Wu VC，Li WY，et al. Late initiation of renal replacement therapy is associated with worse out —comes in acute kidney injury after major abdominal surgery.Crit Care，2009，13（5）：171.

5. Karvellas CJ，Farhat MR，Sajjad I，et al. A comparison of early versus late initiation of renal replacement therapy in critically ill patients with acute kidney injury：a systematic review and meta analysis.Crit Care，2011，15（1）：72.

6. Elseviers MM，Lins RL，Van der Niepen P，et al. Renal replacement therapy is an independent risk factor for mortality in critically ill patients with acute kidney injury.Crit Care，2010，14（6）：221.

7. Maduell F，Navarro V，Cruz MC，et al. Osteocalcin and myoglobin removal in on-line hemodiafiltration versus low-and high-flux hemodialysis.Am J Kidney Dis，2002，40（3）：582-589.

8. Zhang L，Kang Y，Fu P，et al. Myoglobin clearance by continuous venous-venous haemofiltration in rhabdomyolysis with acute kidney injury：a case series.Injury，2012，43（5）：619-623.

9. Mikkelsen TS，Toft P.Prognostic value，kinetics and effect of CVVHDF on serum of the myoglobin and creatine kinase in critically ill patients with rhabdomyolysis.Acta Anaesthesiol Scand，2005，49（6）：859-864.

10. Bellomo R，Cass A，Cole L，et，al.Intensity of continuous renal replacement therapy in critically ill patients.N Eng J Med，2009，361（17）：1627-1638.

（赵言玮　胡祖鹏）

第四节　猝　死

一、基本概念

猝死（sudden death，SD）是指自然发生、出乎意料的突然死亡，即看来貌似健康人或病情经治疗后已稳定或正在好转的患者，在很短时间发生意想不到的非创伤性死亡。其特点为：①死亡急骤；②死亡出人意料；③自然死亡或非暴力死亡。世界卫生组织（WHO）规定：发病后 6 小时内死亡者为猝死。

据 Mehra R 报道全球每年猝死人数 800 万～900 万人，我国每年猝死人数约 54.4 万人。在年龄分布上：心脏性猝死为 18～80 岁（平均 43.8 岁），其中 18～39 岁（43%）和 40～59 岁较常见（39%），60～80 岁较少见（17.9%）。男女比例为 4.3∶1。猝死地点：21.3% 在家，28.6% 在公共场所，26% 在医院或诊所，其他场所占 24.1%。死亡情形：15.6% 为睡眠中，19.2% 为日常活动中，仅 8.1% 在运动或体力活动中死亡。猝死发生前有症状者仅占 33.1%。

二、常见病因

1. 心血管疾病　占病因的 40%～50%，其所引起的猝死最为常见，称为心脏性猝死。其中冠心病、急性心肌梗死最为多见。少见有梗阻型肥厚性心肌病、主动脉夹层、低血钾、急性心肌炎、心肌病及主动脉瓣病变、二尖瓣脱垂综合征、药物、电解质紊乱等所致长 Q-T 综合征等。对于心脏性猝死的患者一般可以追踪到明显的诱因：外在诱因有过度劳累、情绪激动、酗酒、过度吸烟等；内在诱因有心功能不全、心绞痛、内环境紊乱等。

2. 呼吸系统疾病　占病因的 16%～22%。较常见的如肺栓塞、哮喘、葡萄球菌性暴发性紫癜等。

3. 神经系统疾病　占病因的 15%～18%。较常见的如脑出血。

4. 消化系统疾病　占病因的 8%～10%。如消化道出血等。急性坏死性胰腺炎，以暴饮暴食、酗酒为发病原因，造成胰脏出血坏死，外溢，发生自体消化所致。

5. 泌尿生殖系统疾病　占病因的 5%～10%。典型的原发疾病如异位妊娠等。

6. 其他　占病因的 5%～8%。如过敏（青霉素、普鲁卡因等）、猝死症候群、毒品及药品过量（如奎尼丁、氯喹、氯丙嗪、胍乙啶等）、亚健康生活方式等。

三、发病机制

猝死是心、脑、肺等生命脏器发生急剧而严重的功能障碍，以至突然中止活动而直接造成的死亡。其发生机理分 5 类：

1. 心搏骤停

（1）缺氧：缺氧条件下无氧代谢增多，酸性代谢产物蓄积，钾离子释出，抑制了心肌的收缩力、自律性和传导性，诱发心室停搏；急性缺氧可引起心电不稳定而导致快速性室性心律失常和心室颤动。

（2）二氧化碳潴留与酸中毒：各种原因引起的窒息均可导致二氧化碳潴留及呼吸性酸中毒，直接抑制心肌收缩力及传导性，或兴奋心脏抑制中枢，引起心动过缓，也可因高血钾而致心室停搏。

（3）自主神经功能障碍：迷走神经张力过高可直接引起心动过缓，甚至心室停搏；或通过冠状动脉痉挛而诱发心室颤动。手术操作时可因直接刺激或反射性兴奋迷走神经而导致心搏骤停。

（4）电解质紊乱：高血钾可抑制心脏的传导性与收缩性，产生传导阻滞和心室停搏；低血钾则增强心肌兴奋性而诱发快速性室性心律失常和心室颤动。低血钙常与高血钾并存，可加重高血钾对心脏的麻痹作用。血镁对心脏的影响与血钾相似。

（5）电生理异常：研究表明：心室肌复极的不均一性所致的心室复极离散与心室颤动的发生密切相关，心电图上表现为 QT 间期延长和 u 波高大。

2. 急性心脏排血受阻 突发的大动脉、心室流出道或房室瓣重度梗阻，可使心脏排血突然受阻而导致猝死。

3. 急性心包压塞 急性心肌梗死后心脏破裂，主动脉窦瘤、梅毒性升主动脉瘤以及主动脉夹层等破裂使血流至心包，引起急性心脏压塞和休克，患者可即刻或在半小时内死亡。

4. 休克 各种类型的休克均可发生猝死。急性心肌梗死后并发心源性休克的病死率最高，患者常在 24 小时之内猝死。

5. 呼吸循环中枢功能损伤 严重的中枢神经系统疾病，如暴发性脑炎颅内大出血、延髓灰白质炎等皆可因直接损伤呼吸中枢和循环中枢而致猝死。

四、临床特征

猝死发生前可无任何先兆，部分患者在猝死前有精神刺激或情绪波动，有些出现心前区闷痛，并可伴有呼吸困难、心悸、极度疲乏感；或出现急性心肌梗死，伴有室性早搏。猝死发生时，心脏丧失有效收缩 4～15 秒即可有昏厥和抽搐，呼吸迅速减慢、变浅，以致停止。死前有些患者可发出异常鼾声，但有些可在睡眠中安静死去。

猝死可依次出现下列症状和体征：①心音消失；②脉搏触不到，血压测不出；③意识突然丧失，若伴抽搐，称之为阿斯综合征，发作可自限，数秒或 1 ~ 2 分钟可恢复，持续时间长可致死；④呼吸断续，呈叹息样，随后停止；⑤昏迷；⑥瞳孔散大。

判断心跳骤停最主要的特征是意识丧失和大动脉搏动消失。

五、辅助检查

1. 心电图检查　可出现以下 3 种表现：①室颤（或扑动）波型；②心室停搏，心电图直线，或仅有心房波；③心电机械分离，心电图呈缓慢畸形的 QRS 波，但不产生有效的心肌机械性收缩。

2. 早期不典型心电图改变　①巨大高耸 T 波，结合临床即可作出早期诊断；②进行性 ST 段改变：早期 ST 段变为平直，并向上斜形抬高可达 0.1mV 以上，变直的 ST 段连结高耸 T 波形成所谓"高敏 T 波"，继而发展为弓背向上的单向曲线；③早期 QRS 波改变：由于损伤心肌除极延缓出现"急性损伤阻滞"，VAT ≥ 0.45 秒，QRS 时限延长可达 0.12 秒，且常有 R 波振幅增高，也有明显压低者。

3. 实验室检查　血酸度增高、电解质紊乱（如低血钾，或高血钾、低血钙等）。

六、诊断思路

（一）诊断

根据临床症状、体征及心电图可诊断，即：心音消失；大动脉搏动消失；血压测不出；意识突然丧失；呼吸停止或断续；瞳孔散大；心电图表现为室颤或直线。

（二）鉴别诊断

详细询问病史，对于不同原因引起的猝死鉴别诊断非常重要。

1. 心脏性猝死　从发作开始到死亡仅数秒或半小时以内者，多属心脏性猝死。40 岁以上男性发生在公共场所或工作地点的猝死，不论平素有无心脏病史，均应首先考虑冠心病的可能。对既往有心脏疾病的患者，若近期出现心绞痛、晕厥或严重的心律失常，应警惕猝死的发生。

2. 女性猝死　较少见，以肺动脉高压引起者居多。

3. 婴幼儿猝死　大多因窒息或先天性心脏病所致。

4. 发生于手术或侵入性检查过程中的猝死　以迷走神经张力过高引起的心搏骤停多见。

5. 药物过敏猝死　多发生在注射青、链霉素等药物后 15 分钟之内。

6. 药物中毒猝死　多发生于使用抗心律失常药或抗寄生虫药的静脉注射过程中，或于服药后数小时之内。

七、救治方法

迅速到达现场，实施心肺复苏（cardio pulmonary resuscitation，CPR）。心肺复苏按照胸外按压（compression，C）、开放气道（airway，A）、人工呼吸（breathing，B）、除颤（defibrillation，D）和复苏药物应用（druggery，D）的顺序进行。

1. 胸外按压（C） 按压部位：两乳头连线中点；按压频率：至少 100 次 / 分；按压深度：至少 5cm，压下与松开的时间基本相等。保证每次按压后胸部回弹、尽可能减少胸外按压的中断。

2. 开放气道（A） 迅速去除患者口腔内异物，用仰头抬颏法或托颌法开放气道。最有效的方法为气管插管。

3. 人工呼吸（B） 采用球囊 - 面罩辅助通气、气管插管、喉罩通气、口对口（或口对鼻）人工呼吸，按压 - 通气比为 30：2，避免过度通气。

4. 除颤（D） 早期使用心脏除颤复苏成功率比不用除颤明显升高，并且每延迟 1 分钟，复苏成功率就下降 7%～10%。因此当心电图表现为心室颤动或无收缩图形，呈一直线时，应立即除颤，心脏除颤是心肺复苏的重要方法。单向波除颤每次均为 360J；双相波首次推荐 200J，第二次和随后的除颤用相同或更高的电量。除颤后应继续 CPR。

5. 复苏药物应用（D） 开放静脉通道以及时合理使用肾上腺素、胺碘酮、多巴胺、利多卡因、纳洛酮等药物。

CPR 成功标准：瞳孔由大变小，有眼球活动和对光反射；面色（口唇）由青紫、发绀转红润；颈动脉搏动可扪及，患者恢复自主心律和自主呼吸，收缩压维持在 90mmHg以上。

八、最新进展

（一）心肺复苏

美国心脏病学会《国际心肺复苏指南》2010 年发布时明确：在除颤之前，先行进行胸外按压，使得心脏得到足够的灌注。猝死急救成功的关键在第一目击者，在现场即可行心肺复苏，即由 A-B-C 更改为 C-A-B，并要求：按压频率至少 100 次 / 分，按压深度至少5cm，持续按压，尽可能减少按压中断，不过早放弃患者。有条件情况下，可以使用一种高效、便携的移动心肺复苏设备来辅助或部分替代人工按压。

近年来，很多发达国家都在推广公共除颤计划，通过立法强制培训公众使用自动体外除颤器（AED），并完善法律法规，保护施救者免责。2013 年 2 月，加拿大西部不列颠哥伦比亚省卫生厅就宣布，未来两年内在全省新装 450 个 AED，以挽救更多心脏骤停患者的生命。AED 是一种使用简单的便携式设备，按照语音提示将电极贴到患者相应部位后，它可自动识别患者心率，然后通过电击方式除颤。在发达国家的机场、商场、社区、娱乐中心、体育场馆、繁华街道等人群聚集且易发生心脏骤停的地方，都安装有 AED，接受过相关培训的清洁工、警察、医疗急救员，甚至普通人都可进行救助。

（二）冠心病心脏性猝死的预防

1.β-受体阻滞剂的应用　多数学者提倡长期应用，因 β-受体阻滞剂可降低心肌耗氧量，缩小心肌梗死面积，具有膜稳定性，可以减少室性心律失常的发生。

2. 冠状动脉腔内形成术或冠状动脉旁路手术　对有严重冠状动脉狭窄导致心肌缺血患者行冠状动脉腔内成形术，应用球囊扩张狭窄部位，使冠状动脉供血明显改善。对左主干冠状动脉狭窄，或 3 支以上冠状动脉严重狭窄以及急性心肌梗死后并发室壁瘤的患者行冠状动脉旁路手术及室壁瘤切除，可降低心脏性猝死的发生率。

3. 植入式的自动心脏除颤器（ICD）　该装置经患者皮下或胸大肌下植入胸部，通过导线监测患者的心脏节律，当发生室性心动过速或心室颤动时，电极可根据感知的心电，发出 25J 的电能进行电复律，这样既可治疗室颤又可达到防止猝死的目的。

参考文献

1.Mehra R.Global public health problem of sudden cardiac death.J Electrocardiol，2007，40（S6）：118-122.

2.李宁 . 中国人猝死的病因在哪里 . 中国心血管病研究，2009，7（10）：791.

3.李保军，杨庆福，靳淑黎 .42 例运动性猝死病例临床分析 . 临床急诊杂志，2006，7（4）：173-175.

4.Lee S，Chae J，Cho Y.Causes of sudden death related to sexual activity：results of a medicolegal postmortem study from 2001 to 2005.Journal of Korean medical science，2006，21（6）：995-999.

5.杜乃东 . 心脏骤停心肺复苏 60 例临床分析 . 山西医学教育，2011，（2）：24.

6.闫丽影，黄景利 . 心肺复苏技术与猝死急救成功率的相关性研究 . 吉林医学，2013，34（28）：5872-6873.

（胡祖鹏　胡　弘）

第三章 常见院内急救

第一节 脓毒症

一、基本概念

脓毒症（Sepsis）是机体受到明确的病原微生物（如细菌、病毒、真菌、寄生虫）感染引起的全身炎症反应综合征（systemic inflammatory response syndrome，SIRS），近20年来受到广泛重视。脓毒症常与其他器官感染重叠，由于有的感染很易找到病灶，就以常用感染灶部位命名而不用脓毒症，如肺炎、疖肿而不用脓毒症。但是有40%左右病人的血培养阳性，却找不到感染灶；或血培养阴性，但有明确的感染临床表现，故而统称之为脓毒症。脓毒症是严重感染、重症创伤、大手术后、重症胰腺炎和休克等常见的并发症，进一步发展可导致脓毒性休克（septic shock）、急性呼吸窘迫综合征（ARDS）和多脏器功能障碍综合征（MODS）。在美国每年至少有75万例严重脓毒症新发病例，在疾病死亡原因中占第11位，仅次于心血管疾病，脓毒症患者最终死亡原因大多是多器官功能衰竭。

二、常见病因

脓毒症是机体内一系列病理生理变化的动态过程，实际上是SIRS不断加剧、恶化的结果。脓毒症主要由革兰阴性菌和革兰阳性菌引起，常见的有产ESBL的肠杆菌科、多耐药的葡萄糖非发酵菌，以及耐甲氧西林的金黄色葡萄球菌（MRSA），亦可由病毒或真菌引起。

三、发病机制

脓毒症发病机制非常复杂，涉及感染、炎症、免疫、凝血及组织损害等一系列问题，并与机体多系统、多器官病理生理改变密切相关。脓毒症发病机制见图 3-1。

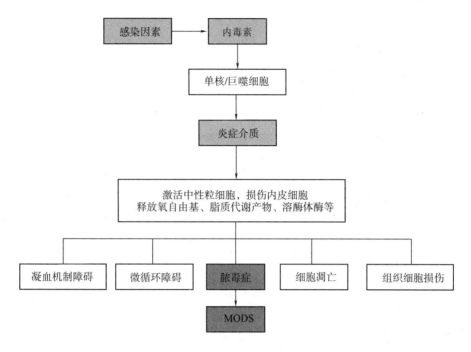

图 3-1 脓毒症发病机制

炎症介质的介导是脓毒症发生机制中的重要环节。单核 / 巨噬细胞系统受内毒素脂多糖（LPS）的刺激，释放肿瘤坏死因子（TNF）和白介素（IL）-1、IL-8 等炎症介质，促进了炎症反应，且 TNF 和 IL-1 两者有协同作用，IL-8 对组织炎症的持久损害有重要影响。花生四烯酸的代谢产物血栓素 -2（血管收缩剂）、前列腺环素（血管扩张剂）及前列腺素 E_2 均参与发热、心动过速、呼吸急促、心室灌注异常和乳酸酸中毒的发生。这些炎症介质的产生也会导致内皮细胞的功能障碍，从而启动了局部反应，包括促进白细胞的黏附和迁移，凝血酶的生成和纤维蛋白的形成，局部血管活性的改变、通透性增加，导致细胞凋亡。再加之宿主的免疫放大反应，促进了异位炎性反应的循环、凝血系统激活以及细胞间的相互作用，最终导致微血管内血栓形成、低氧血症和器官功能障碍。在脓毒症中，炎症反应途径、凝血途径以及其他细胞反应相互交织和相互影响，共同发挥作用。由于细胞因子在脓毒症中有重要的诱导促凝作用，因此发生脓毒症时凝血功能紊乱很常见，其中 30% ~ 50%的患者会发生弥散性血管内凝血（DIC）。

四、诊断思路

2001 年美国华盛顿召开的"国际脓毒症联席会议"提出了脓毒症和严重脓毒症的诊断标准。

1. 感染　证实或疑似存在感染，同时含有下列某些征象：①体温大于 38.3℃或小于 36℃；②心率每分钟大于 90 次或大于不同年龄段正常心率 2 个标准差；③每分种超过 30 次；④意识改变；⑤明显水肿或液体正平衡每千克体重大于 20mL 超过 24 小时；⑥高血糖：血糖大于 7mmol/L（无糖尿病史）。

2. 炎症反应参数　①外周血白细胞计数 >12.0×10⁹/L，或 <4.0×10⁹/L，或计数正常，但不成熟白细胞 >10%；②C 反应蛋白（CRP）> 正常 2 个标准差；③前降钙素（PCT）> 正常（<0.5ng/mL）2 个标准差。

3. 血流动力学参数　①低血压：收缩压（SBP）<90mmHg；平均动脉压（MAP）<70mmHg，或成人 SBP 下降 >40mmHg；②混合静脉血氧饱和度（SvO₂）：<70%；③心脏指数 <3.5L/(min·m²)。

4. 器官功能障碍参数　①低氧血症：PaO₂/FiO₂<300mmHg；②急性少尿：尿量 <0.5mL/(kg·h) 至少 2 小时；③肌酐增加 ≥ 44.2μmol/L；④凝血异常：国际标准化比值（INR）>1.5 或部分凝血活酶时间（APTT）>60s；⑤血小板 <100×10⁹/L；⑥肠梗阻：肠鸣音减弱或消失；⑦高胆红素血症：总胆红素 >70μmol/L。

5. 组织灌注参数　①高乳酸血症：血乳酸（BLA）>3mmol/L；②毛细血管充盈时间延长或皮肤出现花斑。

符合感染参数中的两项以上和炎症反应参数中的一项以上指标即可诊断为脓毒症。在脓毒症的基础上出现血流动力学参数、器官功能障碍参数、组织灌注参数中的任何一项以上指标者诊断为严重脓毒症（包括 MODS）。

五、救治方法

脓毒症治疗主要是综合治疗，集束化治疗（surviving sepsis campaign bundle，SSCB）是综合治疗的体现，免疫调理治疗对炎症介质平衡、调整起到积极的作用。2003 年召开了由 11 个国际组织参加的"拯救脓毒症战役（SSC）"，会议制定了脓毒症治疗指南。研究表明，机体的免疫状态在脓毒症的发生、发展过程中处于一种免疫细胞过度激活和淋巴细胞受抑制的双相性异常或紊乱状态，对免疫抑制状态的调整已成为当前治疗的热点。

1. 早期目标治疗（early goal-directed therapy，EGDT）　确诊脓毒性休克后 6 小时内进行液体复苏，且要达到以下目标：中心静脉压（CVP）达 8 ~ 12cm H₂O；平均动脉压（MAP）≥ 65mmHg；中心静脉血氧饱和度（ScvO₂）或 SvO₂ ≥ 70%。液体复苏效果与液体性质无关，主要与输液量有关。液体复苏后血压仍不满意者可用升压药，首选去甲肾上腺素。液体复苏后 SvO₂ 仍小于 70% 者可输血，维持红细胞压积在 30% 左右。之后若 SvO₂ 仍小于 70%，可应用多巴酚丁胺，提高心输出量和氧输送。

2. 小剂量氢化可的松注射液　推荐使用小剂量氢化可的松注射液静脉滴注，<300mg/d，持续 5 ~ 7 天。亦可采用甲基强的松龙针剂静脉滴注或推注，40 ~ 80mg/d。

3. 抗生素治疗 ①诊断为重症脓毒症后 1 小时内，在获得有关标本，并进行细菌培养后，应该立即静脉使用抗生素；②初始经验性抗感染治疗尽量覆盖可能的病原体；③在抗生素使用 48 ~ 72 小时后，应结合临床和细菌培养进行抗生素再评价。抗生素使用时间一般为 7 ~ 10 天，可根据临床反应调整。

4. 严格控制血糖 要将重症脓毒症患者的血糖维持在 8.3mmol / L 水平。早期每 30 ~ 60 分钟监测一次血糖，血糖稳定后每 4 小时监测一次血糖。

5. 碳酸氢盐的使用 严重的酸中毒（如血 pH<7.15）往往使休克难以纠正，并可导致脏器损伤，故应纠正。对伴有较严重代谢性酸中毒患者，建议给予 5% 碳酸氢钠使血 pH 值接近 7.35 左右，应杜绝矫枉过正，如血 pH>7.45。防止氧解离曲线左移，加重组织缺氧。

6. 预防深静脉血栓 应该通过小剂量肝素或低分子肝素来预防重症脓毒症患者深静脉血栓的形成。对于使用肝素有禁忌的感染者（如血小板减少、严重的凝血机制障碍、活动性出血、近期的颅内出血），推荐使用机械预防措施，如逐渐加压袜（GCS）或间歇压迫器（ICD）。

7. 免疫调理

（1）胸腺肽：可以诱导和促进 T 淋巴细胞、NK 细胞分化和成熟，提高 IL-2 的产生和受体表达水平，增强巨噬细胞的吞噬功能。

（2）免疫球蛋白：合理补充免疫球蛋白，不仅可清除病原体内持续存在的病毒与细菌毒素，对病毒和细菌感染引起的免疫缺陷状态也有调节作用，能迅速控制病毒与细菌所致的感染。

（3）干扰素（IFN-γ）及其诱导物：IFN-γ 可使血浆中 IL-6、TNF-α 水平及单核细胞 HLA-DR 的表达增加，从而改善脓毒症患者的免疫状态，提高患者存活率。

（4）乌司他丁：乌司他丁是从人尿液中分离纯化的一种广谱的、典型的 Kuniz 型蛋白酶抑制剂，可以抑制体内广泛分布的丝氨酸蛋白酶活性，具有减少炎症细胞浸润、抑制多种炎症因子和介质释放、消除氧自由基的功能，起到抗炎、减少细胞与组织损伤、改善微循环与组织灌注等作用。

8. 床边血液净化（CRRT）治疗 CRRT 是利用物理学原理通过对流、吸附作用达到清除血液中特定物质的方法。一般在发病后 48 ~ 72 小时进行 CRRT 治疗，有利于减轻过度炎症反应。高流量的 CRRT 能够明显改善脓毒性休克时的血管阻力、减少血管活性药物的剂量，并能够迅速改善高热、呼吸急促、心动过速等全身炎症反应。

六、最新进展

（一）脓毒症集束化治疗的更新

随着新的循证医学证据的发现，SSC 指南于 2008 年、2012 年两次更新，集束化治疗的内容也略有不同，2012 年最新的集束化治疗删除了原有的 24 小时集束化治疗，并将过去的 6 小时集束化治疗更改为 3 小时和 6 小时集束化治疗。3 小时集束化治疗包括：①动脉血乳酸测定；②应用抗生素前留取血培养；③使用广谱抗生素；④在低血压和（或）乳酸 $\geq$ 4mmol / L 时，启动晶体液 30mL / kg 进行复苏。6 小时集束治疗包括：①经初始液体复苏低血压无法纠正时，应用升压药物维持平均动脉压（MAP）$\geq$ 65mmHg。②经初始液体复苏血压仍低或初始乳酸水平 $\geq$ 4mmol / L 时，测定中心静脉压（CVP）及中心静脉血氧饱和度（$ScvO_2$）。6 小时复苏治疗的定量目标为 CVP $\geq$ 8cm H_2O，$ScvO_2$ $\geq$ 70%。③如果初始乳酸水平升高，应重复测定乳酸，复苏治疗的定量目标为乳酸恢复正常。

　　集束化治疗引发的争议主要是：①一些作为液体复苏终点的指标，如 CVP、$ScvO_2$、动脉血乳酸等，不能准确一致地反映患者容量状态或容量反应性；②一些集束化治疗的复苏措施，如多巴酚丁胺、浓缩红细胞输注等，不能明确改善患者预后。对这些措施，临床依从性较低。有研究发现：单项措施的不依从并未影响患者预后。发表在 2012 年 Lancet 上的前瞻性队列研究中比较了欧洲与美国 2005 ～ 2010 年间 200 个医疗单位对集束化治疗的依从性显示：美国对复苏目标 CVP $\geq$ 8cm H_2O 和 $ScvO_2$ $\geq$ 70% 的依从性不足 30%，欧洲亦不足 50%。2010 年 Levy 等的研究中也发现集束化治疗推广前 CVP 和 $ScvO_2$ 达标率为 26.3% 和 13.3%，集束化治疗推广后的依从性也均未达 50%，该研究同时显示 CVP 和 $ScvO_2$ 复苏目标的不依从并未对脓毒症的住院病死率产生显著影响。Chung 等发表在 2012 年 Shock 上的研究也显示：$ScvO_2$ 是否达标对脓毒症患者的 28 天死亡率及住院病死率不产生影响。2010 年 Levy 等的研究显示：乳酸测定、小剂量糖皮质激素以及 CVP 和 $ScvO_2$ 是否达标对脓毒症住院病死率无影响。

　　既然某些措施的不依从不影响生存，而整体的不依从增加死亡率，是否去掉集束化治疗中的一些依从性差的指标会使集束化治疗更完美？其中 CVP 是临床依从性较差、且争议较大的指标之一，因其容易受胸腔压、腹腔压和呼气末正压（PEEP）的影响，所以 CVP 不一定能反映血管内压力；其次受不同血管张力的影响，CVP 也不一定能反映容量；再者，患者是否对液体复苏有反应还取决于心功能，CVP 也不能决定是否需要复苏。然而另外一个观点认为：一个低或生理范围内的 CVP 能够预示液体治疗的安全性，而一个高的 CVP 往往提示我们液体治疗需要谨慎。因此通过测量 CVP 指导液体复苏，比不监测 CVP 而盲目复苏更为安全，而且 CVP 测量相对简单易行，对有低血压或灌注不足患者来说，液体复苏使 CVP $\geq$ 8cm H_2O 这一生理范围也是安全可行、且必要的。另一依从性较差的指标为 $ScvO_2$ 或 SvO_2，其局限性一方面因为 $ScvO_2$ 或 SvO_2 的测量需要中心静脉置管等复杂性操作，在一些患者及医疗单位实施较困难。另一方面，严重休克微循环氧摄取障碍或短路时，$ScvO_2$ 或 SvO_2 不一定偏低，SvO_2 偏高也可能提示组织氧利用障碍。Textoris 等发现：休克晚期 $ScvO_2$ 偏高时病死率更高。但是，如果 $ScvO_2$ 或 SvO_2 低，仍可以提示氧代谢障碍的存在，意味着这些患者需要通过复苏或其他措施改善氧代谢。

（二）其他治疗措施的更新

1. 复苏液体和血液制品的输注　对脓毒症导致低血容量、组织低灌注患者，推荐初始液体复苏首选晶体液，晶体液复苏量至少 30mL / kg，输注大量的晶体溶液时可加用白蛋白、羟乙基淀粉。在肾功能恶化、需要透析的风险升高和凝血功能障碍时，不推荐使用分子量 >200kDa 和 / 或取代级 >0.4 的羟乙基淀粉进行液体复苏。在严重脓毒症患者血小板计数 $<10 \times 10^9$ / L、无明显出血的情况下可预防性输注血小板；血小板计数 $<20 \times 10^9$ / L，伴有显著性出血风险的患者可预防性输注血小板；活动性出血、手术或侵入性操作的患者建议使血小板计数 $\geqslant 50 \times 10^9$ / L。不建议严重脓毒症、感染性休克的成人患者静脉使用丙种球蛋白。

2. 血管活性药物　推荐首选的血管活性药物是去甲肾上腺素（Norepinephrine，NE）。如果 NE 效果不明显，可联合或选择肾上腺素，或者 NE 联合 0.03U / min 的血管加压素（Vasopressin）以升高至目标的平均动脉压或下调 NE 的用量。最近 Torgersen 等研究显示：使用较大剂量的血管加压素（0.067U / min）对改善进展性休克的疗效优于小剂量的血管加压素（0.033U / min）；伴有急性肾衰竭的脓毒性休克患者，应用小剂量血管加压素较单纯应用 NE 更具优势，可使患者更多受益。多巴胺仅限用于心律失常风险极低、心输出量低下，或心动过缓的患者，不推荐用低剂量的多巴胺保护肾功能。有充足的血容量和平均动脉压，而仍存在持续的组织低灌注，或合并心功能障碍（心脏充盈压升高、心输出量降低）时，应静脉泵入多巴酚丁胺，最高剂量达 20μg /（kg · min）。因组织灌注不足引起的乳酸血症、血 pH 值 $\geqslant$ 7.15 的患者，不建议使用碳酸氢钠改善血流动力学，或减少升压药的使用。

3. 病原学诊断、抗生素使用及停用　不推荐使用降钙素原作为严重脓毒症的诊断指标。中性粒细胞减少、多重耐药菌感染（如不动杆菌，假单胞菌属）、严重脓毒症伴有呼吸衰竭和感染性休克时应联合用药，如广谱 β- 内酰胺类联合氨基糖苷类或氟喹诺酮类治疗铜绿假单胞菌血流感染，β- 内酰胺类联合大环内酯类治疗肺炎链球菌感染的感染性休克。抗病毒治疗越早越好，并要留取标本，通过实时聚合酶链反应（PCR）或病毒培养获得证据。经验性联合治疗一般不超过 3 ~ 5 天，每日评估抗感染治疗效果，一旦获得病原菌的药敏结果，立即降阶梯或恰当的单药治疗，以降低细菌耐药、药物毒性、治疗费用。疗程一般 7 ~ 10 天。

4. 糖皮质激素的应用　Annane 报告认为：对脓毒症休克，静脉使用小剂量氢化可的松有助于治疗肾上腺皮质功能不全，提高脓毒性休克存活率。如果液体复苏或 / 和血管活性药物能够恢复成人脓毒性休克患者的血流动力学稳定性，则不建议使用糖皮质激素；如果上述治疗不能恢复血流动力学稳定性时，可使用氢化可的松 300mg / d 连续静脉滴注。不建议用 ACTH 刺激试验来判断感染性休克患者是否需使用氢化可的松；当血管活性药物撤离时，停用激素；糖皮质激素不使用于无休克的严重脓毒症患者。

参考文献

1. Du B，An Y，Kang Y，et al. Characteristics of critically Ill patients in ICUs in mainland China.Crit Care Med，2013，41（1）：84-92.

2. Dellinger RP，Levy MM，Rhodes A，et al. Surviving sepsis campaign：international guidelines for management of severe sepsis and septic shock，2012.Intens Care Med，2013，39（2）：165-228.

3. Levy MM，Dellinger RP，Townsend SR，et al. The Surviving Sepsis Campaign：results of an international guideline-based performance improvement program targeting severe sepsis.Intens Care Med，2010，36（2）：222-231.

4. Chung KP，Chang HT，Huang YT，et al. Central venous oxygen saturation under non-protocolized resuscitation is not related to survival in severe sepsis or septic shock.Shock，2012，38（6）：584-591.

5. Suarez D，Ferrer R，Artigas A，et al. Cost-effectiveness of the Surviving Sepsis Campaign protocol for severe sepsis：a prospective nation-wide study in Spain.Intensive Care Med，2011，37（3）：444-452.

6. Textoris J，Fouché L，Wiramus S，et al. High central venous oxygen saturation in the latter stages of septic shock is associated with increased mortality.Crit Care，2011，15（4）：176.

7. Ferrer R，Artigas A，Suarez D，et al. Effectiveness of treatments for severe sepsis：a prospective, multicenter，observational study.Am J Respir Crit Care Med，2009，180（9）：861-866.

8. Dellinger RP，Levy MM，Rhodes A，et al. Surviving Sepsis Campaign：International Guidelines for Management of Severe Sepsis and Septic Shock：2012.Crit Care Med，2013，41（2）：580-637.

9. Torgersen C，Dünser MW，Wenzel V，et al. Comparing two different arginine vasopressin doses in advanced vasodilatory shock：a randomized，controlled，open-label trial.Intensive Care Med，2010，36（1）：57-65.

10. Cordon AC，Russell JA，Walley KR，et al. The effects of vasopressin on acute kidney injury in septic shock.Intensive Care Med，2010，36（1）：83-91.

11. De Backer D，Biston P，Devriendt J，et al. Comparison of dopamine and norepinephrine in the treatment of shock.N Engl J Med，2010，362（9）：779-789.

12. Annane D，Sille V，Charpentier C，et al. Effect of a treatment with low doses of hydrocortisone and fludrocortisone on mortality in patients with septic shock.JAMA，2002，288（7）：862-971.

（熊旭东）

第二节 血流感染

一、基本概念

败血症（septicemia）是由各种病原微生物（细菌或真菌）和毒素侵入血流所引起的血液感染，主要临床表现：骤发寒战、高热、心动过速、呼吸急促、皮疹、肝脾肿大以及精神、神志改变等，严重者可引起休克、弥散性血管内凝血（DIC）和多脏器功能障碍综合征（MODS）。菌血症（bacteremia）只是细菌一过性侵入血循环，不久即被机体防御功能抑制或清除，虽可获阳性血培养结果，却并没有相应的临床症状。目前把败血症和菌血症统称为血流感染（bloodstream infection）。近年来，随着广谱抗生素、激素的广泛应用以及创伤性诊疗技术的广泛开展，血流感染的发病率有逐年增高的趋势，同时随着静脉导管技术的广泛应用，导管相关性血流感染（CRBSI）的发病率也随之上升。

二、常见病因

1.危险因素 ①机体屏障功能的完整性受到破坏，如手术、创伤、动静脉置管、气管插管等；②引起机体免疫力下降的原因，如激素、化疗、免疫抑制剂等的使用，人类免疫缺陷病毒（HIV）感染；③昏迷、营养不良、高龄等也是血流感染的危险因素。

2.病原学 血流感染的病原菌随着各种操作技术的开展及抗感染药物的应用而不断变化，近20年来，革兰阳性菌如凝固酶阴性葡萄球菌（CNS）、金黄色葡萄球菌（金葡菌）、肠球菌、真菌引起的血流感染发病率增加，而革兰阴性菌引起的血流感染相应减少。许多大宗的研究结果显示，位居血流感染前几位的病原菌为金葡菌、CNS、念珠菌属、大肠埃希菌、肺炎克雷伯菌、肠球菌属和肠杆菌属。念珠菌属占医院血流感染的第4位，与20世纪80年代相比，发病率增加了2~5倍。我国文献报道，血流感染中革兰阳性菌占57.19%，革兰阴性菌占35.96%。革兰阳性菌中以CNS分离率最高（40.75%），已成为医院血流感染的第1~3位病原菌，并认为CNS是CRBSI的重要病原菌。引起血流感染病原菌的耐药性亦逐渐增加，甲氧西林耐药的金黄色葡萄球菌（MRSA）、产ESBLs的革兰阴性菌以及其他耐药菌株不断出现。据报道，在血流感染中MRSA约占30%，耐碳青霉烯类的铜绿假单胞菌约占12%。

三、发病机制

各种病原微生物（细菌或真菌）侵入血流，然后大量繁殖、释放毒素及代谢产物，或毒素直接侵入血流，引起血流感染，出现一系列临床表现。

四、临床特征

血流感染并无特征性临床表现，主要有发热、寒战、皮疹、肝脾肿大、呼吸急促、或过度通气、意识障碍，外周血白细胞总数增加、核左移、血小板减少等。病情严重者可有脏器灌注不足的表现，如低氧血症、高乳酸血症、少尿、低血压，甚至休克、DIC、MODS。不同病原菌的血流感染临床表现各有特点，而不同群体，如老年人、婴幼儿、孕妇，以及烧伤、AIDS患者等的血流感染也各有临床差异。

1.CNS血流感染 CNS为医院感染的首位，在ICU中最为多见。CNS血流感染常为异物如人工瓣膜、人工关节、各种导管及起搏器等留置体内而致。中性粒细胞减少者尤易发生表皮葡萄球菌血流感染，常由静脉输液导管带入感染。通常CNS由于毒力较低，症状相对较轻，预后也较好。有时除发热外没有其他症状，诊断只能依赖血培养结果。但CNS又是血培养最可能污染的病原菌，故CNS血流感染的诊断应包括：①血培养至少有多次不同部位的阳性结果；②数次分离到的CNS的耐药菌应相同；③临床排除其他原因所致发热或病情恶化。

2. 金葡菌血流感染 社区获得性金葡菌血流感染多为青壮年和体力劳动者，原发病灶常为疖、痈、伤口感染；医院获得性金葡菌血流感染多为机体防御功能低下者，常通过口腔黏膜及呼吸道入侵所致。临床表现较典型：急性发病，寒战高热，皮疹可有瘀点、荨麻疹、猩红热样皮疹及脓疱疹等；关节症状较明显，大关节疼痛，有时红肿。金葡菌血流感染的另一特点是迁徙性损害，常见多发性肺部浸润，甚至形成脓肿；其次有肝脓肿、骨髓炎、关节炎、皮下脓肿等。

3. 肠球菌属血流感染 近年来肠球菌属血流感染日益增多，是医院感染常见的机会感染病原菌。引起血流感染的肠球菌属中55.2%为粪肠球菌，28%为屎肠球菌。肠球菌属血流感染原发病灶以尿路感染居多，其次是褥疮、外科切口感染、腹腔感染、消化道肿瘤；但有40%的患者并无明显的原发病灶。肠球菌属血流感染继发于呼吸道感染者较少见。医院肠球菌属血流感染常为复数菌所致，多合并其他革兰阴性杆菌血流感染，常常症状较重，预后较差。

4. 革兰阴性菌血流感染 以铜绿假单胞菌、大肠埃希菌和肺炎克雷伯菌为多见。近年发现一些居于肠道内过去很少致病的不动杆菌、沙雷菌、产碱杆菌、肠杆菌亦可引起血流感染。革兰阴性菌血流感染以医院感染为多，起病多有发热，发热可能是唯一症状，缺乏感染定位症状。临床过程凶险，40%左右的患者可发生脓毒性休克，有低蛋白血症者更易发生休克，严重者出现MODS、DIC等。铜绿假单胞菌血流感染占医院血流感染的13.6%，是血流感染的第4～7位病原菌，常见于免疫功能低下人群。危险因素有血液系统恶性肿瘤、粒细胞减少、糖尿病、器官移植、严重烧伤、大面积皮肤破损、应用肾上腺皮质激素、AIDS、化疗、泌尿道溃疡、静脉导管、尿道装置或导尿管、手术及早产儿等。大肠埃希菌血流感染占医院血流感染的 10% 左右，常见的有创性检查治疗及原发病灶为静脉导管、气管插管、泌尿生殖道、胃肠道、胆道或呼吸道感染，以尿路感染，尤其是有尿路梗阻者最为常见。肺炎克雷伯菌血流感染占医院血流感染的 8% 左右，常见的有创性检查治疗及原发病灶为静脉导管、尿道、下呼吸道、胆道、手术创面和气管插管。

5. 厌氧菌血流感染　厌氧菌感染中，80% ~ 90% 为脆弱类杆菌，其他有厌氧链球菌、产气荚膜梭菌等。厌氧菌血流感染常为复数菌感染，原发病灶以肠道最为多见，约占50%，其次为女性生殖道、下呼吸道、头颈部以及皮肤软组织感染。厌氧菌血流感染临床特征有：①病变组织分泌物腐臭，可含有气体，并可有荚膜形成；②产生外毒素（如产气荚膜梭菌的 α 毒素）可导致溶血，脆弱类杆菌内毒素可直接作用于肝脏而造成肝损害和黄疸。黄疸发生率可高达 10% ~ 40%；③厌氧菌所产生的肝素酶可使肝素降解，易引起脓毒性血栓性静脉炎；脓栓脱落而致迁徙性病灶；④产气荚膜梭菌血流感染患者可发生严重的溶血性贫血、黄疸和肾衰竭；⑤对血流感染一般常使用 β- 内酰胺类和氨基糖苷类抗生素，但长期应用反而症状加重，因为需氧菌减少致厌氧菌感染加剧。

6. 念珠菌属血流感染　真菌血流感染病原菌以念珠菌属占绝大多数，念珠菌属血流感染中以白念珠菌最多，占 50% 左右，非白念珠菌主要有光滑念珠菌、克柔念珠菌、近平滑念珠菌和热带念珠菌。近年来念珠菌属血流感染发病率明显增多，已占血流感染的第 4位，而且非白念珠菌血流感染逐渐多于白念珠菌血流感染，光滑念珠菌已成为引发成年人念珠菌感染的第二大病原体，仅次于白念珠菌。虽然光滑念珠菌的致病性与毒性均不及白念珠菌，但由于它对唑类抗真菌药物存在先天性或获得性耐药，因此其危害性不亚于白念珠菌感染。念珠菌属血流感染大多数病例都是免疫功能低下的患者（肿瘤、白血病、慢性肝或肾病、AIDS 等），且多数发生在医院内，如长期接受皮质激素或（和）广谱抗生素治疗、静脉置管、透析疗法、肿瘤化疗、高能营养等。亦可伴有细菌性血流感染。一般发生在严重原发病的病程后期，病情进展缓慢，毒血症状可较轻，临床并无特征性表现，易被原发病和同时存在的细菌感染所掩盖。

五、辅助检查

1. 病原学检查　血流感染中血培养最为重要，宜在抗生素应用前及寒战、高热时采血，应在不同部位采血 2 次以上送检，每次间隔约 1 小时。每次抽血量至少 5 ~ 10mL，总血量需要 20 ~ 30mL，增加采血量有助于提高血培养的阳性率。必要时可同时做需氧菌、厌氧菌和真菌培养，也可做 L 型（细菌胞壁缺陷型）培养。骨髓培养阳性率较高，还应以脓液、脑脊液、胸腹水、瘀点（斑）做细菌培养，以增加检出病原菌的机会。

2. 血常规　外周血白细胞总数明显升高，中性粒细胞增高，出现核左移及细胞内中毒性颗粒，甚至有类白血病表现。机体免疫力差和少数革兰阴性菌血流感染的白细胞总数可降低，但中性粒细胞多数增高；部分血流感染患者可有血小板减少及凝血机制异常。

3. 内毒素 革兰阴性菌感染者，内毒素水平升高。细菌内毒素检测是诊断和监测细菌性感染的一个重要参数。

六、诊断思路

（一）诊断标准

1. 血流感染

（1）血流感染临床诊断：发热，体温超过 38℃ 或低热，体温低于 36℃，可伴有寒战，并合并下列情况之一：①有入侵门户或迁徙病灶；②有全身中毒症状而无明显感染灶；③有皮疹或出血点、肝脾肿大、外周血中性粒细胞增多伴核左移，而无其他原因可解释；④收缩压低于 90mmHg，或较原收缩压下降超过 40mmHg。

（2）血流感染病原学诊断：在临床诊断的基础上，符合下述两条之一即可诊断。①血培养分离出病原微生物。若为常见皮肤寄植菌，如类白喉棒状杆菌、肠杆菌、CNS、丙酸杆菌等，需在不同时间采血两次或多次培养阳性；②血液中检测到病原体的抗原物质。

2. CRBSI ①有中心静脉置管史，插管超过 24 小时出现发热，体温超过 38.5℃，除外其他部位的感染，导管细菌培养阳性，拔管后体温恢复正常。②导管和血或成对血培养（即分别从导管和其他外周血管采血）均培养出同种细菌。

（二）鉴别诊断

1. 成人斯蒂尔病 也称成人 still 病，属变态反应性疾病，临床可见发热、皮疹、关节痛和白细胞增多。病程较长，且有缓解期，无毒血症状，皮疹呈短暂反复出现，血培养阴性，抗生素治疗无效，应用肾上腺皮质激素及吲哚美辛等可使体温下降、临床症状缓解。

2 恶性组织细胞增多症 多见于青壮年，起病急，有不规则发热伴畏寒、消瘦、贫血、进行性衰竭等。肝、脾淋巴结肿大较显著，有出血倾向，全血细胞减少。骨髓涂片及淋巴结活检可找到异常组织细胞，抗生素治疗无效。

七、救治方法

1. 抗菌药物应用 抗菌药物根据药代动力学（PK）和临床药效学（PD）分为浓度依赖性和时间依赖性抗菌药物。①浓度依赖性抗菌药物（如氨基糖苷类和氟喹诺酮类）要保证每次药量达到足够的血浓度，氨基糖苷类药物的血药浓度：峰值 / MIC 值为 8 ~ 10，则有效率 >90%；氟喹诺酮类药物的 AUC / MIC >100 时疗效好；②时间依赖性抗菌药物（如 β- 内酰胺类）要注意药量与给药间隔时间，能让病原菌接触到超过 MIC 浓度的药物即可，但此药物必须维持足够长的时间才能取得临床疗效。应用 β- 内酰胺类药物务必使其给药间隔时间的百分数（T-MIC%）达到 40% 以上，因为即使使用了敏感的 β- 内酰胺类药物，如果 T-MIC% 不足 40%，那么临床就不会有效。

选择联合用药的理由：①扩大抗菌谱，覆盖各种可能的病原菌；②复数菌血流感染逐渐增多，联合用药可能获得最适当的抗菌范围；③单一抗菌药物较易诱导细菌产生耐药性，联合用药可获得"低诱导"和"低选择"的效果。

抗菌药物治疗后无迁徙性病灶，可在退热后 4 ~ 5 天考虑停药，若病原菌在难以清除的病灶（心瓣膜、骨关节）中，抗生素使用期必需适当延长，至少 3 周以上；或在体温下降正常、临床症状基本消失后继续用药 7 ~ 10 天。

（1）CNS 血流感染：若血培养 CNS 阳性或怀疑为 CRBSI 时，应立即拔除静脉导管，并使用有效的抗感染药物。CNS 感染常为医院感染，因而甲氧西林耐药 CNS（MRCNS）约占 80%。治疗 MRCNS 所致血流感染，首选万古霉素或去甲万古霉素，并常需联合磷霉素或利福平，也可选用奎奴普丁、达福普汀等新抗生素。

（2）金葡菌血流感染：研究表明：社区获得性金葡菌血流感染中 MRSA 占 25%，医院获得性金葡菌血流感染中 MRSA 占 40%，在血液透析和腹膜透析患者中 MRSA 更为多见。金葡菌血流感染的治疗首选苯唑西林或氯唑西林，青霉素过敏的患者可选用头孢拉定、头孢唑林等第一代头孢菌素，若怀疑病原菌为 MRSA，则首选万古霉素、去甲万古霉素，亦可选用替考拉宁、利奈唑胺。

（3）肠球菌属血流感染：药敏结果显示：屎肠球菌比粪肠球菌更为耐药，粪肠球菌对氨苄西林和万古霉素耐药率分别为 27% 和 3.35%，而屎肠球菌对氨苄西林和万古霉素耐药率约为 81% 和 50.5%。肠球菌属血流感染可选用青霉素或氨苄西林联合庆大霉素；氨苄西林耐药肠球菌属可选用万古霉素或利奈唑胺，对万古霉素耐药肠球菌属目前尚无有效药物。体外敏感显示奎奴普丁、达福普汀对所有屎肠球菌敏感。

（4）革兰阴性菌血流感染：产 ESBLs 的革兰阴性菌主要是大肠埃希菌和肺炎克雷伯菌，约占 42.53%。第一、第二、第三代头孢菌素、庆大霉素、环丙沙星对大肠埃希菌均有良好的抗菌作用，但中国大肠埃希菌对喹诺酮类药物的耐药率高达 50% 以上。耐药率较高的大肠埃希菌引起的血流感染应选用 β- 内酰胺 / β- 内酰胺酶抑制剂或头孢吡肟，若产 ESBLs 的菌株感染应选用碳青霉烯类如亚胺培南、美罗培南等。肺炎克雷伯菌血流感染的治疗应根据药敏结果选用第三代头孢菌素、氟喹诺酮类、氨基糖苷类或 β- 内酰胺 / β-内酰胺酶抑制剂。若产 ESBLs 的肺炎克雷伯菌引起的血流感染，可选用碳青霉烯类药物。铜绿假单胞菌常为泛耐药菌株，近年来耐药率呈上升趋势。铜绿假单胞菌引起的血流感染，可选用头孢他啶或头孢哌酮 / 舒巴坦、氨曲南联合阿米卡星，也可选用碳青霉烯类。

（5）厌氧菌血流感染：厌氧菌血流感染首选治疗药物为甲硝唑、替硝唑；厌氧球菌感染也可选用克林霉素、红霉素；革兰阴性菌及厌氧菌混合感染可选用哌拉西林 / 三唑巴坦、美罗培南或亚胺培南。

（6）念珠菌属血流感染：白念珠菌血流感染首选氟康唑，若无效或非白念珠菌血流感染可选用伊曲康唑、伏立康唑、两性霉素 B 或两性霉素 B 脂质体。光滑念珠菌在暴露于氟康唑4天以后,对氟康唑、伊曲康唑、伏立康唑均产生稳定的耐药性。还有研究发现,如果仅针对光滑念珠菌感染,则只有38%的患者对伏立康唑有效。因此,根据目前的临床用药指南推荐,对于病情不稳定、先前接受过唑类抗真菌药治疗,尤其是对氟康唑耐药的念珠菌血流感染(如光滑念珠菌)的患者,最好选用除氟康唑、伏立康唑之外的其他药物进行治疗。

2.CRBSI的处理 在决定CRBSI的治疗时,是否需要拔除导管是最重要的决策,先要根据病原菌的毒力(CNS属低度毒力,而金葡菌及念珠菌属中、高度毒力)及并发症(如低血压、静脉脓毒性血栓及栓塞性疾病、心内膜炎、放置导管局部感染等)将CRBSI的危险性分为低、中、高3类,再来决定是否需要拔管。由低度毒力病原菌引起的无并发症的CRBSI常不引起深部感染,属低危险性,对抗菌药物治疗有效者暂可不拔除导管;由中、高度毒力病原菌引起的CRBSI,且有严重基础疾病或免疫障碍者伴有导管相关并发症者都属高危患者,均应拔除导管,并且要及时使用敏感的抗菌药物治疗,病情需要时可在适当时候,在另一部位重新放置血管导管。

3.肾上腺皮质激素应用 血流感染伴有明显的毒血症状,如重要器官心、脑、肺、肝、肾出现中毒性病变及脓毒性休克时,在有效抗生素治疗下,可静脉滴注地塞米松5~10mg/d或氢化可的松200~400mg/d,治疗2~3天,毒血症状缓解或休克纠正后即可停用。

八、最新进展

(一)血培养假阴性、分离菌属非致病性

血培养假阴性原因包括:采血时机不合理,未能在寒战和发热初起时采血,采血前已经给予经验性抗菌治疗,或常规分离方法难以分离的少见病原菌侵入血流。CNS是人类皮肤黏膜的正常菌群,血培养污染病例以CNS多见。据称,血培养结果中可能有40%是污染细菌,大多为血培养采集消毒不规范所致。因此,必须严格执行血培养标本采集和送检规范要求,避免出现因采血时机、方法和送检条件不当而出现的假阴性或污染菌等情况。当出现条件致病菌CNS、肠球菌等时建议临床采用双侧双瓶血培养或增加培养次数以排除污染可能。此外,临床具有血流感染的症状、体征,而连续血培养结果阴性时,亦需考虑可能为常规方法难以分离的少见微生物感染,需采用特殊培养基或结合特殊染色镜检方法。此外,应用PCR和DNA探针荧光原位杂交(FISH)等检测技术可提高血流感染病原菌检出率。

(二)鲍曼不动杆菌血流感染

近年鲍曼不动杆菌的检出率呈增高趋势,一旦并发血流感染,则严重威胁患者生命。国外报道,鲍曼不动杆菌占血流感染病原体的7.5%,仅次于CNS、MRSA、铜绿假单胞菌和肠球菌;我国鲍曼不动杆菌占血流感染病原体的3.4%,仅次于肺部感染。据报道,

鲍曼不动杆菌血流感染的病死率为 11.3% ~ 22.1%。现已发现的不动杆菌属基因型有 40 多个，与临床关系最为密切的基因型为鲍曼不动杆菌、不动杆菌基因型 3 和不动杆菌基因型 13TU，这三者生化表型十分接近，很难被传统的微生物实验室鉴别，所以将三者统称为"鲍曼不动杆菌群"。近年的研究显示，鲍曼不动杆菌群耐药率在逐步增高，其中鲍曼不动杆菌的耐药性最高，所引起的感染病死率也高，但是目前大多数抗菌药物对不动杆菌基因型 3 和不动杆菌基因型 13TU 仍有良好的作用，这也就解释了药敏结果提示全耐药，而临床治疗尚有效的矛盾。另外，相关鲍曼不动杆菌的基因学研究提示，鲍曼不动杆菌中存在特异性的碳青霉烯酶基因 OXA-51，而在不动杆菌属的其他种属中尚未检测到 OXA-51。Chuang 等研究显示：死亡组 1 天、2 天、3 天的 OXA-51 明显高于存活组，故早期 OXA-51 增高，提示患者死亡的风险增加。这给我们提供了一个新的、可能的临床思路，即在进行细菌药敏试验的同时，应该进行基因检测。

Jung 等研究了韩国一家医院 ICU 中 200 例多重耐药鲍曼不动杆菌感染患者的皮肤、黏膜、分泌物、伤口等不同部位定植情况，结果显示，108 例发生了多重耐药鲍曼不动杆菌的血流感染。因此，对高危患者，尤其是已经检出鲍曼不动杆菌定植者，应尽可能减少侵入性操作，已经有侵入性操作的患者应及早移除侵入物，将高度疑似或确诊为鲍曼不动杆菌定植的患者应安排在最后进行诊疗护理，持续引流气管插管气囊上液可以降低感染的机会。

参考文献

1.陈平，王莉，褚云卓.血流感染 262 例临床分析.中国医师进修杂志，2007，30（9）：45-47.

2.Borst A，Raimer MT，Warnock DW，et al. Rapid acquisition of stable azole resistance by Candida glabrat isolates obtained before the clinical introduction of fluconazole.Antimicrob Agents Chemother，2005，49（2）：783-787.

3.Kilgore M，Brossette S.Cost of bloodstream infections.Am J Infect Control，2008，36：S172.e1-3.

4.王进，梁军，肖永红.2008 年 Monarin 血流感染病原菌构成及耐药性.中华医院感染学杂志，2010，20（16）：2399-2404.

5.黄絮，王书鹏，李刚.108 例医院获得性血流感染危险因素及预后分析.中华医院感染学杂志，2010，20（9）：1236-1237.

6.何永贵，王沛.非扩增方法快速检测血流中病原菌进展.临床检验杂志，2010，28（4）：301-302.

7.王芳，冯海艳.血流感染病原菌分布及耐药性分析.中华医院感染学杂志，2013，23（17）：4319-4323

8.Orsi GB，Franchi C，Marrone R，et al. Laboratory confirmed bloodstream infection aetiology in an intensive care unit：eight years study.Ann Ig，2012，24：269-278.

9.汪复，朱德妹，胡付品，等.2009 年中国 CHINET 细菌耐药性监测.中国感染与化疗杂志,2010,10(5)：325-334.

10. 徐方林，邹颐，李峰，等 . 重症监护病房中心静脉导管相关性感染集束化预防措施的临床意义 . 中国危重病急救医学，2010，22（9）：559-560.

11. Kim DH，Park YK，Choi JY，et al. Identification of genetic recombination between Acinetobaeter species based on multiloeus sequence analysis.Diagn Microbiol Infect Dis，2012，73：284-286.

12. Peleg AY，Setfert H，Paterson DL.Aeinetobacter baumannii：emergence of a successful pathogen.Clin Mierobiol Rev，2008，2 1：538-582.

13. 陈佰义，何礼贤，胡必杰，等 . 中国鲍曼不动杆菌感染诊治与防控专家共识 . 中国医药科学，2012，2（8）：3-8.

14. Morfin-Otero R.Dowzicky MJ，Changes in MIC within a global collection of Aeinetobaeter baumannii collected as part of the Tigecycline Evaluation and Surveillance Trial，2004 to 2009.Clin Ther，2012，34：101-1 12.

15. Park YK，JungSI，Park KH，et al. Changes in antimicrobial susceptibility and maior clones of Atinetobacter caleoaceticus-baumannii complex isolates from a single hospital in Korea over 7 years.J Med Microbiol，2012，61：71-79.

16. Jung JY，Park MS，Kim SE，et al. Risk factors for multi-drug resistant Aeinetobacter baumannii bacteremia in patients with colonization in the intensive care unit.BMC Infect Dis.20l0，10：228.

17. 熊旭东 .PK / PD 参数与抗菌药物的优化用药 . 抗感染药学，2012，32（1）：11-13.

18. Mermel L.A.，Maki D.G.Detection of bacteremia in adults：consequences of cul-turing an inadequate volume of blood.Ann Intern Med.1993;119：270-272.

（熊旭东）

第三节 休 克

I 脓毒性休克

一、基本概念

脓毒性休克（septic shock），即感染性休克，是指由于细菌、真菌、病毒和立克次体的严重感染，特别是革兰阴性细菌感染引起的休克，在充分液体复苏情况下仍持续存在组织低灌注（由感染导致的低血压、乳酸增高或少尿）。脓毒性休克是临床常见的休克类型，是严重感染所致多器官功能衰竭（MOF）的一个发展阶段。

二、常见病因

1. 革兰阴性杆菌 是引起脓毒性休克的最常见病原体,其分泌的内毒素在休克的发生、发展中起重要作用,如大肠杆菌、绿脓杆菌、变形杆菌、痢疾杆菌引起的脓毒症、腹膜炎、化脓性胆管炎等。

2. 革兰阳性球菌 如金黄色葡萄球菌、肺炎球菌等引起的脓毒症、中毒性肺炎等。

3. 病毒及其他致病微生物 流行性出血热、乙型脑炎病毒,立克次体、衣原体等感染均可引发休克。

三、发病机制

脓毒性休克的发病机制极为复杂,其发生、发展与病原体及其毒素激活各种免疫应答细胞释放炎症介质(TNF、IL-1、IL-2、IL-6 等)、激活体液免疫系统产生活性因子有关。产生的各种内源性炎性介质和细胞因子作用于内皮细胞、平滑肌细胞、白细胞、血小板以及各种组织实质细胞,导致微循环障碍、失控性炎症反应、凝血机制异常和全身多个脏器或系统功能的损害。按血流动力学特点分为两种类型:高动力型休克(高排低阻型休克)和低动力型休克(低排高阻型休克)。

(一)高动力型休克(hyperdynamic shock)

多由革兰阳性菌感染释放外毒素所致。血流动力学特点是:外周阻力低,心输出量增加。临床表现为皮肤呈粉红色、温热而干燥,少尿,血压下降,乳酸酸中毒等,又称为暖休克。本型休克的发生、发展与下列因素有关:①微血管扩张:细菌内毒素刺激机体生成 TNF、IL-1 和其他细胞因子,作用于内皮细胞引起 NO、PGI_2、IL-2、PGE_2、缓激肽、内啡肽、组胺等的释放,导致血管扩张;脓毒性休克时血管平滑肌细胞膜上的 ATP 敏感性 K^+ 通道被激活,使细胞膜超极化,减少 Ca^{2+} 通过电压依赖性通道进入细胞,从而使血管扩张,外周阻力降低。休克早期,交感肾上腺髓质系统兴奋,儿茶酚胺释放增加,可作用于动静脉吻合支的 β 受体、动静脉短路开放,真毛细血管网血液灌注量明显下降,组织缺血缺氧,乳酸酸中毒,后期可发展成为低动力型休克。②心输出量增加:脓毒性休克早期,心功能尚未受到明显损害,交感肾上腺髓质系统兴奋,使心肌收缩力加强,心输出量增加;外周血管扩张、心脏射血阻力减小,也可使心输出量增加。

(二)低动力型休克(hypodynamic shock)

多由革兰阴性菌感染释放内毒素引起。血流动力学特点是:外周阻力高,心输出量减少,血压下降。临床表现与一般低血容量性休克相似,皮肤黏膜苍白、四肢湿冷、少尿、血压下降、乳酸酸中毒等,又称为冷休克。本型休克的发生、发展与下列因素有关:①微血管收缩:严重感染引起交感 - 肾上腺髓质系统强烈兴奋,去甲肾上腺素、血管紧张素 Ⅱ、血栓素、内皮素等大量释放;增多的活性氧自由基可灭活 NO、损伤血管内皮细胞,

使 PGI_2 合成减少，扩血管物质不足，导致外周血管包括小动脉和小静脉广泛收缩。②心输出量减少：内毒素、酸中毒及心肌抑制因子可直接抑制心肌，使心肌收缩力减弱；微循环淤血，大量血液淤积在真毛细血管网中，回心血量减少，导致心输出量下降。

脓毒性休克时，由于多种炎性细胞因子释放、前列腺素及白三烯生成增加、补体激活、缓激肽释放，可使内皮细胞和白细胞活化、黏附、相互作用，导致毛细血管损伤、通透性增强，有效循环血量进一步减少；血小板活化因子生成增加，可促进 DIC 的形成，继而产生的纤维蛋白降解产物又通过影响凝血系统而引发出血倾向。这一系列连锁反应加重休克，使病情恶化。

四、临床特征

脓毒性休克，有感染病史，尤其是急性感染史以及近期手术、创伤、器械检查和传染病史，广泛非损伤性组织破坏和体内毒性产物的吸收也易引起脓毒性休克。既有与原发感染相关征象和全身性炎症反应，又有微循环障碍引起的一系列休克的表现。

1. 全身表现　临床上脓毒性休克以"冷休克"占多数，患者末梢血管痉挛、外周阻力增加，心排出量降低，表现为肢体湿冷、口唇和肢端发绀，脉细速。部分革兰阳性菌感染所致的休克表现为"暖休克"，由于动 - 静脉短路的形成，患者四肢温暖、皮肤干燥、心率快、心跳有力。两种类型休克的本质均为微循环灌注不良，组织均处于缺血、缺氧状态。

2. 中枢神经系统　轻者烦躁不安，重者昏迷或抽搐。

3. 肾脏　少尿或无尿，尿量 $<0.5mL/(kg \cdot h)$。

4. 肺　主要表现为呼吸急促，PaO_2 和 SaO_2 下降，皮肤和口唇发绀等。

5. 心脏　常发生中毒性心肌炎、急性心力衰竭和心律失常，休克加重。

6. 胃肠　脓毒性休克时胃肠可发生血管痉挛、缺血、出血、微血栓形成，肠源性肺损伤，肝功能各项酶和血糖升高。

7. 血液系统　血小板进行性下降，各项凝血指标下降，微血栓形成，全身性出血。

五、辅助检查

1. 血常规　血常规变化的特点有助于与其他休克的鉴别以及对病情严重程度的判断。脓毒性休克时，白细胞计数明显增加，部分严重感染患者可降低；发生 DIC 和有出血倾向者，血小板计数减少。

2. 尿常规　休克时尿量减少或无尿，尿液呈酸性，尿比重升高。当发生肾功能受损时，尿中可出现蛋白、红细胞和管型，尿比重降低或固定。

3. 血生化指标　血生化指标可反映代谢、脏器功能及凝血系统的改变。休克时血钾、丙酮酸和乳酸升高；肝功能受损时，转氨酶、乳酸脱氢酶、胆红素和血氨可升高；肾功能不全时，血尿素氮和肌酐升高；心肌损伤时，血浆磷酸肌酸激酶及其同工酶升高。发生DIC时，凝血酶原时间延长、纤维蛋白原降低、纤维蛋白降解产物增多、血浆鱼精蛋白副凝试验阳性。

4. 血气和血乳酸分析 休克状态下组织缺氧引起代谢性酸中毒，血 pH 和二氧化碳结合力降低。发生 ARDS 时，血氧分压明显降低、血氧饱和度下降。血乳酸的升高提示组织灌注不足，其程度可作为判断休克严重程度和预后的指标。当静脉血乳酸浓度大于等于5mmol / L 即可诊断为乳酸酸中毒；超过 8mmol / L 时，提示预后极差。

5. 病原体检查 应对脓毒性休克患者的血、尿、粪、创面渗出液、胸水、腹水等进行病原体分离和培养，并做药物敏感试验，以指导临床用药。对于革兰阴性菌感染者，可检测血中内毒素水平。

6. 胃黏膜内 pH（pHi） pHi 代表了胃黏膜的供血、供氧情况，反映内脏微循环灌注水平，可以判断休克的严重程度及复苏是否有效。

7. 炎症因子水平 休克时尤其是脓毒性休克，致炎性细胞因子如肿瘤坏死因子（TNF）、白细胞介素（IL）、血小板活化因子（PAF）等的表达均可增多。

六、诊断思路

严重感染的患者如出现呼吸困难、呼吸性碱中毒、少尿、低血压、中心静脉压升高、周围血管阻力降低和乳酸血症（>4mmol / L）等表现，要考虑到脓毒性休克的可能。呼吸困难是脓毒性休克早期有价值的体征，应高度重视。

（一）感染灶的定位与定性

表现为发热（个别病例体温可不升反降）、发冷、心动过速、呼吸加快，疑似脓毒性休克患者，立即查血常规，如血白细胞及中性粒细胞增多、中性白细胞中中毒颗粒及空泡存在、血小板减少，并有 DIC 的阳性发现，则表明有脓毒性休克存在的可能。

随后应做系统检查，寻找原发感染灶，多数情况下均能找到。需反复做细菌培养，培养阴性时应做真菌与厌氧菌培养。抽血可通过血管内留置导管，但注意应先消毒接头、停止输液，并把最初抽到的 3 ~ 5mL 血标本弃掉，再抽血做血培养。

如能找到导致脓毒性休克的原发病灶，如皮肤感染或已引流的深部感染，可首先做脓液细菌涂片以确定革兰阳性或阴性、球菌或杆菌等，然后做脓液培养。尿培养应常规进行，其他体液或分泌物如脑脊液、腹水、痰及粪便的培养视临床需要而定。

（二）诊断要点

1. 临床上有明确的感染灶。

2. 有全身性炎症反应综合征（满足下列两项或两项以上条件者）：①体温 >38℃或 <36℃；②心率 >90 次 / 分；③呼吸频率 >20 次 / 分；④血白细胞 >12×10^9 / L 或<4×10^9 / L，或幼稚细胞 >10%。

3. 收缩压低于 90mmHg 或较基础血压下降超过 40mmHg，或血压依赖输液或血管活性药物维持。

4. 有组织灌注不良的表现，如少尿超过 1 小时、急性意识障碍等。

5. 可能在血培养中发现有致病微生物生长。

七、救治方法

1. 初始评估和一般措施 包括呼吸循环支持，吸氧，补液，心电、血氧、血压监测，建立静脉通路，置入中心静脉和动脉导管，必要时行机械通气。

2. 液体复苏（fluid resuscitation） 所有全身性感染患者均需补充液体。低血压成人患者每补 500mL 等张晶体液需评价患者临床状态，直至灌注恢复正常，一般总量达 4 ~ 6L。如患者经积极补液后（通常大于 4L）仍无好转或有容量负荷超载的迹象，考虑使用心血管活性药物刺激受抑制的心血管系统。在脓毒性休克时毛细血管通透性增加，不论晶体、胶体均可通过毛细血管壁进入组织间隙，过多的液体负荷可导致 ARDS、腹腔间隙高压综合征（ACS）、脑水肿、心功能衰竭等严重后果，因此应密切监测容量状况。

早期液体复苏是脓毒性休克治疗最重要的措施，在最初 6 小时内达到以下目标：① CVP 达到 8 ~ 12cm H_2O；② MAP ≥ 65mmHg 或 SBP ≥ 90mmHg；③尿量 ≥ 0.5mL /（kg·h）；④中心静脉或混合静脉氧饱和度（$ScvO_2$ 或 SvO_2）≥ 70%。

具体方法：30 分钟内先给晶体液 500 ~ 1000mL 或胶体液 300 ~ 500mL。根据血压、心率、尿量及肢体末梢温度的监测调整补液量。当 CVP 达 8 ~ 12cm H_2O，但 $ScvO_2$<65% 或 SvO_2<70%，血细胞比容 <30%，血红蛋白（Hb）<70g/L 时，应输注红细胞使血细胞比容 >30%，Hb 升至 70 ~ 90g/L。如血小板 <5×10⁹/L 时，应立即给予血小板悬液 1 ~ 2U。

3. 抗感染治疗 包括清除感染灶及应用抗生素：对于可以切开引流的感染灶，应尽早引流脓液。对于有手术指征的外科感染，应在积极抗休克的同时，做好手术准备，清除感染灶。脓毒性休克时使用抗生素治疗应遵循以下原则：①尽早、足量应用抗生素，不需等待细菌培养和药敏试验结果；②对不明原因的感染，可经验性、联合、广谱应用抗生素；③对病情严重、进展迅速者，直接选用较强的抗生素；④静脉给药为主；⑤注意抗生素的毒副作用，如出现脏器损害，应及时调整用药，并辅以脏器功能保护措施；⑥根据细菌培养和药敏试验结果，合理选择抗生素。

4. 血管活性药的应用 脓毒性休克属于分布性休克，早期快速的液体复苏能迅速纠正低血容量状态。如果快速的液体复苏后短期内无法达到目标灌注压、无法纠正组织低灌注，应尽早应用血管活性药物和（或）正性肌力药物。如果条件允许，所有需要升压药的患者应尽可能迅速放置动脉导管，以连续性检测动脉压。推荐首选的血管活性药物是去甲肾上腺素（Norepinephrine，NE）。如果 NE 效果不明显，可联合或选择肾上腺素，或者

NE 联合 0.03U / min 的血管加压素（Vasopressin）以升高至目标平均动脉压或下调 NE 的用量。垂体后叶素为 1 ：1 催产素和血管加压素，价格低廉，在提升血压方面与血管加压素无差异，而对冠状血管的收缩和抗利尿效果较弱，因此从药理角度而言，血管加压素在脓毒性休克治疗中似乎并无优势。多巴胺，仅限于心律失常风险极低、心输出量低下或心动过缓的患者。去氧肾上腺素治疗感染性休克仅限于以下情况：①NE 导致严重的心律失常；②高心输出量和血压持续偏低；③作为"正性肌力药 / 升压药联合低剂量垂体后叶素而平均动脉压仍未能达到目标值"时的补救性治疗。目前不推荐低剂量的多巴胺用于保护肾功能。有充足的血容量和平均动脉压，而仍存在持续的组织低灌注或合并心功能障碍（心脏充盈压升高、心输出量降低），应静脉泵入多巴酚丁胺 [最高达 20μg /（kg·min）]。组织灌注不足引起的乳酸血症、血 pH ≥ 7.15 的患者不建议使用碳酸氢钠改善血流动力学或减少升压药的使用。

5. 糖皮质激素　目前指南不推荐常规应用糖皮质激素治疗脓毒性休克。对于既往有使用皮质类固醇激素或肾上腺功能不全的休克患者，可以使用维持量或应激量的激素；脓毒性休克患者对液体复苏和血管收缩药治疗无反应时，可在有效抗感染的前提下考虑应用皮质类固醇激素。推荐静脉给予氢化可的松 200 ~ 300mg / d，连续 3 ~ 5 天。虽然 Meta 分析表明，糖皮质激素可以降低病死率，但并没有足够的证据证明在脓毒性休克的患者中，低剂量的激素可以降低病死率。促肾上腺皮质激素兴奋试验并不能决定脓毒症休克患者是否需要激素治疗。

6. 其他　加强营养支持，控制血糖，纠正水、电解质、酸碱平衡紊乱。

（1）在诊断严重感染 / 感染性休克 48 小时内，应尽早给予肠内营养，如果肠道完全不能耐受，从静脉输注葡萄糖补充热卡；在诊断严重感染 / 感染性休克 7 天内，避免在肠道不耐受的情况下，强制给予足热卡肠内营养，可以允许肠内营养不超过 500kcal / d，可采用肠内营养 + 静脉输注葡萄糖的营养策略，也应尽量避免全肠外营养。

（2）对于连续 2 次血糖 ≥ 180mg / dL 的患者，应当制定血糖控制方案，其目标血糖应控制在 <180mg / dL。当患者在接受葡萄糖输注和同步胰岛素泵入时，应当每 1 ~ 2 小时监测 1 次血糖，当血糖和胰岛素泵入剂量稳定时，可以每 4 小时监测 1 次。若患者出现低血糖，应当及时调整胰岛素治疗方案。

（3）根据血生化和血气分析结果进行纠正，如代谢性酸中毒给予 5% 碳酸氢钠 150 ~ 250mL / 次，静脉滴注。脓毒性休克时常伴有低镁血症，在纠正电解质失衡时应注意补镁。

7. 防治并发症　加强器官支持、避免 MODS 的发生。

（1）ARDS 与机械通气：应给予 6mL / kg 潮气量机械通气，控制平台压 ≤ 30cm H_2O，中重度 ARDS 应给予高 PEEP 联合肺复张以维持肺泡复张。对于 PaO_2 / FiO_2<100mmHg 的 ARDS 患者，可以给予俯卧位通气以改善氧合。建议患者床头抬高 30° ~ 45°，预防呼吸

机相关性肺炎。对于严重感染引起的 ARDS 患者，在血流动力学稳定、组织低灌注改善后，予以限制性液体管理策略，以减轻肺水肿、改善氧合。机械通气期间应客观评估患者病情，适时进行自主呼吸测试（SBT）和脱机试验，尽早脱机拔管，缩短机械通气时间。

（2）预防应激性溃疡：所有严重感染患者都应预防应激性溃疡。有应激性溃疡风险的脓毒性休克患者应常规给予 H_2 受体阻滞剂或质子泵抑制剂，以预防应激性溃疡。当患者存在应激性溃疡、消化道出血时，质子泵抑制剂的治疗效果要优于 H_2 受体阻滞剂。

（3）预防深静脉血栓形成（DVT）：严重感染是 DVT 的高危险因素。若无禁忌证，应使用小剂量肝素或低分子肝素预防 DVT。有肝素使用禁忌证（血小板减少、重度凝血病、活动性出血、近期脑出血）的患者，推荐使用物理预防措施（弹力袜、间歇加压装置）。对于严重感染且有 DVT 史的高危患者，应联合应用药物和物理性措施进行预防。

八、最新进展

1. 微循环监测有助于脓毒性休克的早期诊断 严重感染在器官功能损伤前即出现微循环的改变，以微循环血流分布的异质性和微循环灌注减少为特征。De Backer 的研究表明；严重感染时是以微循环小血管中的灌注血管减少为主，而大血管中灌注血管无明显减少，提示严重感染患者在早期即存在微循环障碍。严重感染患者 24 小时内毛细血管灌注未恢复与预后不良密切相关。提示监测严重感染患者早期微循环的变化有助于早期识别和判断预后。

2. 生物标记物在脓毒性休克早期诊断的价值 尽管目前全身性感染的生物标记物多种多样，然而单一指标诊断感染的特异性和敏感性都不够高。①C 反应蛋白（CRP）诊断严重感染的灵敏度为 30%～97.2%，特异度为 75%～100%，阴性预计值为 81%～97%。有专家认为，CRP 用于严重感染的排除性诊断意义较大。②髓系细胞表达的触发受体 -1（triggering receptor expressed on myeloid cells-1，TREM-1）可选择性表达于中性粒细胞和高表达 CD14 的单核细胞。临床研究表明，当设定 TREM-1 阈值为 60μg／L 时，诊断感染的敏感性为 96%，特异性为 89%。PCT 联合 sTREM-1 和多核白细胞 CD64 指数较单一指标预测全身性感染的敏感性和特异性均明显升高。因此，生物标记物的联合应用仍需要临床进一步的研究。

3. 容量的评估 除临床征象外，脓毒性休克还需要准确的生理学指标来评估休克进展阶段、组织灌注恢复情况，为诊断和治疗提供依据。目前常用血压、心率、尿量、中心静脉压（CVP）和肺动脉楔压（PAWP）来评价机体容量状态。①多中心研究证实，由中心静脉导管和肺动脉导管测量的容量指标是等价的，但中心静脉压和肺动脉楔压都不能直接反映左心室舒张末期容积，即使这两者值在正常范围，仍不能说明机体有足够的有效循环容量，而两者处于较高或较低水平时具有较高的临床指导意义。②超声心动图能很好地评估左心室舒张末期容积（LVEDF），但对技术和操作人员训练要求较高，并且单独测量左心室舒张末期容积不能很好地反映前负荷对血流动力学的影响。③很多研究已经证实：以心肺相互作用为原理的功能性血流动力学参数在评估容量状态和预测容量反应性方面具有良好的敏感度和特异度，主要包括每搏量变异度（SVV）、脉压变异（PPV）及收缩压变异（SPV），但这些指标临床应用受到一些条件制约，患者需要在机械通气情况下，且无自主呼吸和心律失常。④腔静脉直径变异度近年来也被广泛采用。感染性休克患者下腔静脉扩张率>18%或上腔静脉呼吸塌陷率>36%时，预测容量反应性的敏感度和特异度均在90%以上。⑤近年来被动抬腿试验（PLR）作为一种"自身补液试验"在预测容量反应性方面成为研究的热点。由于其具有可重复性、可逆性、不需要额外增加容量、可在床旁实施、操作简单等优点，并且不受自主呼吸和心律失常等因素影响，临床上应用广泛，但对血流动力学监测技术有一定要求，需要在PLR过程中实时同步监测一些指标的变化。

4. 晶体、胶体之争　近年来包括 SSC 指南及 VISEP 等临床试验提示胶体液对肾功能和预后方面可能存在不良影响。最近的前瞻性多中心临床随机对照实验提示，在严重脓毒症最初 4 天复苏阶段，羟乙基淀粉组和生理盐水组患者的液体总入量、ICU 及院内平均住院时间、SOFA 评分无明显差异，同时羟乙基淀粉组在肾功能损伤、凝血功能等方面与生理盐水组无差异。另一项随机对照实验提示，羟乙基淀粉与乳酸林格液相比，会增加 30d 病死率和肾替代治疗的风险。由此看出，两项大规模实验得出不同的结果，使临床医师对脓毒症复苏液体种类的选择缺乏明确的标准，晶体与胶体的争议还需要深入研究和探索。

Ⅱ　过敏性休克

一、基本概念

过敏性休克（anaphylactic shock）是指抗原进入被致敏的机体内与相应抗体结合后发生Ⅰ型变态反应，血管活性物质释放，导致全身的毛细血管扩张，通透性增加，血浆渗出到组织间隙，致使循环血量迅速减少而引发休克。过敏性休克是过敏性疾病最严重的状况。

二、常见病因

引起过敏性休克的抗原物质主要有：

1. 药物　抗生素（如青霉素及其半合成制品）、麻醉药、解热镇痛消炎药、诊断性试剂（如磺化性 X 线造影剂）等。

2. 生物制品　异体蛋白，包括激素、酶、血液制品（如白蛋白、丙种球蛋白等）、异种血清、疫苗等。

3. 食物　某些异体蛋白含量高的食物，如蛋清、牛奶、虾、蟹等。

4. 其他　昆虫咬伤、毒蛇咬伤、天然橡胶、乳胶等。

过敏性休克的发生是机体对于再次进入的抗原免疫反应过强所致，其发病的轻重缓急与抗原物质的进入量、进入途径及机体免疫反应能力有关。

三、发病机制

过敏性休克只发生于对某些变应原有超敏反应的机体。过敏性休克属于Ⅰ型变态反应，即速发型变态反应。其发生的基本机制是：变应原进入机体后形成相当量的 IgE 抗体，IgE 抗体具有亲细胞的特性，能与肥大细胞和嗜碱性粒细胞结合，特别是与小血管周围的肥大细胞和血液的嗜碱性粒细胞结合，IgE 抗体持久地被吸附在这些细胞的表面，使机体处于致敏状态。当同一变应原再次进入机体时，变应原就可以与上述细胞表面的 IgE 抗体结合，所形成的变应原-IgE 复合物能激活肥大细胞和嗜碱性粒细胞，并使之脱颗粒，释放出大量组胺、白三烯、激肽等血管活性物质；抗原与抗体在细胞表面结合，还可激活补体系统，并通过被激活的补体进一步激活激肽系统，组胺、缓激肽、补体 C3a、C5a 等可引起后微动脉和毛细血管前括约肌舒张，并使毛细血管壁通透性增高，外周阻力显著降低，真毛细血管大量开放，血管内液体进入组织间隙增多。血管活性物质可使一些器官的微静脉和小静脉收缩，大量血液淤积在微循环内，使静脉回流和心输出量急剧减少，动脉血压骤降。另外，组胺能引起支气管平滑肌收缩，造成呼吸困难。

过敏性休克发病非常迅速，治疗过程中如不及时使用缩血管药物如肾上腺素、异丙肾上腺素等抢救，患者可在数秒钟至数分钟内死亡。

四、临床特征

过敏性休克是一种极为严重的过敏反应，若不及时进行抢救，重者可在 10 分钟内发生死亡。临床表现为用致敏药物后，迅速发病，常在 15 分钟内发生严重反应。少数患者可在 30 分钟甚至数小时后才发生反应，称迟发性反应。

1. 病史　有用药或毒虫刺咬等致敏原接触史。在典型的过敏性休克中，患者或旁观者可提供：接触可能的致敏原后，很快出现皮肤和其他临床表现的病史。然而，临床上这一病史常缺如。一方面由于患者不能回忆致敏原接触史，另一方面是致敏原接触史的重要性没有被患者和医师所重视。例如，当询问用药情况时，患者可能不提及非处方药。另外，临床医师可能忽略了：过敏反应虽然通常迅速发作，但症状也可迟至接触后 3~4 天出现。

2. 发作时表现　多为突发，大多数患者过敏性休克发生于接触（常为注射）抗原 5 分钟内，有的几十秒钟内便可发病，一旦起病，患者在极短时间内陷入休克状态。

3. 早期表现　过敏反应几乎总是累及皮肤，超过 90% 的患者合并荨麻疹、红斑或瘙痒症。患者还可出现眼痒、流泪、头晕、胸闷、气短以及腹部不定位的隐痛或绞痛；上呼吸道通常亦受累，表现为鼻塞、打喷嚏或卡他性鼻炎，继之则可出现喉头水肿和支气管水肿的呼吸道症状：呼吸窘迫、发绀等。

4. 呼吸和循环衰竭表现　患者可表现为呼吸困难、面色苍白、四股厥冷、发绀、烦躁不安、脉搏细弱，血压显著下降，心动过速，在非常严重的过敏反应中也可以表现为心动过缓。当患者表现为休克而又无其他明显病因时，应考虑到过敏性休克的可能。

5. 其他特征

（1）血管性水肿：水肿累及皮肤深层和黏膜表面。通常无瘙痒，为非可凹性水肿。最常见部位：嘴唇、口腔、上呼吸道、手掌、脚掌和生殖器。当上呼吸道受累，或由于支气管痉挛、黏膜水肿引起下呼吸道受损时，可出现喘息或喘鸣。

（2）皮肤：典型的皮肤病变是荨麻疹，并伴强烈的瘙痒。皮损呈红色，高于皮面，有时中心发白；边界常不规则，大小不一。皮疹可相互融合形成巨型荨麻疹，有时真皮受累，表现为弥漫性红斑和水肿。

五、诊断思路

诊断依据：有过敏史和过敏原接触史；休克前或同时有过敏的特有表现；有休克的表现。当患者在做过敏试验、用药或注射生物制剂时突然出现过敏和休克表现时，应立即想到过敏性休克的发生。

六、救治方法

一旦出现过敏性休克，应立即就地抢救。患者平卧，立即吸氧，建立静脉通路。

1. 立即脱离过敏原　停用或清除引起过敏反应的可疑物质。结扎或封闭虫噬或蛇咬部位以上的肢体，减少过敏毒素的吸收，应注意15分钟放松一次，以免组织坏死。

2. 应用肾上腺素　肾上腺素是抢救的首选用药。立即皮下或肌内注射0.1%肾上腺素0.5～1mL，如果效果不满意，可间隔5～10分钟重复注射0.2～0.3mL。严重者可将肾上腺素稀释于5%葡萄糖液中静注。

3. 糖皮质激素的应用　常在应用肾上腺素后静脉注射地塞米松，随后酌情静脉点滴，休克纠正后可停用。

4. 保持呼吸道通畅　喉头水肿者，如应用肾上腺素后不缓解，可行气管切开；支气管痉挛者，可用氨茶碱稀释后静脉点滴或缓慢静注。

5. 补充血容量　迅速静脉点滴低分子右旋糖酐或晶体液（林格液或生理盐水），随后酌情调整。注意输液速度，有肺水肿者，补液速度应减慢。

6. 血管活性药的使用　上述处理后血压仍较低者，可给予去甲肾上腺素、间羟胺、多巴胺等缩血管药，以维持血压。

7. 抗过敏药及钙剂的补充　常用异丙嗪或氯苯那敏肌注，10%葡萄糖酸钙 10～20mL 稀释后静注。

Ⅲ　低容量性休克

一、基本概念

低血容量性休克（Hypovolemic shock）是指各种原因引起的循环容量丢失，导致有效循环血量与心排血量减少、组织灌注不足、细胞代谢紊乱和功能受损的病理生理过程。休克的程度与失血量和速度有关。低血容量休克是各种休克类型中相对容易逆转的一种，主要死因为组织低灌注、大出血、感染及再灌注损伤等所导致的多器官功能障碍综合征（MODS）。提高救治成功率的关键在于尽早去除休克的病因，同时尽快恢复有效循环，维持组织灌注，以改善组织细胞氧供，重建氧的供需平衡，恢复正常的细胞功能。

二、常见病因

1. 失血　大量失血引起休克称为失血性休克。常见于以下情况：外伤，如肝脾破裂；消化道大出血，如消化性溃疡出血、食管静脉曲张破裂；妇产科疾病，如异位妊娠破裂；动脉瘤破裂等。

2. 脱水　中暑、严重吐泻、肠梗阻引起大量水电解质丢失。

3. 血浆丢失　大面积烧伤、烫伤、化学灼伤。

4. 严重创伤　骨折、挤压伤、大手术等，又称为创伤性休克（Traumatic shock）。

三、发病机制

低血容量性休克（hypovolemic shock）常见于大失血、失液、严重创伤、严重腹泻、呕吐等所致血浆或其他液体丧失后。这些原因可以导致有效循环血量减少、回心血量不足，使心输出量和动脉血压降低。颈动脉窦及主动脉弓上的压力感受器对平均动脉压及脉压下降甚为敏感，反射性引起交感神经张力增高，肾上腺髓质系统兴奋，分泌肾上腺素（Epinephrine，E）和去甲肾上腺素（Norepinephrine，NE）都是儿茶酚胺激素，这类激素可引起小血管收缩，外周阻力增高，同时对心肌有正性肌力作用，出现代偿性心动过速和收缩力增加。

低血容量性休克的发生，主要取决于循环血量的丧失量和速度，以及机体的代偿能力。机体代偿主要通过即发的血管收缩和缓慢的"自体输液"两种方式。如果循环血量减少的量和速度未超过机体的代偿程度，基本无不良后果。一般 15 分钟内的失血量少于全身血量的 10%，机体通过代偿可使平均动脉压及组织灌流量维持稳定。但若快速失血占全血量的 15%～25%，尽管机体充分发挥代偿，仍不能维持平均动脉压和组织灌流量，随即出现休克。当急性失血量超过全血量的一半，可致迅速死亡。

低血容量性休克引起的继发性功能代谢改变可加重血流动力学障碍，其中较为重要的有：①代谢性酸中毒可降低血管平滑肌对儿茶酚胺的反应性，使血管收缩的代偿功能降低；②功能性细胞外液容量减少，使有效循环血量降低，加重组织灌流不足。功能性细胞外液减少的主要原因与休克时组织细胞缺氧、ATP 生成减少、细胞膜钠泵失灵、钠离子和水进入细胞及胶原纤维内有关。患者出现典型的休克表现：面色苍白、四肢湿冷、心动过速、脉压小、少尿、血压下降。因此，采用输入比预计失血量大 2～3 倍的平衡盐溶液，对恢复功能性细胞外液量、纠正细胞内外液电解质浓度、降低血液黏度、改善微循环灌流有较好的效果。

创伤性休克和烧伤性休克虽属于低血容量性休克，但由于大量的组织损伤，其发生、发展要比单纯失血性休克复杂得多。

四、临床特征

当总血容量突然减少了 30%～40%，患者会出现静脉压下降、回心血量减少、心排出量下降；如果超过总血量的 50%，会很快导致死亡。一般失血量估计：

1.休克指数（脉率/收缩压） 休克指数为 0.5，说明正常或失血量为 10%；休克指数为 1.0，说明失血量为 20%～30%；休克指数为 1.5，说明失血量为 30%～50%。

2.血压 收缩压 <80mmHg，失血量约在 1500mL 以上。

3.失血量 凡有以下一种情况，失血量约在 1500mL 以上：①面色苍白、口渴；②颈外静脉塌陷；③快速输平衡液 1000mL，血压不回升；④一侧股骨开放性骨折或骨盆骨折。

五、辅助检查

1.全血细胞分类计数 红细胞计数、血小板，有时需要动态观察。足够的血红蛋白对休克时维持氧输送很重要。血小板在应激初始阶段上升，在弥散性血管内凝血时下降。

2.凝血机制 测 PT、APTT 分析患者是否存在凝血机制紊乱，如存在，可输新鲜冷冻血浆。

六、诊断思路

患者有失血或失液的病因或病史以及相应的临床表现；体征符合休克的诊断标准；结合实验室检查结果即可诊断。患者卧位收缩压降低不明显时，由仰卧位变为直立位时出现收缩压下降 10mmHg 以上或心率增快 20 次/分以上，表明血容量减少了 20%～25%。高血压患者收缩压下降 20-30mmHg 或下降 30% 以上，即提示处于休克状态。儿童的出血性休克，由于其代偿机制较强，一旦出现血压降低，提示出血严重。

七、救治方法

低血容量性休克救治的关键是恢复有效循环血量。主要包括病因治疗和抗休克治疗。对于失血性休克，急诊救治的原则是：尽快控制出血、恢复有效循环血容量。

1. 初步评估及紧急处理 对心跳、呼吸骤停者立即行心肺复苏。对病情危急者采取边救治、边检查、边诊断，或先救治后诊断的方式进行抗休克治疗。同时采取以下措施：①尽快建立两路以上静脉通道补液、使用血管活性药；②吸氧，必要时气管内插管和／或机械通气；③监测脉搏、血压、呼吸、中心静脉压、心电图等生命指征；④对开放性外伤，立即行止血、包扎和固定；⑤向患者或陪护者询问病史和受伤史，并做好记录；⑥查血型、交叉配血、血常规、血气分析、血生化；⑦留置导尿，定时测尿量；⑧全身查体以查明伤情，必要时进行胸、腹腔穿刺和床旁超声、X 线等辅助检查，在血压尚未稳定前限制搬动患者；⑨对多发伤患者原则上按胸、腹、头、四肢等顺序进行处置；⑩确定手术适应证，做必要的术前准备，进行救命性急诊手术。

2. 病因治疗 及时止血是救治失血性休克最重要的手段。对难以止血和不明原因出血者，可边补充血容量，边实施进一步的止血措施和寻找出血原因、部位。

3. 抗休克治疗

（1）补充血容量：失血性休克在治疗上扩容与止血同时进行。原则上"需多少，补多少"。当失血量大于全血量的 15% 时，需要输液。一般是"先晶后胶"，补液的种类根据病因和失血（液）量选择。出血量少于 20% 时，可用晶体液代替输血；失血量达全血量的 40% 以上时，以输全血为主，辅以部分晶体液或低分子右旋糖酐。大量出血致休克者，必要时可从动脉输血。输液过程中，应根据血压、脉搏、尿量及临床表现调整输液速度和输液量。

（2）纠正酸碱失衡：失血性休克，由于组织灌注不足产生酸中毒，影响微循环血管对血管活性药物的反应性，加重休克。轻度酸中毒可随循环的恢复而改善，重度酸中毒应适当补碱。首选 5% 碳酸氢钠 100 ~ 150mL，按 2 ~ 3mL／kg，用 5% 葡萄糖稀释后静脉滴注，再根据血气分析结果调整用量。

（3）合理使用血管活性药物：适用于早期未能及时补液，输血后血压不能恢复的患者。常用拟交感类药物，如多巴胺、多巴酚丁胺、间羟胺和去甲肾上腺素等。

（4）防治器官功能衰竭：低血容量性休克患者易发生急性肾衰。因此，当治疗后血压恢复而尿量少于 20mL／h 时，应警惕肾衰。如静注呋塞米 20 ~ 200mg 后尿量仍无改善，则按肾衰处理。还应注意凝血功能和心肺功能有无障碍。

八、最新进展

1. 限制性液体复苏 创伤是引起低血容量性休克的重要原因，对创伤失血性休克的救治中，液体复苏是院前和院内治疗的首要措施。传统的观念和临床抢救措施是积极努力尽早、尽快、充分地进行液体复苏，目前认为创伤未控制失血性休克患者，手术止血前，大量快速补液提升血压可能是有害的，从而提出了限制性液体复苏的概念。限制性液体复苏，是指对出血未控制的休克患者，在手术前限制液体的输入量和输入速度，使血压维持在机体可以耐受的较低水平，收缩压维持在（80～90mmHg），直至彻底止血。限制性液体复苏较常规液体复苏能够在许多方面更好地保护机体的功能与恢复。限制性液体复苏适用于出血未控制的创伤失血性休克，尤其对胸腹部贯通伤、穿透伤、胸腹腔内出血患者，不伴有其他并发症的年轻患者，失血性休克合并有心脑血管病的患者，钝性损伤后需要长途转送的患者、老年病人一般不宜采用限制性液体复苏。对合并颅脑损伤的多发伤患者，要立即行外科手术及影像学检查，颅脑损伤后颅内压会明显升高，此时如机体血压过低，则会因为脑血液灌注不足而继发脑组织缺血性损伤，加重颅脑损伤。

2. 高渗盐水（HS）和高渗复合液的应用　7.5%高渗氯化钠溶液可以产生相当于正常血浆渗透压8倍的压力，输入血管后产生的渗透梯度使组织间液体、细胞内液迅速向血管内转移，导致血容量增加，有效血容量迅速增加；高渗状态还可以使肿胀的血管内皮细胞收缩，毛细血管内径恢复正常，疏通微循环。减轻心脏前负荷，改善组织灌流，这是逆转失血性休克的关键环节，理论上其在低血容量休克早期液体复苏中发挥着重要作用，但迄今为止，尚无大规模临床研究显示其对改善患者生存率优于0.9%氯化钠溶液。美国国立心肺血液研究所于2008年终止了一项有关高渗盐水用于严重出血导致休克的创伤患者液体复苏的临床干预试验，因为研究者观察到：高渗盐水治疗组患者在到达医院或急诊科前病死率显著升高，尽管高渗盐水组及0.9%氯化钠溶液组患者28天病死率相似。

3. 关于输血　对于失血性休克的输血，目前没有明确的指导意见。近年来对于未控制的失血性休克血制品的输注有很多争论。凝血功能异常合并低血容量或酸中毒时可导致死亡。研究显示：创伤相关的凝血功能异常在失血早期就已存在，1/4严重损伤患者在到达急诊室之前就已发生。创伤相关凝血功能异常是多因素综合影响的结果，其机制目前尚未完全阐明。晶体液输注致血液稀释；酸中毒和缺氧，对凝血级联反应和血小板功能的不利影响；活化蛋白C消耗及组织纤溶酶原激活物抑制剂水平升高都导致了创伤后凝血功能的异常。之前的专家观点认为：在大量输注库存血时，每输注3U红细胞时需配合输注1U血浆。近期的研究推荐：新鲜血浆、红细胞、血小板输注比例1:1:1是最接近全血各成分。2007年曾轰动一时的研究显示：对于需要大量输血（输注RBC≥10U/24h）的战伤患者，高血浆/红细胞输注比例（1:1）组病死率显著低于低比例组。但是，早期高比例使用血浆并不能减少创伤患者住院时间、病死率和对大量血液的需求。高比例输注血浆和血小板无疑带来血源供给的巨大压力，失血性休克时凝血因子的丢失以及血液稀释的程度也很难评估，因此，尽管早期补充血浆及其他凝血因子很重要，但理论上最佳的血制品的输注比例仍有待商榷。从长远看，对于凝血状态的实时监测，是失血性休克凝血功能异常时补充凝血因子的最佳指导。

4. 复苏终点 目前对于复苏终点的选择存在很多争议。理想的复苏终点指标应该是既不使复苏不足，也不使复苏过度，而且最好可以预测患者预后。目前，临床上可以监测的有乳酸、碱缺失、氧输送、氧消耗、氧摄取率、混合静脉血氧饱和度、胃黏膜内 pH 等指标。因乳酸和碱缺失在精确性、敏感性、快速易得性以及对不同阶段休克的可重复性方面均有优势，目前更多被作为复苏的终点指标。组织低灌注时，运送至细胞的氧明显减少，线粒体缺乏足够的氧合成 ATP，进而转向无氧酵解获取能量，而无氧酵解产生大量乳酸，导致酸中毒的发生。因而，乳酸水平升高和酸中毒预示着组织灌注不足，即氧债。氧债的偿还往往迟于临床指标的好转，因而复苏的目标不仅仅是恢复血流，更应该是恢复组织氧代谢的供需平衡。乳酸水平下降和酸中毒缓解是反映复苏成效的良好指标。复苏开始时的乳酸升高或碱缺失下降水平与创伤、烧伤、出血性休克继发 MODS、感染，甚至死亡密切相关，乳酸清除时间可以预测患者病死率和预后。在复苏后 24 小时内恢复正常乳酸或碱缺失水平的患者病死率明显降低。

参考文献

1. Dellinger RP，Levy MM，Rhodes A，et al. Surviving sepsis campaign：international guidelines for management of severe sepsis and septic shock：2012.Critical care medicine，2013，41（2）：580-637.

2. Marik PE，Cavallazzi R，Vasu T，et al. Dynamic changes in arterial waveform derived variables and fluid responsiveness in mechanically ventilated patients：a systematic review of the literature.Critical care medicine，2009，37（9）：2642-2647.

3. Vieillard-Baron A，Chergui K，Rabiller A，et al. Superior vena caval collapsibility as a gauge of volume status in ventilated septic patients.Intensive care medicine，2004，30（9）：1734-1739.

4. Hunsicker O，Francis RC.Assessment of hemodynamic efficacy and safety of 6 % hydroxyethyl starch 130 / 0.4 vs.0.9% NaCl fluid replacement in patients with severe sepsis：how to guide fluid therapy？ Critical care，2012，16（6）：464.

5. Perner A，Haase N，Guttormsen AB，et al. Hydroxyethyl starch 130 / 0.42 versus Ringer's acetate in severe sepsis.The New England journal of medicine，2012，367（2）：124-134.

6. Alam HB，Velmahos GC.New trends in resuscitation.Curr Probl Surg，2011，48（8）：531-564.

7. Borgman MA，Spinella PC，Perkins JG，et al. The ratio of blood products transfused affects mortality in patients receiving massive transfusions at a combat support hospital.J Trauma，2007，63：805–813.

8. Scalea TM，Bochicchio KM，Lumpkins K，et al. Early aggressive use of fresh frozen plasma does not improve outcome in critically injured trauma patients.Annals of Surg，2008，248：578-584.

（胡家昌　徐　侃）

第四节　急性弥散性血管内凝血

一、基本概念

弥散性血管内凝血（Disseminated Intravascular Coagulation，DIC）是在许多疾病基础上，致病因素损伤微血管体系，导致凝血活化、全身微血管血栓形成、凝血因子大量消耗并继发纤溶亢进，引起以出血及微循环衰竭为特征的临床综合征。

DIC 不是一个独立的疾病，而是众多疾病复杂病理过程中的中间环节。急性 DIC 起病急骤，病情进展迅速，预后极差，死亡率高达 31% ~ 86%，血流感染为其主要诱因，并以出血症状为主，病理生理的特征以凝血因子消耗占优势，是血液系统的危急重症。

二、常见病因

1. 严重感染　各种感染性疾病是 DIC 发病的主要病因之一，占 DIC 的 30% ~ 40%。严重感染可造成白细胞被大量破坏，释放的溶酶体激活内、外源性凝血系统，其中以革兰阴性细菌血流感染、肾综合征出血热和急性重症肝炎最为常见。据报道，暴发型流脑 DIC 发生率为 18.5%，肾综合征出血热 DIC 发生率为 30.3% ~ 76.8%，急性重症肝炎 DIC 发生率约 23%。引起 DIC 的常见感染性疾病有以下几种：

（1）细菌感染：①革兰阴性菌感染：如脑膜炎球菌、伤寒杆菌、大肠埃希菌、铜绿假单胞菌、变形杆菌、流感杆菌、痢疾杆菌等引起的感染；②革兰阳性菌感染：如金黄色葡萄球菌、肺炎球菌、链球菌、炭疽杆菌等引起的感染。革兰阴性杆菌产生的内毒素和革兰阳性菌产生的外毒素为促凝物质，具有组织因子的活性，可启动外源性凝血系统。

（2）病毒感染：肾综合征出血热、重症肝炎、麻疹、风疹、恶性水痘、乙型脑炎、登革热、重症流感、传染性单核细胞增多症等。

（3）立克次体感染：斑疹伤寒、恙虫病。

（4）支原体感染：小儿支原体肺炎。

（5）真菌感染：曲霉菌、毛霉菌、白色念珠菌血流感染等。

（6）寄生虫感染：恶性疟疾、钩端螺旋体病、回归热等。

2. 恶性肿瘤　占 DIC 的 25% ~ 35%，近年来有上升趋势。恶性肿瘤并发 DIC 常见于一些消化道的黏液腺瘤（如胰腺癌、肠癌等），大多伴广泛转移；急性白血病中以急性早幼粒细胞白血病最为常见；其他肿瘤如淋巴瘤、前列腺癌等也有发生。肿瘤及白血病细胞破坏时所释放的病理产物可启动外源性凝血系统。

3. 病理产科 占 DIC 的 5% ~ 10%。常见病因有羊水栓塞、前置胎盘、死胎滞留、胎盘早剥、感染性流产、重症妊娠高血压综合征（先兆子痫）、药物引产等，以羊水栓塞最常见。这些病理产科释放的组织因子可启动外源性凝血系统。

4. 手术及创伤 占 DIC 的 5% 左右。可见于胃、肺、胰腺、脑、前列腺、子宫等手术，亦可见于体外循环、器官移植、门静脉高压分流术等大手术。广泛骨折、大面积烧伤、挤压综合征、蛇咬伤、脑组织创伤、冻伤、电击伤时，亦常发生 DIC。原因是受损的器官释放组织因子，诱发 DIC。

5. 严重中毒或免疫反应 毒蛇咬伤、输血反应、移植排斥等也易致 DIC。

6. 其他 如恶性高血压、巨大血管瘤、急性胰腺炎、溶血性贫血、急进型肾炎、糖尿病酮症酸中毒、系统性红斑狼疮、中暑等都可诱发 DIC。

三、发病机制

正常情况下，人体的凝血、抗凝、纤溶系统保持动态平衡。如果血管内皮细胞受到损伤、过多的促凝物质进入血液，血液淤滞、酸度增加、网状内皮系统功能受损等都可破坏上述平衡，导致血管内凝血。各种病因引起 DIC 的发病机制不尽相同，主要有以下几方面：

1. 组织和血管内皮损伤 上述各种致病因素均可导致血管内皮损伤，激活凝血因子ⅩⅡ，从而启动内源性凝血系统；同时损伤的血管内皮可释放组织因子，激活外源性凝血系统；感染、肿瘤溶解、手术创伤等因素可导致组织因子或组织因子类物质释放入血，直接激活外源性凝血系统，蛇毒等外源性物质亦可激活此途径，或直接激活凝血因子 X、凝血酶原。内、外源性凝血系统激活的共同后果是生成凝血酶，使纤维蛋白原变为纤维蛋白，即红色血栓，造成血管内凝血；血管内皮损伤导致前列环素 I_2（PGI_2）合成减少，血小板聚集形成白色血栓。

2. 血小板活化 各种炎症反应、药物、缺氧等可诱发血小板聚集及释放反应，通过多种途径激活凝血系统。

3. 纤溶系统激活 大量凝血因子、血小板在 DIC 过程中的消耗，使血液由高凝状态逐渐转为低凝状态。上述致病因素同时通过直接或间接方式激活纤溶系统，使纤溶酶原变为纤溶酶，溶解纤维蛋白原、凝血因子 V 和Ⅷ。纤维蛋白及纤维蛋白原经纤溶酶消化先后形成碎片 X、Y、D 和 E，称之为纤维蛋白（原）降解产物（FDP）。FDP 具有强烈的抗凝作用，能干扰纤维蛋白单体的聚合和血小板聚集，对抗凝血酶及影响凝血活酶的生成，致凝血 - 纤溶平衡进一步失调。

研究表明，由炎症等导致的单核细胞、血管内皮组织因子过度表达及释放，某些病态细胞（如恶性肿瘤细胞）及受损伤组织的组织因子的异常表达及释放，是 DIC 最重要的始动机制。凝血酶与纤溶酶的形成是 DIC 发生过程中导致血管内微血栓、凝血因子减少及纤溶亢进的两个关键机制。在此过程中，炎症和凝血系统相互作用，炎症反应可损伤自身组织、器官，导致器官功能障碍，并可诱发凝血过程，而一旦 DIC 启动后所产生的凝血酶及其他丝氨酸蛋白酶反过来推动炎症反应的发展，二者相互作用，相互促进，形成恶性循环。感染时蛋白 C 水平降低且激活受抑，导致抗凝系统活性降低，加剧了 DIC 的发生。

四、临床特征

DIC 的临床表现因原发病不同而差异较大。一般急性 DIC 的高凝血期以休克及血栓形成引起的脏器功能障碍为主要表现，消耗性低凝血期及继发性纤溶亢进期以出血为主要表现。

1. 出血 特点为自发性、多部位出血（至少 3 个非相关部位的出血），部位可遍及全身，可表现为皮肤、黏膜大片瘀斑和出血点，鼻衄、牙龈出血，伤口及穿刺或注射部位出血不止；其次为某些内脏出血，如咯血、呕血、尿血、便血及阴道出血，严重者可发生颅内出血导致迅速死亡。

2. 休克或微循环衰竭 DIC 诱发休克的特点不能用原发病解释，顽固不易纠正，一过性或持续性血压下降，早期即出现肾、肺、大脑等器官功能不全，表现为肢体湿冷、少尿、呼吸困难、发绀及神志改变等。约有半数患者发生休克，大多在 DIC 早期，休克程度与出血量不成正比，常规抗休克治疗效果往往不佳。顽固性休克是 DIC 病情严重、预后不良的征兆。

3. 微血管栓塞 微血管栓塞广泛分布，浅表栓塞多发生于肢端、鼻尖、耳垂及胸背等部位的皮肤，以及口腔、消化道、肛门等部位的黏膜，表现为皮肤发绀、疼痛，临床上较少出现局部坏死和溃疡。深部器官微血管栓塞导致的器官衰竭在临床上较常见，可表现为顽固性的休克、呼吸衰竭、意识障碍、颅内高压和肾衰竭等，严重者可导致多器官功能衰竭。

4. 微血管病性溶血 较少发生，表现为进行性贫血，贫血程度与出血量不成比例，偶见皮肤、巩膜黄染。

5. 分型和分期

（1）分型：①根据起病缓急可分为：急性型（数小时至 2 天内发病）、亚急性型（数日至数周内发病）和慢性型（病程数月至数年）。急性 DIC 表现为皮肤、黏膜和（或）大血管内微血栓形成，导致多器官功能障碍。亚急性和慢性 DIC 出血症状和器官功能障碍相对少见。②国际血栓与止血学会（ISTH）/ 科学标准化学会（SSC）根据 DIC 的进展将其分为两种类型：即主要表现为止血功能障碍失代偿阶段的显性 DIC 和止血功能障碍代偿阶段的非显性 DIC。显性 DIC 即临床典型 DIC，包含了既往分类、命名的急性 DIC 与失代偿性 DIC；非显性 DIC 即 pre-DIC，包含了慢性 DIC 与代偿性 DIC。

（2）分期：根据血液凝固性、出血和纤溶状况，可分为 pre-DIC 期、高凝血期、消耗性低凝血期和继发性纤溶亢进期。pre-DIC 期是指在 DIC 基础疾患存在的前提下，体内与凝血及纤溶过程有关的各系统或血液流变学发生一系列的病理变化，但尚未出现典型的 DIC 症状或尚未达到 DIC 确诊的亚临床状态。在这一阶段，凝血因子的消耗仍可由肝脏合成补充，因此又被称为代偿期 DIC。

五、辅助检查

DIC 的辅助检查包括两方面：一是反映凝血因子消耗的证据，包括凝血酶原时间（PT）、活化的部分凝血活酶时间（APTT）、纤维蛋白原浓度及血小板计数；二是反映纤溶系统活化的证据，包括纤维蛋白降解产物（FDP）、D- 二聚体、3P 试验。

1.PT 或 APTT　在病程中 50% ~ 60% 的 DIC 病例是延长的，这主要归之于凝血因子的消耗和合成受损，后者由于肝功能损害、维生素 K 的缺乏或大量出血造成凝血蛋白缺失。近半数 DIC 患者的 PT 和 APTT 正常甚至缩短，其原因是 DIC 患者循环中存在活化的凝血因子，如凝血酶或因子 Xa，后者可加速凝血酶的生成。因此，PT 和 APTT 正常并不能排除凝血系统的活化，需反复检测，尤其应强调：检测的是 PT 而非国际标准化比率（INR），INR 仅用于口服抗凝剂的监测。

2. 纤维蛋白原（Fg）　Fg 测定已作为 DIC 诊断的有用方法，但其在许多患者中并非有效。Fg 作为一种急性相反应蛋白，尽管在 DIC 进程中被消耗，但在很长一段时间内，其血浆水平可仍保持在正常范围内。统计显示：Fg 水平降低在诊断 DIC 中的灵敏度仅为 28%，超过 57% 患者 Fg 水平正常，连续测定 Fg 对 DIC 的诊断更为有用。

3. 血小板计数　血小板计数减少或明显的下降趋向是反映 DIC 的敏感征象。98% 的 DIC 病例具有血小板减少的征象，将近 50% 的病例血小板计数 $<50 \times 10^9 / L$。低血小板数与凝血酶生成的标记呈强相关，因为凝血酶诱导血小板聚集是造成血小板消耗的主要因素。单项血小板计数测定并不是很有帮助，因最初的血小板数可保持在正常范围。正常范围内的血小板数持续下降可提示凝血酶的生成活跃，血小板数稳定则提示凝血酶生成已中止。血小板数减少对 DIC 并非唯一原因，因为许多与 DIC 相关的潜在疾患如急性白血病或血流感染，在无 DIC 的情况下亦可引起血小板数减少。

4. 纤维蛋白降解产物（FDP）和 D- 二聚体　DIC 患者除凝血酶生成增加外，纤溶活性也同时增强。纤溶活性的强弱可通过 FDP 测定来反映，但是，FDP 测定并不能区分交连纤维蛋白降解产物和纤维蛋白原降解产物，从而限制了 FDP 检测的特异性。目前，已有检测降解的交连纤维蛋白抗原的方法问世，它主要检测纤溶酶降解的交连纤维蛋白片段，但必须指出，许多非 DIC 疾病，如创伤、近期手术后或静脉血栓栓塞性疾病也可引起 FDP 和 D- 二聚体升高。同样，因为 FDP 是通过肝脏代谢及肾脏分泌的，因此，肝肾功能不全可影响 FDP 的水平。据此，FDP 和 D- 二聚体不能作为 DIC 诊断的唯一证据。但是，在 DIC 进程中，当 D- 二聚体水平升高，并伴有血小板持续下降和凝血试验改变，FDP 是一个有效的提示性指标。此外，FDP 和 D- 二聚体也可鉴别 DIC 与伴血小板下降、凝血时间延长的其他疾病，如慢性肝病等。

可溶性纤维蛋白单体（SF）测定在 DIC 具有理论意义，它影响凝血酶作用于纤维蛋白原。因 SF 仅在血管内生成，不影响血管外局部炎症或创伤时纤维蛋白形成。大多数临床研究显示，该试验诊断 DIC 的敏感性为 90% ~ 100%，但其特异性很低。

六、诊断思路

DIC 必须存在基础疾病，结合临床表现和实验室检查才能作出正确诊断。由于 DIC 是一个复杂和动态的病理变化过程，不能仅依靠单一的实验室检测指标及一次检查结果得出结论，需强调综合分析和动态监测。

（一）国内诊断标准

1. 临床表现

（1）存在易引起 DIC 的基础疾病。

（2）有下列一项以上临床表现：①多发性出血倾向；②不易用原发病解释的微循环衰竭或休克；③多发性微血管栓塞的症状、体征，如皮肤黏膜栓塞、灶性缺血坏死、脱落或溃疡形成及早期出现不明原因的肺、肾、脑等脏器功能衰竭。

2. 实验室检查　同时有下列 3 项以上异常：

（1）血小板计数 $<100 \times 10^9 / L$ 或呈进行性下降，肝病、白血病患者血小板计数 $<50 \times 10^9 / L$。

（2）血浆纤维蛋白原含量 <1.5g / L 或进行性下降，或 >4g / L，白血病及其他恶性肿瘤 <1.8g / L，肝病 <1.0g / L。

（3）3P 试验阳性或血浆 FDP>20mg / L，肝病、白血病 FDP>60 mg / L，或 D- 二聚体水平升高或阳性。

（4）PT 缩短或延长 3s 以上，肝病、白血病延长 5s 或 APTT 缩短或延长 10s 以上。

（二）国际血栓和止血学会（ISTH）标准

该标准使用简单易行的检测项目（包括血小板计数、凝血酶原时间、纤维蛋白原浓度、纤维蛋白相关标记物）对 DIC 进行积分，较为规范和标准。ISTH 的显性 DIC 积分系统见表 3-1；ISTH 的非显性 DIC 积分系统见表 3-2。

表 3-1　ISTH 的显性 DIC 积分系统

指标	状态	分值
1. 风险评估		
原发疾病	有	2
	无	不适用该标准
2. 申请凝血常规检测		
3. 凝血常规检测记分		
	>100	0
血小板计数（×10^9/L）	<100	1
	<50	2
	延长 <3s	0
PT（s）	延长 3 ~ 6s	1
	延长 >6s	2
	不升高	0
纤维蛋白相关标志物 （如 D- 二聚体、FDP）	中度升高 *	1
	显著升高 *	2
纤维蛋白原水平（g/L）	>1.0	0
	<1.0	1
4. 计算分值		
5. 判断标准		

分值 ≥ 5 分，符合 DIC 诊断；每天计算一次积分值
分值 <5，提示非 DIC；1 ~ 2 天内重复计分值

* 各实验室可根据具体情况和需要选择合适的指标，确定本室的升高程度判断标准或界值。

　　DIC 是一动态的病理变化过程，当出血症状明显以及实验室检查血小板降低，APTT、PT 与 TT 延长，Fg 降低，FDP 增多，D- 二聚体阳性时，就提示 DIC 已发展到中晚期，此时已失去最佳的治疗时机。因此建立非显性 DIC 的概念在临床工作中至关重要。

表 3-2 ISTH 的非显性 DIC 积分系统

指标	状态	分值
1. 风险评估		
原发疾病	有	2
	无	0
2. 主要标准		
血小板计数（×10^9/L）	>100	0
	<100	1
PT（s）	延长＜3s	0
	延长＞6s	1
纤维蛋白相关标志物（如 D - 二聚体、FDP）	正常	0
	升高	1
3. 特殊标准		
抗凝血酶（AT）	正常	-1
	减低	1
蛋白 C（PC）	正常	-1
	减低	1
凝血酶 - 抗凝血酶复合物（TAT）	正常	-1
	升高	1
其他	正常	-1
	异常	1
4. 计算分值		
5. 判断标准		
分值≥5 分，符合显性 DIC 分值 <5，提示 pre-DIC		

（三）鉴别诊断

1. 重症肝炎 DIC 与重症肝炎的鉴别见表 3-3。

表 3-3 DIC 与重症肝炎的鉴别

	DIC	重症肝炎
微循环衰竭	早期发生，多见	出现晚，少见
黄疸	较轻	较重
肾功能损伤	早期发生，多见	出现晚，少见
红细胞破坏	多见	少见
血浆因子Ⅷ：促凝活性	降低	正常
D - 二聚体	增加	正常或轻度增加

2. 血栓性血小板减少性紫癜（TTP） DIC 与 TTP 的鉴别见表 3-4。

表 3-4 DIC 与 TTP 的鉴别

	DIC	TTP
起病及病程	多数急骤，病程短	可急可缓，病程长
微循环衰竭	多见	少见
黄疸	轻，少见	极常见，较重
血浆因子Ⅷ：促凝活性	降低	正常
血管性血友病因子裂解酶	多为正常	多为显著降低
血栓性质	纤维蛋白血栓为主	血小板血栓为主

3. 原发性纤维蛋白溶解亢进症 DIC 与原发性纤溶亢进症的鉴别见表 3-5。

表 3-5 DIC 与原发性纤溶亢进症的鉴别

	DIC	原发性纤溶亢进症
病因或基础疾病	种类繁多	多为手术、产科意外
微循环衰竭	多见	少见
微血栓栓塞	多见	罕见
微血管病性溶血	多见	罕见

续表

	DIC	原发性纤溶亢进症
血小板计数	降低	正常
血小板活化产物	增高	正常
D-二聚体	增高或阳性	正常或阴性
红细胞形态	破碎或畸形	正常

七、救治方法

1. 治疗基础疾病及去除诱因　原发病的治疗是终止 DIC 病理过程的最为关键和根本的治疗措施。在某些情况下，凡是病因能迅速去除或控制的 DIC 患者，凝血功能紊乱往往能自行纠正。根据基础疾病分别采取控制感染、治疗肿瘤、积极处理病理产科及外伤等措施，是终止 DIC 病理过程的最为关键和根本的治疗措施。

2. 抗凝治疗　DIC 以凝血途径广泛性活化为特征，因此抗凝治疗是必要的。抗凝治疗的目的是阻止凝血过度活化、重建凝血 - 抗凝平衡、中断 DIC 病理过程、减轻组织器官损伤、重建凝血 - 抗凝系统平衡的重要措施。一般认为 DIC 的抗凝治疗应在处理基础疾病的前提下，与凝血因子补充同步进行。临床上常用的抗凝药物为肝素，主要包括普通肝素和低分子量肝素。

（1）作用机制：肝素可与 AT-Ⅲ结合，增加 AT-Ⅲ的活性，继而灭活凝血酶及激活的凝血因子 X，中断凝血过程。低分子量肝素是由普通肝素裂解或分离出的低分子碎片，其抗因子 Xa 与抗凝血酶活性之比为 4:1，从而发挥很强的抗血栓形成作用。低分子量肝素去除了部分与血小板结合的部位，较少引起血小板减少及功能障碍，其对 AT-Ⅲ的依靠性较低，且不诱发 AT-Ⅲ下降，与内皮细胞的亲和力弱，引起肝素诱导性血小板减少及血栓形成者较普通肝素少。

（2）适应证：① DIC 早期（高凝期）；②血小板及凝血因子呈进行性下降，微血管栓塞表现明显者；③消耗性低凝期，但病因或诱因短期内不能去除者，需在补充凝血因子后使用。④除外原发病因素，顽固性休克不能纠正者。

（3）禁忌证：①手术后或损伤创面未经良好止血者；②近期有严重的活动性出血；③蛇毒所致 DIC；④严重凝血因子缺乏及明显纤溶亢进者。

（4）使用方法：①普通肝素：一般首剂 5000U 皮下注射，继以每 6～8 小时皮下注射 2500U，一般不超过 12500U / d，使用时监测 APTT，使其延长为正常值的 1.5～2.0 倍时即为合适剂量。急性 DIC 的一般疗程为 3～7 天，当出血基本停止、休克纠正、肾功能损害等改善后，即可开始减量，2～3 天内完全停用。普通肝素过量可用鱼精蛋白中和，鱼精蛋白 1mg 可中和肝素 100U。②低分子量肝素：常规剂量下无需严格血液学监测。剂量为 5000AXaIU（抗 Xa 因子国际单位），1 次或分 2 次皮下注射，根据病情决定疗程，一般连用 3 ~ 5 天。血小板计数 $<50 \times 10^9$ / L 需减少 50% 的药物剂量；血小板计数 $<20 \times 10^9$ / L 需停止使用。

3. 替代治疗 DIC 时由于大量血小板和凝血因子在微血栓形成过程中被消耗，大大增加了出血的风险，因此在病情控制，或使用肝素治疗后，或在恢复期可酌情输入血小板悬液、新鲜冷冻血浆或纤维蛋白原等，以利于凝血、纤溶间恢复新平衡。然而，替代治疗并非单纯建立在实验室监测结果的基础上，而是主要根据临床有无活动性出血的症状来决定，以控制出血风险和临床活动性出血为目的。适用于有明显血小板或凝血因子减少证据且已进行病因及抗凝治疗、DIC 未得到良好控制、有明显出血表现者。

（1）新鲜冷冻血浆：新鲜冷冻血浆是 DIC 患者理想的凝血因子补充制剂，还有助于纠正休克和微循环障碍。用法为每次 10 ~ 15mL / kg 静脉滴注。

（2）血小板悬液：输注指征为未出血的患者血小板计数 $<20 \times 10^9$ / L，或者存在活动性出血且血小板计数 $<50 \times 10^9$ / L 的 DIC 患者（1 个单位血小板悬液可使血小板数增加 10×10^9 / L 左右）。

（3）冷沉淀或纤维蛋白原：每个单位冷沉淀中含纤维蛋白原 200 ~ 300mg，用法为 0.1 ~ 0.15U / kg 静脉滴注，每日 1 次。纤维蛋白原水平较低时，可输入纤维蛋白原，首次剂量 2.0 ~ 4.0g，静脉滴注，24 小时内给予 8.0 ~ 12.0g，维持血浆纤维蛋白原升至 1.0g / L 以上。纤维蛋白原半衰期长，一般可每 3 天用药 1 次，但因其传播肝炎的可能性大，使用时需谨慎。

（4）人凝血因子Ⅷ及凝血酶原复合物：偶尔在严重肝病合并 DIC 时考虑应用。

4. 溶栓治疗 由于 DIC 存在消耗性的低凝，并常常继发纤溶亢进，因此原则上不使用溶栓药物。

5. 其他治疗

（1）支持对症治疗：防治休克，纠正酸中毒、水电解质平衡紊乱，改善缺氧，保护、恢复单核 - 巨噬细胞系统功能，可预防或阻止 DIC 的发生、发展，促进机体凝血 - 抗凝血、凝血 - 纤溶平衡的恢复。山莨菪碱应用于 DIC 早、中期，有助于改善微循环及纠正休克，用法为每次 10 ~ 20mg 静脉滴注，每日 2 ~ 3 次。

（2）纤溶抑制药物治疗：临床上一般不使用，仅适用于已经去除或控制 DIC 的基础病病因及诱发因素，并有明显纤溶亢进的临床及实验证据，继发性纤溶亢进已成为迟发性出血主要或唯一原因的患者。常用药物有：①抗血纤溶芳酸（PAMBA）：每日 400 ~ 800mg 静脉滴注；②氨甲环酸：每日 500 ~ 1000mg 静脉滴注；③抑肽酶：每日 8 万 ~ 10 万 U 静脉滴注。

（3）糖皮质激素治疗：不作常规应用，但下列情况可予以考虑：①基础疾病需糖皮质激素治疗者；②感染性休克合并 DIC 经抗感染治疗已经有效者；③并发肾上腺皮质功能不全者。

八、最新进展

（一）对 DIC 发病机制的新认识

既往将 DIC 的启动机制重点放在"内源性凝血途径"上，近年的研究则认为"外源性凝血途径"主导了凝血系统的激活，而"内源性凝血途径"可能更多地在 DIC 的进展及纤溶激活中发挥作用。人体的各组织、器官（如内皮细胞、白细胞、肺、脑、胎盘等）内广泛存在组织因子（TF），即凝血因子Ⅲ，当各种病因致组织、血管损伤及白细胞激活后释放大量组织因子入血，Ⅲ因子通过激活Ⅶ因子而启动了外源性凝血途径。在灵长类动物的试验中，抗组织因子单克隆抗体和抗因子Ⅶa 可完全抑制败血症或内毒素引起的 DIC 过程，并降低其病死率；另一方面，在动物试验与临床试验中，基因重组的组织因子途径抑制物（TFPI）可减轻败血症 DIC 的病理损伤并降低病死率，它是外凝途径的主要抑制剂。相反，在内毒素血症或给志愿者注入内毒素后没有接触系统的活化，抑制接触因子也不能预防凝血的过程。上述研究表明，DIC 的凝血活化主要是由外源性凝血途径介导的，而接触系统不起主要的作用。虽然 TF 和外源性凝血途径在 DIC 的启动中扮演了重要角色，但凝血酶的持续产生和弥散尚须依赖于其他因素的作用：内源性凝血途径的激活使凝血酶得以持续生成，继而导致了内生性抗凝因子（如抗凝血酶Ⅲ、蛋白 C、蛋白 S、TFPI）的大量消耗，带阴电荷的磷脂表面的暴露增加亦推动了凝血过程的发展。

（二）DIC 的实验室诊断趋向于分子标志物水平的测定

1. 反映血管内皮细胞损伤的标志物　①内皮素 -1（ET-1）由血内皮细胞合成和分泌，是最强的缩血管物质，亦是重要的促凝、抗纤溶因子，用于估计 DIC 的预后。②凝血酶调节蛋白（TM）是存在于血管内皮细胞表面的一种凝血酶受体，其主要功能是通过与凝血酶结合，促使蛋白 C 激活从而调控血液凝固。内皮细胞受损后 TM 释放入血，是内皮细胞受损的特异性分子标志物。

2. 反映血小板激活的标志物　血小板活化也是 DIC 重要的始动机制，血小板被激活后释放和代谢产物增多，主要包括 β- 血小板球蛋白（β-TG）、血小板第 4 因子（PF_4）、血小板颗粒膜糖蛋白 -140（GMP-140）、血小板凝血酶致敏蛋白（TSP）、血栓烷 B_2（TXB_2）。

3. 反映凝血因子激活的标志物　①组织因子（TF）是存在于全身组织脏器的一种跨膜糖蛋白，是外源性凝血途径的启动因子。②凝血酶原片段 $_{1+2}$（F_{1+2}）是 Xa 蛋白水解凝血酶原形成凝血酶过程中的降解产物，有 1 / 5 的肝素抗凝活性、抑制 Xa 复合物激活凝血酶原作用，反映凝血酶的生成。③纤维蛋白肽 A（FPA）是纤维蛋白原在凝血酶作用下转变为纤维蛋白单体过程中最先释放出的肽链片段，反映凝血酶的生成。④纤维蛋白单体（FM），纤维蛋白原经凝血酶水解释放出 FPA 和 FPB 后转变成纤维蛋白单体，其水平的升高提示了凝血途径的激活和凝血酶的产生。⑤可溶性纤维蛋白单体复合物（SFMC）：纤维蛋白在与纤溶酶作用下生成的 FDP 结合 FM 形成 SFMC，SFMC 是凝血酶和纤溶酶同时存在的可靠证据。

4. 反映抗凝系统活化的标志物　①TFPI 主要由血管内皮细胞产生，是存在于体内的一种天然抗凝物质，抑制依赖 TF 的外源性凝血途径。②凝血酶 - 抗凝血酶Ⅲ复合物（TAT）：当体内凝血系统激活导致凝血酶生成增加时，AT-Ⅲ即与凝血酶以摩尔比 1∶1 相结合成 TAT，从而使 80% 的凝血酶灭活，故 TAT 水平不仅反映了凝血酶生成的状况，而且可较为准确地反映抗凝系统激活的状况。③蛋白 C 活化肽（PCP），系蛋白 C 激活成活化蛋白 C（APC）的直接标志，也是凝血酶产生的间接标志。

5 反映纤溶系统活化的标志物　①FDP 是纤维蛋白或纤维蛋白原经纤溶酶降解的产物，血浆 FDP 的水平升高仅反映纤溶酶的存在。②D - 二聚体是纤溶酶水解交联的纤维蛋白所形成的特异性降解产物，是直接反映凝血酶和纤溶酶生成的理想指标。③组织型纤溶酶原激活物（t-PA）、纤溶酶原激活物抑制物 -1（PAI-1）对评价 DIC 预后有价值。④纤溶酶 - 抗纤溶酶复合物（PIC 或 PAP）是直接反映纤溶酶生成的分子标志物。

上述标志物中，SFMC、TAT、F_{1+2}、D - 二聚体和 PIC 对识别 pre-DIC 最具价值。

参考文献

1. 中华医学会血液学分会血栓与止血学组 . 弥散性血管内凝血诊断与治疗中国专家共识（2012 版）. 中华血液学杂志，2012，33（11）：978-979.

2. Taylor FB Jr，Toh CH，Hoots WK，et al. Towards definition，clinical and laboratory criteria，and a scoring system for disseminated intravascular coagulation.J Thromb Haemost，2001，86（5）：1327-1330.

3. 程勇前，赵平 . 感染性疾病相关弥散性血管内凝血诊治进展 . 中华实验和临床感染病杂志（电子版），2010，4（3）：54-55.

4. Levi M，Toh CH，Thachil J，et al. Guidelines for the diagnosis and management of disseminated intravascular coagulation.British Committee for Standards in　Haematology.Br J Haematol，2009，145（1）：24-33.

5. 刘伟，柴家科 . 弥散性血管内凝血研究现状 . 中华损伤与修复杂志（电子版），2011，6（3）：447-452.

6. Levi M.The coagulant response in sepsis and inflammation.Hamostaseologie，2010，30（1）：10-12.

7. Saracco P，Vitale P，Scolfaro C，et al. The　coagulopathy in sepsis：significance and implications for treatment.Pediatr Rep，2011，3（4）：30.

8. Morser J.Thrombomodulin links coagulation to inflammation and immunity.Curr Drug Targets，2012，13（3）：421-431.

9. Kawano N, Yoshida S, Ono N, et al. Clinical features and outcomes of 35 disseminated intravascular coagulation cases treated with recombinant human soluble thrombomodulin at a single institution. J Clin Exp Hematop, 2011, 51（2）: 101-107.

（娄 樱 蒋锦琪）

第五节 急性肺水肿

一、基本概念

急性肺水肿（acute pulmonary edema）是由不同病因引起肺组织血管外液体异常增多，液体由间质进入肺泡，甚至出现呼吸道泡沫状分泌物的病理状态。临床表现为突然出现严重的呼吸困难，端坐呼吸，伴咳嗽，常咳出粉红色泡沫样痰，病人烦躁不安，口唇紫绀，大汗淋漓，心率增快，两肺满布湿啰音及哮鸣音，严重者可引起晕厥及心脏骤停。

根据临床病因分类可将急性肺水肿分为心源性肺水肿和非心源性肺水肿。根据水肿发展的过程又可分为肺间质性肺水肿和肺泡性肺水肿：第一阶段是肺间质水肿，肺血管外液体增加，最初积聚于肺泡毛细血管膜的间隙中，然后流向肺泡管以上疏松的肺间质间隙，包括肺小血管、小气道周围及肺小叶间隙，此阶段称为"间质性肺水肿"；第二阶段是肺泡水肿，若间质内积液过多，张力增高，则可将毛细血管内皮和肺泡上皮从基底膜剥离开来，导致更多的液体渗出，并使液体进入肺泡内，形成肺泡性肺水肿。

由于急性心源性肺水肿和非心源性肺水肿的产生原因和发病机制不同，所以处理原则也不一样。肺水肿如果抢救不力，病情可迅速恶化，甚至死亡；若发现及时，抢救治疗及时有效，则预后良好。本节主要讨论急性心源性肺水肿。

二、常见病因

1. 诱发因素 有基础心脏病的患者，急性心源性肺水肿的发生常常由一些增加心脏负荷的因素所诱发。如急性感染、用力大便、情绪激动、过度劳累、急性心律失常、静脉输血、输液过多过快、水电解质紊乱等。

2. 常见病因

（1）心肌急性弥漫性损害导致心肌收缩力减弱。如急性广泛性心肌梗死、急性心肌炎等。

（2）急性机械性阻塞致心脏压力负荷过重及排血受阻。如严重高血压、主动脉瓣狭窄或二尖瓣狭窄等。

（3）急性心脏容量负荷过重。如急性心肌梗死或感染性心内膜炎、心脏外伤等引起心瓣膜损害、腱索断裂、乳头肌功能不全、室间隔穿孔等，此外静脉输血、输液过多过快时也可导致急性肺水肿发生。

（4）急性心室舒张受限。如急性大量心包积液所致的急性心脏压塞导致心排出量减低和体循环淤血等。

（5）组织代谢增加和循环加速。如甲状腺功能亢进、严重贫血等。

三、发病机制

正常情况下，心腔两侧的排血量相当恒定。若右心排血量一时性超过左心室时，其所增加的血量滞留在肺血管内，使肺扩张压力、肺静脉压和左心房充盈压均呈一时性增高，直至左心排血量作出相应的调节，使两侧心腔的排血量又处于平衡状态。如果左心的调节能力不能做出相应的反应，势必导致肺毛细血管静水压增高。当心肌严重受损和/或左心负荷过重，若左室舒张末压 >12mmHg，毛细血管平均压 >35mmHg，肺静脉平均压 >30mmHg 时，而引起心排血量降低和肺淤血，肺毛细血管静水压超过血管内胶体渗透压及肺间质静水压，过多的液体从肺泡毛细血管进入肺间质甚至肺泡内，从而产生急性心源性肺水肿。

四、临床特征

1. 先兆症状　恐惧，面色苍白，心动过速，血压升高，出冷汗。

2. 间质性肺水肿　呼吸急促，端坐呼吸，咳嗽，胸闷，颈静脉怒张，喘鸣。听诊双肺可闻及干啰音或少量湿啰音。

3. 肺泡性肺水肿　更严重的呼吸困难，口唇、甲床紫绀，咳嗽，咳出大量的粉红色泡沫痰；听诊双肺满布大、小水泡音及哮鸣音，心尖区可闻及奔马律、收缩期杂音；心界向左下扩大，可有心律失常和交替脉。晚期出现休克、神志模糊。

五、辅助检查

1. X 线胸片

（1）肺水肿早期：X 线胸片主要特点是肺上部，特别是肺尖部血管扩张和淤血，有显著的肺纹理增加。

（2）间质性肺水肿：主要特点表现在 X 线片上肺血管、支气管、淋巴管的肺纹理增多、增粗和边缘模糊不清，可见到 Kerley 线，据其发病过程和程度不同又分成 A、B、C 线。A 线多见于肺上、中部，是参差不齐走向肺门的不分叉约长 4cm 的线性阴影。B 线为短而轮廓清晰、水平走向的线状阴影，多见于肺下部的肋膈角。C 线为细而交错的线状阴影，可见于肺野的任何部位，但最常见于肺中央与基底部。A、C 线常见于急性发作的病例，而 B 线则常见于发病慢的病例。因间质内积液，故肺野密度普遍增高。

（3）肺泡性肺水肿：主要是肺泡状增密阴影，相互融合呈不规则片状模糊影，弥漫分布或局限于一侧或一叶，或见于肺门两侧，由内向外逐渐变淡，形成所谓"蝴蝶状"典型表现。

2. 动脉血气分析

（1）肺间质水肿：$PaCO_2$ 下降，pH 增高，呼吸性碱中毒。

（2）肺泡性肺水肿：$PaCO_2$ 升高和 / 或 PaO_2 下降，pH 下降，表现为低氧血症和呼吸性酸中毒。

3. 心电图 窦性心动过速或各种心律失常，心肌损害，左房、左室肥大等。

4. 心衰标志物 B 型利钠肽（BNP）及其 N 末端 B 型利钠肽原（NT-proBNP），其临床意义如下：

（1）心衰的诊断和鉴别诊断：如 BNP < 100ng / L 或 NT-proBNP < 400ng / L，心衰可能性很小，其阴性预测值为 90%；如 BNP > 400ng / L 或 NT-proBNP > 1500ng / L，心衰可能性很大，其阳性预测值为 90%。如 BNP / NT-proBNP 水平正常或偏低，几乎可以除外急性心衰的可能性。

（2）心衰的危险分层：有心衰临床表现，BNP / NT-proBNP 水平显著增高者，属高危人群。

（3）评估心衰的预后：临床过程中这一标志物持续走高，提示预后不良。

5. 血流动力学监测 漂浮导管主要表现为左室舒张末压、肺毛细血管楔压（PCWP）增高，PCWP ≥ 18mmHg。当 PCWP 在 18 ~ 20mmHg 时为轻度肺淤血；当 PCWP 在 20 ~ 25mmHg 时为中度肺淤血；当 PCWP 在 26 ~ 30mmHg 时为严重肺淤血；当 PCWP 超过 30mmHg 时出现肺水肿。

6. 超声心动图 左室射血分数降低，左室舒张末容积升高，室壁运动减弱等。

六、诊断思路

（一）急性心源性肺水肿的诊断

1. 病史 有引起急性心源性肺水肿的病因。

2. 症状和体征 发病急骤，突然出现严重呼吸困难，频繁咳嗽，咳粉红色泡沫样痰，伴烦躁不安、口唇青紫、大汗淋漓；双肺布满湿性啰音，伴有哮鸣音；心率增快，有奔马律、交替脉。

3. 辅助检查 胸片提示肺间质水肿，肺门阴影呈蝴蝶状；BNP / NT-proBNP 升高明显；心脏超声提示收缩或舒张功能不全；血流动力学提示左室舒张末压增高等。

（二）鉴别诊断

1. 急性心源性肺水肿与非心源性肺水肿的鉴别　见表 3-6。

表 3-6　非心源性与心源性肺水肿的鉴别

		非心源性水肿	心源性肺水肿
病史		起病初期极少有心脏病发作	急性心脏病发作
		常有其他基础疾病	半卧位，或端坐呼吸
		常平卧，并不要求坐起	往往呈低流量状态（肢体末端冰冷）
		往往呈高流量状态（肢体末端温暖）	有舒张早期奔马律
体征		无奔马律	有颈静脉怒张
		无颈静脉怒张	肺部有湿性啰音
		肺部有干性啰音	心脏扩大
心电图		往往正常	可有心肌缺血或心肌梗死或心肌肥大改变
X 线		肺水肿呈肺周边分布	肺水肿呈肺门周围分布
心肌酶学改变		往往正常	可有心肌受损的酶学改变
PCWP		< 18mmHg	>18mmHg
BNP		< 100pg/mL	>100pg/mL

2. 急性呼吸窘迫综合征（ARDS）　有严重创伤、休克、感染等病史，表现为突发性、进行性呼吸窘迫，发绀，常伴有烦躁、焦虑表情、出汗等，其呼吸的窘迫特点不能用通常的氧疗法使之改善。早期体征可无异常或仅闻及双肺干啰音、哮鸣音，后期可闻及水泡音或管状呼吸音。胸片早期无异常，晚期可有大片浸润阴影，大片阴影中可见支气管充气征。强心、利尿治疗有效。

七、救治方法

1. 监测　①无创监测：床边监护仪持续监测心率、呼吸频率、血压、心电图和血氧饱和度等。②血流动力学监测：适用于血流动力学状态不稳定、病情严重且效果不理想的患者，如床边漂浮导管、有创动脉压力监测等。

2. 纠正缺氧　缺氧使毛细血管通透性增加引起肺水肿，而肺水肿形成后更加重了肺毛细血管缺氧，形成恶性循环，故纠正缺氧是治疗肺水肿的首要措施。可将氧气先通过70％酒精湿化后吸入，也可用 1％硅酮溶液代替酒精，降低泡沫的表面张力减少泡沫破裂，改善肺通气功能。轻度缺氧病人可用鼻导管或面罩给氧，每分钟 6 ~ 8L；重度低氧血症病人，采用无创或气管插管呼吸机辅助通气治疗，同时保证呼吸道通畅。

3. 改善静脉回流　病人应取半卧位或坐位，两腿下垂，以减少静脉回流，减轻心脏负荷，缓解呼吸困难。也可用止血带轮流缚扎四肢（1 次 / 15 分钟），减轻肺水肿，有效地减少静脉回心血量，待症状缓解后逐步解除止血带，但此法禁用于休克以及贫血病人。

4. 治疗原发病　消除诱因，如高血压采取降压措施；选择有效抗生素控制感染；积极治疗各种影响血流动力学的快速性或缓慢性心律失常；应用硝酸酯类药物改善心肌缺血；糖尿病伴血糖升高者应有效控制血糖水平，又要防止出现低血糖；对血红蛋白低于 70g / L 的贫血患者，可输注浓缩红细胞悬液。

5. 急性心源性肺水肿的药物治疗

（1）正性肌力药物：应用适当的正性肌力药物使左心室能在较低的充盈压下维持或增加心排血量，表现为剂量相关性的心肌收缩力增强，同时可以降低房颤时的心率，延长舒张期充盈时间，使肺毛细血管平均压下降。此类药物适用于低心排血量综合征。对伴有症状性低血压或心输出量降低伴有循环淤血的患者，可缓解组织低灌注所致的症状，保证重要脏器的血供。血压较低、对血管扩张药物及利尿剂不耐受或反应不佳的患者尤其有效。

药物种类和用法如下：①洋地黄类：此类药物能轻度增加心输出量和降低左心室充盈压；对急性心源性肺水肿患者的治疗有一定帮助。一般应用毛花甙 C 0.2 ~ 0.4mg 缓慢静脉注射，2 ~ 4h 后可以再用 0.2mg，伴快速心室率的房颤患者可酌情适当增加剂量。②多巴胺：250 ~ 500ug / min 静脉滴注。剂量个体差异较大，一般从小剂量开始，逐渐增加剂量，短期应用。③多巴酚丁胺：该药短期应用可以缓解症状，但并无临床证据表明对降低病死率有益。用法：100 ~ 250ug / min 静脉滴注。使用时注意监测血压，常见不良反应有心律失常，心动过速，偶尔可因加重心肌缺血而出现胸痛。正在应用 β - 受体阻滞剂的患者不推荐应用多巴酚丁胺和多巴胺。④磷酸二酯酶抑制剂：米力农，首剂 25 ~ 50ug / kg 静脉注射（5 ~ 10 分钟缓慢静注），继以 0.25 ~ 0.50ug / （kg·min）静脉滴注。此类药物可使心肌细胞内 cAMP 水平和 Ca^{2+} 增加，可使血管平滑肌细胞内 Ca^{2+} 减少，所以既可以增加心肌收缩力，同时还可以扩张动、静脉。常见不良反应有低血压和心律失常。剧烈咳嗽或伴胸痛时可予可待因 15 ~ 30mg 口服。烦躁不安，谵妄者可服安定 5mg 或水合氯醛 1 ~ 1.5mg，不应用抑制呼吸的镇静剂。

（2）血管扩张剂：急性心源性肺水肿病人应用血管扩张药，可降低外周血管阻力和主动脉阻抗，提高左心室排血的效应，减低左心室充盈压，从而降低心脏前后负荷。收缩压 >110mmHg 的急性心源性肺水肿患者通常可以安全使用；收缩压在 90 ~ 110mmHg 之间的患者应谨慎使用；收缩压 < 90mmHg 的患者禁忌使用。此类药在缓解肺淤血和肺水肿的同时不会影响心排血量，也不会增加心肌耗氧量。下列情况禁用血管扩张药物：①收缩压 < 90mmHg，或持续低血压并伴症状，尤其有肾功能不全的患者，以避免重要脏器灌注减少。②严重阻塞性心瓣膜疾病患者，例如主动脉瓣狭窄，有可能出现显著的低血压。二

尖瓣狭窄患者也不宜应用，有可能造成心输出量明显降低。③梗阻性肥厚型心肌病。常用药物种类和用法如下：①硝酸酯类药物：此类药在减少每搏心输出量和不增加心肌氧耗情况下能减轻肺淤血，特别适用于急性冠状动脉综合征伴肺水肿的患者。静脉应用需经常测量血压，防止血压过度下降。硝酸甘油静脉滴注起始剂量 5 ~ 10ug / min，每 5 ~ 10 分钟递增 5 ~ 10ug / min，最大剂量 100 ~ 200ug / min；或舌下含服每次 0.3 ~ 0.6mg。硝酸异山梨酯静脉滴注剂量 5 ~ 10mg / h，亦可舌下含服每次 2.5mg。②硝普钠：适用于严重肺水肿、原有后负荷增加患者。临时应用从小剂量 10ug / min 开始，可酌情逐渐增加剂量至 50 ~ 250ug / min，静脉滴注，疗程不要超过 72h。由于其强效降压作用，应用过程中要密切监测血压，根据血压调整合适的维持剂量。停药应逐渐减量，并加用口服血管扩张剂，以避免反跳现象。③ rhBNP：奈西立肽（nesiritide）。为了缓解因急性失代偿性心力衰竭而入院患者的呼吸困难，如果不存在症状性低血压，作为利尿剂治疗的一种辅助，可以考虑静脉内使用奈西立肽。其主要药理作用是扩张静脉和动脉（包括冠状动脉），从而减低前、后负荷，在无直接正性肌力作用情况下增加心输出量。该药并非单纯的血管扩张剂，还可以促进钠的排泄，有一定的利尿作用；还可抑制 RAAS 和较高神经系统，阻滞急性心衰演变中的恶性循环。应用方法：先给予负荷剂量 1.500ug / kg，静脉缓慢推注，继以 0.0075 ~ 0.0150ug /（kg·min）静脉滴注；也可不用负荷剂量而直接静脉滴注。疗程一般 3 天，不超过 7 天。

（3）利尿剂：急性心源性肺水肿应用利尿药的治疗目的有两种：①使心脏前负荷减轻，缓解体循环和肺循环充血症状。②纠正由代偿机制造成的水钠潴留。首选呋塞米，先静脉注射 20 ~ 40mg，继以静脉滴注 5 ~ 40mg / h，其总剂量在起初 6 小时不超过 80mg，起初 24 小时不超过 200mg。应加用噻嗪类和（或）醛固酮受体拮抗剂：氢氯噻嗪 25 ~ 50mg，每日 2 次，或螺内酯 20 ~ 40mg / d。应注意低血压、低血容量、低血钾、低血钠等情况，并根据尿量和症状的改善状况调整剂量。

（4）镇静剂：主要应用吗啡。吗啡可消除病人的焦急情绪，又可反射性地扩张周围血管，减少回心血量，从而降低肺毛细血管静水压。用法为 2.5 ~ 5.0mg 静脉缓慢注射，亦可皮下或肌肉注射。伴 CO_2 潴留者则不宜应用，因可产生呼吸抑制而加重 CO_2 潴留，应密切观察疗效和呼吸抑制的不良反应。伴明显和持续低血压、休克、意识障碍、COPD 等患者禁忌使用。老年患者慎用或减量。亦可应用哌替啶 50 ~ 100mg 肌内注射。

（5）支气管解痉剂：一般应用氨茶碱 0.125 ~ 0.25g，以葡萄糖水稀释后静脉推注（10 分钟），4 ~ 6 小时后可重复一次；或以 0.25 ~ 0.5mg /（kg·min）静脉滴注。亦可应用二羟丙茶碱 0.25 ~ 0.5g 静脉滴注，速度为 25 ~ 50mg / h。此类药物不宜用于冠心病如急性心肌梗死或不稳定性心绞痛所致的急性心衰患者，不可用于伴有心动过速或心律失常的患者。

6. 急性心源性肺水肿的非药物治疗

（1）主动脉内球囊反搏（IABP）：是机械性辅助循环方法之一，适用于严重心衰出现急性心源性肺水肿，甚至心源性休克的患者，可增加冠脉血流灌注，减少心肌做功，减轻心脏负荷，减少心肌氧耗，从而改善心功能。

（2）机械通气：急性心源性肺水肿患者行机械通气的指征：①出现心跳呼吸骤停，进行心肺复苏时；②合并Ⅰ型或Ⅱ型呼吸衰竭。机械通气的方式有无创呼吸机辅助通气、气管插管机械通气。

（3）血液净化治疗：急性心源性肺水肿出现高容量负荷，如严重的外周组织水肿，且对襻利尿剂和噻嗪类利尿剂抵抗；或伴有肾功能进行性减退，血肌酐 >500μmol/L 者，可行血液净化治疗。

（4）心室机械辅助装置：急性心源性肺水肿经常规药物治疗无明显改善时，有条件的可应用此种技术。此类装置有：体外模式人工肺氧合器（ECMO）、心室辅助泵（如可置入式电动左心辅助泵、全人工心脏）。

7. 急性心源性肺水肿的基础疾病治疗

（1）缺血性心脏病所致的急性心源性肺水肿：①抗血小板治疗：对于合并急性心肌梗死和不稳定心绞痛的患者，要给予阿司匹林和氯吡格雷等强化抗血小板治疗；而对于无急性心肌梗死和不稳定性心绞痛的患者，口服阿司匹林即可。②抗凝治疗：对于急性心肌梗死和不稳定性心绞痛等患者，可根据相应指南给予低分子肝素或普通肝素等抗凝治疗。③改善心肌供血和减少心肌耗氧的治疗，应口服和静脉给予硝酸酯类药物。④他汀类药物治疗。⑤对于因心肌缺血发作而诱发和加重的急性心源性肺水肿（主要表现有胸痛、胸闷等症状，心电图有动态的缺血性 ST-T 改变），如果患者血压偏高、心率增快，可在积极控制心衰的基础治疗上慎重应用口服甚至静脉注射 β - 受体阻滞剂，以利于减慢心率和降低血压，从而减少心肌耗氧量，改善心肌缺血和心功能。⑥对于 ST 段抬高急性心肌梗死，若在溶栓和急诊介入治疗时间窗内就诊并有溶栓和介入治疗指征，且在评价病情和治疗风险后，可予急诊介入治疗或静脉溶栓治疗。但此时介入治疗风险较大，必要时在应用 IABP 支持下行介入治疗更安全。⑦合并低血压和休克者，如有条件可积极给予 IABP 或 ECMO 等机械辅助支持治疗，有助于提高抢救成功率。⑧除急诊介入治疗外，冠状动脉造影和血运重建治疗应在急性心肺水肿得到有效缓解后进行。

（2）高血压所致的急性心源性肺水肿：患者应在 1 小时内将平均动脉压较治疗前降低 25%，2 ~ 6 小时降至 160/100 ~ 110mmHg，24 ~ 48 小时内使血压逐渐降至正常。优先考虑静脉给予硝酸甘油，亦可应用硝普钠。呋塞米等襻利尿剂静脉给予能起辅助降压之效。乌拉地尔适用于基础心率很快、应用硝酸甘油或硝普钠后心率迅速增加而不能耐受的患者。

（3）心瓣膜病所致的急性心源性肺水肿：任何内科治疗和药物均不可能消除或缓解心瓣膜病变及其造成的器质性损害。此种损害可促发心肌重构，最终导致心衰。在疾病逐渐进展过程中，一些因素尤其伴快速心室率的房颤、感染、体力负荷加重等均可诱发心衰的失代偿或发生急性心衰。因此，对于此类患者早期采用介入或外科手术矫治是预防心衰的唯一途径，部分无症状的心瓣膜病患者亦应积极考虑采用，以从根本上改善其预后。风湿性二尖瓣狭窄所致的急性肺水肿常由快速心室率的房颤诱发，有效地控制房颤的心室率对成功治疗急性心源性肺水肿极其重要。可应用毛花甙 C 0.4～0.6mg 缓慢静脉注射，必要时 1～2 小时后重复一次，剂量减半。效果不理想者，可加用静脉 β - 受体阻滞剂，宜从小剂量开始（普通剂量之半），酌情增加剂量，直至心室率得到有效控制。此外，还可静脉使用胺碘酮，药物无效者可考虑电复律。一旦急性心衰得到控制，病情缓解，应尽早考虑介入术或外科手术，以解除瓣膜狭窄。

（4）急性重症心肌炎所致的急性心源性肺水肿：①积极治疗急性肺水肿：血氧饱和度过低患者予以氧气疗法和人工辅助呼吸。伴严重肺水肿和心源性休克者应在血流动力学监测下应用血管活性药物。②药物应用：糖皮质激素适用于伴有严重心律失常（主要为高度或三度房室传导阻滞）、心源性休克、心脏扩大的患者，可短期应用。α干扰素和黄芪注射液用作抗病毒治疗。维生素 C 静脉滴注以保护心肌免受自由基和脂质过氧化损伤。由于细菌感染是病毒性心肌炎的条件因子，治疗初期可使用青霉素静脉滴注。但药物治疗的疗效因缺少临床证据而难以评估。③非药物治疗：严重的缓慢性心律失常伴血流动力学改变者应安置临时起搏器；伴严重泵衰竭患者可采用心室辅助装置；血液净化疗法有助于清除血液中大量的炎症因子、细胞毒性产物以及急性肝肾功能损害后产生的代谢产物，避免心肌继续损伤。

八、最新进展

急性心源性肺水肿发作时，左心室功能减退，心排出量急剧减少，心室舒张末压迅速升高，肺静脉回流不畅，导致肺毛细血管内压力急剧上升，肺淤血、肺毛细血管通透性增加，使肺间质、肺泡滞留过量液体，肺泡表面活性物质减少，肺的顺应性降低，动静脉分流增加，通气／血流比例失调，出现低氧血症和呼吸困难。氧疗是治疗肺水肿的一个重要措施，但急性心源性肺水肿发生时由于肺间质及肺泡水肿等原因，普通的鼻导管吸氧及常规药物治疗等措施效果不佳，病死率较高。传统观念认为，机械通气可减轻左心室的前负荷，改善肺水肿和气体交换，但减少回心血量、抑制心肌收缩、降低心输出量，因此严重心力衰竭常作为机械通气的相对禁忌证。近年来，随着 NPPV 专业技术的进步和临床实践研究的发展，认为机械通气适当应用，可显著改变肺泡内压和胸腔负压的不正常状态，不仅能改善气体交换，而且能改善左心功能，这与传统理论有很大不同。国内外较多文献报告 NPPV 治疗性心源性肺水肿优于常规药物治疗，充分显示了其有效性和安全性。2008年欧洲心脏病学会在急、慢性心功能不全诊治规范中将无创通气治疗急性心源性肺水肿引起的低氧血症列为 I A类证据。

无创正压通气改善急性心源性肺水肿的机理有：①正压通气可减少呼吸肌做功，降低氧耗量。②胸内正压作用于心室壁，降低心室跨壁压，抵消左室收缩时需要对抗的胸内负压，并能反射性抑制交感神经的兴奋性，降低外周血管阻力，减轻心脏后负荷；胸膜腔内压升高，体循环回心血量减少，减轻左心前负荷。③吸气时气道正压给氧能增加肺泡内压，减少肺水肿时肺泡毛细血管液体渗出，减轻肺泡的间质水肿，气流使气道内泡沫破碎，增加潮气量和肺顺应性。

如存在心跳或呼吸停止、意识障碍、误吸危险性、呼吸道保护能力差、气道分泌物清除障碍和多器官功能衰竭等绝对禁忌证或 NPPV 效果差时，则需气管插管有创机械通气。如存在血流动力学不稳定、不稳定的心律失常、消化道大出血、严重感染、排痰障碍等相对禁忌证时，需特别认真权衡 NPPV 的利弊后再实施。

急性心源性肺水肿早期使用无创正压通气治疗，有利于提高抢救成功率，缩短病程，避免了气管切开或气管插管，减少了有创治疗中的并发症，有进一步探讨和推广应用价值。

参考文献

1. 中华医学会呼吸病学分会呼吸生理与重症监护学组《中华结核和呼吸杂志》编辑委员会.无创正压通气临床应用专家共识.中华结核和呼吸杂志，2009，32（2）：86-87.

2. 毕晓锋，林佩仪，江慧琳，等.两种无创通气模式治疗急性心源性肺水肿疗效比较.中华急诊医学杂志，2012，21（7）：736-740.

3. 王首红，张慧珠.急性左心衰的机械通气策略.岭南心血管病杂志，2010，16（3）：177-180，252.

4. Masip J，Mebazaa A，Filippatos GS.Noninvasive ventilation in acute cardiogenic pulmonary edema.N Engl J Med，2008，359（19）：2068-2069.

5. 刘志刚，黎志忠，张晓宇.无创正压通气在急性心源性肺水肿治疗中的时机选择.中华实用诊断与治疗杂志，2012，26（1）：66-67.

6. Mehta S，Al-Hashim AH，Keenan SP.Noninvasive ventilation in patients with acute cardiogenic pulmonary edema.Respiratory Care，2009，54（2）：186-197.

7. 焦宪法，牛杏果，张科，等.无创通气治疗急性心源性肺水肿44例临床观察.中华实用诊断与治疗杂志，2012，26（2）：202-204.

8. Gray A，Goodacre S，Newby DE，et al. Noninvasive ventilation in　acute cardiogenic pulmonary edema..N Engl J Med，2008，35（2）：142-151.

9. Agarwal R，Aggarwal AN，Gupta D.Is noninvasive pressure support ventilation as effective and safe as continuous positive airway pressure in cardiogenic pulmonary edema.Singapore Med，2009，50（6）：595-603.

10. 陈要燕，李党育.双水平气道正压通气治疗左心力衰竭并发性肺水肿57例临床分析.中华实用诊断与治疗杂志，2010，24（10）：1024-1025.

11. 刘晓伟，刘志. 无创机械通气抢救急性心源性肺水肿 32 例分析. 中国误诊学杂志，2008，8（29）：7289-7290.

12. 徐凯. X 线诊断左心衰竭肺水肿的价值. 现代中西医结合杂志，2011，20（13）：1645-1646.

13. 邓伟吾. 肺水肿 X 线诊断的基础与临床思考. 诊断学理论与实践，2010，9（2）：104-105

14. 黄依莲. 肺水肿的影像学鉴别诊断. 亚太传统医药，2010，6（6）：117-119.

（周迎春）

第六节　急性肺损伤和急性呼吸窘迫综合征

一、基本概念

急性肺损伤（Acute lung injury，ALI）和急性呼吸窘迫综合征（Acute respiratory distress syndrome，ARDS）是由多种疾病引起的临床综合征，是急性呼吸衰竭的特殊类型。表现为呼吸窘迫、顽固性低氧血症和双侧肺部浸润性病变的 X 线征。ALI 和 ARDS 不是一个独立的疾病，它是连续的病理过程，其早期阶段为 ALI，重度的 ALI 即为 ARDS。ARDS 晚期多诱发或合并 MODS，病情凶险，病死率在 50% ~ 70%。

二、常见病因

ALI 和 ARDS 的病因复杂多样，可涉及临床各科，大致可分为两大类，肺内因素与肺外因素，以肺外因素为多见。

1. 肺外因素　如脓毒症、急性重症胰腺炎、大量输血、休克、创伤（多发性骨折、胸腹部外伤、烧伤）。心源性心肌梗死、心肺复苏后、体外循环。其他有羊水栓塞、一氧化碳中毒、肠梗阻、酮症酸中毒、中枢神经系统出血等。

2. 肺内因素　如重症肺炎、卡氏肺孢子虫肺炎、有害气体吸入、胃内容物误吸、肺挫伤等。

三、发病机制

各种病因作用于肺，导致肺的病理解剖和生理方面的改变，其确切发病机制尚未完全阐明。ALI 和 ARDS 是全身炎症反应综合征（SIRS）的一部分，故将 ALI 和 ARDS 视为 SIRS 在肺部的表现。另外，有害气体的吸入、胃内容物误吸等可直接损伤肺泡 - 毛细血管膜（ACM），造成肺毛细血管通透性增加，使水分甚至蛋白质聚积于肺间质和肺泡内，引起肺顺应性降低，功能残气量减少，V/Q 比例失调，肺内分流量增加和严重低氧血症等一系列病理生理改变，导致 ALI 和 ARDS。ALI 和 ARDS 病理改变的特征为非特异性、弥漫性肺泡损伤，病变最终导致肺间质和支气管周围纤维化。

四、临床特征

早期主要是原发病症状，并无典型的呼吸窘迫和明显的缺氧表现，易被忽视。一般在创伤、休克或大手术后 1～3 天，突然呼吸窘迫，呼吸频率常达每分钟 30～50 次，严重时病人烦躁不安，口唇和指甲发绀，呼吸困难进行性加重，吸氧不能得到改善。咯血、水样痰是 ALI 和 ARDS 的重要特征。病情后期可有发热、畏寒等肺部感染症状以及嗜睡、谵妄、昏迷等，肺部听诊可闻及干、湿啰音。

1. 损伤期　损伤后 4～6 小时以原发病表现为主，呼吸增快，呼吸频率每分钟大于 25 次，出现过度通气，但无呼吸窘迫。X 线胸片无阳性发现，PaO_2 尚属正常或正常低值。此期容易恢复。

2. 相对稳定期　损伤后 6～48 小时，逐渐出现呼吸困难、频率加快、低氧血症、过度通气、$PaCO_2$ 降低、肺部体征不明显。X 线胸片可见肺纹理增多、模糊和网状浸润影，提示肺血管周围液体积聚增多和间质性水肿。

3. 呼吸衰竭期　损伤后 48 小时，呼吸困难、窘迫，出现发绀，常规氧疗无效，也不能用其他原发心肺疾病来解释。呼吸频率可达每分钟 35～50 次，胸部听诊可闻及湿啰音。X 线胸片两肺有散在的片状阴影或磨玻璃样改变。血气分析 PaO_2 和 $PaCO_2$ 均降低，低氧血症更加明显，常呈代谢性酸中毒合并呼吸性碱中毒。

4. 终末期　极度呼吸困难和严重发绀，出现神经精神症状如嗜睡、谵妄、昏迷等。X 线胸片示：融合成大片状浸润阴影。血气分析严重低氧血症、CO_2 潴留，常有混合性酸碱失衡，最终可发生循环功能衰竭。

五、辅助检查

1. 动脉血气分析　早期低氧血症是其特点，氧合指数（PaO_2 / FiO_2）是诊断 ALI 和 ARDS 与判断预后的重要指标。早期 $PaO_2 < 60mmHg$ 或吸入氧气浓度（FiO_2）> 50% 时，PaO_2 仍 <50mmHg，$PaO_2 / FiO_2 \leq 300mmHg$，为 ALI；$PaO_2 / FiO_2 \leq 200mmHg$，为 ARDS。早期 $PaCO_2$ 正常或偏低，后期则出现增高。肺泡 - 动脉氧分压（$PA-aDO_2$）可增加至 100mmHg，甚至 300mmHg（正常值 <60mmHg）。吸纯氧 15 分钟后，$PA-aDO_2$ 仍 >200mmHg 有诊断意义。因为 ARDS 主要是换气功能障碍，$PA-aDO_2$ 虽是计算值，但其是判断换气功能障碍的重要指标之一，并能较准确的换算，故应予以采用。

2. X 线检查　发病 1 天后，即可见两肺散布大小不等、边缘模糊的浓密斑片状阴影。可融合成大片磨玻璃样影。发病 5 天后磨玻璃样影密度增加，心影边缘不清，呈"白肺"

样改变（磨砂玻璃状）。值得注意的是 ARDS 的 X 线改变常较临床症状迟 4~24 小时。另外 X 线改变受治疗干预的影响很大。

3.肺 CT CT 可见肺渗出性改变和肺实变。CT 显示的病变范围大小常能较准确地反映气体交换的异常和肺顺应性的改变。

4.血流动力学监测 ARDS 的血流动力学常表现为 PAWP 正常或降低，心输出量增高。通过 PAWP 监测，有助于 ARDS 与心源性肺水肿的鉴别诊断。也可直接指导 ARDS 的液体治疗，避免输液过多，也可防止容量不足。

六、诊断思路

1.诊断标准 国内外曾多次修订诊断标准但未统一。如果具有前述常见病因，且在短期内（多为 1~2 天）发生：①不能解释的呼吸困难；②不能解释的低氧血症；③肺水肿。应考虑 ALI 和 ARDS 的可能，此时需要密切观察病情，尤其是 PaO_2 的动态变化。中华医学会呼吸病学分会 1999 年 9 月（昆明）提出 ALI / ARDS 的诊断标准：①有发病的高危因素；②急性起病、呼吸频数和（或）呼吸窘迫；③ ALI：$PaO_2 / FiO_2 \leqslant 300mmHg$；ARDS：$PaO_2 / FiO_2 \leqslant 200mmHg$；④胸部 X 线示：检查两肺浸润阴影；⑤ $PCWP \leqslant 18mmHg$ 或临床上能除外心源性肺水肿。凡符合以上 5 项可诊断为 ALI 或 ARDS。

2011 年在德国柏林，由欧洲危重症协会成立了一个全球性专家小组，主持修订了 ARDS 诊断标准（称 ARDS 柏林定义），随后又对其修订方法进行了解释，ARDS 柏林的诊断标准见表 3-7。

表 3-7 ARDS 柏林的诊断标准

指标	数值
起病时间	从已知临床损害以及新发或加重呼吸系统症状至符合诊断标准时间 ≤ 7d
胸部影像学	双侧浸润影，不能用积液、肺不张或结节来完全解释
肺水肿原因	呼吸衰竭不能用心力衰竭或液体过度负荷来完全解释；如无相关危险因素，需行客观检查（如超声心动图）以排除静水压增高型肺水肿
氧合情况	轻度：PEEP 或 CPAP ≥ 5cm H_2O 时，200mmHg<$PaO_2 / FiO_2 \leqslant 300mmHg$
	中度：PEEP ≥ 5cm H_2O 时，100mmHg < $PaO_2 / FiO_2 \leqslant 200mmHg$
	重度：PEEPs > 5cm H_2O 时，$PaO_2 / FiO_2 \leqslant 100mmHg$

2.鉴别诊断

（1）充血性心力衰竭：与 ARDS 相比，充血性心力衰竭较少伴有发热和白细胞升高，较易合并胸腔积液。鉴别有困难时，应进行血流动力学测定。ARDS 时左房压正常，

PAWP ≤ 12mmHg，出现充血性心力衰竭时 PAWP>18mmHg。虽然 PAWP ≤ 18mmHg 可排除心源性肺水肿，但 PAWP >18mmHg 却不能只诊断为心源性肺水肿而除外 ARDS，因为两者也可同时存在，如此时只诊断心源性肺水肿，势必造成 ARDS 漏诊。鉴别见表3-8。

表 3-8　ARDS 与充血性心力衰竭的鉴别

特点	ARDS	充血性心力衰竭
双肺浸润性阴影	+	+
发热	+	可能
白细胞增多	+	可能
胸腔积液	-	+
PAWP	正常	高

（2）急性肺栓塞：①常有血栓性静脉炎、心脏病、肿瘤、羊水栓塞等病史；②除呼吸困难外，尚有胸痛、咯血、晕厥等临床表现，听诊肺动脉第二音亢进、胸膜摩擦音；③肺部阴影多见于下叶，可呈楔形改变；④心电图有右心受累的表现；⑤肺动脉造影有血管腔内充盈和肺动脉截断现象。即可明确诊断。

（3）特发性肺纤维化：该病以进行性呼吸困难和持续性低氧血症为临床特征，但多属慢性过程，少数呈亚急性；X 线胸片可见双肺弥漫性、网状、条索状和斑点状阴影，晚期有蜂窝状改变；肺功能检查呈限制性通气功能障碍和弥散功能减退；吸氧可改善低氧血症。

七、救治方法

1. 纠正低氧血症

（1）氧疗：必须尽早给氧，最初时可经面罩以 30% ~ 50% 的氧浓度给氧，维持 PaO_2 在 80mmHg 左右。体位采取间断仰卧位和俯卧位，有助于 ALI 和 ARDS 患者的氧合和肺内分流。若无效，呼吸困难加重，PaO_2 继续下降，则可酌情选用无创机械通气；如病情严重，PaO_2 仍继续降低至 60mmHg 以下，则需气管插管或气管切开机械通气。

（2）机械通气：机械通气是目前治疗 ALI 和 ARDS 最重要且无可替代的手段之一。研究发现，ARDS 时肺泡损伤的分布并不是均匀的，即部分区域肺泡闭陷，部分区域肺泡保持开放和正常通气，通常受重力影响在下肺区存在广泛的肺水肿和肺不张，而在上肺区存在通气较好的肺泡。肺 CT 扫描证实了不同体位下存在重力依赖性肺液体积聚现象，ARDS 时参与气体交换的肺容量减至正常肺容量 35% ~ 50%，严重 ARDS 甚至减至

20%。当使用常规潮气量时，会导致通气肺泡的过度扩张，产生肺泡外气体、系统性气体栓塞和弥漫性肺损伤等所谓气压伤。基于以上认识，故提出保护性通气策略，主要目的是防止呼吸机相关性肺损伤。保护性通气策略：①低潮气量：其平台压不应超过肺静态压力 - 容量曲线（PV 曲线）的上拐点（潮气量 4 ~ 8mg / kg，平台压 <30 ~ 35cm H_2O），防止肺泡过度膨胀；②允许性高碳酸血症：为符合低潮气量，故允许 $PaCO_2$ 升高；③高 PEEP：PEEP 水平高于 PV 曲线的下拐点，可维持在 5 ~ 15cm H_2O。保护性通气策略已经临床实践证实，并成为标准通气模式，可明显降低死亡率。

（3）糖皮质激素：ALI 和 ARDS 使用糖皮质激素，至今仍无一致看法。大多数认为有积极作用，可保护肺毛细血管内皮细胞，维护肺泡Ⅱ型细胞分泌表面物质功能，保持肺泡稳定性；可抗炎和促使肺水肿吸收；可缓解支气管痉挛，抑制病程后期肺组织纤维化，维护肺功能。

2. 治疗肺水肿

（1）严格掌握补液：一般应适当控制补液量，以最低有效血容量来维持有效循环功能，使肺处于相对"干"的状态，必要时可用利尿剂。入量以静脉输液为主，出量以尿量为主，一般每日入量限于 2000mL 以内，亦可以每日静脉入量与尿量相当为原则，甚至出量稍大于入量，这对于肺水肿的控制十分有利，以免加重肺水肿。在疾病的早期，血清蛋白无明显减少时，补液应以晶体为主。如低蛋白血症者，静脉输入血浆白蛋白，以求提高胶体渗透压，使肺内水肿液回到血管内，继而应用利尿剂排出体外，当然这最好在血流动力学比较稳定的情况下进行。

（2）强心药与血管扩张剂：当 ALI 和 ARDS 低氧血症时必然造成心肌缺氧、心功能不全、继而引起肺淤血、肺动脉高压、肺水肿等加重 ALI 和 ARDS。强心药可改善心功能，增加心排量。血管扩张剂不仅减轻心脏前、后负荷，改善微循环，更重要的是降低肺动脉高压、减少肺循环短路开放、解除支气管痉挛，有利于通气改善和纠正低氧血症。

3. 营养支持 ARDS 时机体因 3 大物质的分解代谢增强而出现负氮平衡及热量供给不足，影响损伤的肺组织修复，严重者导致机体免疫和防御功能下降，出现感染等并发症。应尽早进行肠内或肠外营养，以增强机体的抗病能力。一般中度危重病人每日需要热量 30 ~ 40kcal / kg，危重病人则需要 40 ~ 50kcal / kg。还应补充水溶性维生素和微量元素等。

八、最新进展

（一）诊断问题

柏林定义只沿用了 1994 年欧美 ARDS 专题研讨会（AECC）制订的诊断 ALI / ARDS 的 4 项标准，修订后的诊断标准更加符合临床。

1.对"急性"的概念提出明确的时间规定　从已知临床损害至符合诊断标准时间≤ 7d。在 ARDS 危险因素出现后的 5 天内，90％以上患者发生 ARDS；到 7 天时，所有患者均发生 ARDS。这有利于 ARDS 与间质性肺疾病的鉴别，因后者的发生常历时数周至数月，而且病因不明。

2.胸部影像学　AECC 标准只提 X 线胸片"双侧浸润影"，过于笼统。柏林定义改为"双侧浸润影不能用积液、肺不张或结节来完全解释"，强调了鉴别诊断。

3.肺水肿原因　规定要与心力衰竭或液体过度负荷进行鉴别；废除以前肺动脉楔压（PAWP）≤ 18mmHg 的规定。因为 Swan-Ganz 导管测定临床上已很少应用。研究还显示：即使测定 PAWP，也有 1／3 ~ 1／2 的 ARDS／ALI 患者的 PAWP>18mmHg，经常与传送的气道压和液体复苏相关，较高的 PEEP 导致 PAWP 测定假性率增高。柏林定义加上了"若有条件，需行超声心动图（EC）等客观检查"的内容，EC、BNP、pro-BNP 和 CVP 检查有助于心力衰竭的诊断。

4.柏林定义基于氧合情况将 ARDS 分为轻度、中度和重度　有益于预测机械通气时间和 ARDS 病死率，并为选择 ARDS 治疗方法提供参考。

（二）机械通气

目前肺复张手法包括：控制性肺膨胀（SI）、呼气末正压递增法（PEEP）、压力控制法（PCV）、高频通气法、俯卧位通气，其中前 3 种应用较多，但哪种方法更有优势，目前尚无充分证据。SI 是采取持续气道正压的方式，正压水平设置为 30 ~ 45cm H_2O，持续30 ~ 40s，然后恢复到常规通气模式。PEEP 递增法是将呼吸机调整到压力控制模式，首先设定气道压上限为 40 cm H_2O，每 30s PEEP 增加 5 cm H_2O，直至 PEEP 为 35 cm H_2O，维持 30s，然后每 30s PEEP 递减 5 cm H_2O，直至目标 PEEP。PCV 法是将呼吸机调整至压力控制模式，同时提高气道压和 PEEP 的水平，设定气道压上限为 40 cm H_2O，PEEP 增加到 20 cm H_2O，维持 2 分钟，然后调回常规通气模式。

实施肺复张手法复张塌陷肺泡后，必须应用适当水平 PEEP，即所谓的最佳 PEEP，防止肺泡再次塌陷，从而改善低氧血症，避免剪切伤，防治呼吸机相关性肺损伤。一般认为 8 ~ 15cm H_2O 的 PEEP 适用于大多数 ARDS 患者，对于部分被证实有良好的肺可复张性的患者，可以考虑使用更高水平的 PEEP，但很少有患者需要超过 24cm H_2O 的PEEP。

动脉血氧合状况评估肺复张简便易行，氧合指数高于 350mmHg 或反复肺复张后氧合指数变化 <5％，可认为已达到充分的肺泡复张，但因其影响因素较多而限制了其可信性。

肺复张过程中可出现一过性 MAP、SpO_2 降低，但肺复张后均很快恢复至肺复张前水平，可能是肺复张时回心血量减少，前负荷不足引起心排血量下降所致，实施肺复张前补足液体可减少发生几率。对肺复张反应差或无反应的患者较易出现心输出量（CO）及MAP 的明显下降，而对肺复张反应好的患者血流动力学影响较小。

参考文献

1. Raghavendran K，Napolitano LM.ALI and ARDS：Challenges and advances.Crit Care Clin，2011，27：XⅢ～XⅣ.

2. Raghavendran K.Napolitano LM.Definition of ALL / ARDS.Crit Care Clin，2011，27：429-437.

3. Villar J，Blanco J，Kacmarek RM.Acute respiratory distress syndrome definition：do we need a change？Curr Opin Crit Care，2011，17（1）：13-17.

4. ARDS Definition Task Force，Ranieri VM，Rubenfeld GD，et，al.Acute respiratory distress syndrome：the Berlin Definition.JAMA，2012，307（23）：2526-2533.

5. Ferguson ND，Fan E，Camporota L，et al. The Berlin definition of ARDS：an expanded rationale，justification，and supplementary materia1.Intensive Care Med，2012，38（10）：1573-1582.

6. 徐腾达，马遂，于学忠 . 急诊医学研究新视角 . 中国急救医学，2010，30（3）：194

7. Arnal JM，Paquet J，Wysocki M，et al. Optimal duration of a sustained inflation recruitment maneuver in ARDS patients.Intensive Care Med，2011，37（10）：1588

8. Terragni PP，Del Sorbo L，Mascia L，et al. Tidal volume lower than 6 ml / kg enhances lung protection. Anesthesiology，2009，111（4）：826

9. Pierrakos C，Karanikolas M，Scolletta S，et al. Acute respiratory distress syndrome; pathophysiology and therapeutic options.J Clin Med Res，2011，4（1）：7

10. 林小茂，王存，陈亮，等 . 不同肺复张方法在肺内源性急性呼吸窘迫综合征治疗中应用比较 . 中国实用医药，2010，5（12）：26

11. 王婧超，李国华，付秀华，等 . 肺复张通气策略治疗急性呼吸窘迫综合征临床观察 . 内蒙古医学院学报 2012，34（2）：113

（熊旭东）

第七节　急性肾损伤

一、基本概念

急性肾损伤（acute kidney injury，AKI）是一组由多种病因导致，以肾小球滤过率迅速下降为特点的临床综合征，表现为肾功能急剧下降，短时间（48 小时）血清肌酐（serum creatinine，Scr）进行性升高及尿量减少。据文献统计，AKI 在医院发病率占住院患者的

3%～8%，重症监护病房（ICU）或各种移植术后患者的 30%～50%，严重创伤烧伤患者的 20%～40%。ICU 患者 AKI 病死率高，为 28%～82%，AKI 患者即使存活下来，约 40% 遗留慢性肾功能损害，10%～20% 需要持续性透析，AKI 是临床常见的危急重症。

近年研究发现，急性肾衰竭（acute renal failure，ARF）在早期阶段，肾功能尚未衰竭，即使血清肌酐轻度上升也会对病死率有很大影响。基于此，近年逐渐开始使用 AKI 的概念取代 ARF。损伤更能体现早期病理生理变化，以利于早期诊断、早期干预，以保护肾脏功能，从而防止肾损伤进一步加剧，改善预后。

二、常见病因

（一）肾前性因素导致的 AKI

1. 血管内容量减少 常见的病因有使用利尿剂、消化道出血、腹泻、呕吐、烧伤等导致细胞外液丢失；胰腺炎、营养不良、肝功能衰竭、烧伤、肾病综合征、挤压综合征、创伤等导致的细胞外液滞留，引起有效循环血容量减少，肾血流量减少，肾小球滤过率降低。

2. 肾血管严重收缩 主要诱发因素有脓毒症，β-阻滞剂、非甾体类消炎药等药物，肝肾综合征等。

3. 外周血管扩张 主要诱发因素有药物（如降压药）、脓毒症、低氧血症、肾上腺皮质功能不全、高镁血症、高碳酸血症等。

4. 心输出量减少 心肌梗死、严重肺源性心脏病、心律失常、缺血性心脏病、心肌病、心瓣膜病、高血压等原因可引起心功能不全，心输出量减少。

5. 肾动脉机械闭锁 血栓、栓塞、创伤、血管成形术等致肾血流量不足，易诱发肾动脉机械闭锁。

（二）肾性因素导致的 AKI

1. 肾小球肾炎。常见于急进性肾炎（特发性系统性红斑狼疮、过敏性紫癜、药物、韦格纳氏综合征、肺出血肾炎综合征等）、感染后、膜增生性肾炎。

2. 肾血管性疾病。主要有血管炎、肾静脉血栓形成、恶性高血压、硬皮病、DIC、肾动脉机械闭塞（手术，栓子，血栓栓塞等）。

3. 间质性肾炎。常见于药物（利尿剂、别嘌呤醇、青霉素、磺胺类、利福平、环丙沙星、西咪替丁、质子泵抑制剂、硫唑嘌呤、苯妥英、卡托普利、非甾体抗炎药等）、高钙血症等。

4. 感染。脓毒症、全身抗炎反应综合征、特殊病因（军团菌、钩端螺旋体、立克次体、汉坦病毒、念珠菌、疟疾等所致）、特定器官受累（内脏脓肿、细菌性心内膜炎、肾盂肾炎）时，导致肾缺血、肾小管坏死。

5. 肾小管内因素。常见原因有蛋白沉积，如轻链、肌红蛋白、血红蛋白；结晶沉积，如尿酸、草酸；药物所致，如甲氨蝶呤、阿昔洛韦、氨苯喋啶、磺胺类、茚地那韦、泰诺福韦等；移植排斥反应等。

6. 浸润。常见如淋巴瘤、白血病、、结节病等均可侵润肾实质。

7. 结缔组织病。

8. 肾小管坏死。长时间的肾前性肾缺血，肾毒素（氨基糖苷类、造影剂、重金属、有机溶剂、其他抗生素），色素毒素（肌红蛋白尿、血红蛋白尿）及其他原因导致肾小管损伤、坏死。

（三）肾后性因素导致的 AKI

1. 尿路梗阻　主要有内在因素，如肿瘤、结石、血块、真菌球型等；外在因素，如腹膜后、盆腔恶性肿瘤，肝纤维化，结扎术，腹主动脉瘤，前列腺肥大。

2. 排尿功能障碍　神经源性膀胱也可引起排尿不畅、尿储留。

三、发病机制

AKI 的发病机制十分复杂，涉及因素甚多，目前仍未完全阐明，主要涉及肾血流动力学改变和肾小管功能障碍两方面。

1. 肾血流动力学改变　在毒素、肾缺血等因素作用下，通过一些血管活性物质，主要是内皮素、一氧化氮、花生四烯酸代谢产物、前列腺素和血管紧张素等，使肾血液灌注下降、肾内血管收缩，肾内血液发生重新分布，髓质缺血，特别是外层髓质，呈低灌注状态，肾小球滤过率（GFR）下降。肾小球滤过率在不同平均动脉压下能自行调整，当平均动脉压下降至 60mmHg，则肾小球滤过率下降 50%。肾灌注压力降低是 AKI 的起始因素。另外，氧自由基引起肾血流动力学的改变，与其种类、合成量以及作用的血管部位有关。

2. 肾小管功能障碍　各种因素所导致的肾小管上皮细胞损伤及其功能障碍。肾持续缺血或肾毒素引起肾小管上皮细胞损伤的机制有：①细胞能量代谢障碍及其所致的细胞内钙离子浓度明显增加，激活了钙依赖性酶，如一氧化氮合成酶、钙依赖性细胞溶解蛋白酶、磷脂酶 A2（PLA2）等，导致肾小管低氧性损伤；②肾内炎性介质，如细胞因子、黏附因子、化学趋化因子等的合成和释放所引起的肾组织内的炎症反应；③具有细胞直接损害作用的氧自由基的产生等。此外，肾小管上皮在损伤后可诱发肾实质细胞的凋亡，引起其自然死亡。在这些综合因素的作用下，最终引起肾小管上皮细胞变性、坏死和脱落，发生肾小管堵塞和滤液返漏，成为 AKI 持续存在的主要因素。脱落的黏膜、细胞碎片、Tamm-Horsfall 蛋白均可在缺血后引起肾小管堵塞；严重挤压伤或溶血后产生的血红蛋白、肌红蛋白亦可导致肾小管堵塞。堵塞部位近端肾小管腔内压随之上升，继而肾小囊内压升高。肾小球滤过压接近或等于零时，肾小球即停止滤过。肾小管上皮细胞损伤后坏死、脱落，肾小管壁出现缺损区，小管管腔与肾间质直接相通，致使原尿液反流扩散至肾间质，引起肾间质水肿，压迫肾单位，加重肾缺血，使肾小球滤过率更低。

3. 肾缺血　肾缺血、缺氧导致细胞产生一系列代谢改变，最初为与缺血程度相关的细胞内 ATP 减少；若缺血时间延长，ATP 迅速降解为 ADP 和 AMP，AMP 可进一步分解成核苷（腺苷和肌苷）等，弥散到细胞外，导致 ATP 合成原料的不足；若缺血时间更长，可造成线粒体功能不可逆的丧失，导致 ATP 的再生受损，细胞内 ATP 减少，使各种依赖于 ATP 能量的离子转运发生障碍，细胞损害的酶被激活、细胞骨架蛋白被破坏。这些因素导致细胞水肿、细胞内钙离子浓度升高、细胞内酸中毒及细胞损害，最终引起细胞功能障碍和死亡。

4. 非少尿型急性肾损伤（nonoliguric acute renal failure） 非少尿型急性肾损伤的发病机制目前仍不很清楚，有人认为可能属于肾小管损伤的一种较轻类型。可能肾小管上皮细胞变性坏死、肾小管堵塞等仅发生于部分的肾小管，而有些肾单位的血流灌注量并不减少，血管无明显收缩、血管阻力不高，此时就会出现非少尿型急性肾衰竭。

四、临床特征

（一）临床表现

1. 尿量减少 通常发病后数小时或数日内出现少尿（尿量 <400mL/d）或无尿（尿量 <100mL/d）。无尿，通常提示完全性尿路梗阻，但也可见于严重的肾前性或肾性 AKI，如肾动脉阻塞、血管炎。但非少尿型 AKI 患者，尿量可以正常甚至偏多。

2. 氮质血症 AKI 时，摄入蛋白质的代谢产物不能经肾脏排泄而潴留在体内，可产生中毒症状，即尿毒症。尿素氮每天上升 >8.93mmol/L（25mg/dL）者，称为高分解代谢。少尿型 AKI 患者通常有高分解代谢。但是，尿素氮升高并非都是高分解代谢，胃肠道大出血、血肿等积血被吸收后，也会加重氮质血症。

3. 液体平衡紊乱 由于水和钠排出减少致水、钠潴留，常常导致全身水肿、肺水肿、心力衰竭、脑水肿、血压增高和低钠血症。大量输液，特别是输注低张液体以及未限制水摄入，也是容量负荷过重、低钠血症的原因。患者可表现为嗜睡，进行性反应迟钝，甚至癫痫发作。

4. 电解质紊乱

（1）高钾血症：是 AKI 最严重的并发症之一，也是少尿期的首位死因。引起高钾血症的原因如下：肾脏排钾减少；酸中毒致使氢钾交换增加，钾离子由细胞内转移到细胞外；并发感染、溶血、大量组织被破坏，钾离子由细胞内转变到细胞外液；.摄入富含钾的食物、使用保钾利尿剂、输注库存血，均可加重高钾血症。

（2）低钠血症：主要是由于水过多导致的稀释性低钠血症。此外，恶心、呕吐等胃肠道失钠以及对大剂量呋塞米治疗有反应的非少尿型患者也可出现失钠性低钠血症。

（3）高磷血症：是 AKI 常见的并发症。在高分解代谢或 AKI 伴大量细胞坏死者（如横纹肌溶解、溶血或肿瘤溶解），高磷血症可能更明显（3.23 ~ 6.46mmol/L 或 10 ~ 20mg/dL）。

（4）低钙血症：转移性磷酸钙盐沉积，可导致低血钙。由于肾小球滤过率降低时，导致磷潴留，而骨组织对甲状旁腺激素抵抗和活性维生素 D_3 水平降低时，低钙血症极易发生。由于患者往往存在酸中毒，游离钙水平并不降低，患者可出现无症状性低钙血症。但是，在横纹肌溶解、急性胰腺炎、酸中毒经碳酸氢钠纠正后，患者可出现低钙血症的症状，表现为肌肉抽搐、癫痫发作、口腔感觉异常，出现幻觉和昏睡等，心电图提示 Q-T 间期延长和非特异性 T 波改变。

（5）高镁血症：AKI 时常常出现高镁血症，可引起心律失常，心电图提示 P-R 间期延长。

（6）低镁血症：常见于顺铂、两性霉素 B 和氨基糖苷类抗生素所致的肾小管损伤，可能与髓襻升支粗段镁离子重吸收部位受损有关。低镁血症常无症状，但有时可表现为神经肌肉痉挛、抽搐和癫痫发作，或持续性低血钾或低血钙。

5. 代谢性酸中毒 正常蛋白质饮食可代谢产生非挥发性固定酸 50～100mmol/d（主要是硫酸和磷酸），通过肾脏排泄而保持酸碱平衡。AKI 时，肾脏不能排出固定酸，导致代谢性酸中毒的发生。临床表现为深大呼吸（Kussmaul 呼吸），血 pH 值、碳酸氢根和二氧化碳结合力降低，由于硫酸根和磷酸根潴留，因此常伴阴离子间隙升高。

6. 循环系统 可有充血性心力衰竭、心律失常、心包炎和高血压等。

7. 呼吸系统 临床表现的呼吸困难、咳嗽、咳粉红色泡沫痰、胸闷等，与体液潴留、肺水肿和心力衰竭有关。AKI 往往并发难治性肺部感染，偶见急性呼吸窘迫综合征。

8. 神经系统 可有昏睡、精神错乱、木僵、激动、精神病等精神症状以及肌阵挛、反射亢进、不安腿综合征、癫痫发作等。

9. 消化系统 常为 AKI 首发症状，主要表现为厌食、恶心、呕吐、腹泻、呃逆，约 25% 的患者并发消化道出血，出血多由胃黏膜糜烂或应激性溃疡引起。因为肾脏淀粉酶排出减少，血淀粉酶升高，一般不超过正常值的 2 倍。

10. 血液系统 可表现为贫血、白细胞升高、血小板功能缺陷和出血倾向。

11. 营养和代谢异常 AKI 患者常处于高分解代谢状态，蛋白质分解代谢加快，肌肉分解率增加，重者每天丢失肌肉 1kg 或 1kg 以上。

12. 感染 是 AKI 患者常见和严重并发症之一，多见于严重外伤致高分解代谢型 AKI，预防性应用抗生素不能减少发生率。最常见的感染部位，依次为肺部、泌尿道、伤口和全身。

（二）临床经过

AKI 早期症状隐匿，可被原发疾病所掩盖，即使尿量开始减少，也容易被忽视。典型 AKI 一般经过为少尿期、移行期、多尿期和恢复期。

1. 少尿期 每日尿量少于 400mL，此期一般持续 1～2 周，少数患者仅持续数小时，长者可达 3～4 周。少尿期长，则肾损害重，如超过 1 个月，提示有广泛的肾皮质坏死可能。

2. 移行期　患者度过少尿期后，尿量超过 400mL / d 即进入移行期。这是肾功能开始好转的信号。

3. 多尿期　每日尿量达 2500mL，甚至可多达 4000 ~ 6000mL。此期的早期阶段尿素氮尚可进一步上升。此后，随着尿量的继续增加，水肿消退，血压、尿素氮和肌酐逐渐趋于正常，尿毒症、酸中毒症状随之消失。本期一般持续 1 ~ 3 周，可发生脱水、低血压（低血容量性）、低钠和低钾血症，故而应注意监测和纠正以上异常。

4. 恢复期　肾功能完全恢复需 6 个月至 1 年时间，少数患者肾功能不能完全恢复，成为永久性肾损害。

五、辅助检查

（一）血液

1. 生化指标　AKI 患者可出现轻、中度贫血，部分和体液潴留、血液稀释有关；尿素氮和肌酐可进行性上升，高分解代谢者上升速度较快，横纹肌溶解引起的肌酐上升较快；血钾浓度可升高（>5.5mmol / L），部分正常，少数偏低；血 pH 常低于 7.35，碳酸氢根离子浓度多低于 20mmol / L，甚至低于 13.5mmol / L；血清钠浓度可正常或偏低；血钙可降低，血磷升高。横纹肌溶解症患者肌酸激酶显著增高，并出现肌红蛋白尿。

2. 血清学异常　如自身抗体阳性（抗核抗体、抗 ds-DNA 抗体、抗中性粒细胞胞浆抗体、抗 GBM 抗体等），补体水平降低，常提示可能为急性感染后肾小球肾炎和狼疮性肾炎等肾实质性疾病。

3. 血培养　如果患者有感染，应行血培养，排除 AKI 伴发脓毒症。

（二）尿液

1. 尿常规　尿液外观多呈浑浊，尿色深。根据病情不同，尿蛋白定性可为— ~ ++++。

2. 尿沉渣检查　可发现肾小管上皮细胞、上皮细胞管型、颗粒管型、红细胞、白细胞和晶体存在，有助于 AKI 的鉴别诊断，对区分肾前性、肾性和肾后性具有重要价值。

3. 尿液生化检查　包括尿钠、钠滤过分数、肾衰指数、尿渗量 / 血渗量、尿和血尿素氮或肌酐比值等，有助于肾前性氮质血症和急性肾小管坏死的鉴别。

（三）AKI 早期的生物学标记

1. 尿酶　谷胱甘肽 -S- 转移酶（GST）、γ- 谷氨酰基转移酶（γ-GT）、碱性磷酸酶（AKP）、N- 乙酰 -β-D- 氨基葡萄糖苷酶（NAG）等。

2. 尿低分子蛋白　胱抑素 C、α_1- 微球蛋白、β_2- 微球蛋白、视黄醇结合蛋白（RBP）。

3. 其他　中性粒细胞明胶酶相关性脂质运载蛋白（NGAL）、肾损伤分子 –1(KIM–1)、Na^+–H^+ 交换子 –3、白细胞介素（IL–6、IL–8、IL–18 等）、角质细胞衍生趋化因子（KC）及其同构体 GRO-α、核因子 –κB 及其二聚体、Cyr 61、亚精胺 / 精胺 –N- 乙酰转移酶

（SSAT）、丙二醛、胎球蛋白 A 等。

（四）影像学检查

1. 肾脏超声检查 鉴别有无尿路梗阻、判断肾脏大小和对称性。肾血流灌注检测，常用彩色多普勒检测小叶间动脉收缩期和舒张期的血液流速。多普勒指数是反映肾脏血管阻力的经典指标。

2. 腹部 X 线平片 显示肾、输尿管和膀胱等部位的结石以及超声难以发现的小结石。

3.CT 扫描 评估尿道梗阻，确定梗阻部位，明确腹膜后感染组织或腹膜后恶性肿瘤。

4. 肾血管造影 怀疑肾动脉梗阻（如栓塞、血栓形成、动脉瘤）时，应做肾血管造影。

（五）肾组织活检

肾组织活检指征：①可能存在缺血和肾毒性因素之外的肾性 AKI；②原有肾脏疾病的患者发生 AKI；③伴有系统性受累表现的患者，如伴有贫血、长期低热、淋巴结肿大等；④临床表现不典型者，肾活检可鉴别是贫血、中毒性急性肾小管坏死，还是急性间质性肾炎；⑤临床诊断缺血或中毒性急性肾小管坏死，4 ~ 6 周后肾功能不恢复；⑥肾移植后移植肾功能延迟恢复，已排除外科并发症者。

六、诊断思路

AKI 的诊断需要详细回顾患者的病史和入院前的病史、治疗史和用药史，合理地应用实验室及辅助检查，监测尿量，动态观察血肌酐变化，必要时行肾活检明确诊断。

（一）AKI 的诊断标准

采用 KDIGO 推荐的分期和标准，符合以下情况之一者可诊断为 AKI。① 48 小时内测两次肌酐，血清肌酐增高 $\geq 26.5\,\mu mol / L$（0.3mg / mL）；② 7 天内血清肌酐增高至基础值的 1.5 倍；尿量 < 0.5mL /（kg·h），且时间持续 6 小时以上。

此标准对那些不知道既往血清肌酐水平、初次就诊的血清肌酐升高、不伴有少尿的 AKI 患者不能诊断。临床上如果存在内生肌酐清除率 < 60mL / min 和或血清肌酐 >133 $\mu mol / L$，尿素氮 >20mmol / L，仅仅合并轻中度贫血、双侧肾脏增大也可诊断为 AKI。注意：①老年人内生肌酐清除率存在生理性降低，且波动较大；老年人肌肉量、蛋白质摄入量减少，加上营养不良，因此老年人虽然存在 AKI，但肌酐和尿素氮数值可完全在正常范围。②溶血性尿毒症综合征、淋巴瘤、白血病性肾损害、免疫球蛋白沉积性肾病、肾脏淀粉样变性、多囊肾、糖尿病肾病引起的慢性肾功能不全，而肾脏无明显缩小或增大，需要加以鉴别。③检测患者尿肌酐排泄量对于早期发现 AKI 具有重要意义，无论尿量是否减少，如果患者尿肌酐排泄量明显或进行性减少，则应高度警惕 AKI 的发生。

有以下征象应考虑 AKI 可能：①突发性少尿或无尿，除外梗阻因素；②原因不明的充血性心力衰竭、急性肺水肿；③原因不明的电解质紊乱和代谢性酸中毒；④突发全身水肿或水肿加重。

（二）AKI 的分期

KDIGO 指南 AKI 的分期标准，见表 3-9。

表 3-9　KDIGO 指南 AKI 的分期标准

分期	血清肌酐标准	尿量标准
1 期	绝对升高 ≥ 0.3mg／dL 或相对升高 ≥ 50％	< 0.5mL／（kg·h）（t>6h）
2 期	相对升高 >200％ ~ 300％	< 0.5mL／（kg·h）（t>12h）
3 期	相对升高 >300％，或在 ≥ 4.0mg／dL 基础上再急性升高 ≥ 0.5mg／dL）	少尿［<0.3mL／（kg·h）］×24h 或无尿 × 12h

（三）AKI 的分型

1. 少尿型　一般经过少尿或无尿期、多尿期和恢复期。

2. 非少尿型　部分 AKI 临床上无少尿期，仅表现短时间内生肌酐清除率迅速降低，血 BUN 和 Scr 迅速升高。临床表现相对较轻，常常被漏诊和误诊。

3. 高分解型　AKI 患者血 BUN 上升速度每日 >14.3mmol／L，血清肌酐上升速度每日 >132.6mmol／L，称为高分解代谢型 AKI。常见于大面积外伤、烧伤、大手术后以及合并严重感染等。临床常表现为严重的代谢性酸中毒和电解质紊乱，毒素症状明显，特别是神经系统症状突出，表现为尿毒症脑病。

（四）明确有无并发症

明确是否有①呼吸道、泌尿系统、消化道感染；②肺水肿、心力衰竭、恶性高血压、高血钾、低血钠、低血钙、高血磷及高容量负荷；③电解质和酸碱平衡失调；④心律失常、多脏器功能衰竭、消化道出血等出血性疾病。

（五）鉴别诊断

1. 与慢性肾功能不全鉴别　既往史不明确者，AKI 患者肾脏大小如常或增大，贫血不明显等可资鉴别。慢性肾功能不全是各种进展性肾病的最终结局，伴有恶心、呕吐、尿少、浮肿、恶性高血压、重度贫血、皮肤瘙痒、口有尿臊味等。

2. 肾前性 AKI、肾后性 AKI、肾性 AKI 鉴别

（1）肾前性 AKI：是肾脏供血不足、循环不良等因素导致的，肾实质组织学并无损伤，肾血流动力学恢复，肾功能即恢复，易被临床疏忽。临床表现为细胞外脱水、低血压、虚脱，尤其当体位改变时症状明显。尿液浓缩。尿量波动在 400 ~ 600mL／24h，血清肌酐轻度升高 150 ~ 250μmol／L，BUN 增高较 Scr 明显，血 BUN／Scr >100，尿 Na⁺／尿 K⁺<1，

对于疑诊肾前性 AKI 的患者，给予 5% $NaHCO_3$ 或生理盐水 200～250mL 快速静滴，补液后尿量增多，支持 AKI 的诊断；反之，补液后尿量不增多，Scr 或 BUN 轻微或无明显下降，应考虑肾前性 AKI 已转为肾实质性 AKI，或在肾前性 AKI 基础上存在肾前性因素加重。对年轻既往无肾脏损害、心功能正常者，扩容即可纠正；而对老年心功能减退者，需密切监测中心静脉压和胸片，以免突然发生急性肺水肿和脑水肿。肾前性 AKI 应避免使用大剂量的利尿剂，利尿剂可加重低容量和钠的丢失，造成生命危险。

（2）肾后性 AKI：膀胱以上梗阻的患者，除非为双侧或一侧肾脏已失去功能或单一肾脏，否则很少发生 AKI。肾脏 B 超是首选检查，腹部尿路平片和肾脏 CT 可辅助诊断，可发现输尿管或肾盂肾盏扩张，对可疑病例需行双倍剂量静脉肾盂造影并加做 24 小时延迟摄片。如超声提示双侧肾盂积水和或双侧输尿管扩张，提示梗阻；仅提示肾盏饱满，肾盂轻度积液应做 MRI 水成像检查，明确是否存在肾后性梗阻。长期肾后梗阻可导致肾实质病变而出现肾性 AKI，如果解除梗阻尿量不增加，肾功能未恢复，考虑在肾性 AKI 的基础上存在肾后性加重因素。

（3）肾性 AKI：①肾小球肾炎合并 AKI：病史中存在血尿、蛋白尿，常合并高血压，病理表现见肾小球毛细血管内皮细胞明显增殖、管腔塌陷和或新月体形成；②急性肾小管坏死：有明显低血压或应用肾毒性药物以及服用生鱼胆等毒性物质病史，病理表现见肾小管上皮细胞坏死、脱落；③急性间质性肾炎：患者存在感染或药物等过敏病史，临床上伴有发热、皮疹及关节痛等症状，病理表现见肾间质炎性细胞浸润和水肿；④肾血管性 AKI：溶血性尿毒症综合征与血栓性血小板减少性紫癜，肾病综合征膜性肾病，ANCA 相关性血管炎等。临床疑为肾血管性 AKI，应实施肾动脉或肾静脉血管超声检查，MRI 三维成像检查明确；⑤慢性肾脏病或慢性肾衰竭基础上的 AKI。

3. 与肾后性尿闭的鉴别　肾后性尿闭无休克、创伤、溶血、脱水等病史，常突然发病，24 小时尿量多在 50mL 左右，甚至无尿，在发生尿闭前或发病后即出现单侧或双侧肾区胀痛，触之有时可扪及肾下极，有压痛或叩击痛。尿比重一般均正常，尿内无管型。如为结石、结核则尿内可有红细胞及脓细胞。如行膀胱镜检查及输尿管插管，则多在输尿管某段受阻，有时导管可越过梗阻处进入肾盂，导出大量尿液。

七、救治方法

1. 去除病因　寻找 AKI 的可逆病因是首要环节，积极纠正各种原因所致的有效循环血量不足，维持肾血流灌注；控制感染，改善心功能；停用可能影响肾血流灌注和具有肾毒性、导致过敏和影响肾脏血流动力学的药物；尽早清除肾后性梗阻因素，保持尿路通畅等。

2. 维持血流动力学稳定

（1）积极实行液体复苏：脓毒症和脓毒性休克是 AKI 的主要病因。目前公认的观点是优化脓毒症患者血流动力学状态和纠正容量不足有助于减少肾脏损伤、保护残余肾功能。"早期目标指导性治疗（EGDT）"方案指出一旦临床诊断严重脓毒症合并组织灌注不足，应尽快进行积极的液体复苏，要在血流动力学不稳定状态最初 6 小时内达到以下目标：中心静脉压（CVP）8 ~ 12cm H_2O，90mmHg> 平均动脉压（MAP）≥ 65mmHg，尿量 >0.5mL/（kg·h），中心静脉（上腔静脉）氧饱和度（$SCVO_2$）≥ 70%。KDIGO 2012 指南建议对于脓毒症休克和围手术期的 AKI 高危患者采用 EGDT 方案改善血流动力学和组织氧合，以预防 AKI 的发生或业已出现的 AKI 恶化。随着超声技术的发展，临床医生可通过超声监测肾脏血流，预测重症患者发生 AKI 的风险，评估治疗后肾脏灌注的改变。

复苏液体选择：羟乙基淀粉曾被广泛使用。2008 年德国严重感染协作组研究发现，10% HES 200 / 0.5 组较乳酸林格液组 AKI 发生率显著增高，后又有相关研究证实。KDIGO 2012 指南建议在没有失血性休克情况下，对于 AKI 患者或 AKI 风险患者，建议使用等张晶体液而非胶体液扩容。需要大量晶体液时，可以加用白蛋白复苏。研究表明，白蛋白不会增加 AKI 患者死亡风险。

（2）避免液体超负荷：早期液体复苏后，后续容量管理是非常重要的问题。越来越多的证据显示，液体超负荷与 AKI 预后不良有关。对于休克患者，早期应根据容量反应性指导液体复苏，容量补足后实行限制液体管理策略，避免容量超负荷，可以改善预后。

（3）血管活性药物：以往多巴胺被广泛用于危重症患者的肾脏保护治疗，但这些研究大多是小样本、非随机、统计效能有限的研究。荟萃分析没有发现多巴胺能够预防 AKI。近年研究显示，多巴胺在正常人群中的肾脏血管扩张作用在 AKI 患者中并不存在。KDIGO 指南不推荐使用低剂量多巴胺预防或治疗 AKI。现有临床数据尚不足说明哪种血管活性药物对于预防 AKI 更优。出于对肾脏灌注的担忧，KDIGO 2012 指南推荐对于合并或已经出现 AKI 的血管源性休克的患者，在补液治疗的同时联合使用缩血管药物。

（4）利尿剂：以往利尿剂被广泛应用于各种原因导致的 AKI，尤其是少尿型。然而近年研究发现，利尿剂对 AKI 的预后无正面影响，反而有负面影响。各种利尿剂可通过降低有效循环血量、球管反馈等机制直接或间接引起肾血流灌注明显下降和肾小球滤过率下降，导致肾前性 AKI，严重者可致肾小管坏死。KDIGO 2012 指南不推荐使用利尿剂预防 AKI，除容量超负荷外，不建议使用利尿剂治疗 AKI。

3. 保持电解质和酸碱失衡 积极治疗高钾血症，纠正酸中毒。

4. 营养支持 AKI 患者常伴有高分解代谢，部分患者需要肾脏替代治疗，营养物质消耗严重，可导致负氮平衡和营养不良。指南推荐，优先考虑肠内营养途径，摄取总热量 20 ~ 30kcal/（kg·d）。不需要肾脏替代治疗、非高分解代谢的患者，蛋白质摄入量为 0.8 ~ 1.0g/（kg·d），碳水化合物 3 ~ 5g/kg，脂肪 0.8 ~ 1.0g/kg，脂质能量供给占非蛋白能量供给的 30% ~ 35%，指南推荐不要为了预防或推迟启动肾脏替代治疗而限制蛋白质的摄入。肾脏替代治疗患者，蛋白质摄入量为 1.0 ~ 1.5g /（kg·d）。高分解、行连续性肾脏替代治疗治疗的患者，蛋白质摄入最大量可达 1.7g /（kg·d）。除了大量营养素的供给，还要兼顾微量元素的补充，主要包括维生素（叶酸，维生素 C，硫胺素）和微量元素。AKI 时易发生维生素 A 增加，维生素 E 减少和维生素 D_3 活性降低，除了疾病本身，肾脏替代治疗也会加重营养物（如硒、铬、铜和锌）的丢失。

5. 有效控制血糖　AKI 时并发高血糖与发病前是否合并糖尿病无关，非糖尿病患者仍然会出现血糖升高和胰岛素抵抗，这种现象称为应激性高血糖，好发于高龄、多器官损害、脓毒血症、急性呼吸循环衰竭人群。KDIGO 推荐 AKI 患者血糖控制在 6.1 ~ 8.3mmol 范围。

6. 血液净化治疗　治疗目的是维持水、电解质平衡和内环境稳定；避免肾脏的进一步损伤；促进肾功能恢复；为其他治疗创造条件。

（1）治疗方式：连续性肾脏替代治疗（continuous renal replacement therapy，CRRT）、血液透析（hemodialysis，HD）、腹膜透析（peritoneal dialysis，PD）、持续缓慢血液透析（sustained low-efficiency dialysis，SLED）。

（2）肾脏替代治疗的绝对指征：代谢异常；氮质血症，BUN ≥ 36mmol / L（100mg / dL）；尿毒症并发症，尿毒症性脑病、心包炎、出血；高钾血症，K^+ ≥ 6mmol / L 和 / 或心电图异常；高镁血症，Mg^{2+} ≥ 4mmol / L；严重代谢性酸中毒，pH ≤ 7.15；少尿或无尿，尿量 < 200mL / 12h 或无尿；容量超负荷，肺水肿、脑水肿。

八、最新进展

（一）诊断标准

AKI 一直没有明确的诊断标准。2002 年，急性透析质量倡议（acute dialysis quality initiative，ADQI）第二次会议提出了 AKI / ARF 的 RIFLE 分级诊断标准，此标准是目前诊断 AKI 的常用标准之一。即将 AKI 分为 3 个级别：危险（risk）、损伤（injury）、衰竭（failure）和 2 个预后级别：肾功能丧失（loss）、终末期肾病（end stage renal disease，ESRD）。2005 年 9 月 AKI 网络（AKIN）阿姆斯特丹会议在 RIFLE 基础上对 AKI 的诊断和分级标准进行了修订。AKIN 制定的 AKI 定义为：不超过 3 个月的肾脏功能或结构方面的异常，包括血、尿、组织检测或影像学方面的肾损伤标志物的异常。AKIN 共识仍然使用 RIFLE 分级，但是仅保留了前面 3 个急性病变期，而且在分级标准上做了调整。AKIN 共识规定了诊断 AKI 的时间窗为 48 小时，强调了血清肌酐的动态变化，为临床上 AKI 的早期干预提供了可能性。此外，与 ADQI 共识相比，AKIN 共识规定：只要血清肌酐轻微升高 ≥ 0.3mg / dL，就可诊断 AKI，提高了诊断的敏感性。但 AKI 的两个定义和分期标准，给临床诊断和研究带来困惑。为此，改善全球肾脏病预后组织（KDIGO）于 2012 年，综合 RIFEL 和 AKIN 标准制定了 AKI 临床实践指南。定义为：肾功能 48 小时内迅速减退，血清肌酐升高绝对值 ≥ 0.3mg / dL（26.5μmol / L），或较基础值升高 ≥ 50%（增至 1.5 倍），或尿量小于 0.5mL /（kg·h）超过 6 小时。

（二）早期生物标记物

由于 AKI 目前诊断还主要依赖于血清肌酐和尿量，存在一定的局限性，近年来，国内外医学专家试图寻找新型生物标记，以此对急性肾损伤病情进行评估和预测。

1. 中性粒细胞明胶酶相关脂质运载蛋白（neutrophil gelatinase-associated lipocalin，NGAL） NGAL 是钙蛋白超家族中的一员，在人类中性粒细胞中被发现，分子量 25kDa，与明胶酶共价结合。正常情况下，在许多组织（包括肾脏）均呈低表达状态，但当上皮细胞受到刺激时表达状态会显著上调。AKI 时在远端肾小管高度表达并从尿液中排出，尿 NGAL 水平在 AKI 发生 2 ~ 3 小时后即可升高，6 小时即达高峰，是 AKI 早期发现的敏感指标。研究提示：NGAL 不但可以作为早期诊断 AKI 的生物标记物，同时还能反应肾脏的损伤程度。由于 NGAL 的检测可能会受到一些干扰因素的影响，例如存在原发肾脏疾病或泌尿系统感染等，因此目前作为 AKI 早期诊断指标的血、尿 NGAL 检测仅限于临床研究。

2. 肾损伤分子 -1（kidneyinjurymolecule1，Kim-1） Kim-1 是一种跨膜糖蛋白，极少在正常肾组织内表达，但在因缺血及毒性导致的肾损伤的去分化近曲小管上皮细胞中高度表达，并脱落至尿液中。检测尿液中的 KIM-1，可以反映其在肾脏的表达水平。AKI 时，尿 KIM-1 升高比血清肌酐可提早 2 ~ 3 天，国内外研究结果表明，Kim-1 作为早期诊断缺血性肾损伤的指标，无论是特异性还是敏感性，都是值得进一步研究探讨的重要生物标志物。

3. 尿 N - 乙酰 - β-D- 氨基葡萄糖苷酶（N-acetyl-β-D-glucosaminidase，NAG） NAG 为近端肾小管细胞溶酶体酶，在肾小管细胞发生破坏时释放入尿液，因此 AKI 患者尿液中 NAG 水平明显增高，但是由于该酶的活性受尿液 pH 值的影响，因此在 AKI 诊断应用中受到限制。

4. 尿 β_2- 微球蛋白（Beta-2-microglobulin，β_2-MG）和 α_1- 微球蛋白（alpha-1-microglobulin，α_1-MG） 是小分子质量蛋白，经肾小球自由滤过、近端肾小管重吸收，是反映近端肾小管损伤的重要标志物，但特异性差。

5. 胱抑素 C（cystatin C，CysC） CysC 是半胱氨酸蛋白酶抑制剂超家族中的一员，为一种分泌性非糖化蛋白质，几乎在人体所有的有核细胞中表达，以恒定的速率产生，自由通过肾小球滤过并被近端肾小管的上皮细胞重吸收和代谢，血中浓度不受年龄、性别、炎症、肌肉量和肾小管分泌等因素影响，因此能够较为准确地反映肾小球滤过率。国外学者也通过多项研究证实，CysC 是一项能够可靠、敏感地反应肾小球滤过功能的生物标记物，尤其是在 AKI 的早期，其特异性和敏感性较血清肌酐更好，较血清肌酐升高提前 1 ~ 2 天；而且在 AKI 的恢复过程中，血 CysC 的降低较肌酐出现的更早，是判断 AKI 转归的重要生物学指标。

6. 白细胞介素 -18（interleukin-18，IL-18） IL-18 是一种促炎细胞因子，主要在近端肾小管产生，很多研究表明，尿 IL-18 水平升高可提示缺血及肾移植后导致的近端肾小管的损伤。另有研究报道，检测尿中 IL-18 对早期预示 AKI 的发生有较高的特异性及敏感度，尤其是肾移植术后的患者，如其水平下降则预示肾功能逐渐好转。

7. 心钠素（Atrial natriuretic peptide） 心钠素是一种由心房合成、贮存和分泌的活性多肽，又称心房利钠因子（ANF）或心房利钠肽（ANP）。具有强大的利钠、利尿、舒张血管、降低血压、对抗 – 系统和抗利尿激素作用。对改善肾功能、调控体内水和电解质平衡、内稳态恒定方面起着重要作用。国内夏明等研究证明：长时间（>48 小时）注入 ANP［50mg/（kg·min）］有助于改善心脏手术后的急性肾损伤患者的肾血流量及肾小球滤过率，改善肾功能、防止细胞损伤；国外也有实验研究证实；对于心脏术后缺血性 AKI 患者，以 50mg/（kg·min）输注入心房利钠肽（Human atrial natriuretic peptide，h-ANP），可早期改善患者肾功能、减少透析概率、提高不透析患者的生存率。

8. 其他 近年来有研究表明，与肾小管损伤相关的分泌蛋白，尤其是酶类也是 AKI 的标志物。另外，Noiri 等证实，尿脂肪酸结合蛋白 -1（fattyacidbindingprotein1，FABP1）比血清肌酐能更早的预测高危人群 AKI 的发生，认为尿 FABP1 可作为一个新的 AKI 的生物标志物，但需进一步的临床研究来证实。

（三）肾脏替代治疗（RRT）

RRT 是目前治疗 AKI 的重要方式，其血流动力学稳定，溶质清除率高，可清除炎症介质，利于营养支持。

1. 开始肾脏替代治疗的时机 在合适的时机开始肾脏替代治疗，能够更好地发挥 RRT 调节容量、纠正酸碱及电解质紊乱、改善氮质血症等优势。何时开始肾脏替代治疗一直存在争议，PICARD 研究表明，早透析（BUN<27mmol/L）比晚透析（BUN>27mmol/L）患者 14 天及 28 天死亡率低，但无统计学意义，仍需大样本多中心研究证实。目前公认在出现危及生命的水、电解质和酸碱紊乱（如高血钾，代谢性酸中毒）、肺水肿及严重尿毒症时应急诊开始肾脏替代治疗。目前临床判断 AKI 病情最常用的指标是血清肌酐和尿素氮，以往多数研究表明，以血清肌酐或尿素氮来判断肾脏替代治疗的时机，而早期进行肾脏替代治疗并不能改善预后。迄今至少 8 项临床研究观察肾脏替代治疗开始时已有不同程度尿量减少的 AKI 患者的预后，多数研究发现，以尿量减少代替血清肌酐或尿素氮水平升高作为早期开始肾替代治疗的指征可能有助于改善预后，但早期尿量减少的定义不一致，以往资料中判断尿量减少至 500～600mL/24h 时可以考虑肾替代治疗。近期，也有探讨肾损伤相关生物学标志物与 RRT 的时机选择，尚缺乏有力的证据。RRT 治疗的目标为支持脏器功能，避免严重并发症，故应常规评估 AKI 的病情严重程度及发展趋势，RRT 开始的时机不仅取决于绝对的生化指标检测值或 AKI 分期，应依据病情动态变化决定个体化的 RRT 时机。

2. 停止肾脏替代治疗的时机 ①肾功能恢复可以满足患者治疗的需要，引起 AKI 的原发疾病好转。表现为：尿量增加（不适用于非少尿患者），或血清肌酐水平自行下降。②肌酐清除率 >12mL/min 可以考虑停止肾脏替代，>20mL/min 可以停止肾脏替代。③要有"撤机程序"：逐渐减少治疗剂量和频次，改变治疗方式。④建议不要用利尿剂来促进肾功能恢复，或通过利尿减少 RRT 频率。

3. 治疗时间 目前无足够的循证医学证据提示间歇性肾脏替代治疗（IRRT）和连续性肾脏替代治疗（CRRT）哪种治疗模式更好。理论上，CRRT 的益处包括能够平稳的充分清除水分，使血流动力学更为稳定，更有助于受损肾功能的恢复，更有效地清除小分子及大分子代谢产物，因此对于血流动力学严重不稳定，同时合并急性肝肾损伤、急性脑损伤的患者更为适宜。IRRT 的主要优势是治疗的灵活性、安全性、可操作性及经济性，尤其适用于需要快速有效控制严重高血钾等危急情况。

4. 治疗模式 CRRT 有缓慢持续超滤、持续静脉血液滤过、持续静脉血液透析、血液灌流等多种模式，不同的模式治疗疾病的机制各不相同，因此，因根据治疗目的选择合适的模式。

若仅需改善氮质血症、纠正酸中毒及电解质紊乱，由于清除的均为中分子物质，选择血液透析效率更高。而在重症感染或横纹肌溶解症患者中，为清除炎症介质，肌红蛋白等中大分子溶质，应选择血液滤过模式，同时配合合适的治疗剂量。而对于肾衰竭合并水负荷过重或顽固性心力衰竭需调节容量的患者，选择超滤模式可以达到清除体内过多水分的治疗目标。而对于中毒患者，需根据毒物性质不同，选择血液灌流、血浆置换等模式进行治疗。在重症患者的处理中，也可以根据病情，选择多种模式联合治疗，如血液滤过联合血液透析、血液灌流联合血液透析。

5. 肾脏替代治疗剂量和方案 RRT 主要通过对溶质及溶剂的调节实现，因此，治疗剂量对治疗效果会产生直接的影响。过小的剂量可能会导致治疗效果不佳，而过大的剂量有可能导致有益物质的丢失并增加医疗费用。置换量至少 20 ~ 25mL/(kg·h)，并强调个体化，特殊情况下如脓毒症、高分解代谢等要增加置换量；患者进行间断或延长 RRT 时每周单室尿素清除指数（spKt/V）应达到 3.9/周；为使患者治疗充分，应动态评估患者情况、治疗的目标，动态调整治疗剂量。

6. 缓冲碱 推荐使用碳酸氢盐置换液和透析液，尤其是危重患者、合并心血管疾病、肝功能衰竭或高乳酸血症者。

7. 血管通路 ①建议 AKI 患者采用无套囊、无隧道的透析导管，更甚于有隧道的导管；②AKI 患者采用静脉通路建立血管通路时，首选右侧颈内静脉；次选股静脉；第三选择为左颈内静脉；最后选择：锁骨下静脉；③推荐超声引导下置入透析导管；④推荐在颈内静脉和锁骨下静脉置管后、导管使用之前立即进行胸部平片检查；⑤建议 AKI 患者肾脏替代治疗时置入无隧道的透析导管后，不要在皮肤局部使用抗生素；⑥建议不要使用抗生素锁预防导管相关感染。

8. 抗凝剂 根据患者使用抗凝剂潜在的风险和收益，决定抗凝治疗方案，无出血风险和凝血异常，也未使用全身抗凝者，可使用抗凝剂；间歇性透析患者采用普通肝素或低分子量肝素抗凝；无禁忌证的患者采用连续性肾脏替代治疗：推荐局部枸橼酸抗凝，不推荐普通肝素；连续性肾脏替代治疗有枸橼酸抗凝禁忌证者：普通肝素或低分子量肝素抗凝；有出血倾向不能用抗凝剂者，使用无肝素治疗。

9. 新型肾脏替代治疗技术 ①杂合式肾脏替代治疗：是一组采用持续、低效、延长时间的日间血液透析或血液透析滤过方式。采用普通血透机，但血流量和透析液速度较慢，治疗时间延长至每日 6 ~ 12 小时，是介于 IHD 和 CRRT 之间的一种方式，既有 IHD 快速清除溶质的作用，又有与 CRRT 类似的血流动力学稳定的优点。②血浆吸附滤过：在传统CRRT 治疗中串联血浆置换技术，分离后的患者血浆通过活性炭吸附剂非选择性清除炎症介质。一些小规模研究发现，此法能够维持更佳的血流动力学，减少升压药用量，改善免疫状态。③生物人工肾：包含一个传统的血滤器和肾小管辅助装置，具有肾小管的转运、代谢、内分泌功能，加上滤器的滤过功能，更接近肾脏的生理功能。

参考文献

1. 汤晓静，梅长林. 持续性肾脏替代治疗在急性肾损伤中的应用. 实用医院临床杂志，2012，9（2）：4-8.

2. 邱晓华，邱海波. 持续性肾脏替代治疗时机剂量及模式选择. 中国实用内科杂志，2012，32（6）：423-425.

3. 王莹，张建. 急性肾损伤的非肾脏替代治疗. 中国小儿急救医学，2013，20（4）：360-364.

4. 张威，袁伟杰. 急性肾损伤时的血糖控制与营养支持治疗. 临床内科杂志，2013，30（5）：301-303.

5. 杨莉. 急性肾损伤早期诊断. 中华内科杂志，2012，51（12）：939-942.

6. 陈子洁，石理. 急性肾损伤早期生物标志物的研究进展. 中国中西医结合肾病杂志，2013，14（3）：274-277.

7. 季大玺，徐斌. 急性肾损伤透析治疗的抗凝策略. 中国血液净化，2013，12（2）：59-60.

8. 陈楠，张文. 中国急性肾损伤临床研究现状. 临床肾脏病杂志，2013，13（1）：4-6.

9. 何敏. 血液净化疗法治疗急性肾损伤的研究进展. 医学综述，2013，19（3）：490-493.

10. 汤晓静，梅长林. KDIGO 指南解读：急性肾损伤的诊治. 中国实用内科杂志，2012，32（12）：914-917.

11. 马晓春，李旭. 急性肾损伤定义、诊断及其防治进展. 中国实用内科杂志，2012，32（6）：408-411.

12. 杜晓刚，何俊伶. 急性肾损伤的诊断及其血液净化治疗进展. 中华临床医师杂志，2012，6（15）：4182-4284.

13. 杨莉，刘刚. 急性肾损伤的临床表现及机制探讨. 临床肾脏病杂志，2012，12（04）：150-152.

14. 熊旭东，谢芳. 连续性肾替代治疗在危重病急救中的探索. 医学综述，2013，19（2）：323-325.

15. 李家瑞，乔佑杰. 急性肾损伤与液体管理策略. 中国中西医结合肾病杂志，2011，12（11）：1024-1026.

16. 李艳伟，夏天. 急性肾损伤的诊断和研究进展. 中国临床实用医学，2010，4（2）：255-256.

17. 吴晓静，陈楠. 利尿剂与急性肾损伤. 中华内科杂志，2010，49（7）：626-628.

18. 王欣. 急性肾损伤诊断与分类专家共识. 中华肾脏病杂志，2006，22（11）：661-663.

19. 尹永杰，张京晓. 急性肾损伤发病机制的研究进展. 中华急诊医学病杂志，2013，22（3）：324-327.

20. 滕杰，丁小强. 危重急性肾损伤时肾脏替代策略的优化. 上海医学，2013，36（3）：183-185.

21. Noiri E，Doi K，Negishi K，et al. Urinary fatty acid-binding protein 1：an early predictive biomarker of kidney injury.Am J Physiol Renal Physiol，2009，296（4）：F669-F679.

（谢　芳　朱梅萍）

第八节　多脏器功能障碍综合征

一、基本概念

多脏器功能障碍综合征（multiple organ dysfunction syndrome，MODS）是指急性严重感染及非感染因素（如创伤、烧伤、大手术后、病理产科、心肺复苏等）作用于机体，24h 之后导致机体两个或两个以上系统器官或脏器功能同时或序贯发生功能障碍的临床综合征。受损器官包括肺、肾、肝、胃肠、心、脑、凝血、周围循环及代谢功能等。其病因复杂、治疗困难、死亡率高，是急诊临床的常见综合征。

对 MODS 概念上的认识需强调几点：①原发致病因素是急性而继发受损器官，可在远隔原发伤部位；②致病与发生 MODS 的时间须间隔 24 小时以上；③机体脏器原有功能良好，功能损害属可逆性，一旦发病机制阻断，脏器功能可望恢复；④一些慢性疾病的终末期以及发病学上相关的脏器疾病，虽也涉及多个脏器，但不属于 MODS 的范畴。

MODS 与多系统器官衰竭（multiple system organ failure，MSOF）的区别：①前者指某些器官功能已不能有效维持内环境稳定的一种病理生理状态，而后者是静态概念，病期已危及生命，不能反映疾病发展过程；②前者强调临床过程的变化，随着病程发展，可早期发现，早期干预，既可加重，也可逆转，而后者则是前者的终末期表现。

MODS 在外科急诊手术后的发生率为 7% ~ 22%，在腹腔感染败血症中的发生率为 30% ~ 50%，在内科系统感染中的发生率为 12%。其病死率的高低与脏器衰竭数目有关，有人报道：一个脏器衰竭死亡率约为 30%，两个脏器衰竭死亡率约为 60%，3 个脏器衰竭死亡率约为 85%，4 个脏器衰竭死亡率几乎为 100%。

二、常见病因

（1）严重感染：常见于血流感染、肺部感染、腹腔内脓肿、重症胰腺炎、重症胆管炎、弥漫性腹膜炎、流行性出血热、重症病毒性肝炎、继发于创伤后的感染等。

（2）严重创伤：常见于多发性创伤、大面积烧伤、挤压综合征等。

（3）大手术：常见于肺叶、肝叶、胰十二指肠、腹主动脉瘤切除等巨大复杂的胸腹部手术及颅脑手术等。

（4）病理产科：常见于妊娠剧吐、流产、异位妊娠、胎膜早破、多胎、羊水异常、前置胎盘、胎盘早剥、妊高征、妊娠合并疾病等。

（5）缺血缺氧性损害：常见于休克、复苏后综合征、弥散性血管内凝血（DIC）、血栓形成。

（6）治疗失误：常见于高浓度氧吸入、大量应用去甲肾上腺素等血管收缩药、输液或输血过多、长期大量使用抗生素、大剂量激素的应用等。

（7）其他：常见于急性中毒、麻醉意外、长时间低氧血症、器官储备功能低下的老年人和免疫能力低下者、营养不良、原有多种慢性疾病者。

三、发病机制

MODS 机制尚未完全阐明，目前认为和下列因素有关。

1. 促炎 – 抗炎失衡 促炎反应介质如白介素 -1、白介素 -8、肿瘤坏死因子等，介导血小板活化因子，趋化白细胞和循环细胞因子，引起细胞因子黏附于内皮细胞并活化凝集，产生大量继发性介质并参与发热、心动过速、呼吸加快、通气灌注失衡，并引起乳酸性酸中毒等。与此同时，抗炎介质如白介素 -2、白介素 -4、白介素 -6、白介素 -10、白介素 -13 与转化生长因子 β 等抑制白介素 -1、白介素 -8、肿瘤坏死因子，以维持炎症反应的平衡。当机体受到创伤、烧伤、感染、休克等影响时，促炎 – 抗炎平衡失调，促炎因子占优势，导致器官功能损伤。

2. 两次打击与双相预激 机体受到创伤、感染、休克等首次"打击"后，组织器官产生原发性或第一次的损伤，与此同时，这些损伤会激活机体的免疫系统，使组织和细胞对细菌和毒素的"再次打击"敏感性升高，一旦损伤未得到及时修复或继发感染或微循环功能障碍时，机体便会遭到这些继发性病变的第 2 次"打击"，由于首次损伤或打击已经致敏或使免疫预激活，第 2 次的打击会导致免疫功能爆发性激活，产生并释放大量炎性因子，经级联反应放大，加重炎症损伤，导致 MODS。

3. 肠道菌群 – 内毒素移位 肠道内有大量的正常菌群维持机体的肠内环境平衡，当创伤、感染、休克等原因导致肠道黏膜缺血、损伤后，肠上皮细胞功能受损，一方面引起肠道黏膜屏障功能障碍，肠内细菌移位或直接进入血循环；另一方面，肠内菌群增殖失衡，产生的内毒素增加，大量的内毒素透过异常的肠黏膜屏障被吸收入血循环，导致脓毒症，造成全身各脏器功能受损。内毒素导致 MODS 的机制主要通过以下 3 个途径：①直接或间接通过补体系统、激活中性粒细胞和单核 – 巨噬细胞，促进 SIRS 发生；②激活凝血、纤溶和激肽系统，并促使白细胞合成和释放组织因子，促进 DIC 形成；③损伤细胞线粒体，引起能量代谢障碍，造成细胞损伤。

4. 缺血再灌注损伤　当复苏后或休克控制后，血流动力学改善，缺血区域由于较长时间的低灌注状态，当该区域再次开通血流，即再灌注时，常发生再灌注损伤（reperfusion injury），又称"再灌注综合征"。通常表现为重要器官血灌注量再次降低，出现少灌注或无灌注，造成细胞崩解及器官功能衰竭。再灌注损伤与钙离子内流、氧自由基产生有密切关系。再灌注时可促使 ATP 分解代谢增强，其代谢产物次黄嘌呤堆积，且黄嘌呤脱氧酶转化成为黄嘌呤氧化酶，后者作用于次黄嘌呤使之成为黄嘌呤，同时产生超氧阴离子，此种氧自由基作用于血管内皮细胞，造成内皮细胞的氧化性损害，还可引起远隔器官的损伤。

5. 代谢障碍　MODS 突出的临床特点是高动力型循环和高代谢状态。不同原因引起的 MODS 在临床表现上大体一致，故认为 MODS 的发生机制主要与代谢障碍有关。由于神经 - 内分泌因素的影响，肾上腺皮质激素、胰高血糖素等分解激素增多，机体分解代谢亢进，能量消耗增加，无氧代谢增加，糖与脂肪氧化与利用障碍，机体能源缺乏，故转而分解大量肌蛋白，能量供应不足，以及胞浆中 ATP 减少，明显抑制了腺苷酸环化酶，影响环磷酸腺苷（cAMP）的形成，使依赖 cAMP 做信使的许多激素不能发挥调节作用，致 MODS 的发生。

6. 基因多态性　严重损伤后全身性炎症反应失控以及器官损害受体内众多基因的调控，遗传学机制的差异性是许多疾病发生、发展中内因的物质基础。基因多态性是决定个体对应激打击的易感性、耐受性、临床表现多样性及对治疗反应差异性的重要因素。

7. 细胞凋亡　细胞凋亡又称为细胞程序性死亡（PCD），MODS 时机体释放多种细胞因子和炎性介质均能延缓中性粒细胞凋亡，同时，严重创伤时巨噬细胞对凋亡细胞的清除能力下降，促使炎症扩大，引起失控的 SIRS 和 MODS，最终发生器官衰竭。

四、临床特征

主要为原发病和受累脏器功能不全的临床表现。MODS 脏器功能不全发生的先后序列，因原发病不同而异，一般肺是最早受累的器官。MODS 病程一般为 14 ~ 21 天，并经历 4 个阶段：休克、复苏、高分解代谢状态和器官衰竭阶段。将 MODS 分为以下 4 期：

1 期：始于原发病 2 ~ 7 天后，一般情况正常或轻度烦躁，循环血容量需要轻度增加，心率加快，血压下降；轻度呼吸性碱中毒；少尿，利尿剂反应差；胃肠胀气；肝功能正常或轻度胆汁淤积；分解代谢加强，高血糖，胰岛素需要量增加；意识模糊或神情恍惚；血液系统正常或轻度异常。

2 期：始于原发疾病 7 ~ 14 天后，急性病容，烦躁；心功能为高排容量依赖型；呼吸急促，呼碱、低氧血症；肌酐清除率下降，轻度氮质血症；不能耐受食物；高胆红素血症，PT 延长；高分解代谢状态；嗜睡；白细胞增多或减少，血小板减少。

3 期：发生于原发疾病 2 周后，一般情况差；休克，心输出量下降，水肿；严重低氧血症，ARDS；氮质血症，有血液透析指征；肠梗阻，应激性溃疡；黄疸；代谢性酸中毒，高血糖；昏迷；凝血功能异常。

4 期：濒死感；血管活性药物维持血压，水肿，SvO_2 下降；高碳酸血症、气压伤；少尿，血透时循环不稳定；腹泻，缺血性肠炎；转氨酶升高，严重黄疸；骨骼肌萎缩，乳酸酸中毒；昏迷；DIC。此期病人已濒临死亡。

五、辅助检查

根据受累脏器，如外周循环、心、肺、肾、肝、胃肠道、凝血系统、脑、代谢等进行动态的相关辅助检查，以了解各脏器功能受损情况，检查项目如下：

1. 循环系统　收缩压 <90mmHg，持续 1 小时以上，或循环需要药物支持维持稳定。

2. 呼吸系统　急性起病，氧合指数（PaO_2 / FiO_2）≤ 200（已用或未用 PEEP），X 线胸片见双肺浸润，肺动脉楔压（PAWP）≤ 18mmHg，或无左房压升高的证据。

3. 胃镜　胃十二指肠黏膜多发糜烂，散在多处线样溃疡，可见活动出血或血痂。选择性胃左动脉或腹腔动脉造影，可见活动出血（局部造影剂浓聚）。24 小时出血量 >400mL，或不能耐受食物，或消化道坏死、穿孔。

4. 肾脏　BUN 升高，BUN>8.925mmol / L，每日升高 3.57 ~ 8.925mmol / L；Scr 升高，血 Scr>177μmol / L。低比重酸性尿，尿比重 1.010 ~ 1.014，镜下可见管型。尿钠增加，尿钠指数 >1。血钾进行性上升。血浆蛋白及血细胞比容下降。血浆肌酐 / 尿肌酐 <20。伴有少尿或多尿，或需要血液透析。

5. 肝脏　血清总胆红素 >34.2μmol / L，相应酶类（LDH、AKP）升高，血清转氨酶（ALT、AST）升高或不升。或有血 NH_3 升高，血中支链氨基酸 / 芳香族氨基酸比例下降。

6. 血液　血小板计数 <50×10⁹ / L 或减少 25%，或出现 DIC。DIC：①皮肤黏膜有广泛出血倾向；②血小板进行性下降，可 <50×10⁹ / L；③试管法凝血时间，高凝状态 <3 分，低凝状态 >12 分（正常值 5 ~ 10 分）；④红细胞形态异常；⑤凝血酶原时间（PT）>15 秒（正常 12 秒）；⑥部分凝血活酶时间（APTT）>60 秒；⑦血浆纤维蛋白原 <2g / L；⑧纤维蛋白降解产物（FDP）>20μg / mL。

7. 神经系统　Glasgow 昏迷评分 <7 分。

8. 代谢　不能为机体提供所需能量，糖耐量降低，需用胰岛素；或出现骨骼肌萎缩、无力。

六、诊断思路

MODS 诊断标准国内外尚未统一。有 Fry 诊断标准、日本望月标准、Knaus 标准、MODS 分级诊断标准、Mashall 标准、庐山会议标准。

较成熟的 MODS 诊断标准是：诱发因素＋全身炎性反应综合征（SIRS）＋器官功能不全。即：①存在严重创伤、休克、感染以及大量坏死组织存留或重症胰腺炎、病理产科等诱发 MODS 的病史或病因；②存在持续高代谢、高动力循环和异常耗能等全身过度的炎性反应或脓毒症的表现以及相应的临床症状；③存在 2 个以上器官功能不全，同时要除外直接暴力所致的原发性器官衰竭。

目前国际上对 MODS 的评分标准是 1995 年由 Marshall 提出的，其中涉及最常发生功能障碍的 6 个器官系统，并从中选出一个最具代表性的变量。Marshall 等以 MODS 评分中每一器官系统变量的得分大于或等于 3 分作为该器官系统衰竭的标准。MODS 严重程度评分标准（Marshall，1995），见表 3-10。

表 3-10　MODS 严重程度评分标准（Marshall，1995）

器官系统	分值				
	0	1	2	3	4
呼吸系统（PaO_2/FiO_2）	＞300	226～300	151～225	76～150	≤75
肾脏（血清肌酐，单位 μmol/L）	≤100	101～200	201～350	351～500	＞500
肝脏（血清胆红素，单位 μmol/L）	≤20	21～60	61～120	121～240	＞240
心血管系统（PAHR）	≤10.0	10.1～15.0	15.1～20.0	20.1～30.0	＞30.0
血液系统（血小板计数，单位 $10^9/L$）	＞120	81～120	51～80	21～50	≤20
神经系统（Glasgow 评分）	15	13～14	10～12	7～9	≤6

注：（1）计算 PaO_2/FiO_2 时不考虑是否使用机械通气、通气方式，是否使用 PEEP 及大小。

（2）血清肌酐不考虑是否接受透析治疗。

（3）PAHR=HR×RAP（右房压或 CVP）/MAP。

七、救治方法

1. 控制原发病　控制原发病是治疗 MODS 的关键。应早期去除或控制诱发 MODS 的病因，避免机体遭受再次打击。如控制感染灶，早期、足量、合理地使用抗生素，对感染性 MODS 是治疗关键。

2. 纠正组织缺氧　纠正组织缺氧是 MODS 重要的治疗目标，包括提高氧输送、降低氧需求、改善组织细胞利用氧的能力。

（1）支持动脉氧合：通过氧疗、机械通气完成。对于非急性呼吸窘迫综合征或急性呼衰患者，支持动脉氧合的目标是：将动脉血氧分压维持在 80mmHg 以上，或动脉血氧饱和度维持在 94% 以上。对于急性呼吸窘迫综合征或急性呼衰患者，支持动脉氧合的目标是：将动脉血氧分压维持在 55～60mmHg 以上，或动脉血氧饱和度维持在 90% 以上。有人对 ARDS 的机械通气治疗研究后指出：根据体重预计值计算的 6mL / kg 潮气量的通气治疗同传统潮气量（12mL / kg）比较更有优势，不但可降低患者的病死率，而且不增加治疗费用，不需要额外的镇静或麻醉，从而成为治疗 ARDS 的一种合理的初始通气治疗方法。近年来国内外运用体外膜肺氧和（ECMO）治疗成人 ARDS 取得重大进展，在高呼吸机条件仍不能纠正缺氧的情况下，ECMO 可作为一种有效的治疗手段加以应用。

（2）增加心输出量：严密监测心功能及其前后负荷和有效血容量，确定输液速度，科学分配晶体与胶体、糖水与盐水、等渗与高渗液的比例，合理使用血管活性药物。循环支持的最终目的是：保证足够的氧运送量，以满足机体的耗氧量，避免机体因缺氧而发生乳酸堆积，以及其他代谢和免疫失常。液体复苏是 MODS 患者救治的重要组成部分以及时有效的液体复苏对于最终治疗结果有决定性意义。6 小时内达到以下复苏目标：①中心静脉压（CVP）8～12cm H$_2$O；②平均动脉压 ≥ 65mmHg；③每小时尿量 ≥ 0.5mL / kg；④上腔静脉氧饱和度（ScvO$_2$）或 SvO$_2$ ≥ 70%。这种大容量的液体复苏在最初的 6 小时内常导致贫血的恶化，因此常需要输血治疗，但最近的研究表明，此时输血治疗的意义仍有争议。就补液内容而言，目前的液体评估研究未能证明晶体液或胶体液谁更具有优越性，但有关重症脓毒症的研究结果一致表明：需要 6～10L 晶体或相当容量的胶体来维持正常的血管内压力。因此监测血流动力学对指导补液很有帮助。为维持较高的心输出量，有时需要使用正性肌力药和血管活性药物，如洋地黄、多巴胺、多巴酚丁胺、硝普钠、酚妥拉明等。可酌用白蛋白、新鲜血浆以补充血容量，增加心搏量，维持血液胶体渗透压，防止肺水肿。使用血管扩张剂有利于减轻心脏前、后负荷，增大脉压，促进微循环疏通，可选用硝普钠、酚妥拉明、乌拉地尔（压宁定）等。纳洛酮对各类休克均有效，尤其对感染性休克更适用，使用剂量为 0.8～1.2mg 静脉注射。

（3）支持血液携带氧能力：可输红细胞，使血红蛋白浓度达到 80～100g / L 以上或红细胞比容维持在 30%～35%。

（4）改善组织细胞氧利用能力：MODS 和休克可导致全身血流分布异常，肠道和肾脏等内脏器官常常处于缺血状态。持续的缺血缺氧，将导致急性肾衰竭和肠功能衰竭，加重 MODS。因此，改善内脏血流灌注是 MODS 治疗的重要方向。心源性休克时，小剂量多巴胺 5～10μg /（kg·min）＋多巴酚丁胺 5～10μg /（kg·min）可增加肾脏及肠系膜血流、心肌收缩力、心排出量和氧输送。感染性休克时，去甲肾上腺素（2～20μg / min）＋

多巴酚丁胺 5μg/（kg·min）联合应用是最为理想的血管活性药物，可改善异常的血管扩张，增加外周血管阻力；增加肾脏、肠系膜及冠脉血流。去甲肾上腺素是有效治疗感染性休克的血管活性药物，可提高血压、改善组织灌注，当合并心功能障碍时应联合应用多巴酚丁胺。

3. 抗炎性介质 基于炎症反应失控是导致 MODS 的根本原因这一认识，抑制 SIRS 有可能阻断炎症反应发展，最终降低 MODS 病死率。除抗生素应用外，还扩大到一系列对炎性介质的调节和拮抗。免疫调控治疗实际上是 MODS 病因治疗的重要方面。

（1）血液净化治疗：①改善肾功能；②维持血流动力学稳定；③清除炎症介质、免疫调节作用；④维持内环境稳定；⑤通过清除肺间质水肿，改善局部微循环和实质细胞摄氧能力，促进氧合，提高组织氧利用，起到治疗保护肺功能、肝功能的作用。连续性血液净化（CBP），可通过"削峰调谷"方式发挥治疗作用。高流量血液滤过（HVHF）是一种能够利用多孔高流量滤过膜有效清除大分子炎症介质，如促炎细胞因子、血管活性肽和趋化因子的血液净化技术，它能够清除脓毒症患者血浆中过度产生的损伤性介质，或能改善患者的预后。

（2）糖皮质激素和非激素抗炎药：糖皮质激素有显著的抗炎、抗毒素、免疫抑制和抗过敏、抗休克等作用，可降低脓毒症、感染性休克的病死率，对 MODS 的治疗有益。在有效抗生素治疗下，可采用短疗程大剂量冲击疗法，每次剂量：地塞米松 10 ~ 40mg，或甲泼尼龙 40 ~ 160mg，或氢化可的松 100 ~ 200mg，每隔 4 ~ 6 小时静脉给药 1 次，用药时间一般不超过 3d。现有证据表明：皮质类固醇激素作用是双向的，既有促炎作用，又有抗炎作用。非类固醇类抗炎药，如吲哚美辛、布洛芬等可以阻断环氧化酶通路，从而消除 PCL2 的有害作用，如减少白介素 -2 的生成等。

（3）抗氧化剂：基于毒性氧代谢产物在炎性反应和炎症介导的组织损伤中起重要作用的理论，应用抗氧化作用防止炎症介导的组织损伤而不抑制炎症反应，以起到保护宿主免遭损害的作用。抗氧化剂有 3 类：①酶类，包括超氧化物歧化酶、过氧化物酶、谷光苷肽过氧化物酶、硒；②非酶类，包括谷胱甘肽、N 乙酰半胱氨酸、维生素 E、维生素 C；③血浆，血浆中抗氧化作用的成分主要是铜蓝蛋白和转铁蛋白。

（4）酶抑制剂：乌司他丁是广谱酶抑制剂，对胰蛋白酶、糜蛋白酶、弹性蛋白酶和透明质酸酶等有明显的抑制作用，能稳定溶酶体膜，抑制多种炎症介质释放，从而减轻组织器官损伤。乌司他丁 20 万 ~ 30 万 U 加入生理盐水 20mL，静脉泵注，每 8 ~ 12 小时一次，疗程 7 ~ 10 天。

4. 合理的营养支持与代谢调理 目标是进一步加速组织修复，促进患者康复。营养支持疗法是为机体提供适当的营养底物，以维持细胞代谢的需要，而不是供给较多的营养底物以满足机体营养的需要。营养方式（肠内、肠外）及营养成分的组成应根据不同患者、不同病情适当调整，采用个体化原则。代谢调理是营养支持和代谢支持应用于代谢亢进病人的发展。代谢调理的方法：①降低代谢率：应用环氧化酶抑制剂，抑制前列腺素合成，降低分解代谢率，减少蛋白质分解，如布洛芬、吲哚美辛等；②应用重组的人类生长激素和生长因子，但也有学者认为，肠内营养在改善 SIRS 患者营养状况水平方面优于肠外营养，但两者对患者外科中转率、感染并发症、住院天数、病死率的影响无明显差异。

近年来采用人工肝分子吸附再循环系统（MARS）治疗 MOF 报道逐渐增多。MARS最初是用于治疗肝衰竭的，由于该系统可以清除与蛋白质结合的物质以及水溶性小分子毒素，改善心、肺、肾、肝、神经、免疫等方面的功能以及凝血状态，提高白蛋白结合力，因此，目前在临床上已经成功地用来治疗 MOF。

5. 抗凝治疗　MODS 易于合并凝血功能紊乱，抗凝治疗十分必要。重组人类活化蛋白 C（APC）是一种内源性的抗凝血物质。有研究证明其可以通过减少嗜中性粒细胞释放某些细胞因子而有抗炎作用，并促进纤维蛋白溶解，对抑制血栓形成有一定作用。严重感染导致器官功能衰竭的重要机制之一是炎症反应导致凝血激活和广泛的血管内凝血，因此积极干预凝血系统，有可能逆转严重感染导致的多脏器功能衰竭。此外，肝素或低分子肝素抗凝、尿激酶、链激酶、组织型纤溶酶原激活物（tPA）溶栓，已成为 MODS 的重要治疗措施。重症患者早期应用血浆或血液置换，不仅可清除促凝物质，还可清除大量的炎性介质。一次血浆置换量可达 3000mL，需应用新鲜血浆。

八、最新进展

（一）多器官功能障碍综合征诊断标准及评分系统现状

目前，对各个脏器功能障碍的早期诊断标准意见还不一致，主要的分歧在于：诊断标准中应当包括哪些脏器，各个脏器功能障碍的判定指标、病情严重程度等级分值的划分。国内外有多个诊断 MODS 的评分标准及评分系统。

国外常见的 MODS 诊断标准主要有两个，即欧洲危重病学会制定的序贯器官衰竭估计（sequential organ failure assess-ment，SOFA）、加拿大学者 Marshall 等人在 1995 年建立的 MODS 评分，这两种评分能较好地反映患者在 ICU 住院期间 MODS 的发生和预后情况。SOFA 评分对早期患者更适合，Marshall MODS 评分对循环系统功能的评价准确性更高。SOFA 以尽可能定量客观地评价成组病人甚至单个病人的器官功能障碍 / 衰竭程度随时间的变化。SOFA 评分包括 6 个系统或器官（呼吸、循环、肝脏、凝血、肾脏和中枢神经系统），根据评分标准将器官功能障碍 / 衰竭程度评为 0 至 4 分，1 或 2 分为器官功能障碍，≥ 3 分则为器官功能衰竭。病人入 ICU 后每天进行评分，各个器官评分之和为 SOFA总分。ICU 停留时间 SOFA 总分的最大值为最大 SOFA 评分（max SOFA），各个器官最差评分的总和即为总的最高 SOFA 评分（total maximum SOFA，TMS），SOFA 评分差值为TMS 与入 ICU 后第 1 天 SOFA 评分的差值。通过评估器官功能的变化从而描述其多器官功能障碍或衰竭的发生与发展。Marshall 等人建立的 MODS 评分，其中包括肺、心、肾、凝血、脑、肝脏共 6 个器官系统，每个脏器系统的功能好坏各以一个指标判定，根据脏器功能损伤程度将 6 个指标分别赋予不同的分值，以便评价脏器损伤严重程度。其中 0 分代表脏器功能基本正常，而 1 ~ 4 分代表器官功能障碍到衰竭，总分共 24 分。该系统操作简单、实用、可操作性强，易于每日对患者进行评估，是目前国内外应用最广泛的评分系统之一，但由于血压调整性心率（PAR）指标需要通过 Swan — Ganz 导管技术测量中心静脉压（CVP），因前者应用受限会妨碍 PAR 测定，因此 Marshall MODS 标准推广在一定程度上受限。此外，还有 1980 年 Fry 提出 MOF 诊断标准、日本望月的 MOF 诊断标准、Knaus 标准等。

国内常见的 MODS 诊断标准是中国 95 庐山会议制定的 MODS 评分标准，此诊断标准共包含 9 个器官系统，分别是：周围循环、心、肺、肾、肝、胃肠、血液、脑、代谢系统。每个器官系统的功能损害情况分别由 2 个或 2 个以上指标判定，功能损害程度分为 3 个等级，即 1、2、3 级，总分为 27 分。此诊断标准主要特点是描述性与定量性指标相结合，覆盖系统多，指标多。但是，该标准和 SOFA 评分都不是通过大样本的研究结论而制订的，有些研究中也应用了其他的诊断标准，如 Angus 等在调查美国重症脓毒症流行病学情况时所参照的判断器官功能障碍与否诊断标准是第 9 版的国际疾病分类编码，其中心血管的指标是低血压。单独应用 MODS 系统进行临床研究的单位很少，通常将 MODS 与其他评分系统相比较进行科学研究。国内有学者将 MODS 系统与 SOFA 等系统进行比较，他们的研究表明，用危重病评分系统评价连续性肾脏替代治疗（CRRT）急性肾损伤患者的预后时发现，无论是 MODS 还是 SOFA 或 APACHE Ⅱ 对这类患者预后的判断价值都较高。在国内张世范等提出了中度高原地区 ARDS / MODS 的诊断标准（H-ARDS / MODS）。H-ARDS / MODS 诊断标准纳入 7 个脏器系统，共 8 个指标，判定方法：从 8 个指标中选取较重的 6 个脏器指标进行评定，功能损害程度根据高原实际参数界值分为 0 ~ 4 分，最高分为 24 分。各项指标参数界值是根据临床试验并结合高原实际建立的，与 Marshall-MODS 诊断标准及庐山诊断标准相比，主要改变为：胃肠功能障碍：具有腹胀、非外伤性粪潜血（OB）阳性等评定为 1 或 2 分，有急性胆囊炎、胰腺炎和应激性消化道出血评定为 3 分或 4 分。心血管功能障碍：以脉搏、平均动脉压、使用血管活性药物程度即 PBT 代替血压校正心率（pressure adjusted heart rate，PAHR）；GCS 定义 -13 ~ 14 分为 1 分、10 ~ 12 分为 2 分、8 ~ 9 分为 3 分、≤ 7 分为 4 分。近几年临床试验表明：H-ARDS / MODS 诊断评分标准在预测高原 MODS 结局准确性方面要优于其他 MODS 诊断标准，同时对指导高原 MODS 早期诊断及早期找到治疗切入点方面，H-ARDS / MODS 评分标准更具优势。王士雯等提出老年多器官功能衰竭（multiple organ fail-ure in the elderly，MOFE）的概念。MOFE 指老年人（>65 岁）在器官老化和患有多种慢性疾病的基础上，由于某种诱因激发，在短时间内 2 个或 2 个以上器官序贯或同时发生衰竭。后将老年多器官衰竭（MOFE）修订为老年多器官功能不全综合征（MODSE）。

之后他们通过对 MOFE 的深入研究，在 2004 年提出了适用于老年人的 MODSE 诊断标准（试行草案，2003）。此诊断标准涉及 8 个器官和系统，分别是：心、肺、肾、外周循环、肝脏、胃肠、中枢神经、凝血功能，每个器官和系统有 3～6 个指标判断器官功能处于衰竭前期还是衰竭期，其中每项异常值超过 2 条以上即可诊断。北京市科委重大项目"MODS 中西医结合诊治／降低病死率的研究"课题组遵循循证医学理论，通过多中心、前瞻性、大样本的临床研究，总结出 MODS 诊断标准，此诊断标准除包含心血管、呼吸、中枢神经、凝血、肝脏、肾脏系统，还纳入了对转归及 MODS 发展中有重要意义的胃肠系统。此外，与之前诊断标准相比，MODS 诊断标准中各器官和系统都有 1～3 个诊断指标，且各诊断指标在临床上较易获得、易操作，并与 MODS 的预后转归密切相关。同时，他们考虑到目前国内应用的绝大多数 MODS 病情严重度评分系统都是基于发达国家医疗资源和人群条件建立的，并没有符合我国诊断及治疗水平的 MODS 病情严重度评分系统，所以于 2004 年建立了多器官功能障碍综合征（MODS）病情严重度评分系统（草案），并于 2007 年进行重新修订。MODS 病情严重度评分由心血管、肺、脑、凝血、肝脏、肾脏、胃肠 7 个器官和系统组成，与 Marschall — MODS 系统相同的是，此评分系统每个器官系统也都由一个指标进行评定，分别是收缩压、氧和指数、意识状态、外周血小板计数、血总胆红素浓度、血肌酐浓度及肠鸣音、消化道出血情况。各指标因病情严重程度不同而定为 0～4 分等级分值，0 分代表器官功能正常，1～4 分代表器官功能障碍且逐渐加重。各脏器指标分值之和为 MODS 得分，最高分值 24 分。与 Marshall-MODS 评分系统的区别在于中枢神经选择意识障碍作为判别指标，因为相比于 GCS，意识状态的判定更易于临床医师把握与操作；心血管系统选择收缩压作为判别指标，省去了计算血压校正心率的步骤；胃肠功能的判断选用肠鸣音及有无便潜血、黑便、呕血等指标。

随着对于 MODS 诊断标准及评分系统研究的不断深入，终有可能寻找到更切合临床的统一的 MODS 的诊断标准及评分系统。

（二）关于多脏器功能衰竭的炎症反应治疗进展

随着对 MODS 发病机制的逐步认识，MODS 的救治也取得了显著的进展。对抗感染治疗、液体复苏、机械通气、血液净化、糖皮质激素治疗、免疫调理等。尽管感染、创伤、休克等因素是导致 MODS 的常见病因，但在 MODS 的病理生理过程中，最大的威胁来自于失控的炎症反应。通过对炎症因子的控制、阻断或干扰机体过度的炎症反应，已成为 MODS 诊断和治疗的新途径，有许多学者都希望通过这一途径调节免疫反应，治疗MODS。

1. 阻断内毒素　内毒素为炎症级联反应的始动因子，故可针对性进行治疗。①在抗核心多糖和类脂 A 的单克隆抗体方面，HA-IA（人单克隆抗体）和 E5（鼠单克隆抗体）为针对大肠杆菌内毒素脂多糖（LPS）中脂质 A 部分的抗体，动物实验证实用于治疗大肠杆菌败血症有效，但临床疗效尚不肯定。②细菌通透性增强蛋白（BPI）具有强大的杀灭 G-

细菌及中和 LPS 活性的作用。动物实验发现，BPI 治疗可显著提高大肠杆菌败血症大鼠生存率，但由于其血浆半衰期较短，用量较大，成本高，难于在临床推广应用。

2. 阻断炎症级联效应 ①肿瘤坏死因子（TNF）-α 和白介素（IL）-1 被认为是 SIRS 中最重要的关键因子，因此，抗 TNF-α 和 IL-1 治疗具有潜在的临床应用价值。② IL-6 升高提示促炎反应占优势，需要进行抗感染治疗。以 IL-6>1000ng/L 为阈值，使用 TNF-α 单克隆抗体阿非莫单抗 1mg/（kg·8h）治疗脓毒症患者 3 天，结果使 28 天相对死亡率下降 10%，另外，由于 IL-8 可诱导中性粒细胞及淋巴细胞的趋化，也可应用 IL-8 单克隆抗体。③一些药物可抑制或减少炎性介质的合成与释放：如己酮可可碱、氨力农、某些 β- 受体阻滞剂（包括多巴酚丁胺）等，它们均可通过抑制 TNF-α 基因转录、翻译阻止 TNF-α 的合成，某些抗炎介质如 PGE_2、IL-4、IL-10、IL-13 均可通过抑制 IL-1、IL-6、IL-8 和 TNF-α 释放，从而缓解过度炎性反应。④由于补体系统活化后可加重对机体的损伤作用，因此也可通过阻断补体激活系统进行治疗，动物实验发现，C5α 单克隆抗体可减轻机体再灌注损伤，对机体有明显的保护作用。⑤ NO 在 SIRS 中有十分重要的作用，它可使血管扩张，心肌细胞受抑，引起顽固性低血压。⑥糖皮质激素有抑制中性粒细胞和内皮细胞黏附，减少前炎症细胞因子（即 TNF、IL-1、IL-6 和趋化因子）合成，阻断细胞因子释放，调节体内超强免疫反应的作用；临床研究也证实，糖皮质激素能有效阻止 SIRS 进一步发展，降低 SIRS 发生率，纠正低氧和休克状态。

3. 血液净化治疗 近年来，利用血液净化治疗，直接清除炎性因子的报道逐年增多，包括连续性血浆滤过吸附（CPFA）、连续 V-V 血液滤过术（CVVH）或持续肾脏替代疗法（CRRT）连续血液净化（CBP）技术。MODS 并非直接由外源因子（细菌、毒素）所造成，而大部分宿主自身内源性产生介质，后者包括细胞与细胞互相作用产生的介质，如 IL-1、PGS、氧自由基、促凝血活性物质（P）及肿瘤坏死因子（TNF）。

CBP 对 MODS 的作用：有效清除循环中炎症介质、免疫调节 MODS 患者的细胞因子（主要是 TNF-α、IL-1β、IL-6、IL-8、CINC/GROα、PAF、IL-10、C5a、ICAM-1 和 P 物质）的释放对其临床表现其重要作用。消除肺间质水肿，改善微循环和实质细胞摄氧能力，从而改善组织氧利用；调整水、电解质和酸碱平衡，清除代谢产物；CBP 可以排出因肠胃外营养而输入体内过多的水分，保证营养支持得以顺利进行，通过在置换液中加入胰岛素可以维持满意的血糖水平。CBP 还可以通过清除炎症介质、降低患者体温，肠胃外营养的实施提供患者所需的营养物质，以控制患者的高分解代谢；改善脓毒血症相关的免疫麻痹作用。

CBP 对血流动力学和氧代谢的作用：感染所致 MODS 时，血流动力学氧代谢发生明显变化。进行 CBP 后，外周血管阻力明显改善，心脏指数及心输出量也有所增加，血压明显回升，心率减慢，这些都有利地证明了 CBP 改善了全身血流供应，提高了组织灌流，有利于组织细胞的代谢。其原因可能与下列因素有关：①有效清除循环中心肌抑制因子，使 Staring 曲线恢复正常，从而改善心肌功能；②CBP 可清除某些影响血管舒张功能以及损伤血管内皮细胞的毒素及炎症介质（如 NO、TNF-α 等）；③CBP 可迅速纠正酸碱失衡，从而恢复血管对活性物质的反应性。CBP 后动脉血乳酸含量明显降低，可能与 CBP 对乳酸的直接清除有关。同时研究证实，行 CBP 后，动脉血氧分压明显上升，氧合指数明显改善，氧供明显增加，但氧耗也明显增加，氧摄取率无明显变化，说明 CBP 可改善气体交换，增加全身氧供，但对氧摄取率无明显变化，组织利用和摄取氧的功能障碍没能得到有效纠正，氧债始终存在，呈现病理性氧供依赖关系。CBP 改善氧供可能与血管外肺间质水肿被大量清除有关。

但血液净化治疗有其局限性：各种细胞因子具有不同的清除率、蛋白结合率和带电荷量，筛选系数均不同，无法指令定量清除某种递质；血滤时间和血流量因人因病种而异；滤膜面积和孔径对细胞因子的作用也不明确；机体合成和释放细胞因子处于动态变化中，血液净化如何维持一种平衡状态，都需进一步证实。

4. 核因子（NF）-κB 抑制剂 NF-κB 是近年来发现的具有基因转录调节作用的蛋白质因子，参与许多炎症因子的调控（如 TNF-α、IL-6、IL-8 等），而炎症因子基因的表达又受到 NF-κB 的调控，因此，抑制 NF-κB 的激活，即可减少促炎基因的表达，从而减轻组织损伤和炎症反应，以改善 MODS 患者的预后。抑制 NF-κB 激活的特异性方法包括，抗氧化剂的应用，如：维生素 E 衍生物、吡咯烷二硫氨基甲酸酯、硒蛋白、抗坏血酸、二甲基硫氧化物和 S- 丙烯基半胱氨酸等；NF-κB 诱导激酶（NIK）和 κB 抑制蛋白激酶（IKK）信号分子的抑制，如：CHS828、小白菊内酯、CDDO-Me、一些中药提取物如黄酮类化合物、类固醇样化合物等；蛋白小体抑制剂的应用，如：MG101、MG115、MG132、PS-341、lactacystin 以及近来发现的 epoxomicin 等；内毒素耐受性的诱导、免疫抑制剂，如：他克莫司和 Cyclosporin，以及皮质激素的应用等。基于此，虽然目前大多数抗炎症介质治疗处于实验动物阶段，但前景值得关注。

参考文献

1. 朱超云 . 多器官功能衰竭 58 例临床分析 . 江苏医药，2012，38（13）：1601-1602.

2. Schneider A，Markowski A，Momma M，et al. Tolerability and efficacy of a low-volume enteral supplement containing key nutrients in the critically ill.Clin Nutr，2011，30（5）：599-603.

3. Shimizu K，Ogura H，Asahara T，et al. Gastrointestinal dysmotility is associated with altered gut flora and septic mortality in patients with severe systemic inflammatory response syndrome：a preliminary study. Neurogastroenterol Motil，2011，23（4）：330-5，157.

4. Schmidt H，Hoyer D，Rauchhaus M，et al. ACE-inhibitor therapy and survival among patients with multiorgan dysfunction syndrome（MODS）of cardiac and non-cardiac origin.Int J Cardiol，2010，140（3）：296-303.

5. 乔万海，古长维，王立明等 .PPAR-γ 在兔二次打击 MODS 模型中的表达 . 中国现代医生，2013，51（3）：21-24.

6. 欧阳德伟，梁兰青 . 连续性血液净化在多脏器功能衰竭中应用的研究进展 . 医学综述，3013，19（3）：476-479.

7. 王小荣，李琳琳，牛春雨，等 . 全身炎症反应综合征防治研究进展 . 中国老年学杂志，2012，32（13）：2899-2902.

8. Ferguson ND，Fan E，Camporota L，et al. The Berlin definition of ARDS：an expanded rationale，justification，and supplementary material.Intensive Care Med，2012，38（10）：：1731-1732.

9. Ait-Oufella H，Maury E，Lehoux S，et al. The endothelium：physiological functions and role in microcirculatory failure during severe sepsis.Intensive Care Med，2010，36（8）：1286-98.

10. Xing J，Birukova AA.ANP attenuates inflammatory signaling and Rho pathway of lung endothelial permeability induced by LPS and TNFalpha.Microvasc Res，2010，79（1）：56-62.

11. Bello G，De Pascale G，Antonelli M.Noninvasive ventilation for the immunocompromised patient：always appropriate？ Curr Opin Crit Care，2012，18（1）：54-60.

12. Dellinger RP，Levy MM，Rhodes A，et al. Surviving sepsis campaign：international guidelines for management of severe sepsis and septic shock：2012.Crit Care Med，2013，41（2）：580-637.

13. 赵鹏飞，付小萌，王超，等 . 多器官功能障碍综合征诊断标准及评分系统现状 . 临床和实验医学杂志，2013，12（8）：630-636.

14. 石松菁 . 多器官功能障碍综合征诊治进展 . 中华急救医学杂志，2013，22（8）：824-826.

15. 解立新 . 新的生物标记物在脓毒症诊断中的价值 . 武警医学，2013，24（5）：369-372.

16. 苗丽霞，何本让，姚华国 . 连续性血液净化在脓毒症并 MODS 治疗中的应用 . 海南医学院学报，2013，19（4）：521-527.

17. 沈建昕，张三明，牛春雨 .NF-KB 与心肌损伤的研究进展 . 江苏医药，2010，36（20）：2445-2448.

（庞辉群）

第四章　呼吸系统急症

第一节　重症肺炎

一、基本概念

肺炎（pneumonia）是指终末气道、肺泡及肺间质的炎症改变。其中，细菌性肺炎是肺炎及感染性疾病中最常见的类型之一。此病的诱发因素主要有病原微生物感染、理化因素、免疫损伤、药物及过敏等。本节讨论的是由病原微生物感染引起的重症肺炎。

重症肺炎（life-threatening pneumonia）是由各种病原微生物所致的肺实质性炎症，进而造成严重血流感染。临床上伴有急性感染的症状，多见于老年人，青壮年也可发病。临床表现呼吸频率 ≥ 30 次 / 分，低氧血症，$PaO_2 / FiO_2 < 300mmHg$，需要机械通气支持，肺部 X 线显示多个肺叶的浸润影，脓毒性休克，需要血管加压药物支持 >4h 以上，少尿，病情严重者可出现弥散性血管内凝血、肾功能不全而死亡。参考肺炎的分类，重症肺炎也可分为重症社区获得性肺炎（severe community-acquired pneumonia，SCAP）和重症医院获得性肺炎（severe hospital acquired pneumonia，SHAP），SHAP 又可分为两类，入院后 4d 以内发生的肺炎称为早发型，5d 或以上发生的肺炎称为迟发型，两种类型 SHAP 在病原菌分布、治疗和预后上均有明显的差异。在 SHAP 当中，呼吸机相关性肺炎（VAP）占有相当大的比例，而且从发病机制、治疗与预防方面均有其独特之处。此外，还包括医疗护理相关性肺炎（HCAP）。据估计我国每年约有 250 万人患肺炎，年发病率约 2 / 1000，年死亡 12.5 万例，死亡率 10 / 10 万人，SCAP 的病死率为 21% ~ 58%，而 SHAP 的病死率为 30% ~ 70%。在美国约 75% 的 CAP 患者是在急诊科进行初始诊断和治疗的，在我国也占 70% ~ 80% 左右。

二、常见病因

（一）易感因素

SCAP 最常见的基础病是慢性阻塞性肺疾病（COPD）；其次是慢性心脏疾病、糖尿病、酗酒、高龄、长期护理机构居住等；约有 1/3 的 SCAP 患者在发病前是身体健康的。SHAP 的发生与患者的个体因素、感染控制相关因素、治疗干预引起的宿主防御能力变化等有关。患者相关因素包括多方面，如存在严重急性 / 慢性疾病、昏迷、严重营养不良、长期住院或围手术期、休克、代谢性酸中毒、吸烟、合并基础性疾病、中枢神经系统功能不全、酗酒、COPD、呼吸衰竭等。

（二）病原微生物

病原体可以是单一致病微生物，也可以是混合致病微生物。SCAP 最常见的病原体为肺炎链球菌（包括 DRSP）、军团菌属、流感杆菌、革兰阴性肠杆菌（特别是克雷伯杆菌）、金黄色葡萄球菌、肺炎支原体、铜绿假单胞菌、呼吸道病毒及真菌。SHAP 早发型的病原体与 SCAP 者类似；晚发型 SHAP 多见革兰阴性菌为铜绿假单胞菌、鲍曼不动杆菌、嗜麦芽窄食单胞菌、大肠埃希菌、肺炎克雷伯菌、阴沟肠杆菌、洋葱伯克霍尔德菌；革兰阳性菌为金黄色葡萄球菌、肠球菌属、凝固酶阴性葡萄球菌；真菌以念珠菌为主。

然而临床上常用的致病微生物检测方法只能检测出不足一半的致病微生物，我国台湾的研究显示，在所有 CAP 中，不明原因肺炎占 25%。

1. 肺炎链球菌（Streptococcus pneumonias） 为革兰阳性双球菌，属链球菌的一种。有 20% ~ 40%（春季可高达 40% ~ 70%）的正常人鼻咽部分可分离出呼吸道定植菌 - 肺炎链球菌。肺炎链球菌可引起大叶肺炎，皆为原发性。

2. 军团杆菌（Legionella） 为需氧革兰阴性杆菌，以嗜肺军团菌最易致病。此类细菌形态相似，具有共同的生化特征，引起疾病类似。

3. 流感嗜血杆菌（Haemophilus influenzae） 是一种没有运动力的革兰阴性短小杆菌。所致疾病分原发感染和继发感染两类，前者为急性化脓性感染，以小儿多见；后者常在流感、麻疹等感染后发生，多见于成人。

4. 克雷伯菌（Klebsiella） 为革兰阴性杆菌。主要有肺炎克雷伯氏菌、臭鼻克雷伯菌和鼻硬结克雷伯菌。其中肺炎克雷伯菌对人致病性较强，是重要的条件致病菌和医源性感染菌之一。

5. 大肠埃希菌（Escherichia coli） 为条件致病菌，属肠杆菌科，埃希杆菌属，革兰阴性，兼性厌氧，该菌为肠道正常菌群。

6. 金黄色葡萄球菌（Staphyloccocus aureus Rosenbach） 是人类的一种重要病原菌，隶属于葡萄球菌属（Staphylococcus），有"嗜肉菌"的别称，是革兰阳性菌的代表，可引起许多严重感染。

7. 铜绿假单胞菌（P.Aeruginosa） 是条件致病菌，属于非发酵革兰阴性杆菌。为专性需氧菌。正常人皮肤，尤其潮湿部位如腋下、会阴部及耳道内，呼吸道和肠道均有该菌存在，但分离率较低。铜绿假单胞菌感染常在医院内发生，医院内多种设备及器械上均曾分离到本菌，通过各种途径传播给病人，病人与病人的接触也为传播途径之一。

8. 鲍曼不动杆菌（Acinetobacter baumannii，Ab） 为非发酵革兰阴性杆菌，广泛存在于自然界、医院环境及人体皮肤。估计 0.5%～7.6% 健康者的皮肤上带有鲍曼不动杆菌，住院病人则高达 20%，属于条件致病菌，甚至是造成重症监护病房（ICU）、医院感染暴发的主要致病菌。

9. 肺炎支原体（M.Pneumonia） 是人类支原体肺炎的病原体。支原体肺炎的病理改变以间质性肺炎为主，有时并发支气管肺炎，称为原发性非典型性肺炎。主要经飞沫传染，潜伏期 2～3 周。

10. 呼吸道病毒 包括导致 SARS 的冠状病毒、新甲型 H1N1 流感病毒、H3N2 流感病毒、H5N1 流感病毒、H7N9 流感病毒、高致病性禽流感病毒等。

11. 真菌 在真菌感染方面，除了曲霉病、念珠菌病外，隐球菌病及肺孢子菌肺炎感染日益增多。隐球菌病最常见病原为新型隐球菌。

（1）念珠菌（Candida）：病原主要为白色念珠菌（Candida albicans），此菌正常情况与机体处于共生状态，不引起疾病。当某些因素破坏这种平衡状态时，白色念珠菌便由酵母相转为菌丝相，在局部大量生长繁殖，引起皮肤、黏膜甚至全身感染。另外念珠菌属还有少数其他致病菌，如克柔念珠菌（C.krusei）、类星形念珠菌（C.stellatoidea）、热带念珠菌（C.tropicalis）等。

（2）曲霉（Aspergillus）：是腐物寄生性真菌，曲霉为条件致病性真菌。可导致各种感染、过敏反应和肺曲霉球等疾病，也可在人体内定植。大多数是在原有肺部疾患的基础上或因长期使用抗生素和激素后继发感染。

（3）新型隐球菌（Crytococcus neofonmans）：又名溶组织酵母菌（Torula Histolytica），是土壤、鸽类、牛乳、水果等的腐生菌，也可存在人口腔中，可侵犯人和动物，一般为外源性感染，但也可能为内源性感染，对人类而言，它通常是条件致病菌。

（4）肺孢子菌（Pneumocystis）：肺孢子菌为单细胞生物，兼有原虫及真菌的特征，具有两种生活周期的形态特征：包囊和滋养体。主要通过呼吸道（空气、飞沫）传播，少数可为先天性感染，健康成人感染肺孢子菌呈亚临床表现，而血清中可检出肺孢子菌抗体，但当免疫功能受到抑制时，肺孢子菌则迅速大量繁殖，引起肺孢子菌肺炎（Pneumocystis pneumonia，PCP）。

三、发病机制

足够数量的具有致病力的病原菌侵入肺部，可引起肺部上皮细胞及间质的结构、功能损害，从而引起呼吸困难、低氧血症、ARDS 甚至呼吸衰竭。另一方面是机体防御反应过度。一旦炎性细胞高度活化，进一步引起炎症介质的瀑布样释放，而机体的抗炎机制不足与之对抗，出现全身炎症反应综合征（SIRS）/代偿性抗炎反应综合征（CRS），其结果是全身炎症反应的失控，从而引起严重脓毒症、脓毒性休克，并可引起全身组织、器官的损害，出现 MODS。

四、临床特征

1. 一般症状与体征　寒战，高热，但亦有体温不升者。可伴头痛，全身肌肉酸痛，口鼻周围出现疱疹。恶心、呕吐、腹胀、腹痛。体温在 39℃～41℃，脉搏细数，血压下降<90／60mmHg。神志模糊，烦躁不安，嗜睡，谵妄，抽搐和昏迷，四肢厥冷，出冷汗，少尿或无尿。

2. 呼吸系统

（1）咳嗽、咯痰、咯血：可为干咳、咯黏痰或脓性痰，有时咯铁锈痰或血痰，甚至咯血；伴发肺脓肿（厌氧菌感染）时可出现恶臭痰。

（2）胸痛：多为尖锐的刺痛，咳嗽吸气时加重。

（3）呼吸困难：表现为气促、进行性呼吸困难、呼吸窘迫等。

（4）体征：呼吸急促无力或为深大呼吸，呼吸频率 >30 次／分，鼻翼扇动，口唇及肢端发绀。肺病变部位语颤增强，叩诊浊音或实音，肺泡呼吸音减弱，可闻及干湿啰音，部分病人可闻及胸膜摩擦音。

3. 并发症　炎症反应进行性加重，可导致其他器官功能的损害。常并发脓毒症、脓毒性休克、MODS。

五、辅助检查

1. 病原学检查

（1）血培养：严重感染伴血流感染者，于抗菌药物使用前，可在血液中培养出致病菌。因此对所有重症患者均应留取两套血培养。

（2）有创检查：应用其他有创操作取得原本无菌部位的标本对肺炎诊断具有重要意义。有创检查包括：胸腔穿刺、经皮肺穿刺、支气管镜保护性毛刷、支气管肺泡灌洗、支气管吸取物定量、支气管镜。

（3）痰培养：痰培养在 24～48 小时可确定病原菌。重症肺炎患者如有脓痰则需要及时进行革兰染色涂片，出现单一的优势菌则考虑为致病菌，同时可解释痰培养的结果。与革兰染色相符的痰培养结果可进行种属鉴定和药敏试验。某些特殊染色如吉曼尼兹（Gimenez）染色，可见巨噬细胞内呈紫红色细菌应考虑为军团杆菌可能。诊断卡氏肺孢子虫病（PCP）的金标准是在肺实质或下呼吸道分泌物中找到肺孢子菌包囊或滋养体。

（4）抗原检测：对住院的重症肺炎患者以及任何出现肺炎伴胸腔积液的患者均需要应用免疫层析法进行尿肺炎链球菌抗原检测。因病情严重以及流行病学或临床怀疑军团菌感染患者，需要进行尿液及血清军团菌抗原检测。其中，尿军团菌 I 型抗原检测是最快捷的诊断或排除诊断方法，试验阴性则表明军团菌感染可能性不大，但并不能完全排除。隐球菌荚膜多糖抗原，对隐球菌感染均有非常好的诊断特异性。

（5）血清学试验：对于肺炎支原体、肺炎衣原体和军团菌感染，血清学试验在流行病学研究中的作用比个体诊治更重要。如果在治疗过程中考虑有非典型病原感染可能（例如患者对 β 内酰胺类抗生素治疗无反应），那么血清学试验不应作为唯一的常规诊断试验，联合应用病原 IgM 抗体和 PCR 检测可能是最敏感的检测方法。真菌由于痰培养阳性较低，近年来研究发现通过测定真菌的细胞壁成分半乳甘露聚糖（GM）和代谢产物 1，3-β-D 葡聚糖（G 试验）可提高对真菌感染的诊断能力。GM 试验对肺曲霉病的诊断价值非常大，其诊断的敏感度和特异度均高达 90% 左右。怀疑病毒感染者应进行病毒抗体检测。

（6）分子生物学试验：对于 CAP 患者，应用定量分子检测方法进行痰和血液中肺炎链球菌的检测可能有效，尤其是对于已经开始抗生素治疗患者，可以作为一个评估病情严重度的有用工具。在检测冬季流行常见的流感和呼吸道合胞病毒感染以及非典型病原体方面，分子生物学试验提供了可行的检测方法，其结果可以及时地用于指导临床治疗。

2. 血常规　白细胞 $>10 \sim 30 \times 10^9 / L$，或 $<4 \times 10^9 / L$，中性粒细胞多在 80% 以上，并有中毒颗粒，核左移。累及血液系统时，可有血小板计数进行性下降，导致凝血功能障碍。卡氏肺孢子虫病白细胞计数正常或稍高，约 50% 病例的淋巴细胞减少，嗜酸性粒细胞轻度增高。

3. X 线胸片　早期表现为肺纹理增多或某一个肺段有淡薄、均匀阴影，实变期肺内可见大片均匀致密阴影。SARS 肺部有不同程度的片状、斑片状浸润性阴影或呈网状改变，部分患者进展迅速，呈大片状阴影；常为多叶或双侧改变，阴影吸收消散较慢；肺部阴影与症状、体征可不一致。卡氏肺孢子虫病影像学表现主要涉及肺泡和肺间质改变。

4. 胸部 CT　主要表现为肺多叶多段高密度病灶，在病灶内有时可见空气支气管征象，于肺段病灶周围可见斑片状及腺泡样结节病灶，病灶沿支气管分支分布。

5. 血气分析　动脉血氧分压下降，$PaO_2 / FiO_2 < 300mmHg$。早期产生呼吸性碱中毒，晚期出现代谢性酸中毒及高碳酸血症。

六、诊断思路

（一）重症肺炎的诊断

（1）出现意识障碍。

（2）呼吸频率 ≥ 30 次 / 分。

（3）呼吸空气时，$PaO_2 < 60mmHg$、$PaO_2 / FiO_2 < 300mmHg$，需行机械通气治疗。

（4）动脉收缩压 <90 / 60mmHg，并发脓毒性休克。

（5）X 线胸片显示双侧或多肺叶受累，或入院 48 小时内病变扩大 ≥ 50%。

（6）血尿素氮 >7mmol / L，少尿，尿量 <20mL / h，或 <80mL / 4h，或并发急性肾衰竭需要透析治疗。

但晚发性发病（入院 >5d、机械通气 >4d）和存在高危因素者，如老年人、慢性肺部疾病或其他基础疾病、恶性肿瘤、免疫受损、昏迷、误吸、近期呼吸道感染等，即使不完全符合重症肺炎规定标准，亦视为重症。

（二）肺炎发生的状态

1. 病程 根据肺炎发生的时间可有急性（病程 <2 周）、迁延性（病程 2 周 ~ 3 个月）和慢性（病程 >3 个月）肺炎。

2. 病理 根据肺炎的病理形态分为大叶性肺炎、支气管肺炎、间质性肺炎和毛细支气管炎。

3. 病原 由于微生物学的进展，同一病原可致不同类型的肺炎，部分肺炎可同时存在几种病原的混合感染，临床上主要区分为细菌、病毒、真菌、支原体等性质的肺炎。

4. 来源 根据肺炎发生的地点不同可分为社区获得性和医院内获得性肺炎。

5. 途径 根据肺炎发生的方式不一，应特别分析肺炎属于吸入性（如羊水、食物、异物、类脂物等）、过敏性、外源感染性、血行迁徙性（败血性）等。

6. 病情 根据肺炎发生的严重程度分为普通肺炎和重症肺炎。

（三）鉴别诊断

1. 肺结核 与急性干酪性肺炎及大叶性肺炎的临床表现、X 线特征颇相似，但前者病人的病程较长，对一般抗生素无效，痰中可找到结核分枝杆菌，以资鉴别。

2. 非感染性呼吸系统急症 由于本章主要讨论的是感染引起的重症肺炎，因此，在鉴别诊断时，亦需与一些非感染原因引起的呼吸系统急症进行鉴别，如吸入性损伤、非感染原因引起的急性呼吸窘迫综合征（ARDS）、急性放射性肺炎等。

七、救治方法

（一）一般治疗

卧床休息，注意保暖，摄入足够的蛋白质、热量和维生素，易于消化的半流质。监测呼吸、心率、血压及尿量。高热时可予前额放置冰袋或酒精擦浴，不轻易使用阿司匹林或其他退热剂。剧烈咳嗽或伴胸痛时可予可待因 15 ~ 30mg 口服。烦躁不安，谵妄者可服安定 5mg 或水合氯醛 1 ~ 1.5mg，不应用抑制呼吸的镇静剂。

（二）抗菌治疗

1. 初始经验性抗菌治疗 对于经验性治疗重症肺炎患者应采取重锤猛击和降阶梯疗法的策略，在获得细菌学培养结果之前应早期使用广谱足量的抗生素，以抑制革兰阴性和革兰阳性的病原菌。抗生素应用原则是早期、足量、联合、静脉应用。查清病原菌后，可选用敏感抗生素。

早期经验性抗菌治疗参考因素应包括：①社区感染还是医院感染；②宿主有无基础疾病和免疫抑制；③多种药物耐药（MDR）和特殊（定）病原体发生的危险因素是否存在；④是否已接受抗菌药物治疗，用过哪些品种，药动学/药效学（PK/PD）特性如何；⑤影像学表现；⑥病情的严重程度、病人的肝肾功能以及特殊生理状态如妊娠等。

（1）SCAP治疗：合理运用抗生素的关键是整体看待和重视初始经验性治疗（empiric therapy）和后续的针对性治疗（target therapy）这两个连续阶段，并适时实现转换，一方面可改善临床治疗效果，另一方面避免广谱抗生素联合治疗方案滥用而致的细菌耐药。早期的经验性治疗应有针对性地全面覆盖可能的病原体，包括非典型病原体，因为5%～40%患者为混合性感染；2007年美国胸科协会和美国感染性疾病协会（ATS/IDSA）建议的治疗方案：A组无铜绿假单孢菌感染危险因素的患者，可选用：①头孢曲松或头孢噻肟联合大环内酯类；②氟喹诺酮联合氨基糖苷类；③β内酰胺类抗生素/β内酰胺酶抑制剂（如氨苄西林/舒巴坦、阿莫西林/克拉维酸）单用或联合大环内酯类；④厄他培南联合大环内酯类。B组含铜绿假单孢菌的患者选用：①具有抗假单孢菌活性的β内酰胺类抗菌药物包括（如头孢他啶、头孢吡肟、哌拉西林/他唑巴坦、头孢哌酮/舒巴坦、亚胺培南、美罗培南等）联合大环内酯类，必要时可同时联用氨基糖苷类。②具有抗假单胞菌活性的β内酰胺类联合喹诺酮类。③左旋氧氟沙星或环丙沙星联合氨基糖苷类。

（2）SHAP治疗：SHAP早发型抗菌药物的选用与SCAP相同，SHAP迟发型抗菌药物的选用以喹诺酮类或氨基糖苷类联合β-内酰胺类。如为MRSA感染时联合万古霉素或利奈唑胺；如为真菌感染时应选用有效抗真菌药物；如流感嗜血杆菌感染时首选第二、三代头孢菌素、新大环内酯类、复方磺胺甲恶唑、氟喹诺酮类。

若有可靠的病原学结果，按照降阶梯简化联合方案调整抗生素，应选择高敏、窄谱、低毒、价廉药物，但决定转换时机除了特异性的病原学依据外，最重要的还是患者的临床治疗反应。如果抗菌治疗效果不佳，则应"整体更换"。抗感染失败常见的原因有细菌产生耐药、不适当的初始治疗方案、化脓性并发症或存在其他感染等。疗程长短取决于感染的病原体、严重程度、基础疾病及临床治疗反应等，一般链球菌感染者推荐10天。非典型病原体为14天，金黄色葡萄球菌、革兰阴性肠杆菌、军团菌为14～21天。SARS对抗感染治疗一般无效。

（3）抗病原微生物治疗方案有：①铜绿假单胞菌可选择抗假单胞菌活性头孢菌素（头孢吡肟、头孢他啶）或抗假单胞菌活性碳青霉烯类（亚胺培南、美罗培南）或哌拉西林/他唑巴坦，同时联合用环丙沙星或左氧氟沙星或氨基糖苷类。②超广谱β内酰胺酶（ESBL）阳性的肺炎克雷伯菌、大肠埃希菌可选择头孢他啶、头孢吡肟或哌拉西林/他唑巴坦、头孢哌酮/舒巴坦或亚胺培南、美罗培南，可同时联合用氨基糖苷类。③不动杆

菌可选择头孢哌酮 / 舒巴坦或亚胺培南、美罗培南，耐碳青霉烯不动杆菌可考虑使用多黏菌素。④嗜麦芽窄食单胞菌可选择氟喹诺酮类抗菌药物特别是左旋氧氟沙星或替卡西林 / 克拉维酸或复方新诺明。⑤耐甲氧西林的金黄色葡萄球菌可选择万古霉素或利奈唑胺。⑥嗜肺军团菌可选择新喹诺酮类或新大环内酯类。⑦厌氧菌可选青霉素、甲硝唑、克林霉素，β 内酰胺类 / β 内酰胺酶抑制剂。⑧新型隐球菌、酵母样菌、组织胞浆菌可选氟康唑，当上述药物无效时可选用两性霉素 B。⑨巨细胞病毒首选更昔洛韦或联合静脉用免疫球蛋白（IVIG）、或巨细胞病毒高免疫球蛋白。⑩卡氏肺孢子虫首选复方磺胺甲恶唑（SMZ+TMP），其中 SMZ 100mg /（kg·d）、TMP20mg /（kg·d），口服或静脉滴注，q6h。替代：喷他脒 2 ~ 4mg /（kg·d），肌注；氯苯砜 100mg / d 联合 TMP20mg /（kg·d），口服，q6h。早期恶化（48 ~ 72 小时）或改善后有恶化，应加强针对耐药菌或少见病原菌治疗。

重症肺炎抗菌治疗疗程通常为 7 ~ 10 天，但对于多肺叶肺炎或肺组织坏死、空洞形成者，有营养不良及慢性阻塞性肺病等基础疾病和免疫性疾病或免疫功能障碍者、铜绿假单胞菌属感染者，疗程可能需要 14 ~ 21 天，以减少复发可能。

2. 抗真菌治疗　根据患者临床情况选择经验性治疗、抢先治疗或针对性治疗的策略。目前应用的抗真菌药物有多烯类、唑类、棘白菌素类等。多烯类如两性霉素 B 虽然广谱、抗菌作用强，但毒性很大，重症患者难于耐受，近年研制的两性霉素 B 脂质体毒性明显减轻，且抗菌作用与前者相当。唑类如氟康唑、伊曲康唑及伏立康唑等，氟康唑常应用于白念珠菌感染，但对非白念珠菌及真菌疗效较差或无效；伏立康唑对念珠菌及真菌均有强大的抗菌作用，且可透过血 - 脑屏障。棘白菌素类如卡泊芬净，是通过干扰细胞壁的合成而起抗菌作用，具有广谱、强效的抗菌作用，与唑类无交叉耐药，但对隐球菌无效。对于病情严重、疗效差的真菌感染患者，可考虑联合用药，但需注意药物间的拮抗效应。抗真菌治疗的疗程应取决于临床治疗效果，根据病灶吸收情况而定，不可过早停药，以免复发。

3. 抗病毒治疗　抗病毒药物分为抗 RNA 病毒药物、抗 DNA 病毒药物、广谱抗病毒药物。

（1）抗 RNA 病毒药物：①M2 离子通道阻滞剂：这一类药物包括金刚烷胺（amantadine）和金刚乙胺（rimantadine），可通过阻止病毒脱壳及其核酸释放，抑制病毒复制和增殖。M2 蛋白为甲型流感病毒所特有，因而此类药物只对甲型流感病毒有抑制作用，用于甲型流感病毒的早期治疗和流行高峰期预防用药。但该类药物目前耐药率很高。②神经氨酸酶抑制剂：主要包括奥司他韦（osehamivir）、扎那米韦（zanamivir）和帕拉米韦（peramivir）。各型流感病毒均存在神经氨酸酶，此类药物可通过黏附于新形成病毒微粒的神经氨酸酶表面的糖蛋白，阻止宿主细胞释放新的病毒，并促进已释放的病毒相互凝聚、死亡。③阿比多尔（arbidol）：阿比多尔是一种广谱抗病毒药物，对无包膜及有包膜的病毒均有作用，其抗病毒机制主要是增加流感病毒构象转换的稳定性，从而抑制病毒外壳 HA 与宿主细胞膜的融合作用,并能穿入细胞核直接抑制病毒 RNA 和 DNA 的合成,阻断病毒的复制,另外还可能具有调节免疫和诱导干扰素的作用,增加抗病毒效果。④帕利珠单抗(palivizumab):帕利珠单抗是一种 RSV 的特异性单克隆抗体,可用于预防呼吸道合胞病毒感染。

(2)抗 DNA 病毒药物:①阿昔洛韦(acyclovir):又称无环鸟苷,属核苷类抗病毒药物,为嘌呤核苷衍生物,在体内可转化为三磷酸化合物,干扰病毒 DNA 聚合酶从而抑制病毒复制,故为抗 DNA 病毒药物。②更昔洛韦(ganciclovir):又称丙氧鸟苷,为阿昔洛韦衍生物,其作用机制及抗病毒谱与阿昔洛韦相似。③西多福韦(cidofovir):是一种新型开环核苷类抗病毒药物,与阿昔洛韦不同的是,该药只需非特异性病毒激酶两次磷酸化催化,即可转化为活性形式,故对部分无法将核苷转化成单磷酸核苷(核酸)的 DNA 病毒有效。西多福韦具有强抗疱疹病毒活性,对巨细胞病毒感染疗效尤为突出,可用于免疫功能低下患者巨细胞病毒感染的预防和治疗。

广谱抗菌药:①利巴韦林(ribavirin):广谱抗病毒药物,其磷酸化产物为病毒合成酶的竞争性抑制剂,可抑制肌苷单磷酸脱氢酶、流感病毒 RNA 聚合酶和 mRNA 鸟苷转移酶,阻断病毒 RNA 和蛋白质合成,进而抑制病毒复制和传播。②膦甲酸钠(foscarnet sodium):为广谱抗病毒药物,主要通过抑制病毒 DNA 和 RNA 聚合酶发挥其生物效应。

(三)抗休克治疗

感染性休克属于血容量分布异常的休克,存在明显的有效血容量不足,治疗上首先应进行充分的液体疗法,尽早达到复苏终点:中心静脉压 8 ~ 12cm H_2O、平均动脉压(MAP)≥ 65mmHg,尿量≥ 0.5ml /(kg·h),混合血氧饱和度(SvO_2)≥ 70%。在补充血容量后若血压仍未能纠正,应使用血管活性药物。根据病情可选择去甲肾上腺素等;若存在心脏收缩功能减退者,可联合应用多巴酚丁胺,同时应加强液体管理,避免发生或加重肺水肿,影响氧合功能及抗感染治疗效果。

(四)肾上腺糖皮质激素

肾上腺糖皮质激素具有稳定溶酶体膜,减轻炎症和毒性反应,抑制炎症介质的产生,对保护各个脏器功能有一定作用。常用甲泼尼龙,主张大剂量、短程(不超过 3 天)治疗,必须在有效控制感染前提下应用,在感染性休克中,糖皮质激素的应用越早越好,在组织细胞严重损害之前应用效果尤佳。一般建议应用氢化可的松 200 ~ 300mg / d,分 2 ~ 3 次,疗程共 5 ~ 7 天。

(五)呼吸支持

见急性肺损伤与急性呼吸窘迫综合征。

(六)加强营养支持

重症肺炎患者早期分解代谢亢进,目前建议补充生理需要量为主,过多的热量补充反而对预后不利，且加重心脏负荷。病情发展稳定后则需根据患者体重、代谢情况而充分补充热量及蛋白，一般补充热量 30 ~ 35kcal / kg，蛋白质 1 ~ 1.5g / kg。改善营养状态，有利于病情恢复及呼吸肌力增强、撤离呼吸机。

（七）维持或纠正重要器官功能

随着病情进展，重症肺炎可引起多器官功能损害，常见有肾、消化道、肝、内分泌、血液等器官或系统的功能损害，故在临床上应密切监测机体各器官功能状况。一旦出现器官功能受损，根据程度的不同而采用相应的治疗措施。

八、最新进展

（一）肺真菌病

多数学者认为肺真菌病以肺曲霉病最多见，而肺念珠菌病尤其是念珠菌肺炎和肺脓肿少见，其依据是国内外尸检结果极少发现真正意义的念珠菌肺炎。但纵观国内外文献，大多数的病原菌统计来自血液恶性肿瘤和造血干细胞移植的患者，由于这些患者存在粒细胞缺乏，曲霉感染率高是毋庸置疑的。但普通内科、呼吸科和 ICU 的患者，由于通常不存在粒细胞缺乏，其肺真菌病的种类一直缺乏可靠的流行病学资料。近年来在我国肺念珠菌病并不少见，仅次于肺曲霉病，由刘又宁教授牵头进行的我国第一项大规模的多中心研究结果显示，依据目前国内外公认的侵袭性真菌感染的确诊和临床诊断标准，在非血液恶性疾病患者中最终确定的位于前 7 位的肺真菌病依次为肺曲霉病 180 例（37.9%），肺念珠菌病 162 例（34.2%），肺隐球菌病 74 例（15.6%），肺孢子菌病 23 例（4.8%），肺毛霉病 10 例（2.1%），肺马内菲青霉病 4 例，组织胞浆菌病 2 例，与肺曲霉病的比例非常接近。此外，肺隐球菌病的报道不断增多，尤其在南方。此次回顾性调查结果显示肺隐球菌病占第 3 位，达 15.6%，这与肺穿刺活检广泛开展有关。隐球菌病最常见病原为新型隐球菌，与其他肺真菌病比较，肺隐球菌病社区发病多，且大多不合并有基础疾病和其他免疫功能低下等因素，发病年龄相对较轻，预后较好。侵袭性真菌感染的危险因素一般认为与血液恶性肿瘤和造血干细胞移植导致的粒细胞缺乏关系最为密切，这类患者发生感染时也最易想到真菌感染，但最近美国 1000 多家医疗机构对 11881 例侵袭性真菌感染患者的统计结果显示，最易发生侵袭性真菌感染的基础疾病患病群体中，COPD 占第 1 位（22.2%），其次是糖尿病（21.7%），第 3 位才是恶性血液病（9.6%），这提示临床医生尤其是内科及 ICU 医生应警惕 COPD 和糖尿病患者并发侵袭性肺真菌病，特别是肺曲霉病的风险。SMZ-TMP 一直是治疗卡氏肺孢子虫病的有效药物之一，但不良反应常见，且对磺胺类过敏的患者不能应用。二氢叶酸还原酶是甲氧苄啶和乙胺嘧啶的作用靶位，越来越多的卡氏肺孢子虫病患者该基因发生突变，临床医生应当密切监测患者对标准肺孢子菌治疗的反应，同时应不断研究新的药物治疗靶点。肺孢子菌细胞壁的主要成分是（1，3）-β-D- 葡聚糖，卡泊芬净是（1，3）-β-D- 葡聚糖合成酶抑制剂，因与 SMZ-TMP 作用机制不同，两者合用具有协同作用，所以，HIV 感染的患者发生卡氏肺孢子虫病时，可在 SMZ-TMP 标准治疗的基础上加用卡泊芬净，尤其是脏器功能不全且不能耐受 SMZ-TMP、克林霉素等抗肺孢子菌药物的患者，更适合选择安全性高的（1，3）-β-D- 葡聚糖合成酶抑制剂。对于免疫健全宿主，建议给予口服氟康唑治疗，推荐起始予氟康唑 400mg / d，临床稳定后减量至 200mg / d，也可选择伊曲康唑 400mg / d，总疗程 6 个月，并随诊 1 年。对免疫缺陷宿主而言，多伴有脑膜炎、播散性病灶或症状较严重者，推荐使用两性霉素 B［0.7 ~ 1.0mg /（kg·d）]＋氟胞嘧啶［100mg /（kg·d）]，总疗程在 10 周左右。应用氟胞嘧啶治疗的患者，有条件者应根据血药浓度调整剂量。对于 AIDS 且 CD4$^+$T 细胞计数＜200 / μl、隐球菌感染已有播散病灶或累及中枢神经系统的患者，建议氟康唑 200mg / d 维持治疗并可无限期延长，直至 CD4$^+$T 细胞计数＞200 / μl，HIVRNA 持续 3 个月检测不到，患者病情稳定达 1 ~ 2 年。变应性支气管肺曲霉菌病（ABPA）是一种非侵袭性的过敏性疾病，治疗的目标是预防和治疗该病的急性加重，并预防肺纤维化的发生，系统性使用糖皮质激素是根本的治疗方法，推荐泼尼松（或其他等剂量糖皮质激素），起始剂量为 0.5mg /（kg·d），症状改善后逐渐减量。轻度急性发作可应用吸入糖皮质激素和支气管扩张药，白三烯受体调节剂作为辅助用药可能发挥一定的作用。

（二）呼吸道病毒感染

可引起呼吸道的感染病毒多达 100 ~ 200 余种，有 RNA 病毒和 DNA 病毒两种类型，其中最常见的致病病毒包括流感病毒、副流感病毒、呼吸道合胞病毒、腺病毒、鼻病毒及冠状病毒等。博卡病毒、麻疹病毒、水痘 - 疱疹病毒和巨细胞病毒等感染相对少见。但近年来，不断出现一些不同种类以感染呼吸道为主的新型高致病性病毒，如严重急性呼吸综合征冠状病毒、甲型 H5N1 人禽流感病毒、2009 年新甲型 H1N1 流感病毒和 2013 年甲型 H7N9 人禽流感病毒等，加之社会人口老龄化、器官移植、免疫抑制剂在免疫相关疾病中的应用、人类获得性免疫缺陷综合征发病率增加和患病人数的累积等因素，使新发或再发呼吸道病毒感染的发病率不断增加，而且有些病毒感染所致的病死率极高。

（三）甲氧西林耐药的金黄色葡萄球菌

甲氧西林耐药的金黄色葡萄球菌（methicillin-resistant staphylococcus aureus，MRSA）是引起医院相关性和社区相关性感染的重要致病菌之一，自 1961 年首次发现以来，其临床分离率不断增加，2010 年我国 10 个省市 14 所不同地区医院临床分离菌耐药性监测（CHINET）结果显示，临床分离出的 4452 株金黄色葡萄球菌（以下简称金葡菌）中 MRSA 比例高达 51.7%，占革兰阳性球菌的第一位。MRSA 已是医院相关性感染最重要的革兰阳性球菌，国外已报道金葡菌（vancomycin-resistant staphylococcus aureus，VRSA）对万古霉素耐药。而更令人震惊的是近年来世界各地不断报道危及生命的社区获得性 MRSA 感染，防治形势极为严峻。MRSA 肺炎（无论 HA-MRSA 还是 CA-MRSA 肺炎），推荐应用万古霉素、利奈唑胺或克林霉素治疗，疗程 7 ~ 21 天。伴脓胸者，应及时引流。MRSA 非复杂性血流感染患者至少给予两周万古霉素或达托霉素静脉滴注，而对于复杂性血流感染者，依据感染的严重程度建议疗程 4 ~ 6 周。到目前为止全球共报道 9 株耐药金黄色葡萄球菌（VRSA），大量耐药监测数据显示万古霉素对 MRSA 仍保持很好的抗菌活性。

（四）鲍曼不动杆菌感染

鲍曼不动杆菌已成为我国院内感染的主要致病菌之一。根据 2010 年中国 CHINET 细菌耐药性监测网数据显示，我国 10 省市 14 家教学医院鲍曼不动杆菌占临床分离革兰阴性菌的 16.11%，仅次于大肠埃希菌与肺炎克雷伯菌。首先明确了鲍曼不动杆菌的相关概念，如多重耐药鲍曼不动杆菌（multidrug resistant Acinetobacterbaumannii，MDRAB）是指对下列 5 类抗菌药物中至少 3 类抗菌药物耐药的菌株，包括：抗假单胞菌头孢菌素、抗假单胞菌碳青霉烯类抗生素、含有 β- 内酰胺酶抑制剂的复合制剂（包括哌拉西林 / 他唑巴坦、头孢哌酮 / 舒巴坦、氨苄西林 / 舒巴坦）、氟喹诺酮类抗菌药物、氨基糖苷类抗生素。广泛耐药鲍曼不动杆菌（Extensively Drug Resistant A.baumannii，XDRAB）是指仅对 1 ~ 2 种潜在有抗不动杆菌活性的药物（主要指替加环素和 / 或多黏菌素）敏感的菌株。全耐药鲍曼不动杆菌（Pan Drug Resistant A.baumannii，PDRAB）则指对目前所能获得的潜在有抗不动杆菌活性的抗菌药物（包括多黏菌素、替加环素）均耐药的菌株。在治疗方面给予了指导性建议：非多重耐药鲍曼不动杆菌感染：可根据药敏结果选用 β- 内酰胺类抗生素等抗菌药物；MDRAB 感染：根据药敏选用头孢哌酮 / 舒巴坦、氨苄西林 / 舒巴坦或碳青霉烯类抗生素，可联合应用氨基糖苷类抗生素或氟喹诺酮类抗菌药物等；XDRAB 感染：常采用两药联合方案，甚至 3 药联合方案。两药联合方案包括：①以舒巴坦或含舒巴坦的复合制剂为基础的联合以下一种：米诺环素（或多西环素）、多黏菌素 E、氨基糖苷类抗生素、碳青霉烯类抗生素等；②以多黏菌素 E 为基础的联合以下一种：含舒巴坦的复合制剂（或舒巴坦）、碳青霉烯类抗生素；③以替加环素为基础的联合以下一种：含舒巴坦的复合制剂（或舒巴坦）、碳青霉烯类抗生素、多黏菌素 E、喹诺酮类抗菌药物、氨基糖苷类抗生素。3 药联合方案有：含舒巴坦的复合制剂（或舒巴坦）+ 多西环素 + 碳青霉烯类抗生素、亚胺培南 + 利福平 + 多黏菌素或妥布霉素等。上述方案中，国内目前较多采用以头孢哌酮 / 舒巴坦为基础的联合方案如头孢哌酮 / 舒巴坦 + 多西环素（静脉滴注）/ 米诺环素（口服）；另外含碳青霉烯类抗生素的联合方案主要用于同时合并多重耐药肠杆菌科细菌感染的患者。④ PDRAB 感染：常需通过联合药敏试验筛选有效的抗菌药物联合治疗方案。

（五）肺炎支原体

肺炎支原体（MP）因无细胞壁而对 β- 内酰胺类、万古霉素等作用于细胞壁生物合成的药物完全不敏感，但肺炎支原体含有 DNA 和 RNA 两种核酸，所以可选择干扰和抑制微生物蛋白质合成的大环内酯类抗生素（红霉素、螺旋霉素、交沙霉素、罗红霉素、阿奇霉素和克拉霉素等）；还可选择作用于核糖体 30s，阻止肽链延伸和细菌蛋白质合成、抑制

DNA 复制的四环素类抗生素（如多西环素、米诺环素等）和抑制 DNA 旋转酶并造成染色体不可逆损害以阻断 DNA 复制的喹诺酮类抗菌药物（如诺氟沙星、环丙沙星、左氧氟沙星、吉米沙星和莫西沙星等）。北京朝阳医院报道：67 例流动人员成人肺炎支原体肺炎，大环内酯类耐药高达 69%。冯学威等的调查显示，与喹诺酮类相比，大环内酯类抗生素对支原体肺炎的治疗整体疗效不佳，表现为治疗疗程延长、发热及呼吸道症状改善缓慢、影像吸收延迟，与同类抗生素疗效的比较显示，阿奇霉素和红霉素疗效相仿，左氧氟沙星和莫西沙星之间的疗效比较，差异无统计学意义。但 Goto 最近报道，克拉霉素治疗成人肺炎支原体肺炎有效率达 96.8%。

参考文献

1. Nassisi D，Oishi mL.Evidence-based guidelines for evaluation and antimicrobial therapy for common emergency department infections.Emerg Med Pract.2012 Jan，14（1）：1-28，quiz 28-29.

2. 陆一鸣，陈影. 急诊社区获得性肺炎患者的快速诊断—解读《急诊成人社区获得性肺炎诊治专家共识》. 中国急救医学，2012，32（2）：128-129.

3. 李素引，阎锡新. 社区获得性肺炎的诊治进展. 中国误诊学杂志，2012，12（5）：1022-1023.

4. 田甜，刘长庭，方向群，等. 老年医院获得性肺炎病原学及预后危险因素分析. 中华医院感染学杂志，2012，22（20）：4469-4470.

5. Lee Y T，Chen s C，Chan K C，et al. Impact of infectious etiology on the outcome of Taiwanese patients hospitalized with community acquired pneumonia.J Infect Dev Ctries，2013，7（2）：116-124.

6. 杨长亮，黄前川. 鲍曼不动杆菌生物膜形成的调节. 中国感染控制杂志.2012，11（3）：228-230.

7. Limper AH，Knox KS，Sarosi GA，et al. An Official American Thoracic Society Statement：Treatment of Fungal Infections in Adult Pulmonary and Critical Care Patients.Am J Respir Crit Care Med，2011，183（1）：96-128.

8. 赵富丽. 重症肺炎的抗感染治疗. 药学讯息，2012，5（1）：1-3.

9. Mandell LA，Wunderink RG，Anzueto A，et，al.Infectious Diseases Society of America / American Thoracic Society consensus guidelines on the management of community-acquired pneumonia in adults. Clinical Infectious Diseases 2007，44：S27–S72.

10. 孙培培，童朝晖. 肺孢子菌肺炎的诊断和治疗进展. 中华结核和呼吸杂志，2012，35（10）：775-776.

11. 赵静. 乌司他丁治疗重症肺炎的效果分析. 当代医学，2013，19（11）：136-137.

12. 施毅. 侵袭性肺真菌病诊治的再认识. 中华结核和呼吸杂志，2011，34（2）：83-95.

13. 刘又宁，余丹阳，孙铁英，等. 中国 1998-2007 年临床确诊肺真菌病的多中心回顾性调查. 中华结核和呼吸杂志，2011，34（2）：86-90.

14. Limper AH，Knox KS，Sarosi GA，et al. An official American Thoracic Society statement：treatment of fungal infections in adult pulmonary and critical care patients.Am J Respir Crit Care Med，2011，83（1）：

96-128.

15. Hsu LY，Ng ES，Koh LP.Common and emerging fungal pulmonary infections.Infect Dis Clin North Am，2010，24：557-577.

16. Mu XD，Que CL，He B，et al. Caspofungin in salvage treatment of severe pneumocystis pneumonia：case report and literature review.Chin Med J（Engl），2009，122：996-999.

17. 袁雅冬，宫小薇，于婧. 2012 年呼吸病学的部分进展. 临床荟萃，2013，28（6）：601-604.

18. 杨冬红，高占成. 呼吸道病毒感染性疾病药物治疗进展. 中华结核和呼吸杂志，2012，35（2）：131-133.

19. Liu C，Bayer A，Cosgrove SE.Clinical practice guidelines by the infectious diseases society of america for the treatment of methicillin-resistant Staphylococcus aureus infections in adults and children：executive summary.Clin Infect Dis，2011，52（3）：285-292.

20. 朱德妹，汪复，胡付品，等. 2010 年中国 CHINET 细菌耐药性监测. 中国感染与化疗杂志，2011，ll（5）：321-329.

21. 中华医学会呼吸病学分会感染学组. 甲氧西林耐药的金黄色葡萄球菌肺炎诊治与预防专家共识. 中华结核和呼吸，2012，35（10）：734-738.

22. 陈佰义，何礼贤，胡必杰等. 中国鲍曼不动杆菌感染诊治与防控专家共识. 中国医药科学，2012,2（8）：3-8.

23. Neonakis IK，Spandidos DA，Petinaki E.Confronting multidrug-resistant Acinetobacter baumannii：a review.Int J Antimicrob Agents，2011，37（2）：102-109.

24. Garnacho-Montero J，Amaya-Villar R.Multiresistant Acinetobacter baurnannii infections：epidemiology and management.Curr Opin Infect Dis，2010，23：332-339.

25. Cao B，Zhao CJ，Yin YD,，et al. High prevalence of macrolide resistance in Mycoplasma pneumoniae isolates from adult and adolescent patients with respiratory tract infection in China..Clin Infect Dis，2010，51（2）：189-194.

26. 冯学威，李 澎，刘宏博，等. 成人肺炎支原体肺炎临床新特点回顾分析. 中国实用内科杂志，2010，30（5）：452-453.

27. Goto H.Multicenter surveillance of adult atypical pneumonia in Japan：its clinical features，and efficacy and safety of clarithromycin.J Infect Chemother，2011，17（1）：97-104.

（庞辉群）

第二节　重症支气管哮喘

一、基本概念

支气管哮喘（bronchial asthma，简称哮喘）是由多种细胞（如嗜酸性粒细胞、肥大细胞、T 细胞、中性粒细胞、平滑肌细胞、气道上皮细胞等）和细胞组分参与的气道慢性炎症性疾病。世界各国的哮喘防治专家共同起草并不断更新全球哮喘防治创议（global initiative for asthma，GINA），中华医学会呼吸病学分会哮喘学组也结合国情制订并不定期更新我国的《支气管哮喘防治指南（2008 版）》及《中国支气管哮喘防治指南（基层版）》（2013 年）以规范哮喘防治。按照目前国内外指南，支气管哮喘分为急性发作期和非急性发作期，而急性发作期按其严重程度又分为轻度、中度、重度、危重哮喘。

重症支气管哮喘（severe bronchial asthma，SBA）多指重度及危重哮喘，患者可因接触变应原或者治疗不当等导致严重喘息、咳嗽或上述症状数分钟至数天内加重，严重者危及生命。患者休息时即感气短，大汗淋漓，呼吸频率 >30 次 / 分，脉率 >120 次 / 分常有奇脉，肺部可闻及响亮、弥漫哮鸣音，PaO_2（吸空气）<60mmHg，SaO_2（吸空气）≤ 90%。危重者意识模糊或者嗜睡，出现胸腹矛盾运动，哮鸣音反而减弱或者消失、呼吸衰竭。据调查，全球成人哮喘患病率 1.2% ~ 25.5%，中国成人哮喘患病率 0.31% ~ 3.38%，2011 年中国哮喘联盟的 CARE 研究结论为 1.24%，北京市 16 家大型综合医院 1988 ~ 1998 年 10 年间共收治 6410 例哮喘患者，死亡 56 例，病死率 0.86%。

二、常见病因

哮喘病因复杂，确切病因尚不清楚，其发病危险因素包括宿主因素（遗传因素）和环境因素两方面。

1.宿主因素　遗传因素在哮喘发病中占有重要地位，哮喘患者具有家族聚集性，哮喘患者亲属患病率高于普通人群患病率，亲缘关系越近，患病率越高。目前认为染色体 6p21-23 决定变态反应易感性 HLA-Ⅱ 分子多态性，决定 IgE 调节及气道慢性炎症的细胞因子基因位于 11q13、5q31-33，至 2006 年发现的哮喘相关基因已达 120 余个。哮喘还与性别有关，女性患者多于男性，肥胖和代谢综合征可能是哮喘发生的危险因素。

2.环境因素

（1）变应原：哮喘多由接触变应原致敏而触发，常见变应原分为室内变应原和室外变应原，室内变应原常见者为屋尘、尘螨、猫毛、蟑螂和真菌；室外变应原有花粉、真菌和食物变应原，花粉以豚草及蒿属花粉最为常见，曲霉菌是导致 0 ~ 3 岁儿童哮喘的独立危险因素，食物变应原以鱼、虾、蟹、牛奶常见。

（2）感染：腺病毒、流感病毒在哮喘患者支气管肺泡灌洗液中常见，肺炎衣原体感染与哮喘相关。

（3）职业致敏物：目前报道已发现 300 多种职业致敏物，动植物蛋白、无机化合物、有机化合物为主要致敏物。国外易患哮喘的职业为印刷工人、面包师、锯木工，我国以喷漆工、塑料化工为主要发病工种。

（4）空气污染：室内外烟雾、废气、交通相关污染物如 PM 2.5 等均可诱发哮喘发作，导致肺功能下降，增加人类对变应原过敏的风险。

三、发病机制

支气管哮喘的病理特征是气道慢性炎症，虽然哮喘的发病机制至今不完全清楚，但免疫 - 炎症机制、神经机制和气道高反应性是支气管哮喘发病机制的关键环节。

1. 免疫 - 炎症机制　体液免疫和细胞免疫均参与哮喘的发病。外源性变应原通过吸入或者摄入等途径进入易感者体内，经巨噬细胞、树突状细胞吞噬处理，并递呈抗原激活 T 淋巴细胞，活化的辅助性 T 细胞产生白介素 IL-4、IL-5、IL-13 等细胞因子，进一步激活 B 淋巴细胞，B 细胞合成特异性 IgE 并结合于肥大细胞和嗜碱性粒细胞等细胞表面的 IgE 受体。若变应原再次进入体内，与结合在细胞表面的 IgE 交联，使该细胞合成并释放多种活性介质，如组胺、白三烯、前列腺素导致平滑肌收缩、黏液分泌增加、血管通透性增高、炎症细胞浸润等。炎症细胞在介质的作用下又可分泌多种介质，如嗜酸性粒细胞趋化因子（ECF-A）、中性粒细胞趋化因子（NCF-A），使气道病变加重；同时，气道上皮细胞释放内皮素 -1、基质金属蛋白酶（MMP）等促使平滑肌细胞、成纤维细胞增殖，导致气道重塑。

2. 神经机制　神经因素是哮喘发病的重要机制。支气管哮喘发作与迷走神经张力增高、β 肾上腺能受体功能降低有关。此外，非肾上腺能非胆碱能神经（NANC）合成释放神经递质失调也可致病，舒张支气管的神经递质一氧化氮（NO）、血管活性肠肽（VIP）减少，收缩气道的神经递质 P 物质、神经激肽增多，二者失衡可引起支气管平滑肌收缩，哮喘发作。例如精神紧张、愤怒等也可能通过迷走神经反射引发哮喘。

3. 气道高反应性（airway hyperresponsiveness，AHR）　气道高反应性是指气道对正常不引起或仅引起轻度反应的刺激信号出现过度的气道收缩反应，表现为气道对各种刺激因子出现过强或过早的收缩反应，是哮喘的基本特征。气道炎症引起气道上皮损伤及脱落。气道高反应性产生的组织学和化学根源，是以嗜酸性粒细胞和肥大细胞为主的多种炎性细胞浸润。气道高反应性可以通过支气管激发试验确定，虽然气道高反应性是支气管哮喘的病理生理特征，但长期吸烟、接触臭氧、病毒感染、慢性阻塞性肺疾病等也可出现气道高反应性。

四、临床特征

1.症状 患者接触变应原后突然出现鼻和咽部发痒，打喷嚏，流鼻涕，继而出现胸闷、咳嗽等，胸部有紧迫感，伴有哮鸣音的发作性喘息、呼气性呼吸困难，严重者可出现端坐呼吸，甚至有窒息感。多于夜间或凌晨突然发作，短则持续数分钟，长则持续数小时甚至数天。重症哮喘可表现为严重哮喘发作持续 24 小时以上不缓解，即哮喘持续状态；发作 2 小时以内死亡，即哮喘猝死。

2.体征 哮喘发作时胸部呈过度充气状态，两肺可闻及广泛的哮鸣音，但当哮喘发作严重，支气管极度狭窄，哮鸣音反而减弱甚至消失，称为寂静肺（silent lung）。奇脉、三凹征、胸腹矛盾运动，都是重症哮喘的体征。

3.并发症 急性发作时可并发自发性气胸、纵隔气肿、肺不张；长期发作可并发 COPD、肺源性心脏病、支气管扩张和肺纤维化等。

五、辅助检查

1.血液检查 血常规检查常见嗜酸性粒细胞增高，继发细菌感染时白细胞总数和中性粒细胞分类升高。血清特异性 IgE 抗体检测阳性结果有助于哮喘的诊断。

2.痰液检查 涂片在显微镜下可见较多的嗜酸性粒细胞。有时可见嗜酸性粒细胞退化形成的夏科 - 雷登结晶体（charcort-leyden 结晶体）、透明的哮喘珠和黏液栓。

3.胸部 X 线检查 哮喘发作时可见两肺透亮度增加，呈过度充气状态，继发呼吸道感染时可见肺部炎性浸润阴影。合并气胸、肺不张和纵隔气肿可见相应影像学改变。胸部 CT 可见轻度间质性改变、支气管壁增厚、气道内黏液栓。

4.动脉血气分析 严重发作时可有缺氧、PaO_2 下降，由于过度通气可使 $PaCO_2$ 下降，表现为呼吸性碱中毒。病情进一步发展可有缺氧及二氧化碳滞留，PaO_2 明显下降，$PaCO_2$ 上升，表现为呼吸性酸中毒，可同时合并代谢性酸中毒，严重者多出现 I 型或 II 型呼吸衰竭。

5.呼吸功能检查 包括通气功能检查、支气管舒张试验、支气管激发试验、呼吸峰流速监测。但严重哮喘患者临床通常仅仅检测呼吸峰流速（PEF）。

六、诊断思路

（一）重症哮喘的诊断

中华医学会呼吸病学分会哮喘学组制订了我国的《支气管哮喘防治指南（2008 版）》以规范哮喘防治。重症哮喘的诊断必须符合支气管哮喘的诊断标准和急性发作期病情严重程度分级中的重度或者危重程度。

1. 支气管哮喘诊断标准

（1）反复发作的喘息、气急、胸闷或咳嗽，多与接触变应原、冷空气、理化刺激，上呼吸道感染及运动有关。

（2）发作时双肺可闻及散在或弥漫性、以呼气相为主的哮鸣音，呼气相延长。

（3）上述症状可经治疗缓解或自行缓解。

（4）除外其他原因引起的喘息、气急、胸闷、咳嗽。

（5）临床表现不典型者，应至少具备下列试验中的一项：①支气管激发试验或运动试验阳性；②支气管舒张试验阳性；③呼气流量峰值（PEF）昼夜变异率 ≥ 20%。

符合（1）~（4）或者（4）、（5）者可以诊断为哮喘。

2. 哮喘急性发作时病情严重程度的分级 哮喘急性发作时病情严重程度的分级，见表 4-1。

表 4-1 哮喘急性发作时病情严重程度的分级

临床特点	轻度	中度	重度	危重
气短	步行、上楼时	稍事活动	休息时	
体位	可平卧	喜坐位	端坐呼吸	
讲话方式	连续成句	常有中断	单字	不能讲话
精神状态	可焦虑/尚安静	时有焦虑或烦躁	常有焦虑、烦躁	嗜睡、意识模糊
出汗	无	有	大汗淋漓	
呼吸频率	轻度增加		常 >30 次/分	
辅助呼吸肌活动及三凹征	常无	可有	常有	胸腹矛盾运动
哮鸣音	散在，呼吸末期	响亮、弥漫	响亮、弥漫	减弱、乃至无
脉率（次/分）	<100 次/分	100～120 次/分	>120 次/分	>120 次/分或脉率变慢或不规则
奇脉（收缩压下降）	无（10mmHg）	可有		
（10～25mmHg）	常有			
（>25mmHg）	无			
使用 β₂- 受体激动剂后 PEF 预计值或个人最佳值%	>80%	60%～80%	<60% 或 <100L/min 或作用时间 <2h	

续表

临床特点	轻度	中度	重度	危重
PaO_2（吸空气）	正常	60 ~ 80mmHg	<60mmHg	
$PaCO_2$	<45mmHg	≤ 45mmHg	>45mmHg	
SaO_2（吸空气）	>95%	91% ~ 95%	≤ 90%	
pH			降低	降低

（二）鉴别诊断

重症支气管哮喘患者病情发作来势凶险，部分患者病史很短或者问诊困难，临床易与左心衰竭引起的喘息样呼吸困难、气道异物等所致呼吸困难混淆，需谨慎鉴别。

1. 左心衰竭引起的喘息样呼吸困难　中老年人多见，常有高血压、冠心病、风心病等基础疾病，常见发作诱因为感染、劳累、过量或过快输液而非吸入变应原。临床表现为混合性呼吸困难，咳嗽，咳粉红色泡沫痰，端坐呼吸。听诊两肺可闻及广泛的湿啰音和哮鸣音，左心界扩大，可闻及奔马律，风心病患者心脏瓣膜有器质性杂音。X线可见肺淤血、心脏增大表现，血脑钠肽（BNP）升高。心脏彩超可发现左室射血分数下降。鉴别困难时可静脉注射氨茶碱和雾化吸入 β_2 肾上腺素受体激动剂或者静推呋塞米 20mg 观察呼吸困难和肺内啰音变化。忌用肾上腺素或者吗啡。

2. 上气道阻塞　气管肿瘤、异物、气管支气管黏膜结核、气管支气管软化及复发性多软骨炎引起气道狭窄也可出现喘息和哮鸣音，但多为吸气性呼吸困难，肺功能呈特征性曲线变化，胸部 CT 及纤维支气管镜检查有助于鉴别。

3. 变态反应性肺浸润　热带肺嗜酸性粒细胞增多症、外源性过敏性肺泡炎、变态反应性支气管肺曲菌病（ABPA）、变应性肉芽肿性血管炎（churg-strauss 综合征）等均有喘息、肺内闻及哮鸣音表现。但患者常有发热及肺外表现，胸部影像学检查见多发性、此起彼伏游走性淡薄斑片状浸润影。血清免疫学检查异常。肺组织活检有助于鉴别。

七、救治方法

1. 氧疗　重症支气管哮喘患者由于肺通气不足、通气血流比值失调、氧耗量增加等原因出现低氧血症，因此应吸氧尽快纠正低氧血症。通常用鼻塞或者鼻导管吸氧，氧流量 1 ~ 3L / min，吸氧浓度不超过 40%。也可以面罩吸氧或者储氧面罩氧疗，维持 SpO_2 在 90%以上即可。注意氧气加温加湿，避免气道损伤。部分重症患者氧疗效果不佳或者二氧化碳潴留较重者需机械通气治疗。

2. 缓解支气管痉挛

（1）气道雾化治疗：雾化吸入支气管扩张剂具有起效快、副作用少等优点，重症哮喘患者常由于呼吸急促、张口呼吸、大汗淋漓等导致气道水分大量丢失、痰液黏稠、痰痂形成气道阻力增加，因而雾化治疗可以快速缓解气道痉挛。但重症哮喘患者吸气峰流速和深吸气量较低，吸入干粉药物很难进入下呼吸道，故临床不推荐应用干粉吸入器。可以借助储物罐（spacer）使用定量雾化吸入器（MDI），也可以高压氧气为驱动力雾化吸入短效 β_2- 肾上腺素受体激动剂（如沙丁胺醇）和 M- 胆碱能受体阻滞剂异丙托溴铵。β_2-受体激动剂主要通过作用于呼吸道的 β_2- 受体，激活腺苷酸环化酶，使细胞内的环磷腺苷（cAMP）含量增加，游离 Ca^{2+} 减少，从而松弛支气管平滑肌，是控制哮喘急性发作症状的首选药物。胆碱能受体拮抗剂可以阻断节后迷走神经通路，降低迷走神经兴奋性而起舒张支气管作用，并有减少痰液分泌的作用，与 β_2- 受体激动剂联合吸入有协同作用。可用 MDI，每天 3 次，每次 25 ~ 75μg 或用 100 ~ 250μg / mL 的溶液持续雾化吸入，约 10 分钟起效，维持 4 ~ 6 小时。实践证明，初期持续雾化吸入，住院后按需雾化吸入（每 6 ~ 8 小时一次）治疗方式安全有效。

（2）静脉应用茶碱类药物：茶碱类药物除能抑制磷酸二酯酶、提高平滑肌细胞内的 cAMP 浓度外，还能拮抗腺苷受体；刺激肾上腺分泌肾上腺素，增强呼吸肌的收缩；增强气道纤毛清除功能和抗炎作用。具有舒张支气管平滑肌、强心、利尿、扩张冠状动脉、兴奋呼吸中枢和呼吸肌等作用。茶碱类药物与糖皮质激素合用具有协同作用。重症患者静脉注射氨茶碱首次剂量为 4 ~ 6mg / kg，注射速度不超过 0.25mg /（kg·min），静脉滴注维持量为 0.6 ~ 0.8mg /（kg·h）。日注射量一般不超过 1.0g。有条件者可以监测血茶碱浓度指导治疗，以 6 ~ 15mg / L 为宜。二羟丙茶碱、多索茶碱虽然疗效只有氨茶碱的 1 / 2 ~ 1 / 3，但不良反应只有氨茶碱的 1 / 4 ~ 1 / 5，临床应用安全有效。

（3）静脉应用糖皮质激素：糖皮质激素是当前控制哮喘发作最有效的药物。其主要作用机制是抑制炎症细胞的迁移和活化；抑制细胞因子的生成；抑制炎症介质的释放；增强平滑肌细胞 β_2- 受体的反应性。

重症哮喘发作时应及早应用琥珀酸氢化可的松，注射后 4 ~ 6 小时起作用，常用量 100 ~ 400mg / d；或甲泼尼龙，80 ~ 160mg / d，起效时间更短（2 ~ 4 小时）。地塞米松因在体内半衰期较长、对下丘脑 - 垂体 - 肾上腺轴抑制时间较长、不良反应较多，目前临床应用日渐减少。无激素依赖者症状缓解后可于 3 ~ 5 天内停药；有反复应用激素或激素依赖者症状缓解后逐渐减量，然后改口服和吸入制剂维持。重症哮喘缓解药物一览表，见表 4-2。

表 4-2　重症哮喘缓解药物一览表

药物种类	常用药物	作用机制	用法	不良反应
茶碱	氨茶碱、多索茶碱等	抑制磷酸二酯酶	氨茶碱 0.25 静推或静点，总量 <1g/d	胃肠道反应，心悸，失眠，抽搐
	短效：	激活腺苷酸环化酶		心悸、骨骼肌震颤
	沙丁胺醇		100 ~ 200ug 按需吸入，2.4mg，1 天 3 次，口服	
β_2- 肾上腺素受体激动剂	特布他林		250 ~ 500ug 按需吸入，2.5 ~ 5mg，1 天 3 次，口服	
	长效：			
	沙美特罗		与激素联合吸入	
	福莫特罗			
抗胆碱能药物	异丙托溴铵	降低迷走神经兴奋性	雾化吸入	口干，尿潴留
糖皮质激素	吸入：	抗炎		声嘶，口腔真菌感染
	氟替卡松		200 ~ 1000ug/d	
	布地奈德		200 ~ 1000ug/d	
	口服：			高血压，高血糖，水肿，骨质疏松等
	泼尼松		30 ~ 60mg/d	
	静脉：			
	甲泼尼龙		80 ~ 160mg/d.	

3. 纠正水、电解质酸碱失衡　重症哮喘患者由于张口呼吸、大汗等致水分丢失，且进食少等都可引起脱水，导致痰液黏稠，加重气道阻力，故鼓励患者多饮水。重症患者常需要静脉补液，心功能正常者可每日补液 3000 ~ 4000mL，老年人和心功能不全者适当减少输液。哮喘初期过度通气常导致呼吸性碱中毒，后期缺氧、二氧化碳潴留等导致代谢性酸中毒和呼吸性酸中毒，呼吸性酸中毒通过改善通气纠正，pH<7.2 时酌情应用少量碱性药物，如 5% 碳酸氢钠，避免过度补碱。呼吸衰竭患者常出现电解质紊乱，如低钠血症、低钾血症、低氯血症、低镁血症，应及时予以纠正。

4. 合理应用抗菌药物　由于情绪因素或者接触变应原所致重症哮喘多不提倡应用抗菌药物，但由细菌感染所致重症哮喘或者需机械通气治疗者可以结合当地常见致病菌类型、耐药趋势和药敏情况尽早选择敏感抗菌药物。

5. 机械通气治疗 重症患者给予氧疗、雾化吸入、静点糖皮质激素等治疗哮喘仍无缓解，且病情持续加重而出现意识障碍、呼吸肌疲劳、血气分析示 $PaCO_2$>45mmHg 者可以考虑机械通气治疗。

（1）无创正压通气（NPPV）：无创正压通气并发症少且避免气管插管，患者易于接受，早期应用可以改善患者呼吸困难。开始时使用低水平吸气压（IPAP 5～7cm H_2O）和PEEP（3～5cm H_2O），压力视患者耐受情况及氧合状况逐步增加至 14～16 cm H_2O，使呼吸频率 < 25 次 / 分，吸气峰压 < 25cm H_2O。严密监测患者病情变化，如果患者出现呼吸困难进一步加重、昏迷、血流动力学不稳定、$PaCO_2$ 进一步升高等状况需停止无创通气，行气管插管有创机械通气治疗。

（2）有创机械通气：重症哮喘患者插管上机宜早不宜迟。凡既往出现心跳呼吸停止、行气管插管、应用糖皮质激素前提下再发重度哮喘，喘息进行性加重出现意识障碍，血气分析示 $PaCO_2$>45mmHg 经 NPPV 治疗进一步升高者，均可以考虑有创机械通气治疗。人工气道建立首选经口气管插管，原因是经口气管插管操作简便、气管插管口径大，便于痰液引流和降低气道阻力、插管上机时间较短。通气模式早期多选择控制通气，病情好转后改为辅助通气。鉴于哮喘患者呼吸力学特点为动态性肺部过度充气（pulmonary hyperinflation，PHI），存在内源性呼气末正压（PEEPi），所以机械通气必须降低气道高压和减轻肺过度充气，临床多采用"允许性高碳酸血症"通气策略。初始通气参数：容量通气模式，每分通气量 <10L / min，潮气量 6～8mL / kg，呼吸频率 10～14 次 / 分，吸气末平台压 < 30～35cm H_2O，气道峰压 < 40cm H_2O。对于严重气流受限的重症哮喘患者 PEEP 可能导致功能残气量增加、胸膜腔内压升高而回心血量减少，所以初始治疗不加 PEEP，适量应用镇静剂和肌松剂如咪达唑仑、异丙酚等，以减少人机对抗和增加患者舒适度。当患者呼吸困难明显好转、动态肺过度充气明显减轻、$PaCO_2$ 恢复正常，即可考虑撤机。

八、最新进展

1. 哮喘流行病学和发病相关的危险因素 支气管哮喘发病率及病死率依然呈上升趋势，目前全球约有 3 亿人患有支气管哮喘。美国哮喘的发病率从 2001 年的 7.3％上升到 2010 年的 8.4％。遗传因素在哮喘的发病中占有重要地位，至 2006 年发现的哮喘相关基因已达 120 余个，涉及多条生物学通路。50％的哮喘患者有特应质，白人哮喘25％～60％归因于特应质。气道高反应是哮喘的病理生理学特征，其发生可能与深呼吸时气道平滑肌纤维缩短速度过快有关。肥胖和代谢综合征可能是哮喘发病的重要危险因素，研究发现，高甘油三酯或低水平高密度脂蛋白与哮喘相关，可能作为预测哮喘发作的重要生物标志物。随着大气污染日渐严重，PM 2.5 与哮喘的关系为人们所重视，PM 2.5

明显促进气道炎症，加重哮喘患者气道高反应性，降低哮喘患者肺功能，24小时暴露于PM 2.5 10μg／m³就可以使呼气峰流速降低。此外，社会经济状况、家庭人口数量、环境多样性都与哮喘有关，工作压力增大、变应原种类增多都将增加哮喘发生的概率。

2. 哮喘发病机制研究 除 Th2 型细胞因子如 IL-4、IL-5、IL-13 外，新型细胞因子如 IL-9、IL-17、IL-25、IL-33 以及胸腺基质淋巴细胞生成素（TSLP）等在哮喘气道炎症发生发展中起到关键调控作用。树突状细胞、Th17 细胞成为新型气道炎症细胞。DNA 甲基化等表明遗传因素可能是哮喘气道炎症调控的新靶点。气道重塑是气流受限、肺功能受损的病理基础，新近发现气道炎症和重塑可能是平行发展的而不是炎症 - 气道重塑序贯发生。细胞外基质如胶原、弹性纤维、纤维连接蛋白等蛋白修复和移除失衡，气道上皮受损后上皮 - 间质营养单位活化，引起成纤维细胞活化增殖都加重气道重塑。气道上皮细胞在启动气道重塑和纤维增殖的炎症反应中起关键作用。

3. 哮喘治疗 定量吸入气雾剂（MDI）是治疗哮喘的一线药物，含氟氯化碳抛射剂的气雾剂已经淘汰，四氟乙烷、氟丙烷等新型抛射剂上市。而且，雾粒直径 1.3μm ~ 1.4μm 的超细雾粒 MDI 吸入到肺内的沉积量可由 10% 提高到 30% 以上，可以减少吸入激素的剂量、减少吸入激素引起的全身副作用。新型长效 β_2- 肾上腺素受体激动剂除沙美特罗和福莫特罗外，超细二丙酸倍氯米松（BDP）/ 福莫特罗具有良好临床疗效和耐受性，使用较低剂量即可达到 2.5 倍相同剂量的 CFC-MDI 的疗效。新型吸入激素环索奈德、吸入激素二丙酸倍氯米松与长效 β_2- 肾上腺素受体激动剂福莫特罗组成的小颗粒复方气雾剂由于肺部沉积率高、进入小气道的药物多，可以有效抑制哮喘患者小气道炎症，减少小气道阻塞和肺内气体陷闭，临床疗效更为理想。

支气管热成形术通过对支气管壁的加热使增生肥厚的平滑肌细胞发生凝固坏死，达到削减气道平滑肌层、部分逆转气道结构重塑的目的，可以用于难治性哮喘治疗。高频胸壁振荡技术（HFCWO）是一种胸部物理治疗，可以促进患者排除气道分泌物。文献报道高频胸壁振荡技术配合无创机械通气技术成功救治 1 例 18 岁误吸有机化学溶剂诱发的重症支气管哮喘患者。

参考文献

1. Global initiative for Asthma.Global strategy for asthma management and prevention，updated 2012，http：／／www.ginasthma.org.

2. Rönmark EP，Ekerljung L，Lötvall J，et al. Eczema among adults：prevalence，risk factors and relation to airway diseases.Results from a large scale population survey in Sweden.Br J Dermatol，2012，166（6）：1301-1308.

3. Bernstein DI.Traffic-related pollutants and wheezing in children.J Asthma，2012，49（1）：5-7.

4. 王文雅，林江涛，苏楠，等.2010-2011 年北京地区 14 岁以上人群支气管哮喘患病率调查 . 中华医学杂志，2013，9（18）：1383-1387.

5. 何权瀛，何冰，朱元珏 . 北京市 16 家医院 1988-1998 年 56 例住院哮喘患者死亡分析 . 中华结核和呼吸杂志，2000，23（11）：686-688.

6. Holgate ST.Innate adaptive immune response in asthma.Nat Med，2012，18（5）：673-683.

7. Gupta D，Nath A，Agarwal R，et al. A prospective randomized controlled trial on the efficacy of noninvasive ventilation in severe acute asthma.Respir Care，2010，55：536-543.

8. 中华医学会呼吸病学分会哮喘学组，中华医学会全科医学分会 . 中国支气管哮喘防治指南（基层版）. 中华结核和呼吸杂志，2013，36（5）：331-336.

9. Ijpma G，Matusovsky O，Lauzon AM.Accumulating evidence for increased velocity of airway smooth muscle shortening in asthmatic airway hyperresponsiveness.J Allergy，2012：156909.

10. Fenger RV，Gonzalez-Quintela A，Linneberg A，et al. The relationship of serum triglycerides，serum HDL，and obesity to the risk of wheezing in 85，555 adults.Respir Med，2013，107（6）：816-824.

11. Brand S，Kesper DA，Teich R，et al. DNA methylation of TH1 / TH2 cytokine genes affects sensitization and progress of experimental asthma.J Allergy Clin Immunol，2012，129：1602-1610.

12. Manso L，Reche M，Padial MA，et al. Diagnostic tools assessing airway remodeling in asthma.Allergol Immunopathol，2012，40（2）：108-116.

13. Elliot CT，Henderson SB，Wan V.Time series analysis of fine particulate matter and asthma reliver dispensations in populations affected by forest fires.Environ Health，2013，12：11-16.

14. Anderson PJ.Delivery options and devices for aerosolized therapeutics.Chest，2011，120（3）：89-93.

15. De Backer W，Devolder A，Poli G，et al. Lung deposition of BDP / formoterol HFA pMDI in healthy volunteers，asthmatic，and COPD patients.J Aerosol Med Pulm Drug Deliv，2010，23：137-148.

（文加斌）

第三节　急性肺栓塞

一、基本概念

肺栓塞（pulmonary embolism，PE）是以各种栓子阻塞肺动脉系统为其发病原因的一组疾病或临床综合征的总称，包括肺血栓栓塞症（pulmonary thromboembolism，PTE）、脂肪栓塞、羊水栓塞、空气栓塞、肿瘤栓塞、细菌栓塞等。

PTE 为来自静脉系统或右心的血栓阻塞肺动脉或其分支所致的疾病，以肺循环障碍和呼吸功能障碍为其主要特征。PTE 是最常见的 PE 类型，通常所称的 PE 即指 PTE。PE 所致病情的严重程度取决于以上机制的综合和相互作用。栓子的大小和数量、多个栓子的递次栓塞间隔时间、是否同时存在其他心肺疾病、个体反应的差异及血栓溶解的快慢对发病过程有重要影响。肺动脉发生栓塞后，若其支配区的肺组织因血流受阻或中断而发生坏死，称为肺梗死（pulmonary infarction，PI）。

引起 PTE 的血栓主要来源于深静脉血栓形成（deep venous thrombosis，DVT）。PTE 常为 DVT 的并发症。PTE 与 DVT 共属于静脉血栓栓塞症（venous thromboembolism，VTE），为 VTE 的两种类别。

急性 PE 是指深静脉血栓等栓子突然脱落进入肺循环，造成肺动脉较广泛阻塞，可引起肺动脉高压，至一定程度导致右心失代偿，右心扩大，出现急性肺源性心脏病。临床上常表现为呼吸困难、胸痛、咯血，严重者可以导致猝死。

PTE 和 DVT 近数十年已经超过感染性疾病和肿瘤，成为全球性的重要医疗保健问题，其发病率较高，病死率也高。西方国家 DVT 和 PTE 的年发病率分别约为 1.0‰ 和 0.5‰。在美国，VTE 的年新发病例数约为 20 万，其中 1/3 为 PE，成为美国的第 3 位死亡原因，未经治疗的 PTE 的病死率为 25% ~ 30%。由于 PTE 发病和临床表现的隐匿性和复杂性，对 PTE 的漏诊率和误诊率普遍较高。近年来随着 PE 指南及各种专家共识发表和普及，PE 不再是少见病，普遍受到临床医生尤其是骨外科、神经内科等科室医务人员的重视。随着国人出行增多，临床也出现了所谓的经济舱综合征和旅行者血栓形成等新型 PE 名称。

二、常见病因

任何可以导致静脉血液淤滞、静脉系统血管内皮损伤和血液高凝状态的因素都可以导致 DVT，而 DVT 是急性 PE 的主要原因。DVT 危险因素包括原发性和继发性两类。

原发性危险因素由遗传变异引起，可导致参与抗凝、凝血、纤溶的抗凝蛋白缺乏和凝血因子活性异常增强，包括抗凝血酶缺乏、先天性异常纤维蛋白原血症、血栓调节因子异常、高同型半胱氨酸血症、抗心磷脂抗体综合征、纤溶酶原激活物抑制因子过量、XII 因子缺乏、V 因子 Leiden 突变、纤溶酶原缺乏、纤溶酶原不良血症、蛋白 S 缺乏、蛋白 C 缺乏等，常以反复静脉血栓形成和 PE 为主要临床表现。

继发性危险因素是指后天获得的易发生 DVT 和 PTE 的多种病理和病理生理改变。包括血小板异常、克罗恩病、脊髓损伤、充血性心力衰竭、外科手术后、急性心肌梗死、恶性肿瘤、肿瘤静脉内化疗、肥胖、脑卒中、因各种原因的制动/长期卧床、肾病综合征、长途航空或乘车旅行、中心静脉插管、口服避孕药、慢性静脉功能不全、真性红细胞增多症、吸烟、高龄、巨球蛋白血症、妊娠/产褥期、植入人工假体、静脉注射毒品等。

三、发病机制

各种栓塞物如静脉血栓等通过血液循环进入肺循环，阻塞肺动脉主干或其分支，产生机械梗阻，并通过神经体液因素产生一系列继发病理生理学变化。

1. 血流动力学异常　栓子阻塞肺动脉及其分支达一定程度后，通过机械阻塞作用，加之神经体液因素和低氧所引起的肺动脉收缩，导致肺循环阻力增加、肺动脉高压；右心室后负荷增高，右心室壁张力增高，至一定程度引起急性肺源性心脏病、右心室扩大，可出现右心功能不全，回心血量减少，静脉系统淤血；右心扩大致室间隔左移，使左心室功能受损，导致心排出量下降。

外周 DVT 后脱落，随静脉血流移行至肺动脉内，形成肺动脉内血栓栓塞，体循环低血压或休克；主动脉内低血压和右心房压升高，使冠状动脉灌注压下降，心肌血流减少，特别是右心室内膜下心肌处于低灌注状态，加之 PTE 时心肌耗氧增加，可致心肌缺血，诱发心绞痛。

若急性 PTE 后肺动脉内血栓未完全溶解，或反复发生 PTE，则可能形成慢性血栓栓塞性肺动脉高压，继而出现慢性肺源性心脏病、右心代偿性肥厚和右心衰竭。

2. 呼吸功能异常　栓塞部位的肺血流减少，肺泡无效腔量增大；肺内血流重新分布，通气 / 血流比例失调；右心房压升高，可引起功能性闭合的卵圆孔开放，产生心内右向左分流；神经体液因素可引起支气管痉挛；栓塞部位肺泡表面活性物质分泌减少；毛细血管通透性增高，间质和肺泡内液体增多或出血；肺泡萎陷，呼吸面积减小；肺顺应性下降，肺体积缩小，并可出现肺不张；如累及胸膜，则可出现胸腔积液。以上因素导致呼吸功能不全，出现低氧血症、代偿性过度通气（低碳酸血症）或相对性低肺泡通气。

3. 肺梗死　当肺动脉阻塞时，被阻塞远端肺动脉压力降低，富含氧的肺静脉血可逆行滋养肺组织，同时由于肺组织接受肺动脉、支气管动脉和肺泡内气体弥散等多重氧供，故 PTE 时较少出现肺梗死。如存在基础心肺疾病或病情严重，影响到肺组织的多重氧供，则可能导致肺梗死。

四、临床特征

急性 PE 临床表现多种多样，临床表现主要取决于栓子的大小、数量、栓塞的部位及患者是否存在心、肺等器官的基础疾病。较小栓子可能无任何临床症状，较大栓子可引起呼吸困难、紫绀、昏厥、猝死等。有时昏厥可能是急性 PE 的唯一或首发症状，不同病例常有不同的症状组合，但均缺乏特异性。各病例所表现症状的严重程度亦有很大差别，可以从无症状到血流动力学不稳定，甚或发生猝死。PE 三联征（胸痛、呼吸困难、咯血）临床发生率仅 20% ~ 30%，过分强调这些症状容易引起漏诊和误诊。

1. 症状

（1）呼吸困难：是最常见的症状，尤以活动后明显，80%～90%的患者可以有不同程度的胸闷、气短。

（2）胸痛：包括胸膜炎性胸痛，占40%～70%，或心绞痛样疼痛，占4%～12%。部分患者可以没有胸痛表现。

（3）咯血：常为小量咯血，大咯血少见。

（4）昏厥：可为PTE的唯一或首发症状，11%～20%的患者可有昏厥。

（5）其他：烦躁不安、惊恐甚至濒死感（55%）；咳嗽（20%～37%）；心悸（10%～18%）。

2. 体征　呼吸急促，呼吸频率 >20 次 / 分，是最常见的体征；心动过速，血压变化，严重时可出现血压下降甚至休克；紫绀；发热，多为低热，少数患者可有中度以上的发热；颈静脉充盈或搏动；肺部可闻及哮鸣音（5%）和（或）细湿啰音（18%～51%），偶可闻及血管杂音；出现胸腔积液时可有相应体征；肺动脉瓣区第二音亢进或分裂，$P_2 > A_2$，三尖瓣区可闻及收缩期杂音。

3. 深静脉血栓的症状与体征　当注意 PTE 的相关症状和体征，并考虑 PTE 诊断时，要注意是否存在 DVT，特别是下肢 DVT。下肢 DVT 主要表现为患肢肿胀、周径增粗、疼痛或压痛、浅静脉扩张、皮肤色素沉着、行走后患肢易疲劳或肿胀加重，约半数或以上的下肢深静脉血栓患者无自觉临床症状和明显体征，应测量双侧下肢的周径来评价其差别。大、小腿周径的测量点分别为髌骨上缘以上 15cm 处，髌骨下缘以下 10cm 处，双侧相差 >1cm 即考虑有临床意义。

五、辅助检查

1. 动脉血气分析　动脉血气分析是诊断急性 PE 的初筛指标，常表现为低氧血症、低碳酸血症、肺泡 - 动脉血氧分压差［$P（A-a）O_2$］增大。部分患者的结果可以正常，部分患者由于过度通气可以出现呼吸性碱中毒。

2. 心电图　大多数病例表现有非特异性的心电图异常，较为多见的表现包括 V_1～V_4 的 T 波改变和 ST 段异常；部分病例可出现 S Ⅰ Q Ⅲ T Ⅲ 征，即 Ⅰ 导 S 波加深，Ⅲ 导出现 Q 波及 T 波倒置；其他心电图改变包括完全或不完全右束支传导阻滞；肺型 P 波；电轴右偏，顺钟向转位等。心电图改变多在发病后即刻开始出现，以后随病程的发展演变而呈动态变化。观察到心电图的动态改变较之静态异常对于提示 PTE 具有更大意义。

3. 胸部 X 线检查　急性 PE 患者胸部 X 线检查多有异常表现，但缺乏特异性。可表现为：区域性肺血管纹理变细、稀疏或消失，肺野透亮度增加；肺野局部浸润性阴影；尖端指向肺门的楔形阴影；肺不张或膨胀不全；右下肺动脉干增宽或伴截断征；肺动脉段膨隆以及右心室扩大征；患侧横膈抬高；少 - 中量胸腔积液征等。仅凭 X 线胸片不能确诊或排除 PTE，但在提供疑似 PTE 线索和除外其他疾病方面，X 线胸片具有重要作用。

4. 超声心动图 超声心动图在提示诊断和除外其他心血管疾患方面有重要价值。对于严重的 PTE 病例，超声心动图检查可以发现右室壁局部运动幅度降低；右心室和（或）右心房扩大；室间隔左移和运动异常；近端肺动脉扩张；三尖瓣反流速度增快；下腔静脉扩张，吸气时不萎陷。这些征象说明肺动脉高压、右室高负荷和肺源性心脏病，提示或高度怀疑 PTE，但尚不能作为 PTE 的确定诊断标准。超声心动图为划分次大面积 PTE 的依据。检查时应同时注意右心室壁的厚度，如果增厚，提示慢性肺源性心脏病，对于明确该病例存在慢性栓塞过程有重要意义。若在右房或右室发现血栓，同时患者临床表现符合 PTE，可以作出诊断。超声检查偶可因发现肺动脉近端的血栓而确定诊断。

5. 血浆 D - 二聚体（D-dimmer） D - 二聚体是交联纤维蛋白在纤溶系统作用下产生的可溶性降解产物，为一个特异性的纤溶过程标记物。在血栓栓塞时，因血栓纤维蛋白溶解致其血中浓度升高。D - 二聚体对急性 PTE 诊断的敏感性达 92% ~ 100%，但其特异性较低，仅为 40% ~ 43%。手术、肿瘤、炎症、感染、组织坏死等情况均可使 D - 二聚体升高。在临床应用中 D- 二聚体对急性 PTE 有较大的排除诊断价值，若其含量低于 500μg / L，可基本除外急性 PTE。酶联免疫吸附法（ELISA）是较为可靠的检测方法，建议采用。

6. 核素肺通气 / 灌注扫描 肺通气 / 灌注扫描检查是 PTE 重要的诊断方法。典型征象是：呈肺段分布的肺灌注缺损，并与通气显像不匹配。但是由于许多疾病可以同时影响患者的肺通气和血流状况，致使通气 / 灌注扫描在结果判定上较为复杂，需密切结合临床进行判读。一般可将扫描结果分为 3 类：

（1）高度可能。其征象为至少一个或更多叶、段的局部灌注缺损，而该部位通气良好或 X 线胸片无异常。

（2）正常或接近正常。

（3）非诊断性异常。其征象介于高度可能与正常之间。

7.CT 肺动脉造影（CTPA） CTPA 能够发现段以上肺动脉内的栓子，是 PTE 的确诊手段之一。PTE 的直接征象为：肺动脉内的低密度充盈缺损，部分或完全包围在不透光的血流之间（轨道征），或者呈完全充盈缺损，远端血管不显（敏感性为 53% ~ 89%，特异性为 78% ~ 100%）。间接征象包括：肺野楔形密度增高影，条带状的高密度区或盘状肺不张，中心肺动脉扩张及远端血管分支减少或消失等。CT 扫描可以同时显示肺及肺外的其他胸部疾患，对亚段 PTE 的诊断价值有限。电子束 CT 扫描速度更快，可在很大程度上避免因心跳和呼吸的影响而产生的伪影。

8. 核磁共振成像（MRI） MRI 对段以上肺动脉内栓子诊断的敏感性和特异性均较高，避免了注射碘造影剂的缺点，与肺血管造影相比，患者更易于接受。适用于碘造影剂过敏的患者。MRI 具有潜在的识别新旧血栓的能力，有可能为将来确定溶栓方案提供依据。

9.肺动脉造影 为诊断 PTE 的经典与参比方法。直接征象有：肺动脉内造影剂充盈缺损，伴或不伴轨道征的血流阻断；间接征象有：肺动脉造影剂流动缓慢，局部低灌注，静脉回流延迟等。肺动脉造影是一种有创性检查技术，有发生致命性或严重并发症的可能性，故应严格掌握其适应证，CTPA 广泛应用以来肺动脉造影已经很少。

10.下肢深静脉检查 由于 PTE 和 DVT 关系密切，且下肢静脉超声操作简便易行，因此下肢静脉超声在急性 PE 诊断中的价值应引起临床医师重视，对怀疑 PE 的患者应检测有无下肢 DVT。除常规下肢静脉多普勒超声检查外，对可疑患者推荐行加压静脉多普勒超声成像诊断下肢 DVT，静脉不能被压陷或静脉腔内无多普勒超声信号是 DVT 特征性超声征象。

六、诊断思路

PTE 的临床表现多样，具有胸痛、咯血、呼吸困难三联征者仅约 20% 左右。早期准确诊断 PTE 的关键是对有疑似表现、特别是高危人群中出现疑似表现者以及时安排相应检查。诊断程序一般包括疑诊、确诊、求因 3 个步骤，同时注意与相关疾病鉴别诊断。

（一）诊断

存在危险因素的患者出现不明原因的呼吸困难、胸痛、晕厥、休克，或伴有单侧或双侧不对称性下肢肿胀、疼痛等，应进行血 D - 二聚体、血气分析、心电图、胸部 X 线检查、超声心动图以及下肢深静脉血管超声检查。疑诊病例可安排 CT 肺动脉造影（CTPA）、核素肺通气 - 血流灌注扫描、磁共振扫描或磁共振肺动脉造影（MRPA）进一步检查以明确 PTE 的诊断（确诊）。经典的肺动脉造影临床应用日渐减少，需注意严格掌握适应证。对某一病例只要疑诊 PTE，无论其是否有 DVT 症状，均应进行体检，并行静脉超声、放射性核素或 X 线静脉造影、CT 静脉造影（CTV）、MRI 静脉造影（MRV）、肢体阻抗容积图（1PG）等检查，以帮助明确是否存在 DVT 及栓子的来源。

（二）临床分型

1.大面积 PTE（massive PTE） 临床上以休克和低血压为主要表现，即体循环动脉收缩压 <90mmHg，或较基础值下降幅度 ≥ 40mmHg，持续 15 分钟以上。须除外新发生的心律失常、低血容量或感染中毒症所致的血压下降。

2.非大面积 PTE（non massive PTE） 不符合以上大面积 PTE 的标准，即未出现休克和低血压的 PTE。非大面积 PTE 中一部分病例临床出现右心功能不全，或超声心动图表现有右心室运动功能减弱（右心室前壁运动幅度 <5mm），归为次大面积 PTE（sub massive PTE）亚型。

（三）鉴别诊断

1.冠状动脉粥样硬化性心脏病（冠心病） 一部分 PTE 患者因血流动力学变化，可出现冠状动脉供血不足、心肌缺氧，表现为胸闷、心绞痛样胸痛，心电图有心肌缺血样改变，易误诊为冠心病所致心绞痛或心肌梗死。冠心病有其自身发病特点，冠脉造影可见冠状动脉粥样硬化、管腔阻塞证据，心肌梗死时心电图和心肌酶水平有相应的特征性动态变化。而急性 PE 患者心电图典型改变为 SIQ Ⅲ T Ⅲ 征，很少出现动态演变。

2. 主动脉夹层 PTE 可表现胸痛，部分患者可出现休克，需与主动脉夹层相鉴别。后者多有高血压，疼痛较剧烈。胸片常显示纵隔增宽，心血管超声和胸部 CT 造影检查可见主动脉夹层征象。

3. 其他原因所致的胸腔积液 PTE 患者可出现胸膜炎样胸痛，合并胸腔积液，需与结核、肺炎、肿瘤、心功能衰竭等其他原因所致的胸腔积液相鉴别。其他疾病有其各自临床特点，胸水检查常有助于作出鉴别。

4. 其他原因所致的晕厥 PTE 有晕厥时，需与迷走反射性、脑血管性晕厥及心律失常等其他原因所致的晕厥相鉴别。

5. 其他原因所致的休克 PTE 所致的休克，需与心源性、低血容量性、过敏性休克、血容量重新分布性休克等相鉴别。

此外尚需与肺血管炎、原发性肺动脉肿瘤、先天性肺动脉发育异常等少见疾病鉴别。

七、救治方法

早期诊断，早期治疗；根据危险度分层决定不同治疗策略和治疗手段，急性 PE 危险度分层见表 4-3；基于危险度分层的急性肺血栓栓塞（APTE）治疗策略见图 4-1；处理深静脉血栓和防治慢性血栓栓塞性肺动脉高压。

表 4-3 急性肺栓塞危险度分层

APTE 死亡危险	休克或低血压	心肌损伤	右心功能不全	推荐治疗
高危（>15%）	+	+	+	溶栓或肺动脉血栓摘除术
	-	+	+	
中危（3% ~ 15%）	-	-	+	住院加强治疗
	-	+	-	
低危（<3%）	-	-	-	早期出院或门诊治疗

1. 一般治疗 对高度疑诊或确诊 PTE 的患者，应该严密监测患者神志、呼吸、心率、血压、血氧饱和度、静脉压、心电图及血气的变化；绝对卧床，保持大便通畅，避免用力；可适当使用镇静、止痛、镇咳等相应的对症治疗。低氧血症可采用经鼻导管或面罩吸氧纠正。对于出现右心功能不全，但血压正常者，可使用多巴酚丁胺和多巴胺；若出现血压下降，可增大剂量或使用其他血管加压药物，如去甲肾上腺素等。对于液体负荷疗法须持审

慎态度，一般所给负荷量限于 500 ～ 1000mL 之内。出现呼吸衰竭者可以行无创或者有创机械通气治疗。

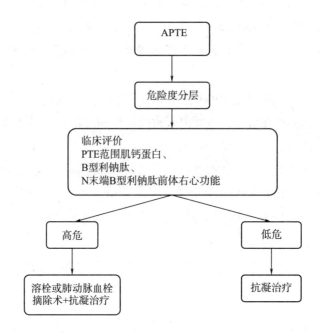

图 4-1　基于危险度分层的急性肺栓塞（APTE）治疗策略

2. 溶栓治疗　适应证为大面积 PTE 病例；对于次大面积 PTE，若无禁忌证可考虑溶栓，但存在争议。溶栓治疗时间窗一般定为 14 天以内。

溶栓治疗主要是通过溶栓药物促进纤溶酶原转化为纤溶酶，以降解血栓中的纤维蛋白原，从而溶解肺动脉内血栓，使肺动脉再通。其主要并发症为出血，最严重的是颅内出血，发生率 1% ～ 2%，近半数死亡。用药前应充分评估出血的危险性，必要时应配血，做好输血准备。溶栓前应留置外周静脉套管针，以方便溶栓中取血监测，避免反复穿刺血管。

溶栓治疗的绝对禁忌证有活动性内出血、近期自发性颅内出血。相对禁忌证有：10 天内的胃肠道出血；2 周内的大手术、分娩、器官活检，或不能以压迫止血部位的血管穿刺；15 天内的严重创伤；1 个月内的神经外科或眼科手术；2 个月内的缺血性脑卒中；难于控制的重度高血压（收缩压 >180mmHg，舒张压 >110mmHg）；近期曾行心肺复苏；血小板计数 $<100 \times 10^9$ / L；妊娠；细菌性心内膜炎；严重肝、肾功能不全；糖尿病出血性视网膜病变等。对于致命性大面积 PTE，上述绝对禁忌证应被视为相对禁忌证。

常用的溶栓药物有尿激酶（UK）、链激酶（SK）和重组组织型纤溶酶原激活剂（rt-PA）。溶栓方案与剂量：① 2 小时溶栓方案：尿激酶：按 20000IU / kg 剂量，持续静滴 2 小时。

②链激酶：负荷量 250000IU，静注 30 分钟，随后以 100000IU / h 持续静滴 24 小时。链激酶具有抗原性，故用药前需肌注苯海拉明或地塞米松，以防止过敏反应。链激酶 6 个月内不宜再次使用。③rt-PA：50 ~ 100mg 持续静脉滴注 2 小时。

溶栓治疗结束后，应每 2 ~ 4 小时测定一次凝血酶原时间（PT）或活化部分凝血活酶时间（APTT），当其水平降至正常值的 2 倍时，即应开始规范的肝素抗凝治疗。

3. 抗凝治疗 临床疑诊 PTE 时，即可使用肝素或低分子肝素进行有效的抗凝治疗。抗凝的禁忌证：活动性出血、凝血功能障碍、未予控制的严重高血压等。对于确诊的 PTE 病例，大部分禁忌证属相对禁忌证。

（1）普通肝素：予 3000 ~ 5000IU 或按 80IU / kg 静注，继之以 18IU /（kg·h）持续静滴。在开始治疗后的最初 24 小时内每 4 ~ 6 小时测定 APTT 一次，根据 APTT 调整剂量，尽快使 APTT 达到并维持于正常值的 1.5 ~ 2.5 倍。达稳定治疗水平后，改每天测定 APTT 一次。肝素亦可用皮下注射方式给药。一般先予静注负荷量 3000 ~ 5000IU，然后按 250IU / kg 剂量每 12 小时皮下注射一次。调节注射剂量，使注射后 6 ~ 8 小时的 APTT 达到治疗水平。根据 APTT 调整普通肝素剂量，剂量一览表见表 4-4。

表 4-4　根据 APTT 调整普通肝素剂量剂量一览表

APTT	普通肝素调整剂量
<35 秒（<1.2 倍正常对照值）	静脉注射 80IU / kg，然后静脉滴注剂量增加 4IU / kg / h
35 ~ 45 秒（1.2 ~ 1.5 倍正常对照值）	静脉注射 40IU / kg，然后静脉滴注剂量增加 2IU / kg / h
46 ~ 70 秒（1.5 ~ 2.3 倍正常对照值）	无需调整剂量
71 ~ 90 秒（2.3 ~ 3.0 倍正常对照值）	静脉滴注剂量减少 2IU / kg / h
>90 秒（>3 倍正常对照值）	停药 1 小时，然后静脉滴注剂量减少 3IU / kg / h

因肝素可能会引起肝素诱导的血小板减少症（HIT），在使用肝素的第 3 ~ 5 天必须复查血小板计数。若较长时间使用肝素，尚应在第 7 ~ 10 天和 14 天复查。若出现血小板迅速或持续降低达 30% 以上，或血小板计数 $<100 \times 10^{12}$ / L 应停用肝素。

（2）低分子肝素：根据体重给药，建议每次 100 IU / kg，皮下注射每日 1 ~ 2 次。使用该药的优点是无需监测 APTT，但对肾功能不全的患者需谨慎使用低分子量肝素，并应根据抗 Xa 因子活性来调整剂量。对于有严重肾功能不全的患者在初始抗凝时，使用普通肝素是更好的选择（肌酐清除率 <30mL / min），因为普通肝素不经肾脏代谢。对于有严重出血倾向的患者，也应使用普通肝素进行初始抗凝，因为其抗凝作用可被很快逆转。此外对过度肥胖患者或孕妇应监测血浆抗 Xa 因子活性，并据以调整剂量。而对于其他 APTE 患者，都可使用皮下注射低分子量肝素进行抗凝。低分子量肝素的分子量较小，HIT 发生

率较普通肝素低，可在疗程大于 7 天时每隔 2 ~ 3 天检查血小板计数。

（3）华法林：在肝素开始应用后的第 1 ~ 3 天加用口服抗凝剂华法林，初始剂量为 3.0 ~ 5.0mg。由于华法林需要数天才能发挥全部作用，因此与肝素重叠应用至少需 4 ~ 5 天，当连续两天测定的国际标准化比率（INR）达到 2.5（2.0 ~ 3.0）时，或 PT 延长至正常值的 1.5 ~ 2.5 倍时，方可停止使用肝素，单独口服华法林治疗，华法林的剂量应根据 INR 或 PT 调节。

抗凝治疗的持续时间因人而异。一般口服华法林的疗程至少为 3 ~ 6 个月。部分病例的危险因素短期可以消除，例如服雌激素或临时制动，疗程可能为 3 个月即可；对于栓子来源不明的首发病例，需至少给予 6 个月的抗凝；对复发性 VTE、并发肺心病或危险因素长期存在者，抗凝治疗的时间应更为延长，达 12 个月或以上，甚至终生抗凝。

妊娠的前 3 个月和最后 6 周禁用华法林，可用肝素或低分子肝素治疗。产后和哺乳期妇女可以服用华法林，育龄妇女服用华法林者需注意避孕。

华法林的主要并发症是出血。华法林所致出血可以用维生素 K 拮抗。华法林有可能引起血管性紫癜，导致皮肤坏死，多发生于治疗的前几周。

（4）新型抗凝药物：选择性 Xa 因子抑制剂磺达肝癸钠（fondaparinux）起效快，不经肝脏代谢，不与非特异蛋白结合，生物利用度高达 100%，而且因药物半衰期为 15 ~ 20 小时，药代动力学稳定，可根据体重固定剂量每天皮下注射 1 次，无需监测凝血指标，但对肾功能不全患者应减量或慎用。使用剂量为 5mg（体重 < 50kg）；7.5mg（体重 50 ~ 100kg）；10mg（体重 >100kg）。此外，直接凝血酶抑制剂阿加曲班、直接 Xa 因子抑制剂利伐沙班等均可应用。

4.肺动脉血栓摘除术 本手术风险大，死亡率高，需要较高的技术条件，仅适用于经积极的内科治疗无效的紧急情况，如致命性肺动脉主干或主要分支堵塞的大面积 PTE，或有溶栓禁忌证者。

5.肺动脉导管碎解和抽吸血栓 用导管碎解和抽吸肺动脉内巨大血栓，同时还可进行局部小剂量溶栓。适应证为肺动脉主干或主要分支的大面积 PTE，并存在以下情况者：溶栓和抗凝治疗禁忌；经溶栓或积极的内科治疗无效；缺乏手术条件。

6.腔静脉滤器放置 为防止下肢深静脉大块血栓再次脱落阻塞肺动脉，可考虑放置下腔静脉滤器。对于上肢 DVT 病例，还可应用上腔静脉滤器。置入滤器后如无禁忌证，应长期口服华法林抗凝，定期复查有无滤器上血栓形成。

八、最新进展

1.D - 二聚体相关研究 D - 二聚体作为肺栓塞诊断的血清学指标在临床应用十分广泛，可以作为机体高凝状态、血栓形成、继发纤溶的重要标志物。它主要通过凝血酶、FX Ⅲ a、纤溶酶 3 个酶促反应而产生。临床常用检测方法有全血 D - 二聚体检测、乳胶凝集实验、酶联免疫吸附法等。从目前研究看，纤溶过程不是 PE 的特异性病理生理过程，其诊断价值不是特异性的；由于检测方法不同，各医疗机构的检测结果有所不同。

血浆 D - 二聚体水平与静脉血栓栓塞症栓子位置和负荷相关，栓子越靠近近心端，血浆栓子负荷越高，血浆 D - 二聚体水平越高；其水平与 PE 死亡率相关，血浆 D - 二聚体 >3000ng / mL 是肺栓塞死亡率的独立预测因子。此外，其水平与 PE 复发相关，持续异常血浆 D - 二聚体水平也是静脉血栓栓塞症的独立预测因子，其危险比达 4.1。

2. 几个重要临床研究 LIFENOX 研究选取 8307 例内科急症入院患者，随机分入低分子肝素 + 弹力袜组和单独应用弹力袜组，结果发现，药物预防可以有效减少静脉血栓栓塞症发生。EINSTEIN-PE 研究选取 38 国 263 个研究中心的 4832 名患者，分别接受利伐沙班治疗或者接受标准治疗（依诺肝素 + 华法林），研究证实利伐沙班的疗效与标准治疗疗效相当，颅内出血和腹膜后出血发生率明显降低。PEITHO 研究讨论了溶栓治疗对于次大面积 PE 的价值，在标准溶栓治疗基础上加用溶栓治疗可以显著减低 1 周内死亡或者血流动力学恶化的风险，但也显著增加了严重出血的风险，PE 患者是否溶栓治疗需要综合考虑实施个体化治疗。

参考文献

1. Hwang HG，Schulman S.Respiratory Review of 2013：Pulmonary Thromboembolism.Tuberc Respir Dis，2013，75（3）：89-94.

2. WANG ZL.Acute pulmonary embolism：the clinical conundrum.Chin Med J，2012，125（2）：352-366.

3. Farge D，Debourdeau P，Beckers M，et al. International clinical practice guidelines for the treatment and prophylaxis of venous thromboembolism in patients with cancer.J Thromb Haemost，2013，11（1）：56-70.

4. 中华医学会心血管病学分会肺血管病学组，中国医师协会心血管内科医师分会.急性肺血栓栓塞症诊断治疗中国专家共识.中华内科杂志，2010，49（1）：74-81.

5. Kakkar AK，Cimminiello C，Goldhaber SZ，et al. Low-molecular weight heparin and mortality in acutely ill medical patientsN Engl J Med，2011，365（26）：2463-2472.

6. EINSTEIN–PE Investigators，Büller HR，Prins MH，et al. Oral rivaroxaban for the treatment of symptomatic pulmonary embolism.N Engl J Med，2012，366：1287-1297.

（文加斌）

第五章　心血管系统急症

第一节　高血压急症

一、基本概念

高血压急症（hypertensive emergency）是指高血压患者在疾病发展过程中或在某些诱因作用下，短期内（数小时或数天）血压显著的或急骤的升高［收缩压（SBP）>200mmHg，舒张压（DBP）>130mmHg］，常同时伴有心、脑、肾及视网膜等靶器官功能损害的一种严重危及生命的临床综合征，若DBP>140～150mmHg和（或）SBP>200mmHg，无论有无症状亦视为高血压急症。

在发达国家和比较发达国家，原发性高血压是成年人最常见的多发病之一。我国曾进行了3次普查，1959年的患病率不到5%，1979～1980年全国29个省市对15岁以上的人群进行普查，升为7.7%，1990～1991年第3次普查，估计全国至少有6000万高血压患者，其中高血压急症的发病率占5%左右，目前估计全国至少有1.6亿高血压患者。我国高血压患者高血压急症并发的心、脑血管病又是使人致残、致死或猝死的常见原因，因此对高血压急症的诊治理应引起医务人员的重视。

高血压急症根据临床表现可分为3类：①高血压危象（hypertensive crisis）：是在高血压的基础上，因某些诱因使周围细小动脉发生暂时性强烈痉挛，引起血压进一步急骤升高而出现的一系列血管加压危象的表现，并在短时间内发生不可逆的重要器官损害，可发生于各期缓进型高血压，亦可见于急进型恶性高血压。②高血压脑病（hypertensive encephalopathy）：是指在高血压病程中发生急性脑部循环障碍，引起脑水肿和颅内压增高而产生的一系列临床表现，可出现于任何类型的高血压，但多见于近期内血压升高者，如急性肾小球肾炎、妊娠高血压综合征，也可发生于急进型或严重缓进型高血压伴明显脑动脉硬化的患者。③急进型恶性高血压（accelerated malignant hypertension）：是由各种原因引起血压持续显著地升高（DBP 常 >130mmHg），病情迅速发展，出现严重的视网膜病变（K-W 眼底分级Ⅲ级以上）和肾功能障碍，如不及时恰当治疗，易导致尿毒症、急性左心衰、甚至死亡，预后不良。眼底改变为视网膜出血、渗出为急进型高血压，若出现视盘水肿即为恶性高血压。本病为一种特殊类型的高血压，其典型的病理变化为小动脉纤维坏死和（或）增殖硬化，以肾脏的改变最为明显。各型高血压均可发展为急进型恶性高血压，其中以肾脏疾病引起者最多。

从治疗的观点出发，将高血压急症分为两类：①需在 1 小时内将血压降至适当水平的高血压急症：包括高血压脑病、高血压并急性左心衰、不稳定型心绞痛和急性心肌梗死、高血压合并肾功能不全、先兆子痫、嗜铬细胞瘤危象，这类患者常伴有急性靶器官损害。②需在 24 小时内将血压降至适当水平的高血压急症：包括急进型恶性高血压、妊娠高血压、围术期高血压等。

高血压急症的病因复杂，临床表现多样，预后亦随病因、病情轻重不同而有所不同。多数患者病情较温和，进展较慢，虽症状明显但发作持续时间较短，对降压药物较敏感，预后较好。但少数患者病情严重，进展较快，预后差。

急进型恶性高血压如不及时有效的治疗预后极差，一年生存率为 10% ~ 20%，多数在半年内死亡，死因为尿毒症、心力衰竭、急性脑血管病、心肌梗死、主动脉夹层分离等。该病的预后与血压水平、靶器官损害程度有密切关系。

二、常见病因

1. 高血压危象 在原发性高血压和某些继发性高血压患者中，某些诱发因素易引起高血压危象，其发生的病因有多种，常见的有：①缓进型或急进型高血压，其中一期和二期患者均可发生；②多种肾性高血压包括肾动脉狭窄、急性和慢性肾小球肾炎、慢性肾盂肾炎、肾脏结缔组织病变所致高血压；③内分泌性高血压，其中有嗜铬细胞瘤、肾素分泌瘤等；④妊娠高血压综合征和卟啉病（紫质病）；⑤急性主动脉夹层血肿和脑出血；⑥头颅外伤等。在上述高血压疾病基础上，如有下列因素存在，高血压患者易发生高血压危象。研究已证实的诱发因素是：①寒冷刺激、精神创伤、外界不良刺激、情绪波动和过度疲劳等；②应用单胺氧化酶抑制剂治疗高血压或同时食用干酪、扁豆、腌鱼、啤酒和红葡萄酒等，一些富含酪氨酸的食物；③应用拟交感神经药物后发生节后交感神经末梢的儿茶酚胺释放；④高血压患者突然停服可乐定等某些降压药物；⑤经期和绝经期的内分泌功能紊乱。

2. 高血压脑病 常见病因包括：①原发性高血压：原发性高血压的发病率占 1% 左右，高血压病史较长，有明显脑血管硬化者更易发生高血压脑病。既往血压正常而突然出现高血压的疾病亦易发高血压脑病，如：急进性高血压和急性肾小球肾炎。②继发性高血压：如妊娠高血压综合征、肾小球肾炎性高血压、肾动脉狭窄、嗜铬细胞瘤等血压中等程度增高，也有发生高血压脑病的可能。③某些药物或食物诱发高血压脑病：少见情况下，高血压患者应用单胺氧化酶抑制剂的同时，又服用萝芙木类、甲基多巴或节后交感神经抑制剂，也会引起与高血压脑病相似的症状；进食富含胺类的食物也可诱发高血压脑病。④颈动脉内膜剥离术后：高度颈动脉狭窄患者行颈动脉内膜剥离术后，脑灌注突然增加，亦可引起高血压脑病。

3. 急进型恶性高血压　常见病因：① 1%～5%的原发性高血压可发展为急进性（恶性）高血压。②继发性高血压易发展成该型的疾病有：肾动脉狭窄、急性肾小球肾炎、嗜铬细胞瘤、库欣综合征、妊娠毒血症等。诱因：在极度疲劳、寒冷刺激、神经过度紧张和更年期内分泌失调等诱因促使下易发生急进型恶性高血压。

三、发病机制

1. 高血压危象的发病机制　多数学者认为由于高血压患者在诱发因素的作用下，血液循环中的肾素、血管紧张素Ⅱ、去甲肾上腺素和精氨酸加压素等收缩血管的物质突然急剧升高，引起肾出、入球小动脉收缩，这种情况持续存在，导致压力性多尿，继而发生循环血容量减少，血容量减少又反射性引起血管紧张素Ⅱ、去甲肾上腺素和精氨酸加压素生成增加，使循环血中血管活性物质和血管毒性物质达到危险水平。小动脉收缩和舒张交替出现，呈"腊肠"样改变，小动脉内皮细胞受损、血小板聚集，导致血栓素等有害物质释放形成血栓。组织缺血、缺氧，并伴有微血管病性溶血性贫血及血管内凝血，血小板和纤维蛋白迁移，内膜细胞增生，动脉狭窄，血压进一步升高，形成恶性循环。此外，交感神经兴奋性亢进和血管加压性活性物质过量分泌，不仅引起肾小动脉收缩，而且也会引起全身周围小动脉痉挛，导致外周血管阻力骤然增高，则使血压进一步升高，从而发生高血压危象。

2. 高血压脑病的发病机制　其发病机制尚未完全阐明，有两种学说：①过度调节或小动脉痉挛学说：正常情况下，在一定的血压范围，脑血管随血压变化而舒缩，血压升高时脑部血管收缩，血压下降时血管扩张，以保持相对稳定的脑血流量，此即脑血流的自动调节机制。当血压急剧升高，脑膜及脑细小动脉强烈收缩，导致脑缺血和毛细血管通透性增加，引起脑水肿、颅内压增高。②自动调节破裂学说：当血压明显上升时，自动调节机制破坏，原先收缩的脑血管因不能承受过高的压力而突然扩张，产生所谓强迫扩张现象，结果脑血流量增加，脑灌注过度，血浆渗入血管周围组织而导致脑水肿和颅内高压，产生一系列临床症状。

3. 急进型恶性高血压的发病机制　本病发病机制还不明确，其发生可能与下列因素有关：①血压升高的水平、速度及同时存在的靶器官损害；②肾素 - 血管紧张素系统功能亢进；③免疫功能的异常；④吸烟；⑤激肽系统的异常。

四、临床特征

（一）一般症状与体征

可出现头痛、头晕、烦躁不安、精神萎靡、意识障碍、视力障碍、胸痛、气短、呼吸困难、心悸、水肿、少尿、无尿及血尿等症状。体征表现为血压明显增高，心率增快，心律失常，心脏杂音，奔马律，双肺湿性啰音，腹部血管杂音。神经系统体征，如肢体肌力、语言表达、定向力改变等。

（二）三种高血压急症的临床表现

1. 高血压危象

（1）发病突然，历时短暂，但易复发。

（2）SBP 升高程度比 DBP 显著，可达 200mmHg。

（3）自主神经功能失调的征象：如烦躁不安、口干、多汗、心悸、手足震颤、尿频及面色苍白等。

（4）靶器官急性损害的表现：①冠状动脉痉挛时可出现心绞痛、心律失常或心力衰竭。②脑部小动脉痉挛时出现短暂性脑局部缺血征象。表现为一过性感觉障碍，如感觉过敏、半身发麻、瘫痪失语，严重时可出现短暂的精神障碍，但一般无明显的意识障碍。③肾小动脉强烈痉挛时可出现急性肾功能不全。④其他：当供应前庭和耳蜗内小动脉痉挛时，可产生类似内耳眩晕的症状；视网膜小动脉痉挛时，可出现视力障碍，肠系膜动脉痉挛时，可出现阵发性腹部绞痛。

2. 高血压脑病

（1）多发生于原有脑动脉硬化的病人，以 DBP 升高为主，常 >120mmHg，甚至达140 ~ 180mmHg。

（2）脑水肿、颅内压增高和局限性脑实质性损害的征象。首发表现为弥漫性剧烈头痛、呕吐，一般在 12 ~ 48 小时内逐渐加重，继而出现烦躁不安、嗜睡、视物模糊、黑蒙、心动过缓。如发生局限性脑实质损害，可出现定位体征，如失语、偏瘫、痉挛和病理反射等。

（3）脑积液检查显示压力明显升高，约 10% 并发心、肾功能危象。经积极降压治疗，临床症状体征消失后一般不遗留任何脑部损害后遗症。

3. 急进性恶性高血压

（1）多见于肾血管性高血压及大量吸烟患者，且年轻男性居多。

（2）SBP、DBP 均持续升高，少有波动，DBP 常持续 ≥ 130mmHg。

（3）症状多而明显，进行性加重，并发症多而严重。常于 1 ~ 2 年内发生心、脑、肾损害和视网膜病变，出现脑卒中、心力衰竭、尿毒症和视力障碍。

五、辅助检查

1. 尿常规 可有蛋白尿、血尿。

2. 尿 VMA 可呈阳性。

3. 血液 游离肾上腺素和 / 或去甲肾上腺素增高。血糖升高，血清肌酐、尿素氮升高，电解质紊乱。

4. 心电图 可有心肌缺血，心律失常、左室高电压的表现。

5. 眼底检查 视盘水肿、渗出和出血。

6. 脑脊液 偶见少量红、白细胞，蛋白含量稍增加。高血压脑病时脑脊液检查压力明显增高。

7. 脑电图 可出现局限性异常或双侧同步锐慢波，有时表现为节律性差。

8. X 线胸片 可有肺水肿或心脏增大的表现。

9. 超声心动图 室间隔和左室后壁对称性肥厚，主动脉内径增宽等。

六、诊断思路

（一）高血压急症的诊断

（1）收缩压大于 200mmHg 和 / 或舒张压大于 140 ~ 150mmHg 时，无论有无症状均应诊断为高血压急症。

（2）短期内（数小时或数天）血压显著的或急骤的升高（SBP>200mmHg，DBP>130mmHg），伴有心、脑、肾、视网膜和大动脉等重要器官发生急性功能严重障碍，甚至衰竭。

（3）多数患者有原发性或继发性高血压病史，少数患者可因首发高血压急症而发病。需注意高血压患者血压升高的速度比血压水平更重要，如短期内平均压升高大于 30% 有重要临床意义。

（二）高血压急症的靶器官损害

1. 心血管系统 出现急性心力衰竭或急性心肌缺血的症状和体征，如发绀、呼吸困难、肺部啰音、缺血性胸痛（心绞痛 / 急性心肌梗死）、心率加快、心脏扩大等。

2. 中枢神经系统 出现头痛、头晕或眩晕、耳鸣、平衡失调、眼球震颤、视力障碍、抽搐、意识模糊、嗜睡或昏迷等。伴有自主神经功能失调症状：如异常兴奋、发热、出汗、口干、皮肤潮红（或面色苍白）、恶心、呕吐、腹痛、尿频、手足震颤等；并发急性脑血管病者可有神经系统定位体征。

3. 肾脏 肾脏受损会出现少尿、无尿、蛋白尿、管型、血肌酐和尿素氮升高。

4. 眼底 出现三度以上眼底改变（渗出、出血、视盘水肿）。

（三）鉴别诊断

高血压急症鉴别诊断见表 5-1。

表 5-1　高血压急症鉴别诊断

	高血压危象	高血压脑病	急进性恶性高血压
小动脉变化	周围细小动脉	脑细小动脉	坏死性小动脉炎
	暂时强烈痉挛	持久性痉挛	视盘水肿
发病特点	突然、短暂、复发	突然、较长、恢复慢	起病缓、进展快
血压升高	收缩压为主	舒张压为主	舒张压持续升高
交感神经	兴奋	无兴奋	无兴奋
自主神经	失调	无失调	无失调
颅内高压	不明显	明显	明显
肾衰竭	失调	少见	常见

七、救治方法

1. 一般治疗　吸氧、卧床休息、心理护理、环境安静、监测生命体征，维持水、电解质平衡、防治并发症等。

2. 迅速降低血压　选择适宜有效的降压药物，放置静脉输液管，静脉滴注给药，同时应经常不断测量血压或无创血压监测。静脉滴注给药的优点是便于调整给药的剂量。如果情况允许以及早开始口服降压药治疗。

3. 控制性降压　高血压急症时短时间内血压急剧下降，有可能使重要器官的血流灌注明显减少，应采取逐步控制性降压，即开始的 24 小时内将血压降低 20% ~ 25%，48 小时内血压不低于 160 / 100mmHg。如果降压后发现有重要器官的缺血表现，血压降低幅度应更小些。在随后的 1 ~ 2 周内，再将血压逐步降到正常水平。

4. 合理选择降压药　高血压急症处理，要求降压药起效迅速，短时间内达到最大作用；作用持续时间短，停药后作用消失较快；不良反应较小。另外，最好在降压过程中不明显影响心率、心排出量和脑血流量。硝普钠、硝酸甘油、尼卡地平和地尔硫卓注射液相对比较理想。在大多数情况下，硝普钠往往是首选的药物。

5. 避免使用的药物　应注意有些降压药不适宜用于高血压急症，甚至有害。利血平肌内注射的降压作用起始较慢，如果短时间内反复注射会导致难以预测的蓄积效应，发生严重低血压，引起明显嗜睡反应，干扰对神志状态的判断。因此，不主张用利血平治疗高血压急症。治疗开始时也不宜使用强力的利尿降压药，除非有心力衰竭或明显的体液容量负荷过度，因为多数高血压急症时交感神经系统和 RAAS 过度激活，外周血管阻力明显升高，患者体内循环血容量减少，强力利尿是危险的。

6. 高血压急症常用降压药物及应用

（1）血管扩张剂：①硝普钠是目前最有效的降压药物之一，也最常用于治疗高血压急症。特点起效快（即刻），持续时间短（2～3分钟），便于调节。用法：硝普钠 25～50mg 加入 5％ 葡萄糖 250～500mL，以每 100ug/mL 滴入，剂量由小到大 0.25～10ug/（kg·min）逐渐增加滴速，最大滴速时间不超过 10 滴/分钟，血压控制后用小剂量维持。血压一般控制在 150～160/90～100mmHg 为宜。注意药物使用时应避光，避免光照下易分解而增加毒性。硝普钠可用于各种高血压急症，在通常剂量下不良反应轻微，有恶心、呕吐、肌肉颤动。滴注部位如药物外渗可引起局部组织和皮肤反应。硝普钠在体内红细胞中代谢为氰化物，长期或大剂量使用可能发生硫氰酸中毒，尤其是肾功能损害者。②硝酸甘油：扩张静脉和选择性扩张冠状动脉与大动脉。用法：开始时以 5～10ug/min 速率静滴，然后每分钟增加滴注速率至 20～50ug/min。降压起效迅速，停止后数分钟降压作用消失。硝酸甘油主要用于急性左心衰或急性冠脉综合征时高血压急症。不良反应有心动过速、面部潮红、头痛、呕吐等。

（2）肾上腺素能受体阻滞剂：①乌拉地尔（urapidil），为选择性 α_1 受体阻滞剂，是近年来临床上应用较多的一种新型强力降压药，通过阻滞血管突触后 α_1 受体和兴奋中枢 5-HT1A 受体而起降压作用。能抑制延髓心血管中枢的交感反馈调节，从而可防止反射性心动过速，对阻力血管和容量血管均有扩张作用，故可用于伴肾功能不全者，也可用于伴脑卒中者。用法：一般 25mg 加入 20mL 生理盐水中缓慢静注，5 分钟无效者可重复一次，也可继之以 75～125mg 加入 250～500mL 液体内静滴。②酚妥拉明（phentolamine），为非选择性 α 受体阻滞剂，最适用于血液循环中儿茶酚胺升高引起的高血压危象，如嗜铬细胞瘤。用法：5～10mg 加入 20mL 葡萄糖液中静注，待血压下降后改用 10～20mg 加入 250mL 葡萄糖液中静滴，以维持降压效果。酚妥拉明可引起心动过速，增加心肌耗氧量，故伴冠心病者慎用。③拉贝洛尔（labetolol），同时阻滞 α 和 β 肾上腺素受体，其 β 受体阻滞作用无选择性，静注时其自身 α 和 β 阻滞作用强度为 1：6。适用于高血压伴心绞痛和心肌梗死者，对慢性肾功能不全者无不良影响，亦适用于主动脉夹层分离者。因血压降低之同时不减少脑血流量，所以亦可用于脑卒中。用法：一般以 25～50mg 加入 20～40mL 葡萄糖液中缓慢静注，15 分钟后无效者可重复一次，也可以 2mg/min 速度静滴。伴哮喘、心动过缓、房室传导阻滞者禁用。

（3）钙拮抗剂：①硝苯地平（nifedipine）：二氢吡啶类钙通道拮抗剂。用法：4mg 加入 200mL 葡萄糖中静滴，初始 10 分钟，滴速为每分钟 30 滴，一般在 5 分钟内出现显著降压效应，如血压不降则可加至每分钟 60 滴。②尼卡地平（nicardipine）：二氢吡啶类钙通道拮抗剂，作用迅速，持续时间较短，降压同时改善脑血流量。用法：开始从 0.5ug /（kg·min）静脉滴注，逐步增加剂量到 6ug /（kg·min），主要用于高血压危象或急性脑血管病时高血压急症。不良反应有心动过速、面部潮红等。③地尔硫卓（diltiazen）：非二氢吡啶类钙通道拮抗剂。降压同时具有改善冠状动脉血流量和控制快速性室上性心律失常作用。用法：配置成 50mg / 500mL 浓度，以 5 ~ 15mg / h 速率静滴，根据血压变化调整速率。主要用于高血压危象或急性冠脉综合征。不良反应有面部潮红、头痛等。④维拉帕米（verapamil）：非二氢吡啶类钙通道拮抗剂，用法：5 ~ 10mg 加入 20mL 葡萄糖液中缓慢静注，最大降压效果出现在注射后 2 ~ 5 分钟，维持 30 ~ 60 分钟，也可根据血压情况以 3 ~ 25mg / h 的速度静滴 1 ~ 2h。窦性心动过缓、病窦综合征、房室传导阻滞及合并心力衰竭者禁用。

7. 几种常见高血压急症的治疗

急性脑血管病、高血压急症合并急性左心衰竭、高血压急症合并急性心肌梗死、高血压急症合并心律失常、高血压急症合并肾功能不全的治疗参见有关章节。

（1）主动脉夹层分离：大约有 80% 的主动脉夹层分离患者伴有高血压。高血压是促使主动脉夹层分离形成的因素之一，也是导致夹层血肿扩展的原因之一。控制血压、降低心肌收缩力、解除疼痛是治疗主动脉夹层分离的关键。治疗的目标是：将收缩压控制在 100 ~ 120mmHg，心率控制在 60 ~ 75 次 / 分，这样才能有效终止主动脉夹层继续分离，缓解疼痛。可选用拉贝洛尔，或血管扩张剂硝普钠与 β- 受体阻滞剂普萘洛尔合用，既能降低血压、控制心率，又能降低心肌收缩力，减慢左室收缩速度使夹层不再扩展，缓解疼痛。

（2）嗜铬细胞瘤：此为儿茶酚胺诱发的高血压危象，典型发作有 4 "P" 症状：头痛（Pain）、心悸（Palpitation）、苍白（Pale）、出汗（Perspiration），其特点是交感神经张力突然增高。应首选 α 受体阻滞剂酚妥拉明，次选柳氨苄心安或硝普钠加 β- 受体阻滞剂。若同时有心动过速或室性早搏需用 α 受体阻滞剂，为防止 α 介导的周围血管收缩作用不受对抗，在给予 β- 受体阻滞剂之前，均应给予 α 受体阻滞剂。

（3）妊娠高血压：血压 >170 / 110mmHg 时应及时予以治疗，以防止母亲发生中风或子痫。①首选硫酸镁解除小动脉痉挛，一般采用 25% 硫酸镁 10mL 加入 50% 葡萄糖 20mL 缓慢静推，继以 25% 硫酸镁 40mL 加入 10% 葡萄糖 1000mL 静滴（1g / h），每日 1 次，将血压降至 140 / 90mmHg。②如无效，可加用冬眠疗法。③硝普钠或硝酸甘油静滴亦可选用。应避免血压下降过快，幅度过大，影响胎儿血供。④钙拮抗剂可抑制子宫平滑肌收缩，影响产程进展，不宜用于妊娠晚期。⑤妊娠高血压急症常伴血容量不足，故利尿剂慎用。⑥ ACEI 和所有 Ag Ⅱ 受体拮抗剂应避免使用。

八、最新进展

（一）高血压与自身免疫

近年来发现，高血压病患者中存在着针对心血管调节受体的自身抗体，尤其是抗 G 蛋白偶联受体的自身抗体，可能在高血压病尤其是恶性高血压、难治性高血压中起着较重要的作用。在难治性高血压病患者中，自身抗体阳性组的蛋白尿和肾功能损害发生率明显高于抗体阴性组，提示高血压病的进展与自身免疫反应有关。有研究表明，高血压患者的血清中有高滴度的抗核抗体（ANA）、抗平滑肌抗体等自身抗体。ANA 是机体免疫细胞产生的针对自身细胞核成分的抗体，这些抗体在高血压病患者中的出现也提示存在自身免疫现象。也有研究发现，部分高血压患者体内有 β_1 受体和 M_2- 受体自身抗体，可能参与了肾损害的病程，可能是引起高血压肾损害的重要因素之一。这进一步提示自身免疫反应在高血压的发展以及并发症中也具有重要意义。过高的血压可以引起外周血管阻力的急剧升高，进而引起血管和肾脏组织更大地损害，导致具有免疫原性的受体成分释放和血管抗原暴露，在部分易感人群中可以诱导自身免疫应答，产生抗血管受体自身抗体。这些自身抗体可能参与了高血压病特别是难治性高血压的病理过程、促进了靶器官损害的发生。

高血压一直认为是肾脏功能、血管功能以及变化的中枢神经系统信号相互作用的结果，然而大脑中的氧化应激、血管功能以及肾脏病变促进高血压的机制并没有完全被弄清：这些系统是如何参与 T 细胞活化以及氧化事件是如何促进 T 细胞激活的。David 等发现，大脑的室周器（CVO）存在氧化应激，尤其是穹窿部可能参与了这个过程，因为这些区域缺乏良好的血脑屏障，因此受循环中信号物质的影响，比如说血管紧张素 - Ⅱ。Lob 等通过对心率和血压多变性的研究表明，室周器胞外过氧化物歧化酶编码基因（SOD3）的切除显著地增强了交感神经的活性，认为交感神经的激活能够促进 T 细胞活化。Ishizaka 等研究还表明，高血压可能与体内新型抗原有关，认为这些新型抗原可能是氧化调节物质，如蛋白质、脂肪、类核酸或是核酸、细胞膜组成成分暴露后的反应性产物等，它们通过诱导细胞凋亡和细胞质内抗原的释放起作用，这些抗原一般是免疫特有的，或是通过其他未知的机制起作用。小分子的热休克蛋白被认为与动脉粥样硬化中新型抗原有关，在高血压动物肾脏中也是增加的，这很可能与血压小幅度的升高和机械的牵拉伤害血管外周组织有关。在缺乏 T 和 B 细胞的大鼠中，血管紧张素能够升高收缩压达 135mmHg，该结果与缺乏 p47-phox 抗体的大鼠用抗氧化物治疗是相似的，因此，氧化信号系统和炎性物质缺乏时，甚至是高剂量的血管紧张素 - Ⅱ或是其他一些刺激物仅能将血压增加到高血压的亚临床水平。David 等认为，高血压性刺激物通过中枢神经系统和外周器官引起中介物质的增加，导致新型抗原物质的形成，促进了 T 细胞的活化，进而又导致靶器官如肾脏和外周血管炎性物质形成，最终导致血压的升高，致使没有治疗的亚临床高血压进展为最终的严重性高血压，甚至出现高血压急症，这可能解释了临床上可观察到的普通的亚临床高血压发展到显性高血压的进程。

（二）新型超短效钙拮抗剂 – 丁酸氯维地平（clevidipine butyrate）

氯维地平是第三代二氢吡啶类钙拮抗剂，目前在急诊室针对难治性高血压有重要地位，通过阻断 L 型通道选择性地抑制细胞外 Ca^{2+} 内流，从而起到舒张小动脉平滑肌、降低外周血管阻力的作用，同时可以增加每搏出量和心输出量。由于其大约 1 分钟的超短半衰期，氯维地平静脉应用起效迅速，停药后失效迅速，便于短时间内滴定式调整剂量，减少过量导致低血压的风险，降压治疗可控性更高。氯维地平的代谢和清除所需的血浆酯酶广泛存在，不依赖基础肝、肾功能。在心肌缺血的动物实验中，氯维地平被证实可以减轻缺血/再灌注损伤，改善肾脏功能和内脏血流量。氯维地平治疗重症高血压有效性研究（VELOCITY）评价了氯维地平的安全性和有效性。该研究共入组 126 例高血压危象患者，其中 81% 已有靶器官损害，在应用氯维地平 30 分钟后，89% 的患者降到了目标血压，达目标血压平均用时 10.9 分钟，平均用量为 5.7mg / h。

参考文献

1. 中国高血压防治指南修订委员会 . 中国高血压防治指南 2010. 中华心血管病杂志，2011，39（7）：579-616.

2. 葛均波，王蔚 . 心血管重症的救治 . 中华急诊医学杂志，2009，18（8）：792-795.

3. Harrison DG，Vinh A，Lob H，et al. Role of the adaptive immune system in hypertension.Curr Opin Pharmacol，2010，10（2）203-207.

4. Pollack CV，Varon J，Garrison NA，et al. Clevidipine，an intravenous dihydropyridine calcium channel blocker，is safe and effective for the treatment of patients with acute severe hypertension.Ann Emerg Med，2009，53（3）：329-338.

5. Lob HE，Marvar PJ，Guzik TJ，et al. Induction of hypertension and peripheral inflammation by reduction of extracellular superoxide dismutase in the central nervous system.Hypertension，2010，55（2）：277-283.

6. Ishizaka N，Aizawa T，Ohno M，et，al.Regulation and localization of HSP70 and HSP25 in the kidney of rats undergoing long-term administration of angiotensin II.Hypertension，2002，3 9（1）：122-128.

7. Sabir MS，Ali Khan MA，Hasan N.Hypertensive encephalopathy：a rare presentation of Williams-Beuren Syndrome.J Coll Physicians Surg Pak，2011，21（8）：509-510.

8. Ellenga MB，Gombet TR，Mahoungou GK，et al. Hypertensive emergencies at the University Hospital Center in Brazzaville，Congo.Med Trop（Mars），2011，71（1）：97-98.

9. Takeda T，Kohama A，Takahashi M，et al. Prolonged enhancement of the subarachnoid space on FLAIR imaging in hypertensive encephalopathy.Acta Neurol Belg，2011，111（1）：81-82.

10. Sheta MA，Paladugu M，Mendelson J，et al. When should nitroglycerine be avoided in hypertensive

encephalopathy? Hypertension, 2011, 58（5）: 187-188.

11. Oshchepkova EV. Hypertensive encephalopathy: problem of the therapist（cardiologist）or neurologist.Ter Arkh, 2009, 8l（1）: 79-84.

12. Dhar R, Dacey R, Human T, et al. Unilateral posterior reversible encephalopathy syndrome with hypertensive therapy of contralateral vasospasm: ease report.Neurosurgery, 2011, 69（5）: 1176-1181, 1181.

13. Milan A, Puglisi E, Ferrari G, et al. Hypertensive emergency and urgency: clinical update.G Ital Cardiol（Rome）, 2010, 11（11）: 835-848.

14. Wagner SJ, Acquah LA, Lindell EP, et al. Posterior reversible encephalopathy syndrome and eclampsia: pressing the ease for more aggressive blood pressure control.Mayo Clin Proc, 2011, 86（9）: 851-856.

15. 中国医师协会急诊医师分会. 中国急诊高血压诊疗专家共识. 中国急救医学, 2010, 30（10）: 865-876.

16. Varon J.Treatment of acute severe hypertension: current and newer agents.Drugs, 2008, 68（3）: 283-297.

17. Saguner AM, Dür S, Perrig M, et al. Risk factors promoting hypertensive crises: evidence from a longitudinal study.Am J Hypertens, 2010, 23（7）: 775-780.

18. Katz JN, Gore JM, Amin A, et al. Practice patterns, outcomes, and end-organ dysfunction for patients with acute severe hypertension: the Studying the Treatment of Acute hyperTension（STAT）registry.Am Heart J, 2009, 158（4）: 599-606.

（周迎春）

第二节　急性冠脉综合征

一、基本概念

急性冠脉综合征（acute coronary syndrome，ACS）是一组由心肌缺血引起的临床综合征。不同类型急性冠脉综合征的治疗策略存在一定的差异，目前根据胸痛时心电图 ST 段是否抬高，将其分为 ST 段抬高的 ACS 即 ST 段抬高型心肌梗死（STEMI）和无 ST 段抬高的 ACS（NSTE-ACS），后者又根据心肌损伤标志物，即肌酸激酶同工酶（CK-MB）或肌钙蛋白（cardiac troponin cTn）的结果，分为非 ST 段抬高型心肌梗死（NSTEMI）和不稳定型心绞痛（UA）。临床表现取决于冠状动脉损伤的严重程度、血栓的大小和类型、缺血时间和程度以及心肌坏死的数量。

心肌梗死是急性冠脉综合征中最重要的组成部分，心肌梗死的规范化定义至关重要。2012 年 ESC / ACCF / AHA / WHF 公布了第 3 版心肌梗死全球统一定义：由于心肌缺血导致心肌细胞死亡。心肌梗死标准为：血清心肌标志物（主要是肌钙蛋白）升高（至少超过99％参考值上限），并至少伴有以下一项临床指标：①缺血症状；②新发的缺血性 EKG 改变（新的 ST-T 改变或左束支传导阻滞）；③ EKG 病理性 Q 波；④影像学证据显示有新的心肌活性丧失或新发的局部室壁运动异常；⑤冠状动脉造影或尸检证实冠状动脉内有血栓。

新版定义中的第 5 条是新增加的内容，其意义在于强调一旦发生心肌梗死，应积极行冠状动脉造影来验证心肌梗死的原因，并尽早开始冠脉再通的治疗。

心肌梗死的临床分型：

Ⅰ型：由冠状动脉斑块破裂、裂隙或夹层引起冠脉内血栓形成，从而导致自发性心肌梗死。

Ⅱ型：继发于心肌需氧供需失衡，导致缺血的心肌梗死，例如冠状动脉痉挛、贫血、心律失常、呼衰、高血压、低血压。

Ⅲ型：疑似为心肌缺血的突发、未预料的心源性死亡，或怀疑为新发的 EKG 缺血变化或新出现的左束支传导阻滞。但死亡发生于可取得血样本之前或血中生物标志物出现之前。

Ⅳ型：与冠状动脉介入手术（PCI）相关的心肌梗死，又分为 a 型和 b 型，a 型定义为 PCI 过程所致的心肌梗死，包括球囊扩张和支架植入过程，标准是：术前血清肌钙蛋白水平在正常范围，术后超过 99％参考值上限的 5 倍，或术前血清肌钙蛋白水平升高，术后该值升高大于 20％。b 型定义为冠状动脉造影或尸检证实的伴发于支架内血栓导致的心肌梗死，标准是：冠脉造影或尸检所见有缺血相关血管有血栓形成，血清心肌标志物升高至少超过 99％参考值上限。

Ⅴ型：冠状动脉旁路手术（CABG）相关的心肌梗死，血清肌钙蛋白水平超过 99％参考值上限的 10 倍。

本节主要介绍全球统一定义 Ⅰ 型，即自发性急性心肌梗死的诊断治疗。

二、常见病因

本病大多数主要在冠状动脉粥样硬化基础上发生血栓，导致血管完全性或不完全性闭塞；少数病因可为冠状动脉栓子（左房或左心室血栓，感染性心内膜炎等）、冠状动脉炎（Takayasu 病，结节性多动脉炎，红斑狼疮，心脏移植时免疫介导血管变性等）、冠状动脉痉挛、冠状动脉口闭塞（主动脉夹层、梅毒性主动脉炎）、先天性冠状动脉畸形、心肌需氧超过供氧量等所致。情绪激动、饱食、受寒、急性循环衰竭为常见诱因。

三、发病机制

在动脉粥样硬化基础上，粥样斑块不稳定、裂纹或破裂，使斑块内高度致血栓形成的物质暴露于血液中，引起血小板在受损表面黏附、活化、聚集，形成血栓，伴或不伴血管收缩、微血管栓塞导致病变血管不完全或完全性闭塞，从而导致临床 STEMI 或 NSTE-ACS 的发生。

与稳定斑块相比，易损斑块具有如下特征：纤维帽较薄、脂质核较大，斑块小，但斑块肩部炎症细胞多，含大量的单核巨噬细胞和 T 淋巴细胞，血管平滑肌细胞含量较少。

斑块破裂的主要机制包括单核巨噬细胞或肥大细胞分泌的蛋白酶（例如胶原酶、凝胶酶、基质溶解酶等）消化纤维帽；斑块内 T 淋巴细胞通过合成 γ 干扰素抑制平滑肌细胞分泌间质胶原，使斑块纤维帽变薄更易破裂；动脉壁压力、斑块位置和大小、血流对斑块表面的冲击；冠脉内压力升高、血管痉挛、心动过速时心室过度收缩和扩张所产生的剪切力以及斑块滋养血管破裂，诱发与正常管壁交界处的斑块破裂。

血小板的活化和聚集是触发血管内凝血的始动因子。由于易损斑块的破裂，使血小板开始与血管内皮下胶原、组织因子、血管性血友病因子等接触并迅速被激活。激活的血小板释放二磷酸腺苷（ADP）、5-羟色胺（5-HT）、血栓素 A_2 和各种血小板因子，导致血小板在受损部位黏附和聚集，促使凝血酶原转变为凝血酶，凝血酶能使纤维蛋白原转变为纤维蛋白，并使凝血酶原转为凝血酶的过程加速，释放大量的血小板膜糖蛋白（GT）Ⅱ b / Ⅲ a 受体，并与纤维蛋白原结合，加剧血小板凝聚与血栓形成，造成部分或完全血管腔闭塞，最终导致心肌梗死。

四、临床特征

（一）临床症状

1. 典型的临床表现　胸部不适或疼痛是 ACS 的主要症状，胸痛通常位于胸骨上段、中段或左胸部，呈压榨样疼痛或紧迫、烧灼感，疼痛范围约拳头或手掌大小，界限通常不很清楚，可放射至左肩、左臂尺侧、下颌部、牙齿等，可伴有出汗、恶心、呕吐、呼吸困难、窒息感、眩晕甚至晕厥。疼痛持续时间常超过 20 分钟，既往为稳定性心绞痛的患者，疼痛程度加重，原来有效的措施如停止活动、舌下含服硝酸甘油等不能很好地缓解症状。常见的诱发因素如体力活动或情绪激动、饱餐、便秘、寒冷、吸烟、心动过速或心动过缓、血压过高或过低、休克等也可诱发。

2. 不典型的临床表现　牙痛、咽痛、上腹隐痛、消化不良、胸部针刺样痛或仅有呼吸困难，少数患者表现为急性左心功能不全、卒中、意识混乱等，常见于老年、女性、糖尿病、慢性肾功能不全或痴呆症患者。当临床缺乏典型胸痛，而首次心电图正常或临界改变时，常易被忽略，应注意连续观察。病史不典型的 ACS 患者临床上并不少见，而且更具挑战性，重要的是应询问患者在既往 1 ~ 2 周内是否有先兆性胸部不适的症状，部分患者只以消化道症状和恶心为主，使患者误认为是胃病并服用抗酸药。

（二）体征

体格检查是否有异常发现，取决于心肌缺血的部位、范围以及有无严重并发症。梗死范围小无并发症者常无异常体征。患者处于痛苦焦虑状态可伴有发热，但体温多不超过 38℃，或伴有面色苍白、出汗、皮肤湿冷。血压多变，若无心源性休克，开始时血压大多偏高。神志清楚，但也可出现意识淡漠、嗜睡和精神症状。严重者呼吸频率加快，心功能不全时，可有新出现的肺部湿啰音或湿啰音增加。心脏听诊时可发现有心动过缓、心动过速，有时伴有心律不齐，心尖部可听到第三心音或奔马律。

（三）并发症

常见的并发症有：①心力衰竭；②心律失常；③休克；④乳头肌功能失调或断裂；⑤室壁瘤；⑥心脏破裂，包括左室流离壁破裂和室间隔穿孔；⑦心肌梗死后综合征（Dressler 综合征）；⑧栓塞。主要由室壁瘤内形成的附壁血栓脱落导致。

五、辅助检查

1. 心电图（ECG） 发生心肌缺血症状时记录到相应心电图改变是诊断 ACS 和选择治疗方案的重要依据。对怀疑 ACS 的患者应在到达急诊室或院前首次医疗急救系统后尽快完成 12 导联或 18 导联（常规 12 导联加 V7 ~ 9、V3R ~ 5R 导联）心电图。个别 ACS 患者早期心电图正常，有些心电图改变无特异性，但比较连续心电图所见仍不失为 ACS 诊断的可靠途径，故对病史提示或强烈提示 UA 或 AMI 存在，必须对患者进行严密观测，每隔 15 ~ 30 分钟进行连续 ECG 检查。

（1）NSTE-ACS 心电图：主要表现为 ST 段压低或 T 波倒置，至少出现在两个或以上的相邻导联，可伴有 T 波、QRS 波改变，但部分患者的心电图完全正常。一般 NSTEMI 的 ST-T 动态演变持续时间较长，通常超过 24 小时，而 UA 的 ST-T 改变是一过性的，常在数分钟或数小时内恢复。当除 aVR 导联（此导联抬高超过 0.1mV）外，其他导联 ST 段均压低时，提示是左主干或相当于左主干或三支血管病变引起的非 ST 段抬高 AMI。

（2）STEMI 心电图：表现为 ST 段呈弓背向上抬高，常有病理性 Q 波和 ST-T 动态演变。T 波倒置，往往宽而深，两支对称。T 波高尖可出现在 STEMI 超急性期，通常当患者到达医院时已不存在。左束支传导阻滞患者发生心肌梗死时，心电图诊断困难，与既往心电图进行比较，有助于诊断。

2. 心肌损害标志物 肌钙蛋白（cTn）较传统的 CK、CK-MB、肌红蛋白（Mb）更特异和更敏感，尤其是高敏肌钙蛋白，提升了早期诊断 AMI 的准确性，不仅可以用于诊断和风险分层，而且可以鉴别 NSTE-MI 和 UA，是诊断心肌坏死的首选指标。如果症状发作后 3 ~ 4 小时内 cTn 测定结果为阴性，应该在症状出现后 6 ~ 9 小时、12 ~ 24 小时再次监测。CK-MB 适用于诊断再发心肌梗死。肌红蛋白测定有助于早期诊断，但特异性较差。心肌损伤标志物及其检测时间见表 5-2。

表 5-2　心肌损伤标志物及其检测时间

时间	肌红蛋白	肌钙蛋白		CK-MB
		TnT	TnI	
开始升高时间（h）	1～2	2～4	2～4	6
峰值时间（h）	4～8	10～24	10～24	18～24
持续时间（d）	0.5～1	10～21	7～14	3～4

3. 其他生化指标　血白细胞可以增高，血清游离脂肪酸、C 反应蛋白可以增高。BNP / NT-proBNP 是反应左心室功能不全敏感并且相对特异的指标。

4. 影像学检查

（1）X 线胸片：能评价两肺有无淤血和肺水肿，观察心影大小。

（2）超声心动图：能显示节段性运动减弱、消失、矛盾运动，能评价收缩功能和心内结构，并有助于主动脉夹层、肺栓塞、主动脉瓣狭窄、肥厚型心肌病、心包积液的鉴别诊断。

（3）冠状动脉造影：目前是确诊冠脉疾病的金标准，可以明确冠状动脉病变的严重程度。冠脉造影结合 ECG 表现和节段性运动异常有助于识别犯罪血管病变。

六、诊断思路

（一）诊断和危险分层

1. 诊断　根据缺血性胸痛的临床病史、心电图的动态演变和血清心肌损伤标志物动态变化即可明确诊断。若 ECG 有相应导联 ST 段抬高则诊断为 STEMI，若无 ST 段抬高则诊断为 NSTEMI / UA。对 ST 段抬高型 AMI 患者，根据 Killip 分级法评估心功能。Ⅰ级：无明显的心力衰竭；Ⅱ级：有左心衰竭，肺部啰音 <50%肺野，奔马律，窦性心动过速或其他心律失常，静脉压升高，肺淤血的 X 线表现；Ⅲ级：肺部啰音 >50%肺野，可出现急性肺水肿；Ⅳ级：心源性休克，有不同阶段和程度的血流动力学障碍。

2. 危险分层　对确诊的 ACS 患者，应用临床资料对患者进行危险分层是制定治疗策略的重要前提，有助于临床医生在急性期采取适当的诊疗措施，在病情稳定后采取更为个体化的二级预防策略。进行危险分层的目的是检出高危患者，强化药物治疗，选择合适的实施冠脉介入治疗的时间。危险分层是一个连续的过程，需根据临床情况的变化而不断更新评估，并贯穿于 ACS 诊疗的全过程。通常危险分层的指标包括年龄、病史、胸痛发作的特点（如心绞痛发作时间长）、其他临床发现、心电图表现、心肌损伤血清标志物水平，有的还包括冠状动脉造影所见、血流动力学改变等。

高龄、女性、Killip 分级 Ⅱ ~ Ⅳ级、既往有心肌梗死史、心房颤动、前壁心肌梗死、肺部啰音、收缩压 <100mmHg、心率 >100 次 / 分、糖尿病、肌钙蛋白明显升高等独立危险因素使 STEMI 患者死亡风险增加。

对 NSTE-ACS 患者就诊时即刻评估风险，依据病史、临床表现、心电图特征和心肌损伤标记物水平分为低危、中危和高危。NSTE-ACS 早期危险分层见表 5-3。

表 5-3　NSTE-ACS 早期危险分层

项目	高度风险 至少具备下列一条	中度风险 无高风险特征，但具备下列一条	低度风险 无高、中风险特征，但具备下列一条
病史	48 小时内缺血症状恶化	既往 MI，脑血管疾病，CABG 手术史或使用阿司匹林	
胸痛特点	>20 分钟静息时胸痛	>20 分钟静息时胸痛但目前已缓解，有中或高度冠心病可能，<20 分钟静息时胸痛，休息或含服硝酸甘油缓解	过去 2 周内新发 CCSII-IV 心绞痛但无 >20 分钟静息心绞痛，有中或高度冠心病可能
临床表现	有肺水肿，新出现 MR 杂音或原杂音加重，第三心音或新出现湿啰音或原湿啰音加重，低血压，心动过速，年龄 >75 岁	年龄 >70 岁	
心电图	一过性 ST 段改变(>0.05mV)，aVR 导联 ST 段抬高 >0.1mV，新出现束支传导阻滞或持续性心动过速	T 波倒置 >0.2mV，病理性 Q 波	胸痛时正常或无变化
心脏损伤标志物	明显增高(cTnT>0.1ng / L)	轻度增高（0.1ng / L>cTnT>0.01ng / L ）	正常

注：NSTE-ACS 风险评估是涉及多因素的复杂过程，此表仅提供总的原则和解释，并非一成不变，标准不一致时以最高为准。

ACS 的 TIMI 危险积分为：年龄 ≥ 65 岁；有 3 个或以上冠心病易患因素——高血压、

糖尿病、冠心病家族史、高脂血症和吸烟；严重心绞痛——24小时内2次以上发作；已知冠心病，冠脉狭窄≥50%；ST段压低或抬高；心肌酶增高，7天内应用阿司匹林。每项计1分，共计7分，0~2分低危，3~4分中危，5~7分高危。该积分系统的优点是简单易用，缺点是一些纳入因素如冠脉狭窄程度在就诊时难确定，此外没有包括Killip分级、心率和血压等重要危险因素。

在大规模临床研究基础上，还有多个危险分层模型应用临床，其中用于NSTE-ACS的常用模型还有PURSUIT风险模型、GRACE风险模型（全球急性冠状动脉事件注册）。GRACE积分系统精细，还适用于评价ST段抬高型心肌梗死患者预后情况，但计算较复杂，GRACE评分可以在线计算（http://www.outcomes.org/grace）。用于STEMI的常用模型还有CARDILAC、PAMI风险模型。

（二）鉴别诊断

1. 主动脉夹层　近年来发现该病并非罕见疾病，起病有类似AMI的前胸部疼痛不适，但常更为突然，多有向背部放射的严重撕裂样疼痛伴有呼吸困难或晕厥，但无典型的AMI心电图变化者，应警惕主动脉夹层。当累及冠状动脉时可并发急性心肌梗死，以累及右冠状动脉多见。根据夹层累及的部位不同，可同时有相应脏器受累的症状和体征，超声心动图、CTA和MRI有助于明确诊断。

2. 急性肺栓塞　其临床表现为与ACS有部分重叠，但常表现为突发呼吸困难，可伴胸痛、咯血及严重低氧血症，心电图、D-二聚体检测及肺动脉CTA可明确诊断。

3. 气胸　表现为急性呼吸困难、胸痛和患侧呼吸音减弱，胸片可以明确诊断。

4. 急性心包炎　表现为胸膜刺激性疼痛，向肩部放射，前倾坐位减轻，听诊可闻及心包摩擦音。心电图表现除aVR导联外的其余导联ST段呈弓背向下型抬高，无镜像改变。超声心动图有鉴别诊断价值。

5. 急腹症　急性胆囊炎、胆石症、消化性溃疡、急性胰腺炎、急性胃肠炎等患者，可有剑突下或上腹部疼痛，有时向后背放射，可伴晕厥、呕吐或休克，易与AMI上腹部疼痛、恶心、呕吐相混淆，但仔细询问病史，腹部体征及心电图和心肌损伤标志物检查可作鉴别。

七、救治方法

1. 一般治疗

（1）紧急处理：吸氧和建立静脉通道。严重低氧血症者，需面罩加压吸氧或气管插管并机械通气。持续心电、血压和血氧饱和度监测。

（2）抗血小板治疗：若无禁忌证，所有患者均应即刻嚼服肠溶阿司匹林150~300mg，对计划行直接PCI者，PCI前加服氯吡格雷300~600mg。

（3）镇痛：可予吗啡3~5mg静脉缓慢注射，必要时每5~10分钟重复1次，总量不宜超过 15mg。副作用有恶心、呕吐、低血压和呼吸抑制。一旦出现呼吸抑制，可每隔 3 分钟静脉注射纳洛酮 0.4mg，最多 3 次。

（4）硝酸甘油：对无禁忌证的患者应立即舌下含服硝酸甘油 0.3 ~ 0.6 mg，每 5 分钟重复 1 次，总量不超过 1.5mg，同时评估是否需静脉用药。通常使用硝酸甘油静脉滴注 12 ~ 24 小时，应从低剂量开始。

（5）纠正水、电解质酸碱平衡失调。

（6）休息和饮食：无并发症者卧床休息 1 ~ 3 天，有并发症者则需延长，以后先在床上活动，逐渐可在床旁和室内活动。AMI 患者需禁食到胸痛消失，然后给予流质、半流质，逐步过渡到普通饮食。所有患者均应使用缓泻剂。

2. 溶栓治疗 溶栓治疗对 STEMI 早期（<12 小时）有益，而对 NSTEMI / UA 有害无益。虽然近年来 STEMI 急性期行直接 PCI 已成为首选方法，但当前我国尚难以普遍应用。溶栓治疗具有快速、简便、经济、易操作的特点，特别是因各种原因使就诊至血管开通时间延长至获益降低时，静脉溶栓仍是较好的选择。

（1）溶栓治疗适应证：①发病 12 小时以内，就诊医院不具备急诊 PCI 治疗条件；不能迅速转运；无溶栓禁忌证的 STEMI 患者。②就诊早（发病 ≤ 3 小时），不能及时进行介入治疗者，或虽具备急诊 PCI 治疗条件，但就诊至球囊扩张时间与就诊至溶栓开始时间相差 >60 分钟，且就诊至球囊扩张时间 >90 分钟者，应优先考虑溶栓治疗。③再梗死患者，如果不能在症状发作后 60 分钟内进行冠状动脉造影和 PCI，可予溶栓治疗。④发病 12 ~ 24 小时仍有进行性缺血性疼痛、至少 2 个胸导联或肢体导联 ST 段抬高 >0.1mV 的患者，若无急诊 PCI 条件，经过选择的患者也可溶栓治疗。

（2）禁忌证：①既往有脑出血病史、6 个月内缺血性卒中或短暂性脑缺血病史（不包括 3 小时内的缺血性卒中）、脑血管结构异常（如动静脉畸形）、颅内恶性肿瘤、痴呆或已知的其他颅内病变；②可疑主动脉夹层；③活动性消化性溃疡、活动性出血或者易出血体质（不包括月经来潮）；④3 个月内的严重头部闭合性创伤或面部创伤、2 周内不能压迫止血部位的大血管穿刺；⑤目前血压控制不良，收缩压 ≥ 180mmHg 或者舒张压 ≥ 110mmHg；⑥创伤在 3 周内，或者持续 >10 分钟的心肺复苏，或者 3 周内进行过大手术，4 周内有内脏出血；⑦感染性心内膜炎；⑧妊娠；⑨2 年内曾应用过链激酶，或者既往有此药物过敏史；⑩目前正在应用抗凝剂，因为国际标准化比值（INR）水平越高，出血风险越大。另外，根据综合临床判断，患者的风险 / 效益比不利于溶栓治疗，尤其是有出血倾向者，包括严重肝肾疾病、恶病质、终末期肿瘤等。由于中国人群的出血性卒中发病率高，因此，年龄 >75 岁患者应首选 PCI，选择溶栓治疗时应慎重，酌情减少溶栓药物剂量。

（3）溶栓剂和治疗方案：明确 STEMI 诊断后应尽早用药，就诊至溶栓开始时间 <30 分钟。①阿替普酶（rt-PA）：有 2 种给药方案，第一种全量 90 分钟加速给药法：首先静脉

推注 15mg，随后 0.75mg / kg 在 30 分钟内静脉滴注（不超过 50mg），继之 0.5mg / kg 于 60 分钟内静脉滴注（不超过 35mg）。第二种半量给药法：首先静脉推注 8mg，之后 42mg 于 90 分钟内静脉滴注。半量给药法血管开通率偏低，因此，建议使用按体重计算的加速给药法。溶栓前先静脉注射肝素 60U / kg（最大量 4000U），继以 12U /（kg·h）（最大 1000U / h），使 APTT 值维持在对照值 1.5 ~ 2.0 倍（约 50 ~ 70s），静脉肝素维持 48 小时。由于低分子肝素应用方便，不需监测凝血时间，严重出血并发症低，建议用低分子肝素替代。②链激酶（SK）：150 万 U 溶于 100mL 生理盐水中，60 分钟内静脉滴注。③尿激酶（UK）：是我国应用较广的溶栓剂，150 万 U 溶于 100mL 生理盐水，30 分钟内静脉滴入。

（4）疗效评估：血管再通的间接判定指标：① 60 ~ 90 分钟内抬高的 ST 段至少回落 50%；② TnT（I）峰值提前至发病 12 小时内，CK-MB 酶峰提前到 14 小时内；③ 2 小时内胸痛症状明显缓解；④治疗后的 2 ~ 3 小时内出现再灌注心律失常，如加速性室性自主心律、房室传导阻滞（AVB）或束支传导阻滞突然改善或消失，或者下壁心肌梗死患者出现一过性窦性心动过缓、窦房传导阻滞伴或不伴低血压。上述 4 项中，心电图变化和心肌损伤标志物峰值前移最重要。血管再通的直接判定指标是冠状动脉造影，标准为 TIMI 2 或 3 级血流表示再通，TIMI 3 级血流为完全性再通，溶栓失败则梗死相关血管持续闭塞 TIMI 0 ~ 1 级血流。

（5）并发症：主要风险是出血，尤其是颅内出血，大多发生在溶栓治疗 24 小时内。一旦发生颅内出血，应采取积极措施：①立即停止溶栓、抗血小板和抗凝治疗；②降低颅内压，适当控制血压、抬高床头 30 度、静脉滴注甘露醇等，必要时行神经外科手术；③必要时 24 小时内每 6 小时给予新鲜冰冻血浆 2U；4 小时内使用过普通肝素的患者，鱼精蛋白中和（1mg 鱼精蛋白中和 100U 普通肝素），如果出血时间异常，可输入 6 ~ 8U 血小板。

3. 经皮冠状动脉介入治疗（PCI）

（1）STEMI 的经皮冠状动脉介入治疗：包括直接 PCI、溶栓后紧急 PCI、早期溶栓成功或未溶栓患者 PCI。

直接 PCI：I 类推荐：①如果即刻可行，且能及时进行（就诊到球囊扩张时间 <90 分钟），对症状发病 12 小时内的 STEMI（包括正后壁心肌梗死）或伴有新出现或可能新出现左束支传导阻滞的患者应行直接 PCI；②年龄 <75 岁，在发病 36 小时内出现休克，病变适合血管重建，并能在休克发生 18 小时内完成者，应行直接 PCI，除非因为患者拒绝、有禁忌证和 / 或不适合行有创治疗；③症状发作 <12 小时，伴有严重心功能不全和 / 或肺水肿（Killip Ⅲ级）的患者应行直接 PCI；④常规支架置入。IIa 类推荐：①有选择的年龄 ≥ 75 岁、在发病 36 小时内发生心源性休克、适于血管重建并可在休克发生 18 小时内进行者，且患者既往心功能状态较好、适宜血管重建；②患者在发病 12 ~ 24 小时内具备以下 1 个或多个条件：严重心力衰竭、血流动力学或心电不稳定、持续心肌缺血者，推荐直接 PCI。

溶栓后紧急 PCI：I 类推荐：接受溶栓治疗的患者具备以下任何一项，推荐其接受冠状动脉造影及 PCI 治疗：①年龄 <75 岁、发病 36 小时内的心源性休克、适合接受再血管化治疗；②发病 12 小时内出现严重心力衰竭和 / 或肺水肿（Killip Ⅲ级）；③有血流动力学障碍的严重心律失常。IIa 类推荐：①年龄 ≥ 75 岁、发病 36 小时内已接受溶栓治疗的心源性休克、适合进行血运重建、冠状动脉造影及 PCI 的患者；②溶栓治疗后血流动力学或心电不稳定和 / 或有持续缺血表现者；③溶栓 45 ~ 60 分钟后仍有持续心肌缺血表现的高危患者，包括有中等或大面积心肌处于危险状态（前壁心肌梗死，累及右心室的下壁心肌梗死，或胸前导联 ST 段下移）的患者急诊 PCI 是合理的。IIb 类推荐：不具备上述 I 类和 IIa 类适应证的中、高危患者，溶栓后进行冠状动脉造影和 PCI 治疗的策略也许是合理的，但其益处和风险有待进一步确定。

早期溶栓成功或未溶栓患者 PCI：详细临床评估后，择期 PCI 的推荐指征为：①病变适宜 PCI，有再发心肌梗死表现、有自发或诱发心肌缺血表现、有心源性休克或血流动力学不稳定、左心室射血分数 <0.40、心力衰竭、严重室性心律失常；②急性发作时有临床心力衰竭的证据，尽管发作后左心室功能尚可（LVEF>0.40）；③对无自发或诱发心肌缺血的梗死相关动脉的严重狭窄于发病 24 小时后也可考虑。

（2）NSTE-ACS 的经皮冠状动脉介入治疗：对这部分患者进行血运重建的目的是减少心肌缺血发作，防止病情进一步恶化发展为心肌梗死或发生猝死。根据冠状动脉造影确定的病变范围和严重程度及合并的疾病选择治疗方式。根据危险分层决定是否行早期血运重建治疗（选择紧急 <2 小时，早期 <24 小时，以及延迟 72 小时内）。高危患者主张最初 72 小时行诊断性冠脉造影，根据病变情况作血运重建治疗。对极高危患者可行紧急侵入性治疗，即持续或反复发作的心肌缺血；自发的 ST 段动态演变（压低 >0.1mV 或短暂抬高）；前壁导联 V2 ~ V6 深 ST 段压低，血流动力学不稳定；严重室性心律失常。

4. 抗血小板治疗

（1）阿司匹林：如能耐受，所有患者均应长期口服，剂量 75 ~ 100mg / d，有胃肠道出血史、溃疡病或存在多个消化道出血危险因素的患者，应使用质子泵抑制剂和胃黏膜保护剂，减低胃肠道出血风险。

（2）氯吡格雷：对阿司匹林过敏或因胃肠道疾病不能耐受者，可使用氯吡格雷 75mg / d，接受 PCI 治疗，尤其植入药物洗脱支架的患者，术后维持治疗至少 12 月。

（3）西洛他唑：不作为常规抗血小板药物，当出现阿司匹林或氯吡格雷过敏或抵抗时，可考虑使用，每日 2 次，每次 50mg。

（4）糖蛋白 Ⅱ b / Ⅲ a 受体拮抗剂：目前临床使用的有阿西单抗（abciximab）、依替巴肽（eptifibatide）和替罗非班（tirofiban）3 种，均需静脉给药，适用于行急诊 PCI 的患者以及未行 PCI 的高危患者。阿西单抗是单克隆抗体的片段，依替巴肽是一种环形肽，替罗非班是一种拟肽素分子。阿西单抗用法：先静推 0.25mg / kg，以后 0.125ug /（kg·min）

（最大 10ug / min）维持静脉滴注 12 小时。依替巴肽用法：先静推 180ug，10 分钟后再静推 180ug，以后 2ug /（kg·min）维持 12～24 小时。替罗非班用法：先静推 25ug / kg，以后 0.15ug /（kg·min）维持 24 小时。Ⅱb / Ⅲa 受体拮抗剂不推荐和溶栓药常规联合应用，因出血并发症增加，年龄 >75 岁的患者，会增加颅内出血风险。在双联及抗凝治疗下不推荐常规应用，可用于血栓负荷重的患者，可能获益较多。

5. 抗凝治疗　所有无明确禁忌证的患者均应接受抗凝治疗。

（1）普通肝素（UFH）：初始推注剂量 60～70IU / kg，然后静脉输注 12～15IU /（kg·h），最大为 1000IU / h，48 小时后停用。治疗期间需监测 APTT（最佳目标值 50～70s，正常上限的 1.5～2.5 倍）和监测血小板计数以及时发现肝素诱导的血小板减少症。

（2）低分子肝素（LMWH）：目前临床常用的制剂有达肝素、依诺肝素和那屈肝素。无需监测 APTT，临床应用方便，通常为 1mg / kg 皮下注射，每日 2 次，如果肌酐清除率 <30mL / h，减量为 1mg / kg 皮下注射，每日 1 次，直到出院或 8 天。依诺肝素是目前主要应用的肝素，疗效肯定。

（3）华法林：超声心动图提示心腔内有活动性血栓，口服华法林 3～6 个月，合并心房颤动，不能耐受阿司匹林和氯吡格雷，可长期服用华法林，维持 INR 2～3。

6. 抗心肌缺血治疗

（1）硝酸酯类：最初 24～48 小时静脉滴注硝酸酯类药物，用于缓解持续缺血性胸痛，控制高血压或减轻肺水肿；发病 48 小时后，为控制心绞痛复发或心功能不全，如不妨碍 β- 受体阻滞剂和血管紧张素转换酶抑制剂的使用，仍可静脉或口服应用；如不存在复发性心绞痛或心功能不全，继续使用硝酸酯类药物可能对患者有帮助。如患者收缩压低于 90mmHg 或较基础血压降低 >30%、严重心动过缓（心率 <50 次 / 分钟）或心动过速（心率 >100 次 / 分钟）、高度怀疑右心室梗死，则不推荐使用硝酸酯类药物。常用硝酸酯类药物包括硝酸甘油、硝酸异山梨酯和 5- 单硝酸异山梨醇酯。静脉滴注硝酸甘油应从低剂量（5～10ug / min）开始，酌情逐渐增加剂量（每 5～10 分钟增加 5～10ug），直至症状控制、收缩压降低 10mmHg（血压正常者）或 30mmHg（高血压患者）。在静脉滴注硝酸甘油过程中应密切监测血压，尤其大剂量应用时。如果出现明显心率加快或收缩压 ≤ 90mmHg，应减慢滴速或暂停使用。静脉滴注硝酸甘油的最高剂量不超过 100ug / min。静脉滴注二硝基异山梨酯的最初剂量范围为 2～7mg / h，开始剂量 30ug / min，观察 30 分钟以上，如无不良反应，可逐渐加量。静脉用药后可使用口服制剂（如硝酸异山梨酯或 5- 单硝酸异山梨醇酯等）维持治疗。硝酸酯类药物的不良反应有头痛、反射性心动过速和低血压等，会引起青光眼患者眼压升高。

（2）β- 受体阻滞剂：若患者无心力衰竭、低心排、心源性休克或其他反指征（PR 间期 >0.24s、Ⅱ 或 Ⅲ 度房室传导阻滞、哮喘、反应性气道疾病）时，应于发病后 24 小

时内口服 β- 受体阻滞剂并持续至出院后。以下情况需暂缓使用 β - 受体阻滞剂：①有心力衰竭体征；②有低心排血量的依据；③有心源性休克高危因素（年龄 >70 岁、收缩压 <120mmHg、心率 <60 次 / 分钟或窦性心率 >110 次 / 分钟）；④有其他 β - 受体阻滞剂相对禁忌证。常用药物包括阿替洛尔、美托洛尔、比索洛尔、卡维地洛等，宜从小剂量开始，逐渐增加剂量，并观察心率、血压和心功能状况，使用时应结合患者的临床情况，采取个体化治疗方案。

（3）血管紧张素转换酶抑制剂（ACEI）和血管紧张素受体阻滞剂（ARB）：所有患者均应尽早接受 ACEI 治疗，只要无使用 ACEI 禁忌证。对不能耐受 ACEI 者，给予 ARB。心肌梗死早期 ACEI 应从低剂量开始，逐渐加量。不推荐常规联合应用 ACEI 和 ARB；对能耐受 ACEI 的患者，不推荐常规用 ARB 替代 ACEI。ACEI 的禁忌证：收缩压 <90mmHg、严重肾衰竭、双侧肾动脉狭窄、移植肾或孤立肾伴肾功能不全、过敏或导致严重咳嗽者以及妊娠、哺乳妇女。

（4）醛固酮受体拮抗剂：已接受 β- 受体阻滞剂、ACEI，LVEF ≤ 0.40，有心力衰竭症状和糖尿病患者，可给予醛固酮受体拮抗剂。

（5）他汀类药物：应在住院后即刻或 24 小时内行空腹血脂水平测定，并以此作为治疗的参考值，无论基线 LDL 水平是多少，均应尽早给予他汀类药物，除非有禁忌证，使 LDL< 2.6mmol / L，进一步降至 <1.8mmol / L。长期维持治疗有利于冠心病二级预防。常用的他汀类药物有：阿托伐他汀 10 ~ 80mg / d、普伐他汀 10 ~ 40mg / d、瑞舒伐他汀 10 ~ 20mg / d、辛伐他汀 20 ~ 40mg / d、氟伐他汀 40 ~ 80mg / d 等。

（6）钙通道阻滞剂：主要目的是控制血压和缓解症状，在应用 β- 受体阻滞剂、硝酸酯类药物和 ACEI 后，仍有心绞痛症状或难以控制的高血压的患者，可加用长效二氢吡啶类钙离子拮抗剂。如患者不能耐受 β- 受体阻滞剂或有禁忌证时，可应用非二氢吡啶类钙离子拮抗剂维拉帕米或地尔硫卓。非二氢吡啶类钙离子拮抗剂不宜用于左室收缩功能不良的患者。

7. 冠脉旁路移植术（CABG） STEMI 患者冠脉病变不适宜 PCI，但伴反复心肌缺血、心源性休克、严重心力衰竭，或其他高危表现（机械性并发症）时，应紧急行 CABG。紧急 CABG 术前可继续服用阿司匹林，但尽可能停用氯吡格雷 24 小时、阿西单抗 12 小时、替罗非班 2 ~ 4 小时。约 10％的 NSTE-ACS 患者需行 CABG 治疗，但通常在内科病情稳定后数日内进行。

八、最新进展

（一）新型抗血小板药

1. 普拉格雷（Prasugrel） 是不可逆的 ADP P2Y12 受体拮抗剂，起效时间 30 分钟，与氯吡格雷相比，它对血小板的抑制作用起效更快、更强、更持久，而不良反应与氯吡格雷相似。研究表明对于 PCI 治疗前的 ACS 患者，普拉格雷能降低其心血管死亡、非致死性心肌梗死、非致死性卒中的发生率。普拉格雷负荷量 60mg，维持量 10mg，每天 1 次，普拉格雷不推荐用于年龄 >75 岁、体重 <60kg、既往有卒中史或一过性脑缺血史患者。

2. 替卡格雷（Ticagrelor） 是首个可逆性 ADP P2Y12 受体拮抗剂，不需要代谢性激活，半衰期 12 小时，起效时间 30 分钟，与氯吡格雷相比，起效迅速，作用持久，但失效也较快，停药后血小板功能恢复较快。替卡格雷不仅能降低心血管死亡率，而且不增加大出血的发生率，因此在 ACS 治疗中比普拉格雷更有优势。不良反应包括呼吸困难、增加室性停搏和无症状尿酸增高，呼吸困难在最初治疗 1 周内最高，不建议用于有传导阻滞的患者。替卡格雷负荷量 180mg，维持量 90mg，每天两次。

3. 坎格雷洛（Cangrelor） 是一个可逆性 ADP P2Y12 受体拮抗剂，静脉制剂，目前正在进一步的临床研究，评估其安全性和疗效。

（二）抗凝药

1. 磺达肝癸钠（Fondaparinux sodium） 是第一个人工合成的 Xa 因子选择性抑制剂，相比依诺肝素，显著减少 65 岁以上患者的出血风险，不与血小板结合。半衰期 17 小时，每天 1 次静脉或皮下用药，皮下注射的生物利用度可达 100%。建议 NSTE-ACS 患者 2.5mg 皮下注射，每天 1 次，治疗一般不超过 8 天。给药时不必监测血小板数、抗 Xa 因子活性及凝血功能。磺达肝癸钠是抗凝药物治疗"后低分子肝素时代"的先行者，但不能单独用于接受直接 PCI 支架植入的 STEMI 患者，以防止导管内血栓形成的风险。STE-ACS 磺达肝癸钠治疗建议：①保守治疗者优先选用；②拟进行早期介入治疗者，可以选择；③出血危险较高的患者，应该首选，优于低分子肝素和普通肝素；④推荐剂量：2.5mg 皮下注射，每天 1 次，一般不超过 8 天。STEMI 磺达肝癸钠治疗建议：①进行直接 PCI，不建议使用；②选择链激酶溶栓治疗，辅助抗凝；③未接受再灌注治疗；④推荐剂量：首次静脉注射 2.5mg，以后 2.5mg 皮下注射，每天 1 次，一般不超过 8 天。

2. 比伐卢定（Bivalirudin） 是直接凝血酶抑制剂，可直接结合 II a 因子，抑制凝血酶介导的纤维蛋白原向纤维蛋白转化，对肝素诱导的血小板减少症患者，可替代肝素，在 PCI 患者中应用，具有出血危险少的优势。直接 PCI 时建议剂量：静脉推注 0.75mg / kg，之后静脉滴注 1.75mg /（kg·h），操作结束时停止使用。

由于血栓形成在 ACS 发生、发展中起着重要的作用，而凝血酶的激活是血栓形成的中心环节，目前已有口服直接凝血酶抑制剂达比加群以及口服直接 Xa 抑制剂（阿哌沙班、利伐沙班等）应用于 ACS 患者的临床研究，但价值有待进一步证实。近年的临床研究表明 ACS 后在双联抗血小板（阿司匹林加氯吡格雷）基础上加利伐沙班（2.5mg，每天 2 次）可以改善患者预后，而加用达比加群、阿哌沙班并不能改善预后。新型口服抗凝药目前仅用于病情稳定的患者，尚不清楚及早开始口服抗凝药物治疗是否有同样的安全性，是否可预防早期缺血性事件的发生。

参考文献

1.中华医学会心血管病学分会，中华心血管病杂志编辑委员会.急性ST段抬高型心肌梗死诊断和治疗指南.中华心血管病杂志，2010，38（8）：675-690.

2.中华医学会心血管病学分会，中华心血管病杂志编辑委员会.非ST段抬高急性冠状动脉综合征诊断和治疗指南.中华心血管病杂志，2012，40（5）：353-367.

3.O'Gara PT，Kushner FG，Ascheim DD，et al. 2013 ACCF / AHA guideline for the management of ST-elevation myocardial infarction：executive summary：a Report of the American college of cardiology foundation / American heart association task force on practice guidelines.Circulation，2013，127（4）：529-555.

4.Hamm CW，Bassand JP，Agewall S，et al. The Task Force for the management of acute coronary syndromes（ACS）in patients presenting without persistent ST-segment elevation of the European Society of Cardiology（ESC）.ESC Guidelines for the management of acute coronary syndromes in patients presenting without persistent ST-segment elevation.Eur Heart J，2011，32（23）：2999-3054.

5.Mega JL，Braunward E，Wiviott SD，et al. Rivaroxaban in patients with a recent acute coronary syndrome. N Eng J Med，2012，366（1）：9-19.

6.葛均波，方唯一，沈卫峰.现代心脏病学进展.上海：复旦大学出版社，2013：26-36.

7.Hermanides RS，Van Werkum JW，Ottervanger JP，et al. The effect of pre-hospital glycoprotein IIb / IIIa inhibitors on angiographic outcome in STEMI patients who are candidates for primary PCI.Catherter Cardiovasc Interv，2012，79（6）：956-964.

（严萍萍）

第六章 消化系统急症

第一节 上消化道大出血

一、基本概念

上消化道出血（upper gastrointestinal hemorrhage，UGIH）是指屈氏韧带以上的消化道（食管、胃、十二指肠、胰腺、胆道）疾病引起的出血，也包括胃－空肠吻合术后的上段空肠等部位的病变引起的出血。上消化道出血分为食管胃静脉曲张出血与急性非静脉曲张性上消化道出血。上消化道大出血一般指在数小时内失血量超过 1000mL 或循环血量的 20% 以上；或一次出血量 500mL 以上，出现直立性头晕，心率 >120 次 / 分，收缩压 <90mmHg，或比原来基础血压低 25% 以上；或 24 小时内需输血 2000mL 以上；或 1～2 天内血红蛋白（Hb）< 70g / L，红细胞计数（RBC）<3 × 10^{12} / L，红细胞比容 <0.25L。上消化道大出血的临床表现主要是呕血和黑便，常伴血容量减少引起的急性周围循环衰竭。上消化道大出血是上消化道及全身疾病常见的严重并发症之一，如不及时诊治，尤其是高龄、有严重伴随病的患者易致死亡，病死率约为 10%。因此，迅速确定病因、出血部位，准确估计出血量和及时处理，对预后有重要意义。

二、常见病因

1. 上消化道疾病 ①食管疾病：如食管癌、食管炎、食管贲门黏膜撕裂综合征（Mallory–Weiss 综合征）、食管裂孔疝、食管器械损伤、食管化学损伤等；②胃、十二指肠疾病：如消化性溃疡、急性糜烂出血性胃炎或十二指肠炎、胃癌、胃血管异常、胃手术后病变、胃黏膜脱垂、胃黏膜平滑肌瘤、淋巴瘤、壶腹周围癌等。

2. 上消化道邻近器官与组织的病变 ①胆道疾病：如胆道感染、胆囊或胆管癌、胆道受压坏死等；②肝脏疾病：如肝硬化、肝癌、肝脓肿或肝血管瘤、肝外伤等；③胰腺疾病：

如急性胰腺炎、胰腺癌等；④其他：如主动脉瘤破入食管、胃或十二指肠、纵隔肿瘤或脓肿破入食管等。

3. 全身性疾病　①血液病：如血友病、血小板减少性紫癜、白血病、弥散性血管内凝血；②血管性疾病：如过敏性紫癜、动脉粥样硬化、多种原因引起的血管炎等；③其他：如急性胃黏膜损伤（多因酒精、非甾体类抗炎药以及严重创伤、烧伤、大手术后、休克等各种应激引起）、尿毒症、结节性多动脉炎、流行性出血热、钩端螺旋体病等。

按照发病率高低，常见急性 UGIH 的病因依次为：消化性溃疡、食管胃底静脉曲张破裂、应激性胃黏膜病变（如糜烂性出血性胃炎）和消化道肿瘤，其中消化性溃疡大约占所有急性 UGIH 的 50%。

三、发病机制

UGIH 的基本病理改变是消化道黏膜、基层，甚或浆膜层的血管因糜烂、坏死、溃疡或破裂而出血。由于病因不同，其出血机制也不尽相同。①消化性溃疡出血，多为十二指肠球后溃疡或胃小弯穿透性溃疡侵蚀较大血管所致；②肝硬化引起的 UGIH，主要是食管胃底静脉曲张破裂出血，其次为门脉高压性胃病及肝源性溃疡，均与门脉高压有关。此外，因肝脏合成凝血因子减少或脾功能亢进时血小板减少以及毛细血管脆性增加所致的凝血机制异常，直接或间接促进了 UGIH。③急性胃黏膜病变引起的 UGIH，主要是因药物及各种应激因素破坏了胃黏膜屏障功能，氢离子逆弥散，侵袭血管，产生多发性糜烂和表浅溃疡所致；④上消化道肿瘤发生缺血性坏死、表面糜烂或溃疡、侵袭血管而出血；⑤其他原因引起的 UGIH 也是因病变侵袭血管或血管破裂或血管功能受损、血小板减少、凝血因子减少而致的出、凝血功能障碍引起。

四、临床特征

（一）症状与体征

上消化道大出血的临床表现主要取决于病变的性质、部位、出血量和速度。

1. 呕血与黑便　呕血与黑便是 UGIH 的特征性表现。不管出血部位在幽门上或下，只要出血量大，就可出现呕血与黑便。大出血时呕出的血液呈鲜红或暗红色，或兼有血块。如在胃内停留时间长，多为棕褐色或咖啡色，系血液经胃酸作用而形成正铁血红素所致。黑便可呈柏油样，黏稠而发亮，系血红蛋白中的铁经肠内硫化物作用而形成硫化铁所致。出血量很大时，粪便可呈暗红色甚至鲜红色，酷似下消化道出血，大便性状为血量多、粪质少、血与粪便均匀混合。食管胃底静脉曲张破裂出血具有突然起病，出血量大，易反复，难以控制的特点。

2. 其他表现　可有上腹部不适、急性上腹疼痛、反酸、饱胀、恶心、肠鸣音亢进等表现。在休克控制后常伴有低热，一般 <38.5℃，可持续 3 ~ 5 天。发热可能是失血性周围

循环衰竭后引起丘脑下部体温调节中枢功能不稳定所致。但其确切发热机理尚不清楚。

（二）并发症

1. 急性周围循环衰竭　出血量较大，若在短时间内出血量超过 1000mL 以上时，患者常出现周围循环衰竭的症状，除头晕、乏力、心悸外，常伴冷汗、四肢厥冷、脉搏细弱、心跳加速、心音低钝、呼吸气促、血压下降等失血性休克表现。少数患者在出血后有一过性晕厥或意识障碍（系暂时性或一过性脑缺血所致）。部分患者，尤其是老年患者可有烦躁不安的表现，系脑缺氧所致。应特别注意，老年患者因动脉硬化，即使出血量不大，也可出现意识障碍。

2. 失血性贫血　大量出血后，因血管及脾脏代偿性收缩，红细胞比容及血红蛋白可暂时无明显改变。随后，组织液渗入血管内，使血液稀释，一般经 3 ~ 4 小时可出现贫血。

3. 其他　肝硬化引起的大出血极易引起水、电解质紊乱、肝性脑病等并发症。

五、辅助检查

1. 血常规　血红蛋白、红细胞计数、红细胞比容降低，呈正细胞、正色素性贫血，可出现晚幼红细胞。出血 24 小时内网织红细胞增高，至出血后 4 ~ 7 天可高达 5% ~ 15%，止血后逐渐降至正常。UGIH 后 2 ~ 5 小时，白细胞增高，止血后 2 ~ 3 天恢复正常，若伴有脾功能亢进者，白细胞计数可不增高。

2. 血尿素氮　UGIH 后，血液中蛋白分解产物在肠道吸收，致血尿素氮升高，一般在大出血后数小时开始上升，约 24 ~ 48 小时达高峰，大多 >14.3mmol / L，若无明显脱水或肾功能不全的证据，仅血尿素氮升高或持续超过 3 ~ 4 天，提示上消化道仍有出血。此外，因血容量不足，肾血流减少，肾小球滤过率下降，氮质潴留，亦可使血尿素氮增高。如无活动性出血的证据，血容量已补足，但尿量少，血尿素氮持续增高，提示肾性氮质血症、肾衰竭。

3. 内镜检查　内镜检查是病因诊断、确定出血部位和性质的关键，诊断准确率为 80% ~ 94%。还可预测再出血的危险性，并能进行镜下止血治疗。一般主张在出血后 24 ~ 48 小时内进行急诊胃镜检查。检查前先建立静脉通道，纠正休克，充分补充血容量，改善贫血（Hb 上升至 70g / L），在备血、监护及相应止血措施下进行。食管胃静脉曲张并非内镜检查禁忌。

4. 选择性动脉造影检查　对内镜检查无阳性发现，或有活动性出血又不适宜进行内镜检查者，可选择血管造影，还可同时做栓塞止血治疗。可行选择肠系膜上动脉插管造影检查。多主张在出血的情况下立即行造影检查，其出血的部位或病变的性质多数可获得诊断，例如发现造影剂从某破裂的血管处溢出，则该血管处即是出血的部位。当发现异常的病变血管时，可根据该异常血管影做出是否有血管畸形的病因诊断。血管造影属侵袭性检查，有发生严重并发症风险，对严重动脉硬化、碘过敏和老年患者禁用。

5.B 型超声波检查 如发现肝硬化、门静脉高压的特征性改变，即有利于肝硬化的诊断；如发现局部胃黏膜显著增厚则有利于胃癌的诊断。

6.CT 或 MRI 检查 对诊断肝硬化、胆道病变及胰腺病变有较大的帮助，也有利于中、晚期胃癌的诊断。

7.X 线钡餐检查 一般而言，在大出血时不宜行 X 线钡餐检查，因有可能加重出血或再出血，故多主张钡餐检查在出血停止、病情稍稳定后进行。但此时钡餐检查的诊断阳性率明显降低，例如对急性胃黏膜病变、应激性溃疡等的诊断会发生困难，因为这些病变可在短期内恢复正常，但是钡餐检查对于食管静脉曲张、消化性溃疡或胃癌等病变，仍有重要的诊断价值。

六、诊断思路

首先要判断是否有上消化道出血，再判断出血的严重程度，最后作病因诊断。

1.UGIH 的诊断 根据有引起 UGIH 的原发病史，出现呕血、黑便等症状、体征以及相关辅助检查，可作出 UGIH 的诊断。诊断时注意，有时患者已发生 UGIH，但并无呕血与黑便，此时早期诊断常有困难，必须密切观察病情，测量血压、脉搏以及时进行胃镜或直肠指检，有助于尽早做出诊断。

2. 出血量的估计 ①粪便隐血试验阳性，提示每日出血量 >5mL。②黑便提示每日出血量 >60mL，柏油便提示每日出血量在 500 ~ 1000mL；短时间内 UGIH 超过 1000mL 的患者也会出现血便，同时常会伴有血容量不足的临床表现。③胃内储积血量在 250 ~ 300mL，可引起呕血。④一次出血量不超过 400 ~ 500mL 时，因轻度血容量减少可由组织液与脾贮血所补充，故并不引起全身症状。出血量少时呕吐物为咖啡色；出血量大时，可呈暗红色或鲜红色；贲门以上食管出血，即使量不大也可以呕血，且色较鲜红。一般而言，出血量的大小与破裂血管的大小、是动脉或静脉破裂有密切关系。较大静脉血管破裂，其出血量大；小动脉破裂的出血量也大；广泛的毛细血管渗血，其出血量一般也较大。

3.病情严重程度分级 病情严重度与失血量呈正相关。如根据血容量减少导致周围循环的改变来判断失血量，休克指数（休克指数 = 心率 / 收缩压）是判断失血量的重要指标之一。根据出血程度临床分为 3 级：

轻度：失血量 <500mL，即占全身总血量的 10% ~ 15%时，无明显的脉搏加快、血压降低等全身表现，部分病人可出现头晕、心慌。休克指数为 0.5。

中度：失血量 500 ~ 1000mL，占全身总血量 20%左右时，可出现血压下降，但收缩压仍在 80 ~ 90mmHg 以上；脉搏增快，每分钟达 100 次左右；血红蛋白降至 70 ~ 100g / L；可出现一时性晕厥、口渴、心烦、少尿以及短暂性休克。休克指数为 1。

重度：失血量 >1500mL，占全身总血量的 30%以上时，血压下降，收缩压 <80mmHg，

或较基础血压下降 25% 以上；脉搏 >120 次 / 分，血红蛋白 <70g / L；可出现神志恍惚、面色苍白、四肢厥冷、冷汗、少尿或无尿等失血性休克的表现。休克指数 >1.5。

4. 判断出血是否停止 有下列迹象，应认为有继续出血或再出血，需及时处理。①反复呕血或黑粪次数增多，粪质稀薄，甚至呕血转为鲜红色，黑便变成暗红色，伴有肠鸣音亢进；②周围循环衰竭的表现经补液、输血而血容量未见明显改善，或虽暂时好转而又恶化；经快速补液、输血，中心静脉压仍有波动或稍有稳定继之又下降；③红细胞计数、血红蛋白测定与红细胞比容继续下降，网织红细胞计数持续增高；④在补液和尿量足够的情况下，血尿素氮持续或再次增高；⑤胃管内抽出新鲜血。

5. 出血病因和部位的诊断

（1）若有慢性周期性、节律性上腹疼痛，特别是出血前疼痛加重，出血后疼痛减轻或缓解，考虑消化性溃疡，必要时紧急做胃镜检查，可对食管、胃、十二指肠等病变的性质和出血情况明确诊断。

（2）若有服用阿司匹林等药物史、酗酒史或应激状态者，可能为急性胃黏膜损害。

（3）既往有病毒性肝炎、血吸虫病或慢性酒精中毒病史，并有肝病与门脉高压的临床表现者，可能是肝硬化所致出血。由于脾常在上消化道出血后暂时收缩，诊断时不应过分强调脾肿大的依据。

（4）对中年以上的患者，近期出现上腹痛，伴有食欲减退、消瘦者，应警惕胃癌的可能性。

（5）出血后短期内发现血清胆红素增高，应考虑胆道出血、肝硬化或壶腹肿瘤等。

七、救治方法

（一）一般治疗

患者应绝对卧床休息，保持安静，平卧并将下肢抬高。头偏向一侧、保持呼吸道通畅，避免将血液误吸入气管。吸氧，禁食，密切观察呕血、黑便、尿量、神志、皮肤与甲床色泽、肢体温度、周围静脉特别是颈静脉充盈情况。定时复查红细胞计数、血红蛋白、血细胞比容与血尿素氮，心电监护，尽可能进行中心静脉压测定，以指导液体输入量。必要时留置胃管，观察出血情况。

（二）补充血容量

1. 紧急输液 ①立即配血。②尽快建立静脉通道，最好经锁骨下静脉插管。③输液速度：先快后慢。④液体种类及选择：可用生理盐水、平衡液、等渗葡萄糖液、血浆或其他血浆代用品、浓缩红细胞、全血。失血后因血液浓缩，应首先静脉快速滴注平衡液或胶体液，最好维持血红蛋白浓度在 100g / L、红细胞比容在 30%；若失血量较大，Hb 浓度 <70g / L 时，可输浓缩红细胞；严重活动性大出血（急性失血量超过总量的 30%）时，应尽早输入足量新鲜全血。⑤输液量：输入液体或血的量应根据病因、尿量、血压，心肺病

史。有条件的最好结合中心静脉压调整输液、输血的量及速度。

2. 输血指征 ①收缩压 <90mmHg，或较基础收缩压降低幅度 >30mmHg；②血红蛋白 <70g／L，红细胞比容 <25%；③心率 >120 次／分。血容量已补足的指征有：四肢末端由湿冷青紫转为温暖、红润；脉搏由快、弱转为正常、有力；收缩压接近正常，脉压大于 30mmHg；肛温与皮温差从大于 3℃转为小于 1℃；中心静脉压（5 ~ 13cm H$_2$O）。UGIH 的死亡很大程度上与年龄和严重并发症的临床表现有关。

（三）止血

1. 内镜下止血　对于急性非静脉曲张性上消化道大出血内镜下止血为首选，可对出血灶喷洒凝血酶或 0.1% 肾上腺素、巴曲酶等，适用于胃黏膜糜烂、渗血、活检后出血、溃疡出血等，对出血量大者效果较差。还可热探头、电凝、激光、微波止血或上止血夹。对于食管胃静脉曲张出血，内镜下止血是控制活动性出血和预防再出血的主要措施，可局部注射硬化剂、套扎疗法，胃底静脉曲张可局部注射组织黏合剂，为手术创造条件。

2. 药物止血　适用于无法内镜治疗或止血失败者，或与内镜治疗联合运用。

（1）抑酸药：抑制胃酸分泌的药物可提高胃内 pH 值，促进血小板聚集和纤维蛋白凝块的形成，避免血块过早溶解，有利于止血和预防再出血，又可治疗消化性溃疡。常用质子泵抑制剂（PPI）有埃索美拉唑、奥美拉唑、泮托拉唑、兰索拉唑、雷贝拉唑。用法：奥美拉唑 80mg 静脉推注，继以 8mg／h 的速度滴注 72 小时，也可用泮托拉唑等。根据 2010 年急性非静脉曲张性 UGIH 国际共识认为：内镜治疗前 PPI 治疗并不能降低再出血率、手术率和死亡率，但可有效减少干预措施、降低成本、提高安全性，尤其对高风险征象者，因此可考虑内镜检查前行 PPI 治疗以降低病灶级别、减少内镜干预，但不应延迟内镜检查。2012 年美国消化性溃疡出血诊治指南指出，内镜检查前使用 PPI 可降低病灶级别，尤其是在不能早期行内镜检查或内镜医师技术有限的情况下——对内镜治疗前PPI 的治疗提出了有条件的推荐。内镜治疗后，基本药物治疗是用抑酸药，PPI 为目前推荐药物，疗效较为确切，要尽早应用。此外，还可用 H$_2$ 受体拮抗剂（H$_2$RA），如雷尼替丁、法莫替丁等。

（2）止血药：止血药物的疗效尚未证实，不推荐作为一线药物使用。可口服凝血酶、云南白药等；也可静脉注射维生素 K$_1$；或用去甲肾上腺素 8mg 加入 100 ~ 200mL 冰生理盐水口服或鼻胃管灌注；或肌注或皮下注射巴曲酶 1U，严重出血时同时静注 1U 的巴曲酶。

（3）生长抑素及其衍生物：该药主要作用机理是，减少内脏血流、降低门静脉阻力；抑制胃酸和胃蛋白酶分泌；抑制胃肠道及胰腺肽类激素分泌。是肝硬化急性食道胃底静脉曲张出血的首选药物之一，亦可用于急性非静脉曲张出血的治疗。其特点：可迅速有效控制急性上消化道出血；预防早期再出血的发生；有效预防内镜治疗后的肝静脉压力梯度（HVPG）升高，从而提高内镜治疗的成功率；可显著降低消化性溃疡出血患者的手术率；

对于高危患者，选用高剂量生长抑素在改善患者内脏血流动力学、出血控制率和存活率方面均优于常规剂量。因不伴全身血流动力学的改变，该类药物可安全应用于消化道出血患者，止血率为 80% ~ 90%，无明显不良反应。目前推荐：14 肽的天然（或人工合成）生长抑素（somatostatin，ST）和人工合成的 8 肽生长抑肽奥曲肽（octreotide，OT）。生长抑素的用法：静脉给予 250μg 的负荷剂量后，继之以 250μg/h 持续静滴，维持 5 天，注意该药在滴注过程中不能中断，如中断超过 5 分钟要重新给予负荷剂量。对高危患者可高剂量（500μg/h）输注，这个剂量在改善患者内脏血流动力学、出血控制率和存活率方面均优于常规剂量，可根据患者病情多次重复 250μg 冲击剂量快速静脉滴注，最多可达 3 次。奥曲肽的负荷用量为 100μg，继之以 25 ~ 50μg/h 持续静滴，维持 5 天。尽管生长抑素对非食道胃底曲张静脉出血疗效不确切，由于生长抑素无明显不良反应，美国学者对等待内窥镜检查不明病因 UGIH 患者仍推荐使用。

（4）血管加压素及其衍生物：该类药物通过收缩内脏血管，减少门脉血流量，降低门脉压，达到止血目的。常用的药物包括垂体后叶素、血管加压素、特利加压素。一般推荐血管加压素 10U 缓慢静脉推注，之后以 0.2 ~ 0.4U/min 持续静脉滴注 72 小时，根据血压调整剂量。常见不良反应有腹痛、血压升高、心律失常、心绞痛、甚至心肌梗死等（高血压、冠心病者忌用）。但由于其较重副作用，限制临床应用，尽管其衍生物特立加压素已被证实可以提高 UGIH 生存率，在欧洲已广泛应用到临床，但在美国并未被批准应用于治疗上消化道出血。常联用硝酸甘油 10 ~ 15μg/min 静脉点滴，或舌下含服硝酸甘油 0.6mg，每 30 分钟一次，以减少血管加压素的不良反应及协同降低门静脉压。国内仍可用垂体后叶素替代血管加压素。

（5）抗生素：应当指出的是，美国肝病协会将抗生素应用 7 天作为预防再发食道胃底曲张静脉出血重要手段，可见肝硬化合并出血的患者预防性使用抗菌药物的重要性。肝硬化合并静脉曲张出血的病人（35% ~ 66%）出现细菌感染的症状与非肝硬化住院病人（5% ~ 7%）相比更为常见。在此类的病人中，预防细菌感染可降低静脉曲张再出血的风险，并可改善生存率。肝硬化合并静脉曲张出血的病人细菌感染的最主要的起因包括自发性腹膜炎、尿道感染和肺炎，常见革兰阴性菌感染。因此，对于肝硬化合并静脉曲张出血的病人应当给予 7 天的抗菌药物。选用喹诺酮类抗生素，对喹诺酮类耐药者可使用头孢类抗生素。

3. 三腔二囊管压迫止血　气囊压迫止血适用于食管静脉及近贲门部的胃底静脉破裂出血，有确切的近期止血效果。由于患者痛苦大，并发症多（如吸入性肺炎、窒息、食管炎、食管黏膜坏死、心律失常等），且近年来药物治疗和内镜治疗的进步，目前已不推荐气囊压迫止血作为首选措施，其应用限于药物不能控制出血时，作为暂时止血用，以赢得时间去准备更好的止血措施。三腔管压迫时间一般为 24 小时，若出血不止可适当延长至 72 小时，但不宜过长。

4. 介入治疗　经药物和内镜治疗无效时，可选择介入治疗。

（1）持续动脉注射法和动脉栓塞疗法：上消化道动脉出血的介入治疗包括持续动脉注射法和动脉栓塞疗法。持续动脉注射法是经导管持续灌注血管收缩剂，而动脉栓塞疗法是用栓塞剂阻塞出血动脉。常用的栓塞剂有自体凝血块、吸收性明胶海绵、聚乙烯醇以及无水乙醇等。

（2）部分脾动脉栓塞术：目前普遍认为食管胃底静脉曲张与门静脉压力增高相关，而肝硬化患者门静脉血约 1/3 来自脾静脉，部分脾动脉栓塞术（PSE）通过栓塞脾动脉分支减少了脾脏到门静脉的血流量，继而降低门静脉压力。与脾切除相比，部分脾动脉栓塞更安全有效，主要表现在手术过程简单快捷，局麻下就可完成。由于保留了部分脾脏功能从而保存了脾脏。

（3）经皮经颈静脉肝内门-体分流术（TIPS）：对于反复出血且应用内窥镜治疗或者药物治疗无效，可以考虑 TIPS，但由于可以引起肝性脑病和置管阻塞，不推荐为食管胃底静脉曲张出血的首选。

5. 手术治疗　经上述治疗，上消化道大出血仍不能得到有效控制，脉率、血压不稳定，或诊断不明且无禁忌证者，可考虑手术治疗。对于食管胃静脉曲张出血仅在药物和内镜治疗无效，无法进行经颈静脉肝内门-体分流术情况下使用。

有关资料显示：首次大出血病死率为 28.7%，曲张静脉一旦发生出血，短时间内再出血概率很大，再出血死亡率明显增高，大出血后 24、48 小时内手术病死率分别为 20%、38%，48 小时以后手术者为 45%。因此，不失时机地对部分大出血患者果断施行手术治疗是抢救患者生命的重要措施。

手术指征是：大量出血并穿孔，幽门梗阻或疑有癌变者；年龄在 50 岁以上，有心肾疾病，经治疗 24 小时以上仍出血不止者；短时间内出血量很大，出现休克征象者；急性大出血，经积极应用各种止血方法仍出血不止，且血压难以维持正常者；近期反复出血，其溃疡长期不愈合；门静脉高压，反复大出血或出血不止者。

八、最新进展

内镜检查是目前上消化道出血进行病因诊断和判断出血部位的首选方法。除明确出血部位和病因诊断外，还可通过内镜进行止血治疗。内镜治疗主要适用于炎症、糜烂、溃疡、食管胃底静脉曲张、血管畸形、损伤、肿瘤等导致的渗血，上消化道手术治疗或内镜治疗出现的局部出血，局部食道等部位出现撕裂而出现的出血以及全身性疾病、血液病等发生的出血。而对于休克患者、不适于内镜插入的患者、内镜治疗无效的患者、经内镜治疗后出现再出血情况严重的患者，则不适于勉强进行内镜治疗。下面就上消化道出血患者的内镜治疗进行阐述。

（一）内镜应用的时机

大多数 UGIH 都应在 24 小时内行内镜治疗，但是高危和低危患者则推荐不同。对血流动力学稳定、无严重多病共存的低危患者是否应早期胃镜检查有不同意见。但是早期胃镜检查，能明显缩短住院时间和减少住院费用。而前面提到 Blatchford 评分为 0 者，不行内镜治疗对患者预后无影响。因此总体而言，对低危患者早期胃镜检查并不重要。而对高危患者，最近一项观察性研究发现，高危患者（Blatchford 评分 ≥ 12），12 小时后行胃镜检查，患者术后死亡率为 44%，若早期胃镜检查，患者术后死亡率则为 0%，显然 12 小时后的胃镜检查患者死亡率明显高于早期胃镜检查者。总之，急诊内镜检查一般在入院 12 ~ 24 小时以内进行，对急性大出血患者应尽快进行，急诊内镜检查有很高的诊断率，并可看到 90% 的出血病灶。此外，早期内镜检查还可预测复发出血的危险性和实施早期治疗。

（二）内镜检查前的药物治疗

美国胃肠内镜实践表示：在内镜治疗前，静脉给予红霉素可以改善黏膜的可见性。最近在《中华消化内镜杂志》上发表的 Meta 分析：在内镜治疗前给予红霉素和甲氧氯普胺，明显的降低重复内镜检查确认出血来源的需要，但在血制品的需要、住院时间和外科的需要方面没有不同，因此该方法并不是常规推荐的。上消化道出血紧急内镜检查处理同一般内镜检查，但此时插入内镜往往胃内有较多的血液或血凝块，视野欠清晰，检查前是否洗胃目前尚有不同意见，主张插胃管用冰生理盐水洗胃者认为可以去除血块，易于观察和治疗，且冰生理盐水具有收缩血管作用，利于止血，但是，洗胃时液体易反流入气管，插管时的机械刺激有时反而加重出血，因此也有人不主张洗胃。在促使胃排空方面，红霉素是众所周知的刺激因素，该药有较强的胃肠反应，可潜在地应用于内镜检查前视野的清除。内镜前使用促动力药物可促进胃内积血排空。

内镜检查前辅助质子泵抑制剂（PPI）疗法，可在强酸环境抑制血小板凝集和血浆凝结，并可导致已形成的血栓的溶解。PPI 可迅速中和壁细胞产生的胃酸，可稳定新形成的血栓。共识指南上支持在诊断性内镜检查前或者内镜治疗前 PPI 给药。一项综合了 6 项 RCT 的荟萃分析，共纳入 2223 例患者，结果显示：内镜检查前质子泵抑制剂 PPI 治疗组与对照组的死亡率、再出血率及手术率无明显差别。但内镜检查前 PPI 治疗显著降低内镜治疗者的镜下高危征象及需要在内镜下治疗的比例。另一项发表在《新英格兰医学》杂志的研究也得出了相似结果，该研究是唯一的一项针对"在内镜实施前采用大剂量弹丸式注射 PPI，继之持续静脉维持的治疗方法的研究"。基于该证据，对于那些延迟内镜检查或不能及时完成内镜检查者，可以考虑预先使用 PPI，然而也不能因此就取消或过度推迟内镜检查。

（三）内镜下治疗

内镜检查可以迅速了解出血部位、程度、性质，还能及时进行直视下止血治疗，包括内镜下局部用药法、热凝固法、药物喷洒法、金属夹法等。

1. 局部用药法　在内镜直视下，经内镜注射针将某种止血或硬化药物注射于出血灶内，达到止血的目的。常用的药物有：无水乙醇、高渗钠 - 肾上腺素溶液、1：10000肾上腺素注射液、5%鱼肝油酸钠及1%乙氧硬化醇、1%加四烃基硫酸钠、立止血等。药物可直接注射于出血血管内，也可在出血部位周围3~4处注射。这种方法适用于血管显露的活动性出血。有效的数据显示最初有效率可达95%左右。新指南禁止单独注射肾上腺素，因为证据表明使用热凝止血效果明显好于单独注射肾上腺素；如要使用药物，则需联合一种热凝或机械止血方法，这样可以提高热凝或机械止血的效果。

2. 热凝固法　热凝固法可使局部产生高热，使蛋白凝固、组织水肿、血管收缩并激活血小板，血管内腔变小或闭塞，进而血栓形成而达到止血效果。现常用的有高频电凝法、Nd-YAG激光照射法、微波法和热探头法。

（1）微波法：是指通过热能使组织蛋白、血管及组织发生凝固从而达到止血目的。一般采用电极与出血部位接触，反复凝固，拔出电极时为防止组织发生粘连，可采用解离电流通电后再拔出，其有效率可达92%左右，其优势在于手术时间短、操作简便、定位准确、不损伤肌层、对人体无害、副作用小等。但术中患者可能会感到轻微灼烧感、大而深的溃疡易发生穿孔，且在操作上要求使用电极头、时间均要合适，以防止拔出电极后再次出血。

（2）激光法：是指利用激光的光凝固作用，使血管内膜发生血栓，从而达到止血的作用。用于内镜下止血的有氩激光（argonlaser）及石榴石激光（Nd.YAG），止血成功率在80%~90%，但对治疗食管静脉曲张出血的疗效尚有争议。激光治疗出血的并发症不多，有报道曾有发生穿孔、气腹以及照射后形成溃疡，导致迟发性大出血的病例。但如患者胃积血多，血凝块可吸收激光，反而影响其止血效果，而且光速如不能达到出血源，也会对止血效果产生影响。激光法对技术要求及设备要求均较高，疗效与其他凝固法相近，因此没有在临床得到广泛推广。

（3）热探头法：利用热探头的电极达到蛋白质凝固、止血的作用，其止血率可达到97%左右，对操作技术要求较高，如血管喷血情况，热量易造成分散流失，较为严重的并发症为胃穿孔。热探头法较激光、电凝等方法安全，对组织的损伤少。

（4）高频电凝法：电凝止血必须确定出血的血管才能进行，决不能盲目操作。因此，要求病灶周围干净。如胃出血，电凝止血前先用冰水洗胃；对出血凶猛的食管静脉曲张出血，电凝并不适宜。操作方法是：用凝固电流在出血灶周围电凝，使黏膜下层或肌层的血管凝缩，最后电凝出血血管。单极电凝比双极电凝效果好，首次止血率为88%，第2次应用止血率为94%。这种方法如视野不清可能影响止血效果，且对操作技术要求较高，因而使用受到一定限制。

3. 药物喷洒法　主要适用于黏膜糜烂渗血、肿瘤破溃渗血、面积较大但出血量不大或球后溃疡不易注射的上消化道出血患者。选用止血疗效显著的药物。一般应首先清除凝血块，暴露出血病灶，再喷药。本法对溃疡病活动性出血或黏膜病变出血效果显著。常用的止血药物：8%去甲肾上腺素、凝血酶、5%～10%孟氏液（碱式硫酸铁溶液）、生物蛋白胶等。这种方法操作简便，可直接作用于出血部位，凝血时间短，无毒副作用。这种方法仅适用于少量出血，且止血效果不稳定，血块易脱落，有发生再次出血的可能。

4. 机械压迫法

（1）金属夹法：其原理是将特制的金属钛小夹子经内镜活检孔送入消化管腔，对准出血部位，直接将出血的血管或撕裂的黏膜夹住，起到机械压迫止血及"缝合"作用，伤口愈合后金属夹子会自行脱落，夹子一般在1～3周后自行脱落，随粪便排出体外。该法适用于直径<3mm的血管破裂出血及局灶性出血，尤其适用于消化道溃疡出血，对小动脉出血的治疗效果更好，也可用于曲张静脉破裂出血。操作时应注意深浅度。这种方法成功率可达100%，且无并发症发生，是一种安全、经济实用的治疗方法。

（2）食管曲张静脉套扎术：近年来，皮圈结扎法的应用范围在逐渐扩大，除治疗静脉曲张出血外，已成为内镜治疗消化道非静脉曲张出血的一种新方法。本法对杜氏病出血尤其适用。1986年Stiegmann等首先报道其原理如同内痔吸引套扎法，于内镜前端安置一套叠硬塑圈，内套圈内联结一尼龙线经活检孔送出，外侧部套一橡皮圈，内镜负压吸住曲张静脉，拉紧套圈时即将橡皮圈推出套住曲张静脉，如此反复可全部结扎粗大的曲张静脉，止血率达90%。其优点是不引起注射部位出血，无系统性并发症，近年来受到推崇。缺点是细小突出不显著的曲张静脉无法结扎。

（3）缝合止血法：主要适用于胃肠小动脉出血，如息肉及黏膜下肿瘤摘除术后基底部中央小动脉出血。对溃疡渗血及弥漫性出血不宜应用。

5. 冷冻止血法　采用液氮或液体二氧化碳作为冷冻液，用冷冻杆接触和喷射冷冻气体的方法，能够迅速极度地降温，从而使局部组织坏死、凝固达到止血目的。但因操作比较复杂，需要特制的仪器，所以应用并不十分广泛。

6. 超声探头法　是通过内镜活检孔利用超声探头成像指示内镜治疗的一种方法。多普勒超声探头可清楚地发现黏膜下的出血血管，利用控头可进行硬化剂注射，以达到快速、准确止血的目的。

7. 内镜下不同方法联合治疗　为了提高上消化道出血的内镜治疗效果，国内外不少学者采取不同方法联合治疗，取得了比单一方法治疗更好的效果。主要有局部喷洒药物加注射药物治疗，高频电凝加局部药物注射等。

（四）应用内镜治疗后的药物治疗

1. 内镜治疗后PPI的维持治疗　高级别证据推荐高危患者（即喷射性出血、活动性渗血、血管显露或附着血凝块）成功行内镜治疗后，可以大剂量使用PPI（静脉弹丸式注射80mg，继之8mg/h静脉滴注维持72小时）降低再出血率及死亡率。最近一项对患者内镜治疗后用以上方法与安慰剂对照的亚组分析研究显示：对活动性渗血者即使仅用安慰剂，患者再出血率也低（4.9%），提示对于活动性渗血患者也许不需要使用大剂量 PPI 进行内镜后维持治疗。

2. 幽门螺杆菌根除治疗 对消化性溃疡出血的所有病人都应该进行幽门螺杆菌检测。研究发现：快速尿素酶试验存在 79% 的假阴性率，快速尿素酶试验联合活检组织检测的灵敏度只有 86%。因此在上消化道出血的情况下，快速尿素酶试验阴性的所有患者过段时间再检测的推荐是有意义的。随机试验 Meta 分析幽门螺杆菌根除治疗和持续的抗内分泌治疗对于预防再出血的疗效评估中显示：根除治疗组明显降低再出血的风险。因此，凡有幽门螺杆菌感染的消化溃疡，无论初发或复发、活动或静止、有无并发症，均应予以根除幽门螺杆菌治疗，目前推荐 PPI 或胶体铋为基础加上两种抗生素的三联治疗方法。治疗失败后的再治疗比较困难，可换用另外两种抗生素，或采用 PPI、胶体铋合用两种抗生素的四联疗法。

（五）再次内镜检查

内镜检查后 24 小时内无需常规复查内镜，对于临床证实存在再出血的患者，可以再次行内镜下止血，对部分患者可以考虑手术或介入治疗。最近一项病例回顾性分析研究显示，对内镜和药物治疗失败的患者，行动脉栓塞治疗成功率可达 90% 以上，栓塞治疗成功后的再出血率为 33%。

参考文献

1.Jairath V，Hearnshaw S，Brunskill SJ，et al. Red cell transfusion for the management of upper gastrointestinal haemorrhage.Cochrane Database Syst Rev，2010，8（9）：6613.

2.Laine L，Jensen DM.Management of patients with ulcer bleeding.Am J Gastroenterol，2012，107（3）：345-360.

3.KM JY，Sung J，Hill C，et al. Systematic review of the epidemiology of complicated peptic ulcer disease：incidence，recurrence，risk factors and mortality.Digestion，2011，84（2）：102-113.

4.潘光明.急性上消化道出血 24 例急诊手术治疗分析.中外医学研究，2011，9（4）：77.

5.王拱辰，王萍.上消化道出血的治疗进展.中国冶金工业医学杂志，2013，30（2）：144-146.

6.Alkhatib AA，Elkhatib FA，Alkhatib AA，et al. Acute upper gastrointestinal bleeding in elderly people：presentations，endoscopic findings，and outcomes.J Am Geriatr Soc，2010，58（1）：182-185.

7.Chiu PW，Sung JJ.Acute nonvariceal upper gastrointestinal bleeding.Curr Opin Gastroenterol，2010.26（5）：425-8.

8.《中华内科杂志》编委会，《中华消化杂志》编委会，《中华消化内镜杂志》编委会.急性非静脉曲张性上消化道出血诊治指南（2009，杭州）.中华内科杂志，2009，48（10）：891-894.

9.Barkun AN，Bardou M，Kuipers EJ，et al. International consensus recommendations on the management of patients with nonvariceal upper gastrointestinal bleeding.Ann Intern Med，2010.152（2）：101-13.

10. Hearnshaw SA，Logan RF，Palmer KR，et al. Outcomes following early red blood cell transfusion in acute upper gastrointestinal bleeding.Aliment Pharmacol Ther，2010.32（2）：215-24.

11. Leontiadis GI，Howden CW.The role of proton pump inhibitors in the management of upper gastrointestinal bleeding.Gastroenterol Clin North Am，2009.38（2）：199-213.

12. 中华外科学会门静脉高压症学组，肝硬化门静脉高压症消化道出血治疗共识.外科理论与实践，2009.14（1）：79-81.

13. Gotzsche PC，Hróbjartsson A.Somatostatin analogues for acute bleeding oesophageal varices.Cochrane Database Syst Rev，2008，16（3）：CD000193.

14. Cappell MS.Therapeutic endoscopy for acute upper gastrointestinal bleeding.Nat Rev Gastroenterol Hepatol，2010.7（4）：214-229.

15. Fortune BE，Jackson J，Leonard J，et al. Vapreotide：a somatostatin analog for the treatment of acute variceal bleeding.Expert Opin Pharmacother，2009，10（14）：2337-42.

16. Sreedharan A，Martin J，Leontiadis GI，et al. Proton pump inhibitor treatment initiated prior to endoscopic diagnosis in upper gastrointestinal bleeding.Cochrane Database Syst Rev，2010.7（7）：CD005415.

17. Yachimski PS，Farrell EA，Hunt DP，et al. ，Proton pump inhibitors for prophylaxis of nosocomial upper gastrointestinal tract bleeding：effect of standardized guidelines on prescribing practice.Arch Intern Med，2010.170（9）：779-83.

18. Barkun AN，Adam V，Sung JJ，et al. Cost effectiveness of high-dose intravenous esomeprazole for peptic ulcer bleeding.Pharmacoeconomics，2010.28（3）：217-30.

19. Baker，D.E.Peptic ulcer bleeding following therapeutic endoscopy：a new indication for intravenous esomeprazole.Rev Gastroenterol Disord，2009.9（4）：E111-8.

20. Sung JJ，Barkun A，Kuipers EJ，et al. Intravenous esomeprazole for prevention of recurrent peptic ulcer bleeding：a randomized trial.Ann Intern Med，2009.150（7）：455-64.

21. Thomson，A.B.Intravenous esomeprazole for prevention of recurrent peptic ulcer bleeding.Curr Gastroenterol Rep，2009.11（5）：339-41.

22. Wu，L.C.，et al. High-dose vs low-dose proton pump inhibitors for upper gastrointestinal bleeding：a meta-analysis.World J Gastroenterol，2010.16（20）：2558-65.

23. Elzouki AN，El-Menyar A，Ahmed E，et al. Terlipressin-induced severe left and right ventricular dysfunction in patient presented with upper gastrointestinal bleeding：case report and literature review.Am J Emerg Med，2010.28（4）：540 e1-6.

24. Stanley，A.J.，Ashley D，Dalton HR，et al. Outpatient management of patients with low-risk upper-gastrointestinal haemorrhage：multicentre validation and prospective evaluation.Lancet，2009.373（9657）：42-47.

25. Stiegmann GV，Goff JS，Sun JH，et al. Technique and early clinical results of endoscopic cariceal ligation.

Surg Endose，1989；3（2）：73-78.

26. Soga K，Tomikashi K，Miyawaki K，et al. MELD score，child-pugh score，and decreased albumin as risk factors for gastric variceal bleeding.Hepatogastroenterology，2009.56（94-95）：1552-6.

27. Benedeto-Stojanov D，Nagorni A，Bjelakovi ? G，et al. The model for the end-stage liver disease and Child-Pugh score in predicting prognosis in patients with liver cirrhosis and esophageal variceal bleeding. Vojnosanit Pregl，2009.66（9）：724-8.

28. Hearnshaw SA，Logan RF，Lowe D，et al. Use of endoscopy for management of acute upper gastrointestinal bleeding in the UK：results of a nationwide audit.Gut，2010.59（8）：1022-9.

29. Endo M，Higuchi M，Chiba T，et al. Present state of endoscopic hemostasis for nonvaricee upper gastrointestinal bleeding.Dig Endosc，2010.22 Suppl1：S31-4.

30. Clarke，M.G.，et al. The surgical management of acute upper gastrointestinal bleeding：a 12-year experience.Int J Surg，2010.8（5）：377-80.

31. 罗晓凤、董碧蓉.肺静脉曲张上消化道出血诊治进展.现代临床医学，2012，38（5）：387-389.

32. 张广超、康丽丽、唐艳萍、等.不同年龄上消化道出血的病因及临床特征比较研究,中国中西医结合外科杂志.2013，19（1）：11-14.

33. 林辉东.消化性溃疡出血内镜下药物注射止血治疗.肇庆医学，2009，68（3）：28-29.

34. 关航.内镜下金属钛夹联合注射肾上腺素盐水治疗非静脉曲张性上消化道出血58例分析,海南医学.2010，21（4）：61，56.

35. 黄庆斌.急性上消化道出血的内窥镜下局部止血的临床研究进展.中国药物经济学，2013，（1）：163-164.

（庞辉群）

第二节 肝性脑病

一、基本概念

肝性脑病（hepatic encephalopathy，HE）过去又称肝性昏迷（Hepatic coma），多为急性肝功能衰竭、慢性肝炎、肝硬化及门体静脉分流等严重肝病引起的以代谢紊乱为基础的中枢神经系统功能失调综合征。其临床主要表现是意识障碍、行为失常和昏迷。世界消化病学会将肝性脑病分为3种类型：A型：与急性肝衰竭相关的肝性脑病，不包括慢性肝病伴发的肝性脑病；B型：不伴内在肝病的严重门-体分流，并通过肝活检提示肝组织学正常，此型不易确诊，较少见；C 型：慢性肝病，肝硬化基础上发生的肝性脑病。急性肝衰竭（acute hepatic failure，AHF）是指原来无肝脏疾病（主要指肝硬化）的患者，由于肝细胞大量坏死或功能丧失发生急性严重肝功能不全，导致以肝性脑病和凝血功能障碍为主要特征的临床综合征。A 型肝性脑病在国内外均不少见，病死率高达 80% 以上，为临床较为常见的急危重症。

中华医学会消化病学分会、中华医学会肝病学分会在 2013 年中国肝性脑病诊治共识意见中指出：肝性脑病确切的发生率尚难评估，主要原因可能是导致肝性脑病的病因和疾病严重程度差异较大，以及报道时是否包括了轻微型肝性脑病。急性肝功能衰竭中肝性脑病的流行病学尚缺乏系统报道。失代偿期肝硬化患者常发生肝性脑病，发生率至少为 30%，而且随着肝功能损害的加重，其发生率也增加，并提示预后不良。

二、常见病因

1. 导致肝功能严重障碍的肝脏疾病　各种原因引起急性肝功能衰竭及肝硬化是肝性脑病的主要原因。目前，在我国引起肝功能衰竭及肝硬化的主要病因仍然是重症病毒性肝炎，其次是中毒性肝炎、药物性肝病。妊娠急性脂肪肝、自身免疫性肝病、肝癌及严重感染等也可导致肝功能衰竭的发生。

2. 门 - 体分流异常　患者存在明显的门 - 体分流异常，可伴或不伴有肝功能障碍。

3. 其他代谢异常　尿素循环的关键酶异常或其他任何原因导致的血氨升高（如先天性尿素循环障碍）均可诱发肝性脑病，而肝活组织检查证实肝组织学结构正常。

4. 诱发因素　常见上消化道出血、各种感染（如自发性腹膜炎、尿路感染、肺部感染、肠道感染等）、电解质及酸碱平衡紊乱（如脱水、低血钾、低血钠）、医源性因素（如大量放腹水、过度利尿、服用镇静药物等）、肾功能不全、高蛋白饮食、便秘、经颈静脉肝内门 - 体分流术。

三、发病机制

肝性脑病的发生机制目前尚未完全清楚，有多种因素参与，存在多种假设学说，如：氨中毒学说，假性神经递质学说、锰中毒、乙酰胆碱减少、氨基丁酸/苯二氮卓（GABA/BZ）复合体学说，胺、硫醇和短链脂肪酸的协同毒性作用，氨基酸代谢不平衡学说。而氨中毒学说是肝性脑病的主流学说：由于氨水平升高以及感染 - 应答的协同效应导致星型胶质细胞肿胀及脑水肿而引发肝性脑病。认为是多种因素相互协同、相互依赖、互为因果，共同促进了肝性脑病的发生和发展。其病理生理基础是肝细胞功能衰竭和门 - 体分流存在。

四、临床特征

临床主要表现是意识障碍、行为失常和昏迷。其临床特征取决于原有肝病的性质、肝细胞损害的轻重缓急以及诱因而异。

1.肝性脑病的分类 1998 年维也纳第 11 届 WCOG 将肝性脑病按肝病类型分为 A、B、C 型 3 种类型。

A 型肝性脑病：发生在急性肝功能衰竭基础上，多无明显诱因和前驱症状，常在起病数日内由轻度的意识错乱迅速陷入深昏迷，甚至死亡，并伴有急性肝功能衰竭的表现，如黄疸、出血、凝血酶原活动度降低等，其病理生理特征之一是脑水肿和颅内高压。

B 型肝性脑病：由门 - 体分流所致，无明显肝功能障碍，肝活组织检查证实肝组织学结构正常。

C 型肝性脑病：患者除脑病表现外，还常伴有慢性肝损伤及肝硬化等肝脏基础疾病的表现。C 型肝性脑病以慢性反复发作的性格与行为改变、言语不清，甚至木僵、昏迷为特征，常伴有扑翼样震颤、肌张力增高、腱反射亢进、踝阵挛或巴宾斯基征（Babinski）阳性等神经系统异常表现。

2.肝性脑病的分级 目前 West-Haven 分级标准应用最广泛，将肝性脑病分为 0 至 4 级。

0 级：没有能觉察的人格或行为变化，无扑翼样震颤。

1 级：轻度认知障碍，欣快或抑郁，注意时间缩短，加法计算能力降低，可引出扑翼样震颤。

2 级：倦怠或淡漠，轻度定向异常（时间和空间定向），轻微人格改变，行为错乱，语言不清，减法计算能力异常，容易引出扑翼样震颤。

3 级：嗜睡到半昏迷，但是对语言刺激有反应，意识模糊，有明显的定向障碍，扑翼样震颤可能无法引出。

4 级：昏迷，对语言和强刺激无反应。

3.肝性脑病的临床分期 临床上将肝性脑病从轻微的精神改变到深昏迷分为 4 期。

Ⅰ期（前驱期）：有轻度的性格改变和行为失常，如欣快激动或淡漠少言，衣冠不整或随地便溺。应答尚准确，但吐词不清、较慢，扑翼样震颤，脑电图多数正常。

Ⅱ期（昏迷前期）：表现以意识错乱、睡眠障碍、行为失常为主，前一期的症状加重，定向力和理解力均减退，对时、地、人的概念混乱，不能完成简单的计算和智力构图，言语不清、书写障碍、举止反常。多有睡眠倒错，精神症状。此期有明显的神经体征。腱反射亢进、张力增高、锥体束征阳性，扑翼样震颤存在，脑电图有特征性改变。

Ⅲ期（昏睡期）：病人以昏睡和精神错乱为主，大部分时间呈昏睡状态，但可唤醒，醒时可应答，但常有神志不清和幻觉。肌张力增高、四肢被动运动常有抵抗力。锥体束征阳性，扑翼样震颤存在，脑电图异常。

Ⅳ期（昏迷期）：神志完全丧失，不能唤醒，进入浅昏迷、深昏迷。扑翼样震颤无法引出，脑电图明显异常。

以上各期的分界不很清楚，前后期临床表现可有重叠。

五、辅助检查

1. 肝功能试验 如胆红素升高和白蛋白、凝血酶原活动度明显降低等，提示有肝功能严重障碍。

2. 血氨 空腹动脉血氨比较稳定可靠。有研究表明，动脉氨分压可能比血氨浓度能更好地反映肝性脑病的严重程度。肝性脑病尤其是门 - 体分流性脑病患者多有血氨增高，但是血氨水平与病情严重程度之间无确切关系，慢性肝性脑病多增高，急性多正常。

3. 神经生理学检测 包括脑电图和脑诱发电位。①脑电图节律变慢，4～7次/秒的波或三相波，也有1～3次/秒的波，只有在严重肝性脑病患者中才能检测出特征性三相波，所以不能作为肝性脑病早期诊断的指标。②诱发电位分为有视觉诱发电位（VEP）、听觉诱发电位（AEP）和躯体感觉诱发电位（SEP）。SEP价值较大。以听觉诱发电位P300诊断肝性脑病的效能较高，而视觉诱发电位P300检测结果的可重复性差。

4. 影像学检查

（1）头颅CT及MRI主要用于排除急性脑血管病、颅内肿瘤等疾病，同时在A型肝性脑病患者中可发现脑水肿。

（2）磁共振质谱分析（magnetic resonance spectroscopy，MRS）和功能MRI可获得脑内分子和功能变化的证据，诊断肝性脑病的效能尚处于研究阶段。此外，腹部CT或MRI有助于肝硬化及门 - 体分流的诊断。

六、诊断思路

（一）肝性脑病的诊断

1. 肝性脑病的诊断 主要依据急性肝功能衰竭、严重肝病和/或广泛门 - 体分流病史；精神错乱、昏睡或昏迷；存在肝性脑病的诱因；肝功能损害或血氨增高等辅助检查；扑翼样震颤和典型的脑电图改变有重要参考价值；排除其他神经精神异常。心理智能测验可发现亚临床肝性脑病。虽然这些方法分别从症状、影像、生化等不同角度对肝性脑病进行诊断评估，但各种方式各有利弊，目前还没有能够诊断肝性脑病的"金标准"。

2. 分级 用West-Haven分级法对肝性脑病分级，对3级以上者可进一步采用Glasgow昏迷量表评估昏迷程度。

（二）鉴别诊断

与精神病和其他可引起昏迷的疾病相鉴别。

1. 精神疾病 以精神症状，如性格改变或行为异常等为唯一突出表现的肝性脑病易被误诊为精神疾病。

2. 中毒性脑病　包括酒精性脑病或酒精戒断综合征、急性中毒、重金属（汞、锰等）脑病等。可通过追寻相应病史和（或）相应毒理学检测进行鉴别诊断。

3. 其他代谢性脑病　包括酮症酸中毒、低血糖症、低钠血症、肾性脑病、肺性脑病及韦尼克脑病等。可通过对相应的原发疾病及其血液生物化学特点进行分析，做出鉴别诊断。

4. 颅内病变　包括蛛网膜下腔、硬膜外或脑内出血，脑梗死，脑肿瘤，颅内感染及癫痫等。通过检查神经系统定位体征，结合影像学、脑电图等检查做出相应诊断。

七、救治方法

1. 去除引起肝性脑病的诱因

（1）控制细菌感染。肝性脑病患者机体免疫功能减退，易引起各种感染，侧支循环广泛地建立，病原微生物可由肠道进入体循环，引起感染，从而容易诱导出高血氨。根据"星形细胞功能异常"假说，星形胶质细胞在感染时被激活，代谢产氨增加，促发肝性脑病。针对肝性脑病患者感染的病原菌来源多为肠道菌群，可选择二、三代头孢、氨基糖苷类、喹诺酮类控制感染，待血培养结果回报后再调整用药。近来利福昔明（Rifaximin）为治疗肝性脑病较为理想的抗生素，它在肠道内吸收率<0.4%，对肠道有害菌有很广的抗菌谱，很少引起耐药和不良反应，起效快。每日给予 1200mg，疗程 21 天，神经症状显著改善，血氨浓度明显下降。Bass 对利福昔明进行了随机双盲实验，也证明利福昔明可作为治疗肝性脑病的一线用药。

（2）避免大量排钾利尿和排放腹水，保持水、电解质和酸碱平衡。大量利尿或大量放腹水可致严重脱水、低钾、低钠、低钙、低镁血症等，诱发肝性脑病。

（3）预防和治疗消化道出血、纠正休克、缺氧和肾前性尿毒症。消化道出血引起低血容量、肠道产氨增多，肠道积血也可使肠道产氨增多，均可诱发或加重肝性脑病。禁食过硬、过辣、过热、不易消化的食物。

（4）避免过量蛋白质的摄入并保持大便通畅。急性肝性脑病患者在首日可禁食蛋白质食物，以后可视病情增加，但总量不超过 40g/d，并强调以摄入植物蛋白为主，辅以奶制品，尽量不吃猪、牛、羊肉和蛋类。因为其含甲硫氨酸和芳香族氨基酸较少，含支链氨基酸和非吸收纤维较多，有利于维持结肠正常菌群和酸化肠道，利于通便和氨的排出。

（5）慎用麻醉、镇痛、催眠、镇静等药物，因为肝硬化时药物在体内半衰期延长，大脑对有害物质的耐受力下降。

2. 减少氨的生成和参与

（1）合理的蛋白质摄入：HE 患者急性期，首日应禁食优质蛋白质，但短期内及慢性 HE 患者则无禁食必要，可适当补充奶制品或植物蛋白。植物蛋白不仅含纤维，有利于通便，又因其含芳香族氨基酸较少，而支链氨基酸较多，因此可以改善肝性脑病患者氨基酸代谢不平衡。肝性脑病1级和2级患者推荐非蛋白质能量摄入量为 104.6 ~ 146.4kJ/（kg·d），蛋白质起始摄入量为 0.5g/（kg·d），之后逐渐增加至 1.0 ~ 1.5g/（kg·d）。肝性脑病3级和4级患者，推荐非蛋白质能量摄入量为 104.6 ~ 146.4kJ/（kg·d），蛋白质摄入量为 0.5 ~ 1.2g/（kg·d）。

（2）减少氨的形成与吸收：①通便或灌肠：最常用生理盐水加食醋保留灌肠或生理盐水清洁灌肠；也可口服或鼻饲 25% 硫酸镁以导泻；乳果糖：乳果糖是美国 FDA 批准用于治疗肝性脑病的一线药物，可有效改善肝硬化患者的肝性脑病 / 轻微型肝性脑病，提高患者的生活质量以及改善肝性脑病患者的生存率，曾被作为肝性脑病治疗的金指标。其常用剂量是每次口服 15 ~ 30mL，2 ~ 3 次 / 天，以每天产生 2 ~ 3 次 pH<6 的软便为宜，当无法口服时，可保留灌肠给药。拉克替醇散和乳果糖类似，口味较好，更容易被患者所接受，两者均是推荐治疗肝性脑病的一线药物。拉克替醇散可改善肝硬化患者的肝性脑病，提高患者的生活质量，疗效与乳果糖相当。推荐的初始剂量为 0.6g / kg，分 3 次于就餐时服用。以每日排软便 2 次为标准来增减本药的服用剂量。部分通便效果不明显的 HE 患者可考虑应用醋酸或新霉素等保留灌肠，以减少肠道氨的吸收；近来发现口服利福昔明能迅速减少肠道氨的吸收且易于被患者接受，利福昔明 - α 晶型被美国 FDA 批准用于治疗肝性脑病，可有效维持肝性脑病的长期缓解并可预防复发、提高肝硬化患者智力测验结果、改善轻微型肝性脑病。我国批准剂量为 400mg / 次，每 8 小时口服 1 次。但有研究报道，当肝性脑病患者血钠低、血氨过高时，单一使用肠道酸化剂效果差，更多需要综合治疗。②补充微生态制剂等：服用不产生尿素酶的微生态制剂如双歧杆菌、乳酸杆菌、肠球菌等，可抑制产尿素酶细菌的生长，并酸化肠道，对防止氨和其他有毒物质的吸收有一定好处。多巴胺能物质（如溴隐亭和左旋多巴等）可能具有螯合血浆中过高浓度的锰、改善肝性脑病患者的锥体外系症状的作用，但改善意识状况并不满意。③补充锌：临床给 HE 患者补锌 600mg / d 可使患者血氨降低，但需较长期口服，至少 3 周。

（3）促进氨的代谢与清除：因肝脏代谢功能减弱，能促进假性神经递质合成的芳香族氨基酸过多地与支链氨基酸竞争性透过血 - 脑脊液屏障，使内源性多巴胺和去甲肾上腺素与受体结合受阻，导致脑干网状结构上行激动系统功能障碍，对意识的清醒状态起了抑制作用，而表现谵妄和烦躁等。为平衡两类氨基酸在脑中分布，一是降低体内芳香族氨基酸水平，谷氨酸可与氨结合成谷氨酰胺而降低血氨含量，但因为谷氨酸不易通过血脑屏障，故认为其效果并不好，且其为碱性药物，易引起碱中毒，现临床已较少应用；醋谷胺可作为支链氨基酸进入脑细胞的载体，且其本身具有降氨作用，可以视情况搭配使用；精氨酸清除血氨的效果也差，但此药偏酸性，在肝性脑病碱中毒时，可首先选用，以纠正代谢性碱中毒；天门冬氨酸参与肝脏内谷氨酰胺和核酸的合成，加速血氨的代谢，同时也保护肝细胞功能。二是激活尿素循环降血氨，鸟氨酸是尿素循环的起始产物，是鸟氨酸氨基甲酰转移酶的活化剂，直接参与了尿素循环，促使尿素合成，使体内的有害血氨成分顺利排泄至体外。近年来鸟氨酸制剂较多，使用最广泛的为天冬氨酸鸟氨酸，其他可以选择 L- 鸟氨酸 - 乙酸苯酯、L- 鸟氨酸苯乙酸等制剂，可以直接口服或静脉。

3. 改善脑神经功能

（1）保护脑功能：预防脑灌注不足、局部亚低温脑保护是临床常用的治疗措施。针对肝性脑病患者血渗透压较低，加上放腹水容易导致患者脑水肿，因此积极地防治脑水肿十分重要。可视情况定期补充白蛋白等胶体液，以提高渗透压，必要时使用高渗液体，如甘露醇搭配呋塞米脱水治疗。

（2）昏迷治疗：中枢神经系统中的氨基丁酸 / 苯二氮卓受体复合体以及 β 内啡肽等物质增多可能是诱发肝性脑病的重要原因。肝性脑病患者抗昏迷药物主要为阿片受体阻断剂，如纳洛酮可以阻断内源性阿片肽的继续损伤，增加脑血流量及脑灌注区，减轻脑水肿及脑细胞坏死。

（3）苯二氮卓类受体拮抗剂的应用：在提出内源性苯二氮卓类参与肝性脑病的发病后，随即出现了中枢苯二氮卓类受体拮抗药氟马西尼，推荐使用剂量为 0.5mg 加 0.9% 氯化钠注射液 10mL，5 分钟内推注完毕，再用 1.0mg 加入 250mL 生理盐水中滴注 30 分钟。氟马西尼的唤醒效果明显，只是 BZ 受体拮抗药不能完全阻断 GABA / BZ 复合受体，故不推荐常规使用。

4. 营养支持和维持水电解质平衡　目前共识就是肝硬化患者应该接受高蛋白饮食，2006 年欧洲肠道内外营养社团推荐肝硬化患者每日至少食用每公斤体重 1.2g 的蛋白质。主要目的在于促进机体的合成代谢，抑制分解代谢，保持正氮平衡。给予葡萄糖保证能量的供给，补充支链氨基酸液可逆转血浆支链 / 芳香族氨基酸比值，同时支链氨基酸溶液内还含有其他必需氨基酸，可以减少负氮平衡，促进蛋白质合成，对肝硬化所至的肝性脑病效果较好，对急性肝衰竭肝性脑病效果不满意，对门 - 体分流性脑病的疗效尚有争议；补充大量维生素 C 可降低 pH 值，使氨从脑向血液中转移。补充能量可清除体内的血氨，如使用三磷腺苷注射液、能量合剂等。控制液体入量，建议每日 1000mL 液体左右，同时要注意纠正电解质紊乱及酸碱平衡失调。

5. 其他

（1）分子吸附再循环系统（MARS）：是一种新的人工肝支持系统，其可以清除血浆白蛋白结合毒素，不同情况下的肝性脑病患者都可以使用。用于肝硬化合并肝性脑病患者，可以减轻肝性脑病的程度；用于急性肝衰竭患者，能减轻脑水肿，改善精神状态，可显著改善患者的生存质量，提高生存率。但 MARS 系统仅仅是模仿了肝脏的解毒功能，对肝脏的合成功能并无直接的支持作用，且治疗时需要使用肝素，可能会引起血小板降低和出血，因此在临床应用中需要监测凝血时间等以防并发症的发生。

（2）适当应用镇静剂：对于肝性脑病患者出现严重精神异常，如躁狂、危及自身或他人安全以及不能配合治疗者，可适当应用镇静剂。药物选择和剂量需个体化，应充分向患者家属告知利弊和潜在风险，并获得知情同意。

（3）改善肝功能：肝性脑病发生的重要基础为肝功能受损，在肝性脑病的综合治疗中，肝功能仍是必须正视的一个方面，除使用改善肝功能药物，如多烯磷胆酰酯、促肝细胞生长素、甘草酸制剂等外，其他治疗措施可以视情况配合使用。

（4）肝移植：肝移植应用于其他方法治疗失败的患者，是目前认可的有效治疗方案，能够从根本上解决肝功能失代偿的问题，但涉及肝源获得、手术损害、长期免疫抑制剂应用、费用昂贵，使肝移植应用受到限制。

（5）干细胞移植：国外相关研究发现，经过干细胞治疗后的患者临床症状和检验指标都得到改善，且复发率极低，可以作为肝移植的替代治疗方案，但国内使用经验较少。

（6）门 - 体分流术和封堵：肝门脉左支主要接受来自血氨浓度较低的脾静脉血，而肝门脉右支主要接受来自血氨浓度较高的肠系膜上静脉血，选择更多的经门静脉左支分流的血液进入体循环，和通过介入或直接手术方法把右支暂时性堵塞或缩小管径，减少肠系膜上静脉血氨进入体循环，对门 - 体分流性肝性脑病患者尤为适用。

（7）血液净化：主要用于肝功能衰竭患者辅助治疗，包括血浆置换、血液透析滤过、血液 / 血浆灌流、持续血液滤过、白蛋白透析、透析吸附与吸附滤过等。是以机械方式清除体内所蓄积的代谢产物和毒性物质，对肝功能衰竭并发肝性脑病患者的临床症状有明显改善作用。

总之，在起始的 24 ~ 48 小时给予治疗，大部分肝性脑病患者临床症状都能得到改善。如果肝性脑病持续 72 小时以上，那么将有以下的可能性：存在其他引起脑病的原因；可能遗漏和（或）对诱因治疗不当，或诱因仍持续存在；未使用经验用药或用药错误。故药物治疗以及早诊断、早发现诱因、早纠正诱因，是防治肝性脑病最基本的治疗策略。

八、最新进展

目前研究最多的是关于肝性脑病的发病机制。肝性脑病发病机制的主要假说有：氨中毒假说、假性神经递质假说、血浆氨基酸失衡假说、GABA / BZ 假说、神经毒物的协同假说。

虽然有关肝性脑病发病机制的假说众多，观点不尽一致，随着研究的深入，各假说间倾于融合，高血氨症是各假说的共同通路，多种毒素对中枢神经系统的协同毒性学说可能在肝性脑病的发病机制中有重要作用，多种因素相互协同、互为因果、相互依赖共同促进肝性脑病的发生与发展，探讨并明确毒素之间的相互作用其有研究意义。其中，氨触发了星形细胞聚集谷氨酰胺，导致渗透物的代偿性缺失，如硫磺酸和肌醇。星形细胞容量调节功能的耗竭使脑对肝性脑病诱发因素的致水肿作用敏感，这些诱发因素能协同导致脑水肿。国外报道暴发性肝衰竭（fulminent hepatic failure，FHF）时重度肝性脑病均存在脑水肿，最终导致脑疝、死亡。黄疸至肝性脑病时间越短，脑水肿往往越为突出，由此造成的神经损伤甚至可持续至成功的肝移植之后。

（一）氨中毒学说

脑细胞对氨极敏感。正常人的骨骼肌、肝和脑组织能摄取血中过多的氨（分别占50%、24%和7.5%），肝硬化时常因肌肉消耗而摄氨减少，由于门腔分流又使肝摄氨减少，故大脑承受较大的氨负荷。

1.高血氨与脑的能量代谢　一般认为氨对大脑的毒性作用是干扰脑的能量代谢，引起高能磷酸化合物浓度降低。氨可直接干扰大脑能量代谢的若干位点，包括糖酵解、三羧酸循环和电子传递链。一方面，氨妨碍 α-酮戊二酸脱氢酶（三羧酸循环限速酶）和较低程度干扰丙酮酸脱氢酶，引起三羧酸循环减慢，还原型辅酶 Ⅰ 和还原型黄素腺嘌呤二核苷酸的产生相对减少；另一方面，氨过剩激活谷氨酰胺合成酶（glutamine synthetase，GS），GS 将谷氨酸转变成谷氨酰胺需消耗能量，最终导致能量生成减少而消耗增加，大脑能量供应不足。

2.高血氨与脑星形胶质细胞　星形胶质细胞占大脑细胞总量的 40%，并在氨基酸神经递质和离子平衡中发挥重要作用。研究证明，高血氨影响星形胶质细胞的生理功能。不同的肝损伤脑星形胶质细胞水通道蛋白 4（AQP-4）、胶质原纤维酸性蛋白（GFAP）蛋白表达存在差异。对肝损伤大鼠的实验研究得出，急性肝功能衰竭组 AQP-4 表达增加、GFAP 表达下降，表现为严重的脑病和脑水肿。最近有学者发现，肝性脑病病人皮质脊髓束星形胶质细胞的肿胀可以导致 MRI 沿皮质脊髓束出现 T2 高信号影，在肝移植后信号影消失，提示皮质脊髓通路的星形胶质细胞肿胀会导致脑功能的失代偿，从而证明了星形胶质细胞肿胀是肝性脑病发病机制中的一个参与因素。谷氨酰胺合成酶主要存在于星形胶质细胞中，故星形胶质细胞是脑内清除氨的主要细胞。在 ALF 时，肝脏对氨的代谢减少，导致过多的氨进入中枢神经系统，使谷氨酰胺合成过多；而谷氨酰胺又是一种很强的有机渗透剂，过多聚集会致渗透压增高、星形胶质细胞肿胀，细胞肿胀能够影响细胞膜的通透性、干扰细胞的能量代谢、离子转运、各种酶及其他蛋白分子的表达，从而影响脑细胞的各种生物化学功能。对于星形胶质细胞，细胞肿胀刺激糖原合成，因此，肝性脑病时星形胶质细胞中糖原的聚集可能是细胞肿胀的结果；细胞肿胀能够激活 ERK1 / ERK2 和 p38 信号通路，可能与胶质细胞的增生有关；细胞肿胀增加细胞囊泡中的 pH 值，而碱性环境影响神经受体的密度及神经递质的加工；细胞肿胀伴随着细胞内渗透性物质减少，如肌醇和牛磺酸的减少。最近研究显示：牛磺酸具有拮抗 GABA 受体的作用，细胞肿胀上调外周苯二氮受体（peripheral benzodiazepine receptor，PBR）的表达，PBR 能够刺激神经性类固醇的合成，而神经性类固醇对 GABA 受体活性具有调节作用，这可能与 HE 中神经元 GABA-ergic 张力增强有关。另外，胶质细胞肿胀能够减慢兴奋性神经递质的清除速度，干扰胶质细胞与神经元之间的信息传递，因此在一定程度上加重了神经功能紊乱。

3.高血氨与其他致病因素的协同作用　在 ALF 相关的 HE 发病中，氨与其他致病因素之间的协同作用一直备受关注。近年来，在 ALF 和肝性脑病的动物模型中发现 γ-氨基丁酸（γ-Aminobutyric acid，GABA）血浓度增高，甚至与 HE 的严重程度相关。首先，ALF 时常引起肠源性内毒素血症，导致肠源性 GABA 能透过通透性异常增高的血脑屏障，与高敏感度的 GABA 受体结合，使突触后 GABA 受体的数目及敏感性均增加，从而引起显著的抑制作用。其次，ALF 时，高氨血症常伴随脑组织中氨浓度的升高，氨本身既可以与 GABA-A 受体作用，也可与苯二氮卓类受体激动剂产生协同作用，并释放 GABA-A 受体的神经固醇类激动剂，来增加 GABA 抑制神经元活性的能力，从而抑制中枢神经系统功能。此外，氨还可以与一些外周细胞因子协同，例如一些炎性细胞因子能诱导脑血管内皮细胞 NO 合成酶的表达、扩张脑血管，从而增加脑血流，引起颅内压增高。ALF 时，血氨和颅内压增高有一定的关联，但细胞因子和氨造成的颅内压增高有无协同作用，其机制值得进一步探讨。

临床观察发现，肝性脑病的患者中约有 20% 血氨仍保持在正常水平，有些肝硬化患者血氨水平虽明显增高，但并不发生肝性脑病。此外，有些肝性脑病患者其昏迷程度与血氨水平无平行关系，当给昏迷患者采取减氨疗法后，血氨虽降至正常水平，但患者的昏迷程度并无相应好转，说明氨中毒学说不是解释肝性脑病发生的唯一机制。

（二）锰中毒

锰在肝性脑病患者发病中的作用是近年来的新发现。锰是人体内必需的微量元素之一，锰元素在人体内发挥着重要作用。锰也是一种神经毒物，若长期慢性接触锰，可导致中毒。实验证明：锰的摄入与抗氧化酶的活性有着密切的关系，高浓度的锰对抗氧化酶活性起抑制作用。锰被摄入机体后，可诱导机体产生大量的自由基，从而使线粒体损伤，并造成其能量代谢障碍；还可诱导溶酶体的损伤，以至于溶酶体内大量的酶释放到胞质中，从而引起细胞的死亡。此外过量的锰进入神经元细胞内，导致多巴胺 -β 羟化酶，单胺氧化酶及四氢蝶呤的活力下降，使多巴胺合成减少，破坏突触的传递功能，通过减弱多巴胺神经传导而引起慢性锥体外系症状。在锰中毒中发现，神经系统的变化与肝性脑病有惊人的相似之处。脑部疾病的主要特点表现为锥体外系的功能障碍，类似于帕金森氏症。在锰中毒和肝性脑病的患者的脑部有同样的发现，这种金属在肝性脑病中的病理生理中起了促进作用，锰的毒性作用可能参与肝性脑病的发病。血锰增加可能与门 - 体静脉分流和胆汁排泄减少有关。有学者提出锰造成的线粒体通透性改变和星形细胞的线粒体功能障碍可能是锰神经毒性的关键机制。锰可减少星形细胞对谷氨酸的摄取，影响谷氨酸递质系统和大脑能量代谢而致肝性脑病的发生。也有人认为在肝性脑病的发病中，锰与氨有协同作用。目前锰在大脑中的沉积是导致肝性脑病发生的机制之一还是仅仅作为肝性脑病的结果表现还有待研究。

（三）氨基丁酸 / 苯二氮卓（GABA / BZ）复合体学说

γ-氨基丁酸（GABA）是哺乳动物大脑的主要抑制性神经递质，由肠道细菌产生，在

门 - 体分流和肝衰竭时，可绕过肝脏进入体循环。近年在暴发性肝衰竭和肝性脑病的动物模型中发现 GABA 血浓度增高，血脑屏障的通透性也增高，大脑突触后神经元的 GABA 受体显著增多。这种受体不仅能与 GABA 结合，在受体表面的不同部位也能与巴比妥类和弱安定类（benzodiazepines，BZs）药物结合，故称为 GABA / BZ 复合受体。研究发现：线粒体内的外周型苯二氮卓受体数量也随之升高，当血氨浓度升高时可增强苯二氮卓类物质与受体的亲和力，氨可促使 GABA / BZ 受体系统作用，当氨浓度 >0.1 ~ 0.5μmol / L，GABA 的氯离子门控通道开放增多，随着氯离子门控通道的开放，中枢神经抑制作用增强。在肝衰竭和肝性脑病患者中，脑内内源性苯二氮卓水平升高，给予苯二氮卓类受体拮抗药氟马西尼可减少肝性脑病的发作。临床肝性脑病患者试用氟马西尼治疗有效，但有关文献报道，氟马西尼治疗肝性脑病并不理想，对其疗效无明确定论。

（四）胺、硫醇和短链脂肪酸的协同毒性作用

甲基硫醇是蛋氨酸在胃肠道内被细菌代谢的产物，甲基硫醇及其衍变的二甲基亚砜，二者均可在实验动物中引起意识模糊、定向力丧失、昏睡和昏迷。肝硬化患者进食蛋氨酸后发生肝性脑病的机理可能与这两种代谢产物有关。肝臭可能是甲基硫醇和二甲基二硫化物挥发的气味。在严重肝病患者中，甲基硫醇的血浓度增高，伴脑病者增高更明显。短链脂肪酸（主要是戊酸、己酸和辛酸）是长链脂肪酸被细菌分解后形成的，能诱发实验性肝性脑病，在肝性脑病患者的血浆和脑脊液中也明显增高。在肝功能衰竭的实验动物中，单独使用胺、硫醇和短链脂肪这 3 种毒性物质的任何一种，如用量较小，都不足以诱发肝性脑病，如果联合使用，即使剂量不变也能引起脑部症状，为此有学者提出胺、硫醇、短链脂肪酸对中枢神经系统的协同毒性作用，可能在肝性脑病的发病机理中有重要地位。

（五）假性神经递质学说

儿茶酚胺，如去甲肾上腺素和多巴胺是神经系统中正常的神经递质，通常血液中的儿茶酚胺不能通过血脑屏障，故脑内儿茶酚胺必须依靠神经组织自身合成。蛋白质饮食中带有苯环的氨基酸如苯丙氨酸和酪氨酸，它们在肠道中经肠菌脱羧酶的作用分别转变为酪胺和苯乙胺，此类生物胺被肠道吸收后由门静脉入肝。正常时这两种胺在肝内被单胺氧化酶分解清除，肝功能衰竭时，清除发生障碍，此两种胺可进入脑组织，在脑内经 β 羟化酶的作用分别形成胺（β- 羟酪胺）和苯乙醇胺，它们化学结构与正常神经递质去甲肾上腺素相似，但不能传递神经冲动或作用很弱，因此称为假性神经递质。当假性神经递质被脑细胞摄取并取代了突触中的正常递质，则神经传导发生障碍，兴奋冲动不能正常地传至大脑皮层而产生异常抑制，出现意识障碍与昏迷。

（六）氨基酸代谢不平衡学说

正常情况下，血浆中各种氨基酸的含量保持较适当的比例。芳香族氨基酸（AAA）大量进入细胞，使假性神经递质生成增多，并抑制正常神经递质的合成，最终导致肝性脑病的发生。血浆氨基酸失衡学说是假性神经递质学说的补充和发展。Fischer 认为：在严

重肝功能损伤或门腔吻合下引起体内氨基酸代谢异常最明显特征是血浆中支链氨基酸（缬氨酸、亮氨酸、异亮氨酸）水平下降而芳香族氨基酸（苯丙、酪、色）水平上升，从而引起了一系列严重后果。尤其是芳香族氨基酸与支链氨基酸竞争血脑屏障中性氨基酸载运体系，过量的芳香族氨基酸进入中枢神经系统后，导致脑内有关代谢紊乱及正常功能的障碍，出现一系列精神症状，引起脑病。

随着肝性脑病发病机制研究的深入，提出了许多其他因素，如神经甾体、氧化硝化应激、感染、锌缺乏等。并基于这些研究提出许多相关假说，其中包括：①氨及其他肠源性神经毒性物质，如硫醇、短链脂肪酸、酚类物质等；②神经递质的改变；③锰中毒假说；④血浆胰岛素 - 氨基酸失衡；⑤角质病假说；⑥阿片样物质；⑦褪黑素；⑧氨中毒假说与其他假说的联系。虽然观点不尽一致，但是随着研究的不断深入，各种假说趋向融合，高血氨是联合点，多种因素的协同作用也是关键。

参考文献

1. Bismuth M，Funakoshi N，Cadranel JF，et al. Hepatic encephalopathy：from pathophysiology to therapeutic management.Eur J Gastroenterol Hepatol，2011，23（1）：8-22.

2. Wakim-Fleming J.Hepatic encephalopathy：suspect it early in patients with cirrhosis.Cleve Clin J Med，2011，78（9）：597-605.

3. Cordoba J.New assessment of hepatic encephalopathy.J Hepatol，2011，54（5）：1030-1040.

4. Butterworth RF，Norenberg MD，Felipo V，et al. Experimental models of hepatic encephalopathy：ISHEN guidelines.Liver Int，2009，29（6）：783-788.

5. Munoz SJ.Hepatic encephalopathy.Med Clin North Am，2008，92：795-812.

6. Jalan R，Gines P，Olson JC，et al. Acute-on chronic liver failure.J Hepatol，2012，57（6）：1336-1348.

7. Wright G，Vairappan B，Stadlbauer V，et al. Reduction in hyperammonaemia by ornithine phenylacetate prevents lipopolysaccharide-induced brain edema and coma in cirrhotic rats.Liver Int，2012，32（3）：410-419.

8. 毛青 . 肝性脑病诊断治疗新进展 . 传染病信息，2012，25（4）：199-201.

9. Bass NM，Mullen KD，Sanyal A，et al. Rifaximin treatment in hepatic encephalopathy.N Engl J Med，2010，362（12）：1071-1081.

10. Sharma P，Sharma BC，Sarin SK.Predictors of nonresponse to lactulose in patients with cirrhosis and hepatic encephalopathy.Eur J Gastroenterol Hepatol，2010，22（5）：526-531.

11. Albrecht J，Zielińska M，Norenberg MD.Glutamine as a mediator of ammonia neurotoxicity：A critical appraisal.Biochem Pharmacol，2010，80（9）：1303-1308.

12. 聂琴，辛现良、耿美玉 . 葡萄糖载体蛋白 -1 研究进展 . 中国药理学通报，2010，26（10）：1267-1270.

13. 薛占霞，彭亮 . 高血氨诱导肝性脑病发生发展的研究现状 . 神经药理学报，2011，1（4）：35-40.

14. Bjerring PN，Eefsen M，Hansen BA，et al. The brain in acute liver failure.a tortuous path from hyperammonemia to cerebral edema.Metab Brain Dis，2009，24（1）：5-14.

15. 涂传涛.肝性脑病的诊断方法及其研究进展.实用肝脏病杂志，2009，12（2）：158-160.

16. 白启轩，贾继东.肝性脑病的研究进展.现代消化及介入诊疗，2009，14（1）：29-32.

17. Merli M，Riggio O.Dietary and nutritional indications in hepatic encephalopathy.Metab Brain Dis，2009，24（1）：211-221.

18. Acharya SK，Bhatia V，Sreenivas V，et al. Efficacy of L-ornithine L-aspartate in acute liver failure：a double-blind，randomized，placebo — controlled study.Gastroenterology，2009，136（7）：2159-2168.

19. Soárez PC，Oliveira AC，Padovan J，et al. A critical analysis of studies assessing L-ornithine-L-aspartate （LOLA）in hepatic encephalopathy treatment.Arq Gastroenterol，2009，46（3）：241-247.

20. Ytrebø LM，Kristiansen RG，Maehre H，et al. L-ornithine phenylacetate attenuates increased arterial and extracellular brain ammonia and prevents intracranial hypertension in pigs with acute liver failure. Hepatology，2009，50（1）：165-174.

21. Khan AA，Shaik MV，Parveen N，et al. Human fetal liver-derived stem cell transplantation as supportive modality in the management of end-stage decompensated liver cirrhosis.Cell Transplant，2010，19（4）：409-418.

22. Schmid M，Peck-Radosavljevic M，König F，et al. A double-blind，randomized，placebo-controlled trial of intravenous L-ornithine-L-aspartate on postural control in patients with cirrhosis.Liver Int，2010，30（4）：574-582.

23. Soárez PC，Oliveira AC，Padovan J，et al. critical analysis of studies assessing L-ornithine-L-aspartate（LOLA） in onhepaticencephalopathy treatment.Arq Gastroenterol，2009，46（3）：241-247.

24. 胡颖.肝性脑病的基础与临床研究进展.胃肠病学和肝病学杂志，2009，18（4）：291-294.

25. 汪茂荣.《国际肝性脑病和氮质代谢共识》解读：肝硬化患者肝性脑病的营养管理.实用肝脏病杂志，2013，16（4）：303-305.

26. 秦万龙，张静，李伦，等.纳洛酮对肝性脑病疗效的系统评价.兰州大学学报，2009，35（3）：55-63.

27. 王海艳，李红伟，毛敬珍.连续性血液滤过治疗重型肝炎合并肝性脑病16例临床疗效观察.临床肝胆病杂志，2009，25（5）：364-365.

28. 姚光弼.临床肝脏病学.第2版.上海：上海科学技术出版社，2011：195

29. Brandman D，Biggins SW，Hameed B，et al. Pretransplant severe hepatic encephalopathy，peritransplant sodium and post-liver transplantation morbidity and mortality.Liver Int，2012，32（1）：158-164.

30. 中华医学会消化病学分会，中华医学会肝病学分会.中国肝性脑病诊治共识意见.中华肝脏病杂志，2013，21（9）：641-651.

（庞辉群）

第三节　急性肠梗阻

一、基本概念

肠梗阻（Intestinal obstruction）是由于多种原因引起的肠内容物不能正常运行的临床综合征，分急性和慢性两种，这里主要介绍急性肠梗阻，其病情发展快，常伴发水和电解质的丢失，如不及时处理，患者会因水电解质紊乱、酸碱平衡失调、肠穿孔、肠坏死、腹膜炎、休克导致死亡。

二、常见病因

由于急性肠梗阻可由很多不同原因引起，处理方法也不尽相同，故诊断时不能笼统称为肠梗阻，必须弄清病因和分型，并给予针对性治疗。

1. 根据发病的缓急　可分为急性和慢性肠梗阻。急性肠梗阻常合并较严重的水电解质紊乱、酸碱平衡失调等全身病理生理变化，慢性肠梗阻的全身变化则主要是营养不良。

2. 根据梗阻部位　可分为小肠和结肠梗阻。小肠梗阻又可分为高位小肠梗阻和低位小肠梗阻。

3. 根据梗阻肠管血供有无　肠管如无损害为单纯性肠梗阻，如肠系膜血管血供受阻则为绞窄性肠梗阻。单纯性和绞窄性的鉴别在临床上有重要意义，绞窄性肠梗阻若不及时解除，可很快导致肠壁坏死和穿孔，引起严重后果。

4. 根据梗阻程度　可分为完全性和不完全性肠梗阻。

5. 病因分类　肠梗阻可由不同的病因引起，按病因可分为以下 3 类：

（1）机械性肠梗阻：是临床上最常见的一类肠梗阻，是由于肠内、肠壁和肠外各种不同机械性因素引起肠腔变小、肠内容物通过受阻而产生的梗阻。

（2）动力性肠梗阻：肠道本身无器质性病变，无肠腔狭窄，但受全身或局部影响致肠壁肌肉运动功能失调，肠内容物通过受阻。动力性肠梗阻可分为麻痹性和痉挛性两种，前者是因交感神经反射性兴奋或毒素刺激肠管而失去蠕动能力，以致肠内容物不能运行，常见有低钾血症、腹膜炎或腹腔脓肿等；后者系肠管副交感神经过度兴奋，肠壁肌肉过度收缩所致，较少见，急性肠炎、肠道功能紊乱或铅中毒时可造成痉挛性肠梗阻。有时麻痹性和痉挛性可在同一患者不同肠段中并存，称为混合型动力性肠梗阻。

（3）血运性肠梗阻：当肠系膜动脉或静脉因栓塞或血栓形成而引起肠管血运障碍，可迅速地抑制肠管活动而导致肠内容物运行受阻，较少见，但病情凶险。

6. 闭袢性肠梗阻 如一段肠管的两端均被阻塞，肠内容物既不能向远端运行，也不能向上反流减压，称为闭袢性肠梗阻。结肠梗阻时回盲瓣阻挡住逆流时可形成闭袢性肠梗阻。闭袢段肠管内压力可逐渐增高，当肠壁压力过度扩张时可坏死穿孔，应及早手术治疗。

腹部手术后早期（1～2周内），由于肠壁水肿和渗出可导致一种机械性和动力性因素同时存在的粘连性肠梗阻，称之为术后早期炎症性肠梗阻。腹部手术的次数增加会导致术后粘连几率增加。粘连性肠梗阻已成为肠梗阻病因的第一位。

肠梗阻的分类是从不同角度来考虑的，并不是绝对孤立的。如肠扭转既可是机械性、完全性，也可是绞窄性、闭袢性。不同类型的肠梗阻在一定条件下可以转化，如单纯性肠梗阻治疗不及时，可发展为绞窄性肠梗阻。机械性肠梗阻近端肠管扩张，最后也可发展为麻痹性肠梗阻。不完全性肠梗阻时，由于炎症、水肿或治疗不及时，也可发展成完全性肠梗阻。

三、发病机制

肠梗阻发生后，肠管局部和全身会出现一系列复杂的病理生理变化。不同类型的肠梗阻的病理生理变化各不相同。一般来说，急性肠梗阻可引起以下局部和全身的病理生理变化。

（一）局部病理生理变化

1. 肠动力紊乱 梗阻近端肠管为克服肠内容物的通过受阻，肠蠕动的频率和强度均有增加。但随着病程延长和病情进展，肠扩张逐渐加剧，最后导致肠平滑肌收缩力逐渐减弱到完全麻痹，而远端肠管仍保持正常的动力，所以在肠梗阻病程中排出少量气体或干粪便并不说明梗阻解除，只有当排出大量稀便并伴有临床症状的全面好转才是真正的梗阻缓解。

2. 肠腔胀气、积液 肠梗阻时肠内气体中68%是从吞咽而来，32%乃从血液中弥散入肠及肠内容物分解所产生。持续胃肠减压，保持胃空虚，就可能使肠胀气不再加剧。正常情况下，肠腔内液体和体内液体不断交换，肠梗阻时梗阻近端肠管不再自肠腔内吸收液体，而仍有液体自血液流向肠腔，可造成大量液体积聚在近端肠管。

3. 肠壁水肿、通透性增加 肠腔内压力增高导致肠壁静脉回流受阻，肠壁的毛细血管及小静脉瘀血，肠壁充血、水肿、增厚、呈暗红色。由于组织缺氧，毛细血管通透性增加，肠壁上有出血点，并有血性渗出液渗入肠腔和腹腔。

随着血运障碍的发展，继而出现动脉血运受阻，血栓形成，肠壁失去活力，肠管变成紫黑色。又由于肠壁变薄、缺血和通透性增加，腹腔内出现带有粪臭的渗出物。最终，肠管可缺血坏死而溃破穿孔。

（二）全身病理生理变化

1. 水和电解质的丢失　体液丧失及因此引起的水、电解质紊乱与酸碱失衡，是肠梗阻非常重要的病理生理改变。胃肠道的分泌液每日约为 8000mL，在正常情况下绝大部分被再吸收。急性肠梗阻患者由于不能进食及频繁呕吐，大量丢失胃肠道液，使水分及电解质大量丢失，尤以高位肠梗阻为甚。低位肠梗阻时，胃肠道液体不能被吸收而储留在肠腔内，等于丢失于体外。另外，肠管过度膨胀，影响肠壁静脉回流，使肠壁水肿和血浆向肠壁、肠腔和腹腔渗出。如有肠绞窄存在，更丢失大量血液。这些变化可以造成严重的缺水，导致血容量减少和血液浓缩，以及酸碱平衡失调。体液变化也因梗阻部位的不同而有差别，如十二指肠第一段梗阻，可因丢失大量氯离子和酸性胃液而产生碱中毒；小肠梗阻丧失的体液多为碱性或中性，钠、钾离子的丢失较氯离子为多，以及在低血容量和缺氧情况下酸性代谢物剧增，加之缺水、少尿可引起严重的代谢性酸中毒。严重的缺钾可加重肠膨胀，并可引起肌无力和心律失常。

2. 感染和中毒　在梗阻以上的肠腔内细菌数量显著增加，细菌大量繁殖而产生多种强烈的毒素。由于肠壁血运障碍或失去活力，通透性增加，细菌和毒素可渗透入腹腔，引起严重的腹膜炎和中毒。当肠坏死、穿孔，发生腹膜炎时，全身中毒尤为严重。

3. 休克　严重的缺水、血液浓缩、血容量减少、电解质紊乱、酸碱平衡失调、细菌感染、中毒等，可引起严重休克。

4. 多器官功能障碍　肠腔膨胀使腹压增高，膈肌上升，腹式呼吸减弱，影响肺内气体交换，同时妨碍下腔静脉血液回流，导致呼吸、循环功能障碍。最后可因多器官功能障碍乃至衰竭而死亡。

四、临床特征

尽管由于肠梗阻的原因、部位、病变程度、发病急慢的不同，可有不同的临床表现，但肠内容物不能顺利通过肠腔则是一致具有的，其共同表现是腹痛、呕吐、腹胀及肛门停止排气排便。

（一）四大特征

1. 腹痛　单纯性机械性肠梗阻呈阵发性绞痛，有腹痛缓解间歇期，其时间长短因梗阻部位而异，高位梗阻间歇 3～5 分钟，低位梗阻间歇 10～20 分钟。腹痛部位可弥漫至全腹，也可偏于梗阻所在的部位。腹痛发作时可伴有肠鸣，自觉有"气块"在腹中窜动，并受阻于某一部位。有时能见到肠型和肠蠕动波。如果腹痛的间歇期不断缩短，以至成为剧烈的持续性腹痛，应该警惕可能是绞窄性肠梗阻。麻痹性肠梗阻呈持续性全腹胀痛，少有阵发性绞痛。

2. 呕吐　在肠梗阻早期，呕吐呈反射性，吐出物为食物或胃液。此后，呕吐随梗阻部位高低而有所不同，一般是梗阻部位愈高，呕吐出现愈早、愈频繁。高位肠梗阻时呕吐物主要为胃及十二指肠内容物；低位肠梗阻时，呕吐出现迟而少，吐出物可呈粪样；结肠梗阻时，呕吐到晚期才出现；呕吐物如呈棕褐色或血性，是肠管血运障碍的表现；麻痹性肠梗阻呕吐多呈溢出性。

3.腹胀　一般在梗阻发生一段时间后出现，其程度与梗阻部位有关。高位肠梗阻腹胀不明显，但有时可见胃型；低位肠梗阻及麻痹性肠梗阻腹胀显著，遍及全腹；结肠梗阻时，如果回盲瓣关闭良好，梗阻以上结肠可成闭袢，则腹部四周膨胀显著；腹部隆起不均匀对称，是肠扭转等闭袢性肠梗阻的特点。

4.停止排气排便　完全性肠梗阻发生后，患者多不再排气排便；但梗阻早期，尤其是高位肠梗阻，可因梗阻以下肠内尚残存的粪便和气体，仍可自行或在灌肠后排出，不能因此而否定肠梗阻的存在。某些绞窄性肠梗阻，如肠套叠、肠系膜血管栓塞或血栓形成，则可排出血性黏液样粪便。

（二）腹部体征

腹部视诊可见腹胀、肠型和肠蠕动波。肠扭转时腹胀多不对称；麻痹性肠梗阻则腹胀均匀。腹部触诊：单纯性肠梗阻因肠管膨胀，可有轻度压痛，但无腹膜刺激征；绞窄性肠梗阻可有固定压痛和腹膜刺激征；压痛的包块，常为受绞窄的肠袢；肿瘤或蛔虫引起的肠梗阻有时可在腹部触及包块或条索状团块；麻痹性肠梗阻腹部可无明显压痛。叩诊：绞窄性肠梗阻时，腹腔有渗液，当渗液大于1000mL，移动性浊音可呈阳性。听诊：肠鸣音亢进，有气过水声或金属音，为机械性肠梗阻表现；麻痹性肠梗阻时，则肠鸣音减弱或消失。直肠指检如触及肿块，可能为直肠肿瘤、极度发展的肠套叠的套头、或低位肠腔外肿瘤。

（三）全身表现

单纯性肠梗阻早期，患者全身情况多无明显改变。随着病情进展逐渐出现脱水，患者出现唇干舌燥、眼窝内陷、皮肤弹性消失，脉率增快，尿少或无尿等明显缺水征。绞窄性肠梗阻全身症状较严重，患者往往很快出现烦躁不安、发热、脉率加快、血压下降、休克等症状。

五、辅助检查

放射检查有助于肠梗阻的明确诊断及梗阻部位的确定。腹部卧位片上可显示肠管扩张的程度。扩张的小肠一般位于腹部中央，呈横向排列，空肠黏膜的皱襞呈鱼骨刺状，回肠影则无特征。扩张的结肠影多位于腹部四周或盆腔，具有袋影，可与小肠影相区别。立位片可见扩张的肠腔内多个液平。小肠梗阻时结肠在腹部平片上无或仅有少量气体。结肠梗阻时结肠内经常伴有大量气体使结肠明显扩张。如回盲瓣功能良好，小肠内气体极少，如回盲瓣功能不全，小肠亦有扩张、液平等小肠梗阻的表现。小肠梗阻时多个液平呈阶梯状排列，在立位或侧卧位上可表现为倒U形扩张肠曲影。有时小肠与结肠梗阻难以鉴别，可以作钡剂灌肠。

绞窄性肠梗阻的腹部平片表现有不因时间推移而改变的孤立胀大的肠袢，或肠间隙增宽，提示有腹腔积液，或有假性肿瘤影，或门静脉内有气体等，但这些征象仅见于少数患者。

如果肠梗阻的诊断仍无法明确，腹部 CT 检查有助于明确诊断及病因的判断。

六、诊断思路

在肠梗阻诊断过程中，必须辨明下列问题：

1. 是否肠梗阻　根据腹痛、呕吐、腹胀、肛门停止排气排便 4 大症状和腹部可见肠型或蠕动波、肠鸣音亢进等，一般可作出诊断。X 线检查对确定有否肠梗阻帮助较大。但需注意，有时可不完全具备这些典型表现，特别是某些绞窄性肠梗阻的早期，与输尿管结石、卵巢囊肿蒂扭转、急性坏死性胰腺炎等易混淆，甚至误诊为一般肠痉挛，尤应警惕。

2. 是机械性还是动力性梗阻　机械性肠梗阻具有上述典型临床表现，早期腹胀可不显著；麻痹性肠梗阻无阵发性绞痛等肠蠕动亢进的表现，相反肠蠕动减弱或消失，而腹胀显著，X 线检查可显示大、小肠全部充气扩张，而机械性肠梗阻胀气限于梗阻以上的部分肠管，即使晚期并发肠绞窄和麻痹，结肠也不会全部胀气。

3. 是单纯性还是绞窄性梗阻　这点极为重要，因为绞窄性肠梗阻预后严重，必须及早进行手术治疗。有下列表现者，应考虑绞窄性肠梗阻的可能：①腹痛发作急骤，起始即为持续性剧烈疼痛，或在阵发性加重之间仍有持续性疼痛；肠鸣音可不亢进；有时出现腰背部痛，呕吐出现早、剧烈而频繁。②病情发展迅速，早期出现休克，抗休克治疗改善不显著。③有明显腹膜刺激征，体温上升、脉率增快、白细胞计数增高。④腹胀不对称，腹部有局部隆起或触及有压痛的肿块。⑤呕吐物、胃肠减压抽出液或肛门排出物为血性，或腹腔穿刺抽出血性液体。⑥经积极非手术治疗而症状体征无明显改善。⑦腹部 X 线检查见孤立、突出、胀大的肠袢，不因时间而改变位置；或有假肿瘤状阴影；或肠间隙增宽，提示有腹腔积液。

4. 是高位还是低位梗阻　高位小肠梗阻的特点是呕吐发生早而频繁，腹胀不明显；低位小肠梗阻的特点是腹胀明显，呕吐出现晚而次数少，并可吐粪样物。结肠梗阻与低位小肠梗阻的临床表现很相似，鉴别较困难，X 线检查有助于鉴别：低位小肠梗阻，扩张的肠袢在腹中部，呈"阶梯状"排列，结肠内无积气；结肠梗阻时扩大的肠袢分布在腹部周围，可见结肠袋，胀气的结肠阴影在梗阻部位突然中断，盲肠胀气最显著，小肠内胀气可不明显。

5. 是完全性还是不完全性梗阻　完全性梗阻呕吐频繁，如为低位梗阻腹胀明显，完全停止排便排气。X 线腹部检查见梗阻以上肠袢明显充气和扩张，梗阻以下结肠内无气体。不完全梗阻呕吐与腹胀都较轻或无呕吐，X 线所见肠袢充气扩张都较不明显，而结肠内仍有气体存在。

6. 是什么原因引起梗阻 应根据年龄、病史、体征、X 线、CT 等几方面分析。在临床上粘连性肠梗阻最为常见，多发生在以往有过腹部手术、损伤或炎症史的患者。嵌顿性或绞窄性腹外疝是常见的肠梗阻原因，因此机械性肠梗阻的患者应仔细检查各可能发生外疝的部位，如腹股沟部、脐部等。结肠梗阻多系肿瘤所致，需特别提高警惕。新生婴儿以肠道先天性畸形为多见。2 岁以内小儿，则肠套叠多见。蛔虫团所致的肠梗阻常发生于儿童。老年人则以肿瘤及粪块堵塞为常见。

七、救治方法

肠梗阻治疗方法的选择取决于肠梗阻的部位、原因、类型以及有无水、电解质紊乱、低血容量和重要脏器功能障碍等全身情况，主要有非手术治疗和手术治疗两大类。动力性肠梗阻以处理原发病为主；绞窄性肠梗阻则需要紧急手术；完全性肠梗阻应及时手术；部分性肠梗阻可先进行非手术治疗，48 ~ 72 小时无效或恶化则改为手术治疗。

（一）非手术治疗

非手术治疗主要适用于麻痹性或痉挛性肠梗阻、早期单纯性粘连性肠梗阻、早期肠套叠以及炎性肠病引起的不完全性肠梗阻。同时，非手术治疗可纠正水、电解质紊乱和酸碱失衡，改善患者的全身情况，为手术创造条件。

1. 禁食 是必需和重要的措施。

2. 生长抑素联合胃肠减压 是治疗肠梗阻的重要方法之一。通过胃肠减压，吸出胃肠道内的气体和液体，可以减轻腹胀，降低肠腔内压力，减少肠腔内的细菌和毒素的产生，改善肠壁血循环，有利于改善局部病变和全身情况。有效的胃肠减压是肠梗阻保守治疗成功的重要保证。生长抑素可抑制各种胃肠、胰腺激素如胃泌素、血管活性肠肽、胰岛素、胰高血糖素的分泌，减少消化液的分泌。在全胃肠外营养基础上应用生长抑素，可使消化液分泌减少，从而减少梗阻以上肠管内液体积聚，有利于肠壁血液循环的恢复，加速炎症消退。近年来，生长抑素治疗术后早期炎性肠梗阻和恶性肿瘤引起的肠梗阻取得了较好的疗效。由于内镜技术的发展，内镜下置管技术日趋成熟，经鼻肠梗阻导管的临床应用有复苏和增加的趋势。对于粘连性肠梗阻，生长抑素联合肠梗阻导管应用应成为非手术治疗的重要方法。

3. 纠正水、电解质紊乱和酸碱失衡 无论采用手术和非手术治疗，纠正水、电解质紊乱和酸碱失衡是极重要的。输液所需容量和种类须根据呕吐情况、缺水体征、血液浓缩程度、尿排出量和比重，并结合血清钾、钠、氯和血气分析监测结果而定。单纯性肠梗阻，特别是早期，上述生理紊乱较易纠正。单纯性肠梗阻晚期和绞窄性肠梗阻，尚须输给血浆、全血或血浆代用品，以补偿丧失至肠腔或腹腔内的血浆和血液。

4. 抗感染 肠梗阻时肠壁水肿，组织缺氧，毛细血管通透性增加，细菌及毒素渗入腹腔，以及菌群失调，菌群移位，应予抗生素抗感染治疗。选用抗生素应包括对需氧菌和厌氧菌有效的药物。

5. 营养支持治疗 由于炎性肠梗阻患者完全依赖肠外营养，同时还需使用生长抑素抑制消化液的分泌，容易出现胆汁淤积。一旦出现胆汁淤积，静脉营养无法实施，患者的营养状况和低蛋白血症得不到纠正，肠功能的恢复将被推迟，治疗陷于困境。应尽量避免淤胆的发生，包括避免过高的热卡摄入、制定合适的糖脂比、采用合理的氨基酸配方、采用"全合一"方式输注。

对非手术治疗的患者应严密观察病情变化，包括全身情况、腹部体征和临床症状等，每 24 小时可重复腹部 X 线检查。如有肠绞窄现象，应立即改用手术治疗。另外，如非手术疗法无效者亦应改作手术治疗。

（二）手术治疗

各种类型的绞窄性肠梗阻、肿瘤及先天性肠道畸形引起的肠梗阻，以及非手术治疗无效的患者，适用手术治疗。

对于绞窄性肠梗阻，应争取在肠坏死之前解除梗阻，恢复肠管血液循环，因此正确判断肠管的生机十分重要。如在解除梗阻原因后有下列表现，则说明肠管已无生机：①肠壁已呈黑色并塌陷；②肠壁已失去张力和蠕动能力，肠管麻痹、扩大、对刺激无收缩反应；③相应的肠系膜终末小动脉无搏动。如有可疑，可用等渗盐水浸纱布热敷，或用 0.5% 普鲁卡因溶液作肠系膜根部封闭等，倘若观察 10 ~ 30min，仍无好转，说明肠管已坏死，应做肠切除术。若肠管生机一时难以肯定，特别当病变肠管过长，切除后会导致短肠综合征的危险，则可将其回纳入腹腔，缝合腹壁，于 18 ~ 24 小时后再次行剖腹探查术。但在此期间内必须严密观察，一旦病情恶化，即应随时行再次剖腹探查，加以处理。

由于急性肠梗阻患者的全身情况常较严重，因此手术的原则和目的是：在最短手术时间内，以最简单的方法解除梗阻或恢复肠腔的通畅。

参考文献

1. Hayanga AJ，Bass-Wilkins K，Bulkley GB.Current management of small-bowel obstruction.Adv Surg, 2005，39：1-33.

2. Strowski MZ，Parmar RM，Blake AD，et al. Somatostatin inhibits insulin and glucagon secretion via two receptors subtypes：an in vitro study of pancreatic islets from somatostatin receptor 2 knockout mice. Endocrinology，2000，141（1）：111-117.

3. Gong AY，Tietz PS，Muff MA，et al. Somatostatin stimulates ductal bile absorption and inhibits ductal bile secretion in mice via SSTR2 on cholangiocytes.Am J Physiol Cell Physiol，2003，284（5）：1205-1214.

4. 黎介寿，任建安，王新波，等.生长抑素与生长激素促进肠外瘘自愈的机理与临床研究.中华外科杂志，2000，38：447-450.

5. Hisanaga T，Shinjo T，Morita T，et al. Multicenter prospective study on efficacy and safety of octreotide for inoperable malignant bowel obstruction.Jpn J Clin Oncol，2010，40（8）：739-745.

6. Visser BC.The long tube resuscitated? Gastrointest Endosc，2009，69（7）：1369.

7. Kanno Y，Hirasawa D，Fujita N，et al. Long-tube insertion with the ropeway method facilitated by a guidewire placed by transnasal ultrathin endoscopy for bowel obstruction：a prospective，randomized，controlled trial.Gastrointest Endosc，2009，69（7）：1363-1368.

8. Tanaka S，Yamamoto T，Kubota D，et al. Predictive factors for surgical indication in adhesive small bowel obstruction.Am J Surg，2008，196（1）：23-27.

第四节　胃、十二指肠溃疡急性穿孔

一、基本概念

胃、十二指肠溃疡急性穿孔（Gastroduodenal ulcer perforation）是外科的常见急腹症。起病急、病情重、变化快，需要紧急处理，若诊治不当可危及生命。十二指肠溃疡穿孔男性病人较多，胃溃疡穿孔多见于老年女性。绝大多数十二指肠溃疡穿孔发生在球部前壁，胃溃疡穿孔60%发生在胃小弯。我国南方发病率高于北方，城市高于农村，可能与饮食、工作环境等因素有关。秋冬、冬春之交是高发季节。

二、常见病因

过度劳累、精神过分紧张；饮食过饱、剧烈呕吐或咳嗽致腹内压骤然增高；免疫抑制剂的应用，尤其在器官移植患者中应用激素治疗；吸烟与饮酒；其他因素包括患者年龄增加、慢性阻塞性肺疾病、创伤、大面积烧伤和多器官功能衰竭等。此外，洗胃、胃肠钡餐检查、胃镜检查和腹部撞击等情况下也可发生。

三、发病机制

胃、十二指肠溃疡的病程是一动态过程，是胃、十二指肠黏膜防御机制和损伤因子之间相互作用的结果。溃疡的反复发作与缓解破坏了胃、十二指肠壁的组织结构，并被纤维瘢痕、肉芽组织和坏死组织所代替，最终穿透肌层、浆膜层形成穿孔。穿孔分为游离性穿孔（前壁）和包裹性穿孔（后壁），后者亦称慢性穿透性溃疡。急性穿孔后，胃液、胆汁、胰液等消化液和食物溢入腹腔，引起化学性腹膜炎，导致激烈的腹痛和大量腹腔渗出液。由于细菌的繁殖，数小时后转变为化脓性腹膜炎。病原菌以大肠杆菌、链球菌为多见。化学刺激、细胞外液丢失和细菌毒素的吸收等因素可引起患者休克。

四、临床特征

既往有溃疡病史、穿孔前数日溃疡病症状加剧。有情绪波动、过度疲劳、刺激性饮食或服用皮质激素类药物等诱发因素。多在夜间空腹或饱食后突然发作，表现为骤起上腹部刀割样剧痛，疼痛难忍，伴有面色苍白、出冷汗、脉搏细速、血压下降，常伴恶心呕吐，疼痛快速波及全腹。当胃内容物沿右结肠旁沟向下流注时，可出现右下腹疼痛，疼痛也可向右肩部放射。当腹腔有大量渗出液而稀释漏出的消化液时，疼痛可略有减轻。由于继发细菌感染会出现化脓性腹膜炎，腹痛可再次加重。偶尔可见溃疡穿孔和溃疡出血同时发生。溃疡穿孔后病情的严重程度与病人的年龄、全身情况、穿孔部位、穿孔的大小和时间以及是否空腹穿孔密切相关。体检：患者表情痛苦，不愿意变换体位，腹式呼吸消失，全腹压痛、反跳痛等腹膜刺激征明显，腹肌紧张呈"板样腹"，肝浊音界缩小或消失，可有移动性浊音，肠鸣音消失或明显减弱。

五、辅助检查

1. 实验室检查　白细胞计数增加，血清淀粉酶轻度升高。

2. 腹腔穿刺或灌洗　抽出含胆汁或食物残渣的液体时，可作出诊断。

3. X 线立位腹部平片检查　多数患者膈下可见半月形的游离气体影。

4. B 超检查　可在肝前缘与腹壁间的肝前间隙显示气体强回声，其后方常伴有多重反射。坐位检查，通过肝可以在膈肌顶部与肝之间显示气体回声。

六、诊断思路

（一）诊断

既往有溃疡史，突发上腹部疼痛并迅速扩展为全腹疼痛，伴腹膜刺激征等上消化道穿孔的特征性临床表现；X 线检查腹部发现膈下游离气体；诊断性腹腔穿刺抽出液含胆汁或食物残渣。

（二）鉴别诊断

既往无典型溃疡病史者，或溃疡穿孔在十二指肠或幽门后壁，或胃后壁溃疡向小网膜腔内的穿孔，或老年体弱反应差者的溃疡穿孔，或空腹时发生的小穿孔等情况，症状、体征可不典型，较难迅速做出诊断，需与下列疾病鉴别诊断。

1. 急性胆囊炎　表现为右上腹绞痛或持续性疼痛伴阵发性加剧，疼痛向右肩部放射，伴畏冷发热。右上腹局部压痛、反跳痛，有时可触及肿大的胆囊，Murphy 征阳性。胆囊穿孔时有弥漫性腹膜炎表现，但 X 线检查膈下无游离气体。B 超示：胆囊炎或胆囊结石。

2. 急性胰腺炎　其腹痛发作一般不如溃疡穿孔者急骤，腹痛多位于上腹部偏左并向背部放射。腹痛有一个由轻转重的过程，肌紧张程度相对较轻。血清、尿液和腹腔穿刺液淀粉酶明显升高。X 线检查膈下无游离气体，CT、B 超提示胰腺肿胀、胰腺周围液体渗出。

3. 急性阑尾炎　溃疡穿孔后消化液沿右结肠旁沟流到右下腹，引起右下腹疼痛和腹膜炎体征，可与急性阑尾炎相混。但阑尾炎一般症状比较轻，体征局限于右下腹，无腹壁板样强直，X 线检查无膈下游离气体。

七、救治方法

（一）非手术治疗

适用于一般情况良好，症状体征较轻的空腹小穿孔；穿孔超过 24 小时，腹膜炎已局限。不适用于：伴有出血、幽门梗阻、疑有癌变等情况的患者。

（1）持续胃肠减压，减少胃内容物外漏，以利于穿孔的闭合和腹膜炎的消退。

（2）输液以维持水、电解质平衡，并给予营养支持。

（3）应用抗生素控制感染。

（4）经静脉给予 H_2 受体阻断剂或质子泵拮抗剂等制酸药物。

非手术治疗期间应密切观察病情变化，治疗后 6～12 小时腹痛减轻或缓解，腹膜炎体征范围缩小是非手术方法治疗有效的表现；若 6～12 小时腹部体征未见好转或加重，应立即给予手术治疗。

（二）手术治疗

目前仍为治疗胃、十二指肠溃疡急性穿孔的主要方法，根据患者情况结合手术条件选择单纯穿孔修补缝合术和彻底性溃疡手术。

1. 单纯穿孔修补缝合术　单纯穿孔修补缝合术的适应证为：穿孔时间大于 8 小时，腹腔内感染及炎症水肿严重，有大量脓性渗出物；以往无溃疡史或有溃疡病未经正规内科治疗，无上消化道出血、幽门梗阻病史；十二指肠溃疡穿孔；不能耐受急诊彻底性溃疡手术。

穿孔修补通常采用经腹手术，穿孔以丝线间断横向缝合，再用大网膜覆盖；也可行腹腔镜手术治疗。对于胃溃疡穿孔患者，需做活检或术中快速病理检查，排除胃癌后方可进行修补。单纯穿孔修补缝合术术后溃疡病仍需内科治疗，部分患者因溃疡未愈仍需行彻底性溃疡手术。

2. 彻底性溃疡手术　彻底性溃疡手术可以同时解决穿孔和溃疡两个问题，但由于操作复杂耗时，手术风险增大，对于有休克、严重的化脓性腹膜炎或合并其他严重疾病者不宜。如患者一般情况好，溃疡穿孔在 8 小时之内，或超过 8 小时但腹腔污染不严重；慢性溃疡特别是胃溃疡，曾行内科治疗，或治疗期间穿孔；十二指肠溃疡穿孔修补术后再穿孔；有幽门梗阻或出血史者可行彻底性溃疡手术。

除胃大部切除术外，对十二指肠溃疡穿孔可选用穿孔缝合术加高选择性迷走神经切断术，或选择性迷走神经切断术加胃窦切除术。

八、最新进展

胃、十二指肠溃疡穿孔的治疗方法较多，各有优劣，在选择方法上应根据患者全身情况、术者对手术方式的熟练程度和经验，从优选择，最终修补穿孔，治愈溃疡，减少复发和术后并发症。

1. 非手术治疗的价值 近年来除传统的保护胃黏膜、抑制胃酸分泌外，抗幽门螺杆菌感染和质子泵抑制剂的应用使消化性溃疡治愈率在不断提高。有人认为外科治疗的效果不如现代内科治疗，理由是在消化性溃疡急性穿孔急诊手术中发现大部分病例穿孔病灶处已被网膜填塞，已没有消化液由穿孔病灶继续流入腹腔。因此，消化性溃疡急性穿孔非手术治疗方法日益受到重视，许多外科医师对此也持肯定态度，认为消化性溃疡再穿孔也可以采用非手术治疗。近年来对非手术治疗的适应证也取得较为一致的意见：即患者年轻、空腹穿孔、时间短、腹腔渗液少，未见膈下游离气体，腹穿液 <5mL。也有人提出了腹膜炎症状轻且局限、中毒症状不明显、身体状况良好的青壮年可以考虑非手术治疗。曾连山等非手术治疗 20 例，结果全部治愈，无改为手术病例。李瑞华等报道非手术治疗 108 例，治愈率为 93.5%，死亡的 7 例全部为老年人，提示应严格掌握适应证，非手术治疗不适宜用于老年患者。

2. 单纯修补缝合术 单纯修补缝合术方法简单，至今临床仍广泛应用，它仅治疗穿孔而未治愈溃疡，术后溃疡复发率高，需再次手术。John 等报道复发率占 60%，其中约 40%需再次手术治疗。国内报道 50%～60%的患者远期效果差，25%～35%患者需再手术。胃镜随访观察发现：修补术后的不规则形溃疡比例增高，球部、幽门变形增多。近年来 H2 受体阻滞剂治疗，虽然效果显著，但对穿孔的溃疡则效果差，约 20%的患者需再次手术。单纯修补术是十二指肠溃疡穿孔的不确定性手术，仅把它作为确定性手术的前期治疗方法，所以单纯修补术只适用于年龄大、症状重、伴有休克等不能接受较长时间手术的患者。必须指出：术后要进行药物治疗，包括 H2 受体阻滞剂、新型酸泵抑制剂（奥美拉唑）等，如果治疗 6 个月复查溃疡仍未愈或出现幽门梗阻、溃疡再次穿孔等严重并发症，必须行确定性的手术治疗。

3. 胃大部切除术 其手术适应证及手术方式已为临床所掌握，可作为急性十二指肠溃疡穿孔的确定性手术方式，它切除了穿孔的溃疡病灶，去掉了大部分的胃，既解决了穿孔，又消除了溃疡病灶，但存在着胃大部切除术的并发症，同时并不是每个穿孔的患者都适合行胃大部切除术，它受患者全身及局部情况的限制，如有无休克、有无并发严重疾病、穿孔时间是否太长、局部是否有巨大溃疡穿孔、是否为穿透性后壁溃疡穿孔等。20世纪80年代前曾把穿孔时间超过12小时定为胃大部切除术的绝对禁忌证，以后诸多作者报道了大量超过12小时行胃大部切除术成功的病例。因此穿孔时间的长短已非胃大部切除术的绝对禁忌证，而溃疡穿孔的局部条件是决定胃大部切除术能否成功的关键。常见严重并发症为吻合口瘘及十二指肠残端瘘。胃大部切除术分 Billoth Ⅰ式和Ⅱ式，Ⅰ式手术操作较简单，费时少，吻合后的胃肠道接近正常解剖生理状态，术后胃肠道功能紊乱引起的并发症少，故被优先选用，但易复发或发生吻合口瘘。Ⅱ式能够切除足够的胃组织而降低溃疡复发率，对十二指肠残端的组织要求较Ⅰ式低，但Ⅱ式改变了正常的解剖生理结构，带来了诸多并发症。总之，胃大部切除术并非十二指肠溃疡穿孔的最佳术式。

4.各种迷走神经切断术 迷走神经切断术既降低了神经相又降低了激素相胃酸分泌，促使溃疡愈合。目前临床上效果明确的迷走神经切断术有：①选择性迷走神经切断术加胃引流术；②高选择性迷走神经切断术；③胃浆肌层切开术；④高选择迷走神经切断术加保留胃窦部浆肌层及胃窦黏膜切除。这些手术方法除④以外皆被应用到十二指肠溃疡穿孔的治疗中，且取得较满意的效果，其中穿孔修补加高选择性迷走神经切断术由于不受溃疡穿孔局部情况的限制，近期、远期并发症远远低于胃大部切除术，因而更为适用，应用较广泛。

5.腹腔镜技术 已拓展到十二指肠溃疡穿孔的治疗，术中用大网膜覆盖穿孔，减少手术创伤及痛苦，缩短患者恢复时间，这种方法是单纯修补缝合术的发展，国内尚在探索阶段。

参考文献

1.代方鲁，田莉.胃十二指肠溃疡穿孔 56 例诊治体会.现代中西医结合杂志，2005，14（1）：82.

2.张治平，张新民.胃十二指肠溃疡穿孔 326 例临床分析.中国实用外科杂志，2004，24（1）：62.

3.文智.胃十二指肠急性穿孔 89 例临床分析.医学理论与实践，2004，17（11）：1012.

4.黄骏骥，黎广忠，邹辉.老年胃十二指肠溃疡穿孔 64 例分析.实用临床医学，2004，5（2）：45.

5.李永喜，赵玉玲.穿孔修补加高选择性迷走神经切断术治疗十二指肠溃疡穿孔.实用诊断与治疗杂志，2004，18（1）：75.

6.陈优康.良性胃十二指肠溃疡急性穿孔不同手术方法的疗效比较.岭南现代临床外科，2009，（1）：23.

7.董迎，崔华雷.消化性溃疡穿孔诊断与治疗的最新进展.医学综述，2009，15（1）：53.

8.韦敬以，石全.胃十二指肠溃疡穿孔非手术治疗 110 例分析.中国误诊学杂志，2007，7（18）：4320.

第五节　重症急性胰腺炎

一、基本概念

急性胰腺炎（acute pancreatitis AP）是指多种病因引起的胰酶激活，以胰腺局部炎症反应为主要特征，伴或不伴有其他器官功能改变的疾病。临床上，大多数患者的病程呈自限性，20% ~ 30%患者病情凶险。总体病死率为 5% ~ 10%。

重症急性胰腺炎（severe acute pancreatitis SAP）是指急性胰腺炎伴有脏器功能障碍，或出现坏死、脓肿或假性囊肿等局部并发症者，或两者兼有。腹部体征：上腹部明显的压痛、反跳痛、肌紧张、腹胀、肠鸣音减弱或消失等，腹部包块，偶见腰肋部皮下淤斑征（Grey-Tumer 征）和脐周皮下淤斑征（Cullen 征）。可以并发一个或多个脏器功能障碍，也可伴有严重的代谢功能紊乱，包括低钙血症（血钙 <1.87mmol / L）。增强 CT 为诊断胰腺坏死的最有效方法，B 超及腹腔穿刺对诊断有一定帮助。APACHE Ⅱ 评分 ≥ 8 分。Balthaza CT 分级系统 ≥ Ⅱ 级。死亡率为 20%，伴有严重并发症的患者死亡率可高达50%。

暴发性急性胰腺炎是重症急性胰腺炎的一个特殊类型，是指凡在起病 72 小时内经正规非手术治疗（包括充分液体复苏）仍出现脏器功能障碍，常继发腹腔间隔室综合征者。

二、常见病因

重症急性胰腺炎的病因较多，且存在地区差异。在确诊急性胰腺炎基础上，应尽可能明确其病因，并努力去除病因，以防复发。

1. 胆道结石 近年来的研究表明，重症急性胰腺炎中有 70% 是由胆道微小结石引起的，这种微小结石的成分主要是胆红素颗粒，其形成与肝硬化、胆汁淤积、溶血、酗酒、老龄等因素有关。微小结石的特点是：①大小不超过 3 ~ 4mm，不易被 B 超发现；②胆红素颗粒的表面很不规则，一旦进入胰管，容易损伤胰管而引起炎症和感染；③胆石的大小与急性胰腺炎的危险性呈反比，微小胆石引起的急性胰腺炎比大结石引起的急性胰腺炎更为严重。若临床上怀疑此病，可做急诊内镜逆行胰胆管造影（ERCP）或十二指肠引流，将收集到的胆总管内的胆汁进行显微镜检查，即可明确诊断。

2. 高脂血症 近年来高脂血症引起胰腺炎明显增多，尤其是体型肥胖伴有高血脂、脂肪肝和家族性高血脂病史的患者。目前认为高脂血症胰腺炎的发生与血胆固醇无关，而与血三酰甘油（TG）密切相关。血三酰甘油在 5.65 ~ 11.30mmol / L 之间，且血清呈乳状的胰腺炎称为高三酰甘油血症性胰腺炎。脂蛋白酶（LPL）是内、外源性脂肪代谢的关键酶，可将乳糜微粒和极低密度脂蛋白中的三酰甘油水解成甘油和脂肪酸，对血三酰甘油的清除起着重要作用。家族性 LPL 缺乏或家族性脂蛋白 CII（ApoCII）缺乏可导致机体脂代谢障碍，引起血三酰甘油水平的增高。

3. 酗酒或暴饮暴食 患者以男性青壮年为主，暴饮暴食和酗酒后，可因大量食糜进入十二指肠、酒精刺激促胰液素和胆囊收缩素释放而使胰液分泌增加，进而引起乳头水肿和肝胰壶腹括约肌痉挛，最终导致重症急性胰腺炎发病。

4. 其他病因 如壶腹乳头括约肌功能不良、药物和毒物、逆行性胰胆管造影（ERCP）后、十二指肠乳头旁憩室、外伤、高钙血症、腹部手术后、胰腺分裂、壶腹周围癌、胰腺癌、血管炎、感染（柯萨奇病毒、腮腺炎病毒、获得性免疫缺陷病毒、蛔虫症）、自身免疫（系统性红斑狼疮、干燥综合征）、α_1-抗胰蛋白酶缺乏症等。

三、发病机制

1. 胰腺的自身消化 重症急性胰腺炎的发病机制主要是胰液对胰腺及其周围组织自身消化的结果。正常人胰液在体内不发生自身消化，是因为有几种防御机制：①胰管上皮有黏多糖保护层；②胰腺腺泡有特异的代谢功能，可阻止胰酶侵入细胞内；③进入胰腺的血流中有中和胰酶的物质等。此外，胰蛋白酶等大部分胰酶在分泌时以不激活的状态存在，即以酶原的形式存在，此时无自身消化作用。上述的正常防御功能遭到破坏，如胰管阻塞、刺激胰酶分泌的作用突然增加、感染的胆汁或十二指肠液侵入腺泡等因素，均可导致胰管内压增加、腺泡破裂，暴发性地释放出所有胰酶，包括蛋白酶、脂肪酶和淀粉酶等，从而造成了胰酶的自身消化。

此外，在急性胰腺炎时许多酶系统也被激活：①胶原酶可使炎症扩散；②弹性硬蛋白酶可损害血管壁，引起出血；③蛋白水解酶复合体可使组织坏死进一步蔓延、扩散；④脂肪酶可以使胰周脂肪组织（如肠系膜根部、小网膜囊、腹膜后间隙、肾床、主动脉两侧、盆腔等）形成脂肪坏死区，钙离子和坏死的脂肪结合形成皂化斑，这是血钙下降的原因之一。同时，胰腺本身的坏死组织分解溶化后可产生血管活性物质，如血管舒缓素、激肽及前列腺素等，使周围血管张力降低，加上胰周大量液体渗出、血容量锐减、血压下降均可进一步造成循环功能紊乱以及肾脏损害。此外，坏死毒素中尚有心肌抑制因子和休克肺因子，可以引起心、肺功能的损害。各器官功能障碍还可涉及肝脏和中枢神经系统等，所有这些病变统称为"酶性休克"。

2. 细胞因子在致病中的作用 炎性细胞因子在急性胰腺炎导致的全身性炎症中起重要作用。在急性胰腺炎中炎性细胞因子互相关联和累积，可导致血管渗漏、低血容量、多系统器官衰竭等危象的发生。研究证明，急性胰腺炎受损的胰腺组织作为抗原或炎症刺激物，激活了巨噬细胞而释放出炎症介质，造成细胞因子网络和免疫功能紊乱，很可能就是急性胰腺炎易于从局部病变迅速发展为全身炎症综合征（SIRS）以及多系统器官衰竭的重要原因。2008年Perejaslov报道重症急性胰腺炎合并脓毒败血症的患者，其免疫功能及激素水平均发生变化，54.3%的患者因血中胰岛素和C肽减少而发生高血糖；47.3%的患者早期皮质醇含量增高，当合并脓毒败血症时，其中的67.3%患者出现皮质醇及T淋巴细胞活性下降，免疫应答细胞减少。脓毒败血症时补体系统的连锁反应可激活产生C3a、C4a、C5a等过敏毒素，这些毒素均使血管渗透性增加，促进细胞因子释放，TNF、IL-1、IL-6、IL-8和PAF等增多。因而认为检测血液中此类细胞因子的浓度，有助于判断胰腺病变的严重程度、病情的发展和预后等。与此同时，急性胰腺炎患者也存在一些保护性细胞因子和内生性细胞因子拮抗剂，主要有：IL-2、IL-10、可溶性TNF受体（STNFR）和IL-1受体拮抗剂（IL-1ra），这些因子可用于治疗重症急性胰腺炎，减轻胰腺和其他脏器的损伤，缓解病情，改善预后，降低死亡率。

近年来人们注意到白细胞及其代谢产物，如细胞质、弹性蛋白酶等酶类物质和氮氧化合物等在加重胰腺的炎症反应中可能起一定作用，可导致多系统并发症的发生，同时还注意到微循环障碍可能是引起胰腺坏死的重要因素。

四、临床特征

1. 腹痛　腹痛是重症急性胰腺炎的主要临床表现之一，持续时间较长，如有渗出液扩散入腹腔内可致全腹痛。少数患者，尤其是年老体弱者可无腹痛或仅有轻微腹痛，对于这种无痛性重症急性胰腺炎应特别警惕，很容易漏诊。

2. 黄疸　如黄疸呈进行性加重，又不能以急性胆管炎等胆道疾病来解释时，应考虑有重症急性胰腺炎的可能。

3. 休克　常有不同程度的低血压或休克，休克既可逐渐出现，也可突然发生，甚至在夜间发生胰源性猝死，或突然发生休克而死亡。部分患者可有心律不齐、心肌损害、心力衰竭等。

4. 高热　在急性胰腺炎感染期，由于胰腺组织坏死，加之并发感染或形成胰腺脓肿，患者多有寒战、高热，进而演变为败血症或真菌感染。

5. 呼吸异常　早期可有呼吸加快，但无明显痛苦，胸部体征不多，易被忽视。如治疗不及时，可发展为急性呼吸窘迫综合征。

6. 神志改变　可并发胰性脑病，表现为反应迟钝、谵妄，甚至昏迷。

7. 消化道出血　可并发呕血或便血。上消化道出血多由于急性胃黏膜病变或胃黏膜下多发性脓肿所致；下消化道出血多为胰腺坏死穿透横结肠所致。

8. 腹水　合并腹水者几乎都为重症急性胰腺炎。腹水呈血性或脓性，腹水中的淀粉酶常升高。

9. 皮肤黏膜出血　患者的血液可呈高凝状态，皮肤黏膜有出血倾向，常有血栓形成和局部循环障碍，严重者可出现弥散性血管内凝血（DIC）。

10. 脐周及腰部皮肤表现　部分患者的脐周或腰部皮肤可出现蓝紫色斑，提示腹腔内有出血、坏死以及血性腹水。脐周出现蓝紫色斑者称为 Cullen 征，腰部皮肤出现蓝紫色斑者则称为 Grey-Tumer 征。

五、辅助检查

1. 血、尿淀粉酶　一般急性胰腺炎患者的血、尿淀粉酶均呈 3 倍以上的升高，若在升高的基础上又突然明显降低，则提示预后不良。

2. 血清正铁血红蛋白（MHA）、C反应蛋白（CRP）　当腹腔内有游离血液存在时，

MHA 可呈现阳性，有助于重症急性胰腺炎的诊断。坏死性出血性肠炎、肠系膜血管阻塞时也可以出现 MHA 阳性，应注意鉴别。发病 72 小时后 CRP>150mg / L，提示胰腺组织坏死。

3.血常规、血气分析、生化指标　血常规 WBC>12.0×10^9 / L，血气 pH<7.3，BE<-3，伴发 ARDS 时氧分压 <60mmHg，生化指标乳酸 >2.0mmol / L，低钙血症（血钙 <1.87mmoL / L），伴发急性肾衰竭时 Scr>176.8 μ mol / L，伴发凝血功能障碍时 PT、APTT 时间均延长。

4.腹部 X 线平片　如有十二指肠或小肠节段性扩张或右侧横结肠段充气梗阻，常提示有腹膜炎及肠麻痹的存在。前者称为警哨肠曲征，后者称为结肠切割征，多与重症急性胰腺炎有关。

5.B 超　可发现胰腺明显肿大、边缘模糊、不规则、回声增强、不均匀等异常，胰腺中还可有小片状低回声区或无回声区。

6.CT　是诊断重症急性胰腺炎的重要手段，准确率可达 70% ~ 80%。可显示胰腺和胰后的图像。重症急性胰腺炎可见肾周围区消失、网膜囊和网膜脂肪变性、密度增厚、胸腔积液、腹水等病变。根据炎症的严重程度分级为 A-E 级。A 级：正常胰腺。B 级：胰腺实质改变，包括局部或弥漫的腺体增大。C 级：胰腺实质及周围炎症改变，胰周轻度渗出。D 级：除 C 级外，胰周渗出显著，胰腺实质内或胰周单个液体积聚。E 级：广泛的胰腺内、外积液，包括胰腺和脂肪坏死、胰腺脓肿。D ~ E 级：临床上为重症急性胰腺炎。

六、诊断思路

（一）诊断

具备急性胰腺炎的临床表现和生化改变，且具下列之一者：局部并发症（胰腺坏死，假性囊肿，胰腺脓肿）；器官衰竭；Ranson ≥ 3；APACHE Ⅱ 评分≥ 8；CT 分级为 D、E。

有助于重症急性胰腺炎的诊断：①有暴饮、暴食、外伤、手术、肾衰竭等诱导因素；②原有胆道疾患，突然发生持续性上腹部剧痛，并且血象和尿素氮明显升高，血钙低于正常；③凡病情危重、有黄疸和休克的急腹症，或原因不明的急腹症患者，都应做血、尿淀粉酶检查；④对诊断不明的可疑病例，除常规进行 B 超检查外，尚须进一步做诊断性腹腔穿刺检查，如发现腹水为血性、无臭味，镜检主要成分为红细胞、正铁血红蛋白升高、多核细胞增多、涂片无细菌，腹水中的淀粉酶升高，则应考虑为重症急性胰腺炎；⑤病情复杂、诊断不能明确的急腹症患者，经内科治疗后病情仍无好转，甚至恶化，则应在 12 ~ 24 小时内行急诊手术，通过剖腹探查明确诊断。

（二）并发症

1.全身并发症　包括 ARDS、急性肾衰竭、心肌损伤、凝血功能障碍、胰性脑病、肠梗阻、消化道出血等。

2. 局部并发症

（1）急性液体积聚：发生于病程早期，胰腺内或胰周或胰腺远隔间隙液体积聚，并缺乏完整包膜。

（2）胰腺坏死：增强 CT 检查提示无生命力的胰腺组织或胰周脂肪组织。

（3）假性囊肿：有完整非上皮性包膜包裹的液体积聚，内含胰腺分泌物、肉芽组织、纤维组织等。多发生于急性胰腺炎起病 4 周以后。

（4）胰腺脓肿：胰腺内或胰周的脓液积聚，外周为纤维囊壁。

（三）鉴别诊断

1. 急性胆囊炎、胆石症　急性胆囊炎、胆石症与重症急性胰腺炎有相似之处，但两者还是有明显的区别。急性胆囊炎、胆石症的疼痛多位于右上腹，并向右肩部放射，常有反复发作史，多伴有畏寒、发热、寒战及黄疸；而重症急性胰腺炎的疼痛多位于上腹部，疼痛较急性胆囊炎或胆石症更为剧烈，且向左侧腰部放射，疼痛一般不能被镇痛解痉剂所缓解。重症急性胰腺炎的血、尿淀粉酶常升高，而急性胆囊炎、胆石症患者的血、尿淀粉酶多正常，若为胆源性胰腺炎，临床上则更难鉴别，常在手术中方能明确诊断。

2. 消化性溃疡急性穿孔　本病与急性胰腺炎的鉴别诊断比较困难，但典型的胃、十二指肠溃疡穿孔患者多有慢性溃疡病史，穿孔前有长短不一的消化性溃疡发作症状，并且有突然出现的全腹痛，体格检查可发现腹壁呈板状腹，肝浊音界缩小或消失，肠鸣音消失，X 线检查可见膈下游离气体，血、尿淀粉酶正常，腹腔穿刺的抽出液内偶可见有食物残渣。

3. 胆道蛔虫症　突然发病，多见于儿童及青壮年，上腹部剑突下的钻顶样疼痛，疼痛的发作与缓解无规律性。主要临床特点为症状严重，但体征轻微，血、尿淀粉酶正常，若合并有急性胰腺炎，则淀粉酶可升高。

4. 肠系膜血管栓塞　腹痛多位于中腹部，疼痛不如急性胰腺炎严重，但腹胀较急性胰腺炎明显，肠管坏死后腹痛可缓解或消失，有时伴有休克。

5. 急性肠梗阻　常有剧烈的腹痛，并伴有呕吐，淀粉酶可升高，特别是高位绞窄性肠梗阻。肠梗阻患者腹痛的阵发性加剧较重症急性胰腺炎更为明显，腹痛时伴有肠鸣音亢进，呕吐后腹痛即可缓解。腹部检查可见肠型，腹部 X 线检查可见肠腔有多个气液平面。

6. 急性肾绞痛　急性胰腺炎有时需与左肾及左输尿管结石相鉴别，由泌尿系统结石引起的肾绞痛多为阵发性绞痛，向会阴部放射，并合有血尿、尿频、尿急、尿痛等尿路刺激症状。

7. 心肌梗死　由于重症急性胰腺炎常有心血管系统的损害，心电图上也可出现心肌梗死样改变，故与冠状动脉粥样硬化性心脏病、心肌梗死的鉴别十分重要。心肌梗死多有冠心病史，胸前有压迫感和胸闷，心电图常有各种心肌梗死表现，肌酸磷酸激酶升高，多无急腹症表现。

七、救治方法

重症急性胰腺炎的诊治工作应尽可能在重症监护病房（ICU）中进行，并采取积极有效的措施，以阻止病情的进一步恶化，尽力挽救患者的生命。重症急性胰腺炎的治疗包括禁食，胃肠减压，止痛，补充水、电解质，纠正酸碱平衡失调，预防和控制感染，抑制胃液和胰液的分泌，器官功能维护等，必要时手术治疗。

1. 液体复苏 发病早期重症急性胰腺炎患者常存在液体不足。方法：①在血流动力学监测指导下，进行液体复苏，早期达到复苏目标；②中心静脉压（CVP）8～12mmHg；③平均动脉压>65mmHg；④尿量>0.5mL/（kg.h）；⑤中心静脉或混合静脉血氧饱和度（SvO_2）>0.70。若CVP达8～12mmHg，SvO_2<0.70，则根据血红蛋白浓度，输注浓缩红细胞比容到达0.30以上。若SvO_2仍然低于0.70，则给予多巴酚丁胺以达到复苏目标；⑥血管活性药物应用的指征：如果出现严重威胁生命的低血压，在积极液体复苏的同时，早期开始应用升压药；或者经过积极的液体复苏，平均动脉压仍然低于60mmHg时用升压药。升压药首选去甲肾上腺素。

2. 解痉镇痛 重症急性胰腺炎时的腹痛可使胰腺分泌增加，加重壶腹括约肌痉挛，使业已存在的胰管或胆管内压力进一步升高。剧烈的腹痛还可引起或加重休克状态，甚至导致胰-心反射而发生猝死，因此迅速而有效地缓解腹痛有着十分重要的意义。止痛的方法：麻醉剂或患者控制麻醉法（patient controlled anesthesia，PCA）、丁溴东莨菪碱（scopolamine bufybromide，bascopan）、硫酸镁等。

3. 胰酶抑制剂 加贝酯（gabexate，FOY）为目前临床应用比较广泛的一种人工合成胰酶抑制剂，是从大豆中提取的小分子胰酶拮抗剂。对胰蛋白酶、缓激肽、纤维蛋白溶酶、磷脂酶C、凝血酶、磷脂酶A2均有抑制作用，还有松弛壶腹括约肌、增加肝血流量、降低肺动脉压的作用，临床应用能缓解症状，降低死亡率。

4. 生长抑素 生长抑素已广泛用于重症急性胰腺炎的治疗，它能改善临床症状、减少并发症、降低死亡率，对胰瘘和肠瘘也有较好的疗效。

5. 预防和治疗感染 重症急性胰腺炎发生后感染率迅速上升，病情进一步加重，为此可常规使用有效的抗菌药物。对抗菌药物的选择应注意以下几点：①要能保持抗菌药物在血液、胰液和胰组织中的浓度，该浓度足以抑制引起胰腺感染的致病菌，也可预防和控制胰腺周围、肺、肝等处的感染；②要具有透过血-胰屏障的性能，一般来说，脂溶性高、亲水性小的抗生素比较容易透过血-胰屏障，能在胰液及胰腺组织内达到有效的高浓度，如头孢拉定、头孢噻肟，喹诺酮类的环丙沙星、氧氟沙星以及甲硝唑、泰能等均属此类药物；③抗生素与血清蛋白结合率越低，游离抗生素的浓度越高，胰腺中药物的浓度也就越高；④抗生素的pH值越高，其在胰腺组织中有效浓度就越高。

6. 腹腔灌洗 属于非手术疗法，是抢救重症急性胰腺炎患者生命的重要措施，对缓解症状、控制感染和治疗多系统器官衰竭等严重并发症有良好的疗效。在施行灌洗治疗时有几点需要注意：①宜早不宜晚，应在确诊后48小时内进行，施行过晚炎性渗出物已在胰周、肠袢之间形成了蜂窝样分隔，影响灌洗效果；②要充分，每次灌洗时病人须平卧，以便灌洗液充分流入腹腔各个部位，特别是胰周、膈下和结肠旁沟，可尽早、尽快地将含酶、含毒素的腹水及胰腺坏死碎屑冲洗干净，这对阻止病变发展、缓解病情十分重要；③根据血生化检测指标增减加入灌洗液中的电解质、抗生素、葡萄糖等，一般不加抗凝剂以免加重出血。

7. 持续血液净化治疗　　适应证：①伴急性肾功能衰竭，或尿量<0.5mL/（kg·h）；②早期伴2个或2个以上器官功能障碍者；③早期高热（39℃以上），伴心动过速、呼吸急促，经一般处理效果不明显者；④伴严重水、电解质紊乱者；⑤伴胰性脑病者，或毒性症状明显者。

8. 机械通气和氧疗　　所有患者入院后，均应在血气检查后进行氧疗。呼吸次数>35次/分，并且氧分压<70mmHg或二氧化碳分压>60mmHg的患者可以考虑机械通气。

9. 中药治疗　　早期应用通里攻下中药，如大承气汤等对多系统器官衰竭有一定的预防作用。通里攻下的中药如大黄等有恢复肠蠕动、保护肠黏膜屏障功能，能减少肠源性感染及肠源性内毒素血症的发生；大黄还具有减轻胰腺出血与坏死的程度、抑酶、抑菌、导泻、解除壶腹括约肌痉挛等作用。清热解毒及活血化瘀类中药则具有改善腹腔脏器的供血、减少炎性渗出、促进炎症消散及减少脓肿形成等作用。

10. CT引导下经皮导管引流术　　以往重症急性胰腺炎一旦发生感染，首选的治疗方法是手术治疗，但手术治疗的死亡率高，特别是在脓毒败血症合并多系统器官衰竭的情况下，手术的风险极大。因此，对此类患者行非手术治疗是一种重要的可供选择的方法，CT引导下经皮导管引流术即为其中之一。患者发病后24~48小时内做增强CT，以明确胰腺的坏死部位与面积；在CT引导下经腹腔放置l0~28F的导管，导管放置后先抽尽腹腔内的液体，然后用生理盐水或甲硝唑冲洗，尽可能把坏死的碎屑和渗出物冲洗干净，以后每8小时冲洗1次，必要时更换不同型号的引流管。当24小时引流量<10mL，CT证实坏死腔已消失且无瘘管存在时即可拔管。本法治疗感染性重症急性胰腺炎安全有效，需患者与经治医师的耐心与信心。目前也采用B超引导下进行经皮穿刺引流，这种方法可能更为实用。

11. 营养支持　　重症急性胰腺炎患者可出现严重的代谢功能障碍，同时处于高代谢状态，蛋白质和热量的需要明显增多。肠内营养能使肠黏膜维持正常细胞结构和细胞间连接以及绒毛高度，使肠黏膜的机械屏障不至受损，肠道固有菌群正常生长，维持了生物屏障作用；同时肠道菌丛正常生长，维持了肠道菌群的恒定，并有助于肠道细胞正常分泌S-IgA。近年来有学者主张行早期肠内营养支持，发现重症急性胰腺炎发病48~72小时内行肠内营养是安全、可行的，并能降低脓毒症的发生。因此在重症急性胰腺炎早期要努力恢复肠内功能，贯彻"如果肠内有功能，就应使用肠道"的原则。对于无法早期应用肠内营养的重症急性胰腺炎患者，早期行全胃肠外营养也是必要的。一般来说完全胃肠外营养可为患者提供全面的营养素，达到早期营养支持的目的，在患者的水、电解质紊乱和酸碱平衡失调得到纠正后即可使用。静脉输注脂肪乳剂是安全的，但高脂血症（特别是高三酰甘油血症）者忌用。待患者胃肠蠕动功能恢复、腹胀消失后即可进行完全胃肠内营养。

12. 胰腺假性囊肿的处理 急性胰腺炎后合并胰腺假性囊肿的患者中，有 25% ~ 50% 的囊肿可自行消失。但直径超过 5cm、存在的时间在 6 周以上的假性囊肿可能会发生感染、出血、破裂等并发症，因此应进行减压治疗。可在 B 超、CT 引导下进行穿刺引流，也可使用内镜进行囊肿 - 胃吻合术或囊肿 - 十二指肠吻合术，通过在假性囊肿和胃之间插入双面猪尾巴导管进行引流。3 ~ 4 周后复查 CT，如囊肿已闭合，即可拔除引流导管。如果 ERCP 中发现造影剂能进入假性囊肿内，说明囊肿与胰管是相通的，此时可通过主胰管把导丝插入囊肿内进行减压治疗，但此法有一定的难度和风险，可造成胰腺的继发感染与坏死等不良后果，须慎重使用。

13. 手术治疗 早期采取以维护器官功能为目的的非手术治疗，无菌性坏死采用非手术治疗，胰腺和（或）胰周坏死合并感染宜行手术治疗。术中有限制地清除坏死组织，术后在胰周和腹膜后用双套管持续冲洗引流，尽量去除腹膜后坏死组织和渗出物。

八、最新进展

1. 糖皮质激素 重症急性胰腺炎的发生与多种炎性介质有关，而核因子 -κB（NF-κB）在调控炎性介质基因表达方面起着重要作用。NF-κB 的活化可能是重症急性胰腺炎重要的细胞内早期事件，糖皮质激素（地塞米松）抑制 NF-κB 活化，增加抑制蛋白 IKB 表达，继而可抑制炎症细胞因子的转录、合成，限制炎症反应。临床上大剂量激素作为非特异性治疗方法，在减轻全身炎性反应方面起到良好的效果。

2. 高渗盐水 7.5% 高渗盐水（HS）能提高机体血容量，改善微循环，增强心脏功能，改善血流动力学，减轻血管内皮细胞肿胀及肺泡内皮细胞肿胀，减少组织器官淤血和水肿，减轻全身炎症反应。

3. 细胞因子和血管活化因子拮抗剂 - 昔帕泛 可有效减轻症状，减少器官衰竭的发生，降低死亡率。

4. 乌司他丁 对胰蛋白酶、$α_2$- 糜蛋白酶、透明质酸酶等有抑制作用；能抑制炎性介质、溶酶体酶的释放，具有稳定溶酶体膜、清除氧自由基等作用，对轻型和重型胰腺炎均有较好的疗效，不良反应少。

5. 钙通道阻断剂 维拉帕米、心痛定等具有扩张血管、改善胰腺血供、防止胰腺腺泡细胞钙超载而起保护作用。可阻止胰腺炎由轻型向重型的发展，限制胰腺坏死，改善急性胰腺炎的预后。

参考文献

1. 沈坤彪，陈友法，沈国富. 重症胰腺炎 29 例诊治分析. 浙江临床医学，2006，3（5）：233-234.

2. 徐新建，温浩，王喜艳. 高渗盐水治疗急性胰腺炎的研究. 胆肝外科杂志，2003，11（1）：72-74.

3. 汤耀卿. 血液净化与重症急性胰腺炎. 中国实用外科杂志，2003，23（9）：528.

4. Perejaslov A，Chooklin S，Bihalskyy.Implication of interleukin 18 and intercellular adhesion molecule（ICAM）-1 in acute pancreatitis.Hepatogastroenterology，2008，55（86-87）：1806-1813.

第六节　急性重症胆管炎

一、基本概念

急性胆管炎是指由细菌感染所致的胆道系统的急性炎症，常伴有胆道梗阻。当胆道梗阻比较完全，胆道内细菌感染较重时，则发展为急性重症胆管炎（acute cholecystitis of severe type，ACST），也称为急性梗阻性化脓性胆管炎（acute obstructive suppurative cholangitis，AOSC），是外科重症感染性疾病之一，主要是由于胆道结石、寄生虫等原因导致胆道梗阻、胆汁引流不畅、胆管压力升高，细菌感染胆汁并逆流入血，引起胆源性败血症和感染性休克。其早期主要临床表现为肝胆系统损害，后期可发展成全身严重感染性疾病，最终引起多器官功能衰竭。急性重症胆管炎病情重、病死率高，国外报道为 17%～50%，国内报道为 16.2%～19.35%，现仍为外科的一大难题。

二、常见病因

胆道的梗阻与感染是发病的两个主要因素。梗阻的常见原因是结石、寄生虫、胆管狭窄、肿瘤等。国内外报道有差异，国内主要是胆总管结石，其次为胆道寄生虫和胆管狭窄，而国外则主要是恶性肿瘤、胆道良性病变引起狭窄、先天性胆道解剖异常、原发性硬化性胆管炎等。近些年随着手术、内镜及介入治疗的增加，由胆肠吻合口狭窄、PTC、ERCP、置放内支架等引起者逐渐增多。梗阻部位可在肝内、肝外，最多见于胆总管下端。

急性重症胆管炎致病的细菌几乎都是肠道细菌逆行进入胆管。革兰阴性杆菌检出率最高。常见的是大肠杆菌、副大肠杆菌、绿脓杆菌、产气杆菌、葡萄球菌、肠球菌、链球菌、肺炎球菌等。在急性化脓时多为混合感染。有 25%～30%合并厌氧菌感染。

三、发病机制

（一）胆道梗阻，细菌感染

当胆道因梗阻压力 >15cm H_2O 时，细菌即可在外周血中出现；胆汁或血培养在胆道压力 <20cm H_2O 时为阴性，但 >25cm H_2O 时则迅速转为阳性。在梗阻的情况下，细菌经胆汁进入肝脏后大部分被肝的单核 - 吞噬细胞系统所吞噬，约 10% 的细菌可逆流入血导致菌血症。从门静脉血及淋巴管内发现胆砂说明，带有细菌的胆汁也可直接反流进入血液，称胆血反流。其途径包括经毛细胆管 - 肝窦进入肝静脉，胆源性肝脓肿穿破到血管，经胆小管黏膜炎症溃烂至相邻的门静脉分支，经肝内淋巴管等。细菌或感染胆汁进入循环，引起全身化脓性感染，大量的细菌毒素引起全身炎症反应、血流动力学改变和多脏器功能障碍。胆管局部改变主要是梗阻以上的胆管扩张，管壁增厚，胆管黏膜充血水肿，炎性细胞浸润，黏膜上皮糜烂脱落形成溃疡。肝脏充血肿大，光镜下见肝细胞肿胀、变性，汇管区炎性细胞浸润，胆小管内胆汁淤积；肝窦扩张，内皮细胞肿胀；病变晚期肝细胞发生大片坏死，胆小管可破裂。

（二）内毒素血症和细胞因子的作用

内毒素是革兰阴性菌细胞壁的一种脂多糖成分，其毒性存在于类脂 A 中，内毒素具有复杂的生理活性，在急性重症胆管炎的发病机制中发挥重要作用。

1. 直接损害　内毒素直接损害细胞，使白细胞和血小板凝集。内毒素主要损害血小板膜，亦可损害血管内膜，使纤维蛋白沉积于血管内膜上增加血管阻力，再加上肝细胞坏死释放的组织凝血素，因而凝血机制发生严重障碍。

2. 产生肿瘤坏死因子（TNF）　内毒素刺激巨噬细胞系统产生一种多肽物质即 TNF，在 TNF 作用下发生一系列由多种介质参与的有害作用：①TNF 激活多核白细胞而形成微血栓，血栓刺激血管内皮细胞释出白介素和血小板激活因子，使血小板凝集，促进弥散性血管内凝血。②被激活的多核白细胞释放大量氧自由基和多种蛋白酶。前者加重损害中性粒细胞和血管内皮细胞而增加血管内凝血，同时损害组织细胞膜、线粒体膜和溶解溶酶体，严重破坏细胞结构和生物功能。后者损害血管内皮细胞和纤维连接素并释放缓激肽，增加血管扩张和通透性，使组织水肿，降低血容量。③TNF 通过环氧化酶催化作用，激活花生四烯酸，产生血栓素和前列腺素，前者使血管收缩和血小板凝集，后者使血管扩张和通透性增加。④TNF 经脂氧化酶作用，使花生四烯酸产生具有组胺效应的白细胞三烯，加重血管通透性。

3. 激活补体反应　补体过度激活并大量消耗后，丧失其生物效应，包括炎性细胞趋化、调理和溶解细菌等功能，从而加重感染和扩散。补体降解产物刺激嗜碱性粒细胞和肥大细胞释放组胺，加重血管壁的损伤。

4. 产生免疫复合物　一些细菌产生的内毒素具有抗原性，它与抗体作用所形成的免疫复合物沉积在各脏器的内皮细胞上，发生强烈免疫反应，引起细胞蜕变、坏死，加重多器官损害。

5. 氧自由基对机体的损害 急性重症胆管炎的基本病理过程（胆道梗阻、感染、内毒素休克和器官功能衰竭、组织缺血或再灌注）均可引起氧自由基与过氧化物的产生。氧自由基的脂质过氧化作用，改变生物膜的流动液态性，影响镶嵌在生物膜上的各种酶的活性，改变生物膜的离子通道，致使大量细胞外钙离子内流，造成线粒体及溶酶体的破坏。

（三）高胆红素血症

正常肝脏分泌胆汁的压力为 32cm H_2O。当胆管压力超过 35cm H_2O 时，肝毛细胆管上皮细胞坏死、破裂，胆汁经肝窦或淋巴管逆流入血，即胆小管静脉反流，胆汁内结合和非结合胆红素大量进入血循环，引起以结合胆红素升高为主的高胆红素血症。如果胆管高压和严重化脓性感染未及时控制，肝组织遭到的损害更为严重，肝细胞摄取与结合非结合胆红素的能力急剧下降，非结合胆红素才明显增高。

（四）机体应答反应

1. 机体应答反应异常 手术中所见患者的胆道化脓性感染情况与其临床表现的严重程度常不完全一致，因此，仅仅针对细菌感染的措施，常难以纠正脓毒症而改善预后。

2. 免疫防御功能减弱 吞噬作用是人体内最重要的防御功能。本病所造成的全身和局部免疫防御系统的损害是感染恶化的重要影响因素。

四、临床特征

起病急骤，病情发展迅速，主要临床表现为腹痛、寒战高热、黄疸，早期出现精神症状和休克，严重者在数小时内死亡。

1. 腹痛 最早出现的症状，常突然发生，开始可为阵发性绞痛，以后转为持续性上腹痛并阵发性加重。腹痛的性质可因原有病变不同而各异。如胆道结石和蛔虫多为剧烈的绞痛，肝胆管狭窄和肿瘤梗阻等则可能表现为右上腹、肝区的剧烈胀痛。

2. 寒战、高热 多在腹痛之后出现。寒战之后高热，体温一般在 39℃ 以上，不少患者达 40℃ ~ 41℃。每天可有数次寒战和弛张高热，呈多峰型。部分患者在病程晚期，可出现体温不升，在 36℃ 以下。

3. 黄疸 腹痛、高热后发生。多呈轻至中度黄疸，严重的黄疸少见，一旦发生，应注意恶性胆道梗阻的可能。急性发作者，小便多呈浓茶色，灰白色大便不常见，皮肤瘙痒亦少见。如为一侧肝胆管阻塞引起的急性重症胆管炎，可能不表现黄疸或黄疸较轻。

4. 精神症状 在休克前后出现，表现为烦躁不安、谵妄，以后转为表情淡漠，反应迟钝、嗜睡、神志不清，甚至昏迷。

5. 中毒性休克 多在病程晚期出现，收缩压在 67.5mmHg 以下。血压下降前，常有烦躁不安、脉搏加快（120 次 / 分以上）、呼吸急促、四肢及口唇发绀，随之血压下降。同时有脱水、电解质紊乱、酸中毒、尿少或无尿等。

6. 多器官功能衰竭　为终末期的表现。可出现急性肝衰竭、急性肾衰竭、弥散性血管内凝血、急性呼吸窘迫综合征、急性胃黏膜病变等表现。

7. 体征　急性痛苦病容，体温在 39℃ 以上，脉搏 120 次 / 分以上，收缩血压在 67.5mmHg 左右，呼吸急促，烦躁不安或嗜睡，全身皮肤及巩膜轻中度黄染或无黄染，腹部检查发现主要为右上腹及剑下区有明显压痛、肌肉紧张、肝大触痛及叩击痛等。有时可触及胆囊肿大、触痛，伴有多器官功能衰竭时可出现相应体征。

五、辅助检查

1. 实验室检查　白细胞计数升高，可超过 20×10^9/L，中性粒细胞比例升高，胞浆内可出现中毒颗粒。肝功能有不同程度的损害，凝血酶原时间延长。动脉血气分析可有 PaO_2 下降、氧饱和度降低。常见有代谢性酸中毒及缺水、低钠血症等。

2. B 超　是最常应用的辅助诊断方法，可显示胆管扩大范围和程度，发现结石、蛔虫、大于 1cm 直径的肝脓肿、膈下脓肿等。

3. 胸、腹 X 线片　有助于诊断脓胸、肺炎、肺脓肿、心包积脓、膈下脓肿、胸膜炎等。

4.CT 扫描　不仅可以看到肝胆管扩张、结石、肿瘤、肝脏增大、萎缩等征象，还可发现肝脓肿。

5. 经内镜鼻胆管引流（ENBD）、经皮肝穿刺引流（PTCD）　既可确定胆道阻塞的原因和部位，又可做应急的减压引流，但有加重胆道感染或使感染淤积的胆汁溢漏进腹腔的危险。

6. 磁共振胆胰管成像（MRCP）　可以详尽地显示肝内胆管树的全貌，阻塞的部位和范围。图像不受梗阻部位的限制，是一种无创伤性的胆道显像技术，已成为较理想的影像学检查手段。

六、诊断思路

（一）诊断

目前，临床诊断仍沿用《1983 年重庆胆道外科会议制定的 ACST 诊断标准》，依据典型的 Charcot 三联征及 Reynold 五联征，ACST 的诊断并不困难。但应注意到，即使不完全具备 Reynold 五联征，临床也不能完全除外本病的可能。

（1）Reynold 五联征 + 休克。

（2）无休克者，满足以下 6 项中之 2 项即可诊断：①精神症状；②脉搏 >120 次 / 分；③白细胞计数 >20×10^9/L；④体温 >39℃或 <36℃；⑤胆汁为脓性或伴有胆道压力明显

增高；⑥血培养阳性或内毒素升高。将这一诊断标准应用于临床能提高大多数患者的早期诊断率，但对一些临床表现不典型者，当出现休克或血培养阳性结果时，病情已极其严重，病死率大大增加。

（二）鉴别诊断

与急性胆囊炎、消化性溃疡穿孔或出血、急性坏疽性阑尾炎、食管静脉曲张破裂出血、重症急性胰腺炎，以及右侧胸膜炎、右下大叶性肺炎等的鉴别，这些疾病中都难以具有急性重症胆管炎的基本特征，仔细分析，不难得出正确的结论。

七、救治方法

以尽早手术解除梗阻、引流以及有效的抗菌治疗为原则。

（一）手术治疗

解除胆道梗阻，紧急胆管减压引流。只有使胆道压力降低，才有可能中止胆汁或细菌向血液的反流，阻断病情的恶化。

方法包括：①胆总管切开减压、T 管引流。紧急减压后，病情有可能立即趋于稳定，但对较高位置的肝内胆管梗阻，胆总管切开往往不能有效减压。如手术中发现有较大的脓肿，可一并处理；如为多发小脓肿，则只能行胆管引流。胆囊造口术常难以达到有效的引流，一般不宜采用。② ENBD。比手术创伤小，当胆道内压增高时，能有效的减压，并能根据需要持续放置 2 周或更长时间，但对高位胆管梗阻引起的胆管炎引流效果不肯定。③ PTCD。操作简单，能及时减压，对较高位胆管或非结石性阻塞效果较好，但引流管容易脱落和被结石堵塞，且需注意监测凝血功能。

（二）非手术治疗

非手术疗法能有效地控制感染、预防和治疗并发症，是降低病死率、提高治愈率的主要环节，既是治疗手段，又可作为手术前准备。

1.抗感染 胆道感染选用抗生素的原则：根据抗菌谱、毒性反应、药物在血液中浓度及胆汁中的排泄而选择，理论上抗生素的选择应根据血培养的药敏结果。在细菌培养未出结果前，抗生素的选择主要根据临床经验及胆汁中最常见的细菌情况而采取联合用药的方法，包括抗需氧菌和厌氧菌的药物。抗需氧菌药物可选用庆大霉素、妥布霉素、广谱青霉素，或者第二、三代头孢菌素（如头孢曲松、头孢哌酮等）；喹诺酮类及碳青霉烯类（如亚胺培南 - 西司他丁）较敏感。甲硝唑对厌氧菌有较强的杀菌作用，抗菌谱广，胆汁中浓度高。近年来，新型制剂替硝唑已应用于临床，未发现明显的胃肠道副作用。

2.并发症的防治 常见并发症是感染性休克、脓毒血症、多器官功能衰竭。

（1）抗休克治疗：首先迅速补充血容量，静脉输液、输血。若血压仍偏低，可选用多巴胺等升压药物，尿少时应用此药物尤为必要。少数患者一旦停用升压药后，血压又趋下降，遇此情况，待血压上升后，将药物浓度逐渐减少，待血压稳定后再停用，有时需维持用药 2～3 天。有些患者出现代谢性酸中毒，经输液、纠正休克后酸中毒即可纠正，有时仍需适量应用碱性药物来纠正。

（2）防治多器官功能衰竭：注意凝血功能的变化，积极防治 DIC 的发生及进展，运用抗凝药物阻断 DIC 的发生发展。保持呼吸道通畅，术后吸氧，预防肺部感染及肺不张。注意尿量，动态监测肾功能。防治肝功能异常，加强护肝治疗。为预防应激性溃疡出血常用抗酸剂、H2 受体拮抗剂、质子泵抑制剂和胃黏膜保护剂。术后胃肠功能恢复慢，进食较晚，T 管引流易出现电解质失调及代谢紊乱，要及时给予纠正。要加强支持疗法，补充能量、白蛋白以及（或）血浆等提高机体免疫力，使患者早日康复。做好术后的护理，积极改善低蛋白、营养差状况，监测各重要器官功能以及时对症处理。

（3）对症治疗：如降温、使用维生素和支持治疗。

（4）其他：如经短时间治疗后患者仍无好转，应考虑使用肾上腺皮质激素保护细胞膜和对抗细菌毒素，应用抑制炎症反应药物等。

3. 血液净化治疗　即使规范性临床治疗，急性重症胆管炎的病死率仍相当高，因此，在经典治疗的基础上对急性重症胆管炎导致全身炎症反应综合征进行干预，阻断失控性炎症的恶性进展有重要意义。血液净化为首选方法，包括连续性血浆滤过吸附（CPFA）、连续 V-V 血液滤过（CVVH）或持续肾脏替代疗法（CRRT）等。

八、最新进展

急性重症胆管炎是外科常见的重症感染疾病，SIRS 是外科重症感染的基本病理生理变化，对其干预是治疗外科重症感染的关键。

1. 血液净化疗法　为首选方法，可广谱清除促炎和抗炎因子，明显改善和恢复单核 - 巨噬细胞系统功能，重建机体免疫系统的动态平衡口。

2. 免疫调节干预　SIRS 是失控性炎症的主要病变过程，免疫调节的重点在于抑制促炎因子的释放或降低促炎因子水平，重建机体免疫的内稳状态，阻断 SIRS 的恶化进程。减少促炎基因的表达，中断细胞因子的瀑布效应，从而减轻组织损伤和炎症反应。

3. 合理应用糖皮质激素　可减少前炎症细胞因子合成，阻断细胞因子的释放，调节体内超强免疫反应，与抗炎因子联用有协同作用。临床证实，其具有降温、抗炎、降低 SIRS 发生率、缩短 SIRS 持续时间等作用，尤其在纠正顽固性休克、提升血压、降低死亡率方面效果显著，但无休克的感染患者尽量不使用糖皮质激素。

4. 胰岛素强化治疗　严重感染、SIRS 时机体发生胰岛素抵抗，胰岛素强化治疗可抑制促炎介质的表达，降低 SIRS 患者的病死率。但要注意控制血糖水平不可过低，以免脑组织受损。

5. 免疫营养支持　应尽早改为胃肠道内营养（TEN），可增强免疫、选择性净化肠道，保护肠黏膜。

6. 其他药物 ①前列腺素 E（PGE）：能有效上调抗炎因子、下调促炎因子水平；②还原型谷胱甘肽（Grin）：可清除氧自由基，中断炎症恶性循环，无不良反应；③N-乙酰半胱氨酸（N-AC）：可增加细胞内 GHS 的含量，缓解 SIRS 造成的肺部损伤，配合超氧化物歧化酶、维生素 C、丹参等抗氧化剂能明显缓解病变；④乌司他丁：近年来研究发现该药具有抑制促炎介质的过度释放和清除氧自由基等多种特殊药理作用；⑤γ- 干扰素或人工重组胸腺肽：单核细胞人类白细胞抗原（HLA-DR）<30% 可认为患者进入 SIRS 晚期免疫麻痹，应用 γ- 干扰素或人工重组胸腺肽等刺激剂可以增强免疫功能。

参考文献

1. 丁琛，丁伟伟. 急性梗阻性化脓性胆管炎合并感染性休克患者早期内镜微创介入治疗的护理. 中国美容医学，2012，21（12）：321-322.

2. 吴永红，章礼和 .56 例老年急性梗阻性化脓性胆管炎的临床分析. 肝胆外科杂志，2012，20（6）：457-459.

3. 沈艳莉，何力 . 急性化脓性胆管炎救治体会. 中国中医药信息，2012，19（12）：85-86.

4. 梁晶，高伟 . 老年重症胆管炎 36 例诊治体会. 国际医药卫生导报，2006，12（5）：34-35.

5. 张莹，刘俊 . 连续性血浆滤过吸附在全身炎症反应综合征中的应用. 中国血液净化，2006，5（7）：382-385.

6. 姚咏明，刘峰 . 外科严重感染及其并发症的防治策略. 中华外科杂志，2006，44（9）：577-580.

7. Jeschke MG，Klein D，Herndon DN.Insulin treatment improves the systemic inflammatory reaction to severe trauma.Ann Surg，2004，239（4）：553-560.

8. Dellinger RP，Carlet JM，Masur H，et al. Surviving Sepsis Campaign guidelines for management of severe sepsis and septic shock.Intensive Care Med，2004，30（4）：536-555.

9. 孟繁铭，吴云霞 .SIRS 干预在外科重症感染治疗中的应用进展. 山东医药，2008，48（26）：116-117.

（宋晓华）

第七章　内分泌系统急症

第一节　糖尿病酮症酸中毒

一、基本概念

糖尿病（diabetes.mellitus，DM）是一组常见的以葡萄糖和脂肪代谢紊乱，血浆葡萄糖水平增高，糖尿、葡萄糖耐量降低及胰岛素释放试验异常为特征的代谢内分泌疾病。糖尿病的基本病理生理为：绝对或相对胰岛素分泌不足和胰高血糖素活性增高引起的代谢紊乱。临床上早期无症状，症状期典型者可出现多尿、多饮、多食和体重减轻，临床上常称"三多一少"症。久病者常伴发心、脑、肾、眼及神经病变，严重病例或应激时可发生糖尿病酮症酸中毒（diabetic ketoacidosis，DKA）、高渗性高血糖状态（hyperosmolar hyperglycemic state，HHS）和糖尿病乳酸性酸中毒（lactic acidosis，LA）而威胁生命。本病多见于中老年人，患病率随年龄而增长，至60岁达高峰。

DKA 是糖尿病最常见的急性并发症之一，也是内科的常见急诊之一。DKA 是糖尿病患者在多种诱因作用下，胰岛素绝对或重度缺乏，升糖激素不适当增多，导致糖代谢紊乱、体内脂肪分解加速、酮体产生过多并在血中堆积、酸碱平衡失调，出现高血糖、酮症、代谢性酸中毒和脱水为主要表现的临床综合征。严重者可有多脏器病变，如脑水肿、肾功能不全、休克、昏迷。DKA 在 1 型和 2 型糖尿病患者中均可发生，每年约有 3%～4% 的 1 型糖尿病患者发生 DKA，2 型糖尿病在急性感染等应激状态下也可发生。在 1921 年胰岛素临床应用前，DKA 是糖尿病主要死亡原因，死亡率高达 90%。其主要死因是休克、心律失常、脑水肿及严重感染等。随着抗生素的应用及补液纠正脱水，死亡率降至 20% 以下。近 20 多年，随着标准化 DKA 治疗方案的实施，死亡率逐渐下降，但在老年患者以及合并有危及生命的严重疾病者，死亡率仍较高，因此尽早诊断和治疗 DKA 在临床上有很重要的意义。

二、常见病因

1. 糖尿病患者未得到及时诊断和治疗者 有些糖尿病以 DKA 为首发表现。

2. 糖尿病合并应激状态者 包括严重感染、急性心脑血管病、急性胃肠疾病、创伤、手术、妊娠、分娩等。

3. 药物因素

（1）降糖药物应用不规范。糖尿病患者突然中断胰岛素治疗或胰岛素剂量不足（胰岛素泵应用患者要注意胰岛素泵故障）。

（2）某些影响糖代谢药物的应用。糖皮质激素、噻嗪类利尿剂、多巴酚丁胺、第二代神经镇静剂等。

4. 饮食不当和心理障碍 是 1 型糖尿病患者 DKA 反复发作的重要因素。

三、发病机制

DKA 主要发病原因是血中胰岛素绝对或重度不足，同时多种反向调节激素过多（如胰高血糖素、儿茶酚胺、皮质激素、生长激素等）。由于这些激素水平的变化而致肝葡萄糖生成增加、外周组织对葡萄糖的利用降低，导致高血糖；脂肪组织分解为游离脂肪酸，释放入血液，并在肝脏氧化分解产生酮体，包括 β- 羟丁酸、乙酰乙酸和丙酮，从而造成酮血症、酮尿及代谢性酸中毒；尿糖增高引发渗透性利尿，从而使机体脱水、失钠、失钾等。

1. 胰岛素缺乏伴高血糖 酮症酸中毒时，由于胰岛素缺乏，肝脏生成葡萄糖迅速增加（糖原分解和糖异生），并且周围组织对葡萄糖的利用减少（糖酵解、脂肪酸和糖原合成）是高血糖的主要原因。血浆葡萄糖浓度超过肾糖阈（10mmol / L），则尿中出现葡萄糖。尿中葡萄糖含量越多，尿量亦越多，高渗性利尿使血容量减少，血糖浓度更显升高。

2. 高酮血症及代谢性酸中毒 正常情况下，脂肪酸在心肌和骨骼肌中可以彻底氧化，生成二氧化碳与水，并提供能量。正常血浆酮体浓度为 3 ~ 50mg / L，其中 30% 为乙酰乙酸，70% 为 β- 羟丁酸，丙酮极少量。胰岛素重度缺乏时，脂肪分解加速，生成大量脂肪酸。脂肪酸涌进肝脏，但不能彻底氧化，而生成大量酮体，酮体在血循环中的浓度显著升高，超过肾小管的重吸收率，尿中就出现酮体，称为酮尿。血浆中乙酰乙酸和 β- 羟丁酸大量增加，使血浆 pH 下降，二氧化碳结合力（CO_2CP）也明显降低，表现为代谢性酸中毒。

3. 脱水及电解质紊乱 高血糖及高酮血症引起高渗性利尿，尿量增加，水分丢失；严重时，脱水可达体重的 10%。酮体排出时是与钾、钠离子结合成盐类从尿中排出的，因此血浆中钾、钠离子减少。酮症酸中毒时，食欲减退、恶心、呕吐，使钾的丢失更为显著。脱水严重时，血液浓缩，血容量减少，尿量减少，血钾和血钠的测定值可能不低，但总体钾、钠仍然是低的。

四、临床特征

DKA 起病急，根据酸中毒程度可分为轻度、中度及重度。轻度（糖尿病酮症）是指仅有酮症而无酸中毒；中度（糖尿病酮症酸中毒）是指酮症伴酸中毒；重度（糖尿病酮症酸中毒昏迷）是指糖尿病酮症酸中毒伴昏迷，或虽无昏迷但是 CO_2CP 低于 10mmol/L 者。典型重症 DKA 表现如下：

（一）症状

1. "三多一少" 症状加重或首次出现　多数患者起病时有多尿、多饮、多食和体重减轻，乏力等糖尿病症状加重或首次出现，如未及时诊治病情可恶化。

2. 胃肠道症状　厌食、恶心、呕吐，严重时可有胃肠道出血。少数患者可有急性腹痛，腹肌紧张并压痛，其原因可能由酮症本身或胃肠道原发病引起。当代谢紊乱纠正后DKA 所致的腹痛即可缓解。

3. 意识障碍　轻者可有精神萎靡、头痛，重者出现烦躁或嗜睡，甚至昏迷。造成脑功能障碍的主要原因是严重脱水、血浆渗透压升高、酸中毒和脑组织缺氧。

4. 诱因表现　多种诱因可有相应临床表现，如急性心肌梗死，临床上需注意认真鉴别，以免与 DKA 相混淆或被掩盖而导致误诊误治。

5. 其他表现　酸中毒可导致心收缩力下降，诱发心力衰竭；肾衰时少尿或无尿；部分病人可有发热，病情严重者体温下降，甚至降到35℃以下，这可能与酸血症血管扩张和循环衰竭有关；尚有少数患者可因 6- 磷酸葡萄糖脱氢酶缺乏而产生溶血性贫血或黄疸。

（二）体征

1. 皮肤黏膜　当脱水达体重的 5% 时，可出现脱水体征。表现为皮肤黏膜干燥，弹性降低，舌干而红，眼球及脸颊凹陷。

2. 心血管系统　脱水量超过 15% 时，可有循环衰竭。包括出现心率加快、脉搏细弱、心音减弱、体温下降等，甚至出现休克。

3. 呼吸系统　可呈深而快的 Kussmaul 呼吸，呼出气体呈酮味——烂苹果味。

4. 神经系统　可有中枢神经系统功能障碍：神志淡漠、恍惚，甚至昏迷，严重者可导致死亡；低血钾时可有腱反射消失，甚至有麻痹性肠梗阻的表现。

五、辅助检查

1. 尿常规　尿糖、尿酮定性多为强阳性，当肾糖阈升高时，尿糖、尿酮也可减少甚至阴性。因为机体缺氧，乙酰乙酸被还原为 β - 羟丁酸，尿酮也可呈阴性；缺氧解除，则 β - 羟丁酸转为乙酰，乙酸酮体反应又呈阳性。尿中也可出现蛋白、管型，如合并泌尿系统感染，也可见白细胞和红细胞。

2. 血糖　DKA 患者血糖一般在 16.7 ~ 33.3mmol/L 之间，若血糖超过 33.3mmol/L，

则多伴有高渗状态或肾功能受损。由于大量饮水和胰岛素的使用，部分患者血糖可不高。

3. 血酮 血酮大于 4.8mmol / L（50mg / dL）时，β- 羟丁酸占 60% ~ 75%，其次为乙酰乙酸，丙酮少于 10%。我们通常使用的酮体检测试剂——硝普盐主要检测乙酰乙酸，应用某些药物可致假阳性，如卡托普利、青霉胺。

4. 电解质 血液浓缩，血钠、氯、钾可以正常或升高，但总量是减少的。胰岛素应用和酸中毒纠正以后，钾离子向细胞内转移，血钾开始降低，甚至出现低钾血症。

5. 血尿素氮（BUN）血肌酐（Scr） DKA 患者 BUN、Scr 轻、中度升高，是由于血容量下降、肾脏灌注不足、蛋白分解增加所致。BUN 与 Scr 升高常常不成比例，经治疗后仍高者提示肾功能受损。

6. 酸碱失衡 DKA 常出现代谢性酸中毒，属于高阴离子间隙性酸中毒，患者血 CO_2CP 和 pH 值下降，碱剩余减少，阴离子间隙增高 $[AG=Na^+-(Cl^-+HCO_3^-)]$，有些患者由于严重呕吐、使用利尿剂、补碱过多，可合并存在碱血症。

7. 其他检查

（1）血常规：白细胞总数、中性粒细胞可升高，可能由于感染、应激或血液浓缩所致。即使没有感染，患者也可以出现明显的白细胞总数和中性粒细胞数量增加，如白细胞总数大于 $25 \times 10^9 / L$ 提示合并感染。

（2）血脂：部分患者可有血脂紊乱，血游离脂肪酸、甘油三酯、脂蛋白可升高。

（3）胰酶：16% ~ 25% 的患者合并淀粉酶和脂肪酶轻、中度增高，治疗一周后多恢复正常。假如显著升高或持续不降或同时伴有明显腹痛，提示可能合并胰腺炎，应注意鉴别。

（4）腹部影像学检查：可以发现胰腺的变化。有些患者可以显示出急性胰腺炎的典型表现，CT 检查更易发现。

六、诊断思路

（一）DKA 的诊断

1. 病史 有以下病因或诱因，如①有或无糖尿病病史均可发生 DKA；②糖尿病患者突然中断胰岛素治疗或胰岛素剂量不足；③糖尿病合并应激状态，包括严重感染、急性心脑血管病、创伤、手术或严重感染、分娩等；④应用有关诱发 DKA 的药物。

2. 临床表现 酮症酸中毒的症状及体征。

3. 辅助检查 ①血糖升高，血渗透压正常或略高；②尿酮阳性、血酮升高是 DKA 的确诊依据之一；③代谢性酸中毒。

（二）DKA 分类

1. 轻度 指仅有糖尿病酮症而无酸中毒；

2. 中度 指糖尿病酮症伴酸中毒；

3. 重度 指糖尿病酮症酸中毒伴昏迷，或虽无昏迷但有以下表现：①临床表现有重度脱水、Kussmaul 呼吸；②血 pH<7.1，CO$_2$CP <10mmol／L；③血糖 >33.3mmol／L，伴有血浆渗透压升高；④出现血钾过高或低钾血症等电解质紊乱征象；⑤血尿素氮和肌酐持续升高。

（三）鉴别诊断

（1）DKA 需与其他糖尿病急性代谢紊乱，如 HHS、LA 以及低血糖昏迷相鉴别。DKA 与其他糖尿病并发症鉴别见表 7-1。

表 7-1 DKA 与其他糖尿病并发症鉴别

		DKA	HHS	乳酸性酸中毒	低血糖
	病史	糖尿病及感染、胰岛素中断或减量等诱因	有或无糖尿病病史，常有应激因素	肝肾功能不全、休克、有服双胍类药物史	有糖尿病病史。进餐少、活动过度或注射胰岛素后未进食
	症状	数小时起病，有恶心、呕吐	起病慢，口渴明显，嗜睡，昏迷	起病较急，厌食、恶心、原发病症状	起病急，以小时计算，有交感神经兴奋表现
体征	皮肤	失水，干燥	严重脱水	失水，潮红	潮湿、多汗、苍白
	呼吸	深，快（kussmaul）	快	深，快	正常
	脉搏	细速	细速	细速	速而饱满
	血压	下降或正常	下降	下降	正常或稍高
	尿糖	++++	++++	−	−
	尿酮	+ ～ +++	− 或 +	−	−
检查	血糖	升高，多为16.7–33.3mmol／L	显著升高，多 >33.3mmol／L	正常或升高	显著降低，<2.5 mmol／L
	pH	降低	正常	降低	正常
	阴离子间隙	升高	正常	升高	正常或轻度升高
	血浆渗透压	升高	显著升高，>330 mOsm／（kg·H$_2$O）	正常	正常
	乳酸	升高	正常	显著升高	正常

（2）尿酮体阳性，需与饥饿性酮尿相鉴别，因较长时间饥饿使脂肪分解加速，也可形成酮症。妊娠呕吐、幽门梗阻所致的呕吐等亦可引起酮尿。

（3）酮症酸中毒严重者出现神志障碍，要与脑卒中等所致的昏迷鉴别。

DKA 也可合并急性脑血管病、感染性休克等其他疾病，或因其他疾病诱发酮症酸中毒等，应注意鉴别。一般通过询问病史、体格检查，化验尿糖、尿酮、血糖、血酮及二氧化碳结合力、血气分析等，可明确诊断。

七、救治方法

1. 酮症治疗 如果病人仅有酮症而无酸中毒的表现，提示疾病处于代偿期。此时，只需给予足量的胰岛素即可。一般采用小剂量速效或超短效胰岛素皮下注射，1~3U，每小时一次，或者 4~6U，每两小时一次。应同时鼓励患者多饮水，并根据血糖、尿酮体等检查结果，适当调整岛素剂量。持续 2~3 天，若酮体消失，则可接受糖尿病常规治疗。

2. DKA 的治疗

（1）一般治疗：①检测血糖、血酮、尿常规、血 pH 及 CO_2CP、BUN、Scr、电解质、血气分析或血浆渗透压。②记 24 小时出入量，并可按需取尿，监测治疗中尿糖及尿酮的变化。③昏迷患者，或有呕吐、腹胀、胃潴留、胃扩张者，应插入胃管。④按一级护理，密切观察 T、P、R、BP 四大生命指标的变化。保持呼吸道通畅，必要时吸氧。

（2）小剂量持续胰岛素治疗：①静脉或皮下给予胰岛素：先给予 0.1U/kg 的胰岛素静脉负荷量，随后成人 0.1U/（kg·h），成人通常用 5~7U/h，一般不超过 10U/h，儿童 0.25U/（kg·h）的速度持续静脉滴注，血糖下降以 4.2~5.6mmol/h 为佳。若最初 2 小时内血糖下降 <4.2mmol/L，在排除其他可能导致治疗无效的原因，包括酸中毒恶化和补液不足，提示有胰岛素抵抗，则胰岛素剂量加倍。或适量增加胰岛素剂量，通常每 1~2 小时增加 1U 胰岛素。重度 DKA 或血糖过高 >33.3mmol/L（600mg/dL）者，可予胰岛素（RI）20U 静脉注射。胰岛素泵连续皮下输入胰岛素治疗 DKA，血糖控制可更快、更平稳。②当血糖下降至 13.9mmol/L（250mg/dL）时，改用 5% 葡萄糖或糖盐水以防低血糖，胰岛素（U）与葡萄糖（g）之比为 1：2~1：4 给药，继续静滴，使血糖维持在 11.1mmol/L 左右，酮体阴性；③尿酮阴性时，可过渡到平日治疗剂量，但在停止静脉滴注胰岛素前 1 小时，应该皮下注射 8U 左右短效胰岛素，以防血糖反跳。

（3）大量补液：有利于脱水的纠正、血糖的下降和酮体的消除。①补液量：补液量按体重（kg）的 10% 估算，成人 DKA 一般失水 4~5L，严重脱水者可达 6~8L。②补液种类：开始以生理盐水为主，血糖下降至 13.9mmol/L（250mg/dL）后，应改用 5% 葡萄糖或糖盐水。如治疗前已休克，快速补液不能有效升高血压时，应输入胶体溶液，并采用其他抗休克措施。③补液速度：先快后慢，前 4 小时输入总失水量的 1/3，以纠正脱水和高渗，并恢复正常的细胞代谢及功能。以后根据血压、心率、每小时尿量、末梢循环情况或根据病人心、肾功能而定。必要时检测中心静脉压，调节输液速度和量。

（4）纠正电解质紊乱：①补钾：DKA 时患者丢钾严重，胰岛素的使用和酸中毒纠正后血 pH 值升高，K^+ 进入细胞内，血容量补充后尿排钾也增加。补钾量：不宜超过 1.5g/h［20mmol/（L·h）］；常用 10% 氯化钾加入生理盐水静脉输入，不可直接静脉注射；也可用磷酸钾缓冲液和氯化钾各半，以防高氯性酸中毒；还可口服氯化钾或 10% 枸橼酸钾。补钾指征及速度：低钾血症（<3.3mmol/L）可危及生命，此时应立即补钾，当血钾升

至 ≥ 3.3mmol / L 时，再开始胰岛素治疗，以免发生心律失常、心脏骤停和呼吸肌麻痹；如患者无尿或高血钾（＞6.0mmol / L），暂缓补钾；如血钾正常或降低，尿量 >40mL / h 者，输液开始立即补钾；血钾 <3.5mmol / L 者补钾量应增至 40mmol / h（即 3 克氯化钾）；监测血钾，复查血钾已正常并能口服者，给予口服钾盐（如氯化钾 3 ~ 6g / d），常需持续 5 ~ 7d 以纠正钾代谢紊乱。治疗过程中监测血钾水平、尿量及心电图，并及时调整用量，防止高血钾。②补镁：经充分补钾后，低血钾难以纠正或血镁低于 0.74mmol / L（1.8mg / dL）时，如肾功能正常，可考虑补镁。将硫酸镁稀释成 1% 溶液静脉点滴，肾功能不良者应酌情减量，补镁过多或过快可出现呼吸抑制，血压下降、心脏停搏，治疗时应备以 10% 葡萄糖酸钙，必要时静脉推注予以拮抗。

（5）适当补碱，纠正酸中毒：补充胰岛素和纠正脱水是治疗 DKA 的基本措施，胰岛素抑制酮体生成，促进酮体氧化，只有重度酸中毒患者需补碱。①补碱指征：血 pH ≤ 7.0 者补碱。②补碱方法：5% 碳酸氢钠 50 ~ 100mL（1 ~ 2mL / kg），将其稀释成 1.25% 的等渗液静脉滴注。避免与胰岛素使用同一静脉通路，以防胰岛素效价下降。血 pH ≥ 7.2 或 CO_2CP ≥ 15mmol / L 时应停止补碱。

（6）其他治疗：①抗感染：DKA 时体内粒细胞吞噬能力减低、抗体产生减少，机体抵抗力下降而易并发感染。应给予有效抗生素治疗，注意条件致病菌和二重感染。②抗休克：持续血压降低者，应仔细寻找病因，如是否有严重感染等。必要时输入血浆等胶体溶液扩充血容量以及其他抗休克措施。③防治脑水肿：当酸中毒纠正，患者反而出现神志不清，此时需警惕脑水肿可能。一经确诊需立即采取措施提高血浆胶体渗透压及脱水治疗。④防治低血糖等并发症：酸中毒纠正后，应调整好胰岛素用量，避免低血糖，并防止酮症酸中毒反复。糖尿病酮症酸中毒时，由于其严重的代谢紊乱、血容量减少、脱水、血液黏稠度增高，以及开始治疗后的反应，可并发休克、血栓形成、感染以及脑水肿，预防和治疗这些并发症是降低酮症酸中毒病死率的重要环节，应予重视。⑤支持治疗、加强护理与监护：如吸氧、导尿、心电监护、防治褥疮等。

八、最新进展

（一）糖尿病诊断标准的进展

1. 糖化血红蛋白（HbA1c）水平 ≥ 6.5% 作为诊断切点 根据国际糖尿病联盟 2012 年全球 2 型糖尿病指南，糖尿病诊断标准与世界卫生组织（WHO）推荐标准相同，将 HbA1c 水平 ≥ 6.5% 作为诊断切点，2013 年 11 月中华医学会糖尿病学分会发布的《2013 年版中国 2 型糖尿病防治指南》（简称"指南"）中指出，在我国 HbA1c 作为糖尿病诊断切点的资料相对不足，且 HbA1c 测定的标准化程度不够，因此暂不推荐在我国将 HbA1c 作为糖尿病诊断切点。

2. 2013 年"指南"其他诊断标准

（1）糖尿病神经病变诊断路径：主要依据症状和体征进行诊断，不再强调神经传导速度检测。

（2）代谢综合征诊断标准：2010 年版要求具备 4 项（BMI、高血糖、高血压、血脂紊乱）标准中的 3 项或 3 项以上。2013 年"指南"改为具备腹型肥胖（男性腰围≥90cm，女性≥85cm）、高血糖、高血压、高空腹甘油三酯、低空腹 HdL-C 这 5 项中的 3 项或 3 项以上，其中高血压标准为≥130/85mmHg（2010 年版为≥140/90mmHg），空腹 HdL-C 标准为 <1.04mmol/L（2010 年版为男性 <0.9mmol/L 和女性 <1.0mmol/L）。

（二）糖尿病治疗的新进展

1. 新型糖尿病治疗药物

（1）胰高血糖素样肽 -1（GLP-1）受体激动剂：① LEAD3 研究报道了长期应用利拉鲁肽（Liraglutide）单药治疗 T2DM 的结果。研究数据显示，单药治疗 2 年后，利拉鲁肽组与格列美脲组相比，HbA1c 的降幅更大，空腹和餐后血糖控制更好。利拉鲁肽组的患者在最初治疗的 12 周内体重持续减低，并且在 2 年治疗期内体重得到保持，腰围也显著缩小。血压在两组间无明显差异。在安全性方面，利拉鲁肽主要的不良反应为恶心，但没有患者因此退出持续 2 年的治疗，低血糖发生率在利拉鲁肽组中显著降低。为了明确利拉鲁肽在亚洲 T2DM 患者中的作用，研究者在中国、韩国及印度的 T2DM 患者中开展了一项为期 16 周的随机双盲对照临床试验，以评价在二甲双胍的基础上联合应用利拉鲁肽或格列美脲治疗的有效性和安全性，结果显示，治疗 16 周时，利拉鲁肽与格列美脲均可显著改善 HbA1c，二者无明显差异。同时利拉鲁肽比格列美脲更好地降低体重和减少低血糖风险，并且有效降低收缩压。② DURATION-3 研究比较了 1 周 1 次的艾塞那肽（Exenatide）缓释剂型与甘精胰岛素在口服降糖药的基础上联合治疗对血糖和体重的影响。结果显示，治疗 26 周时，艾塞那肽组较甘精胰岛素组 HbA1c 降低更多，且体重得到明显减轻。2011 年 ADA 年会上又发布了治疗 84 周的结果，与甘精胰岛素组相比，艾塞那肽组 HbA1c 降低幅度更大，达到 HbA1c ≤ 6.5% 的患者比例更高，减重作用得到保持，低血糖发生率更低。③ DPP-4 抑制剂：2011 年 ADA 大会上公布的一项随机对照研究纳入了 313 例 T2DM 患者，在口服二甲双胍和吡格列酮两种药物治疗血糖控制不佳的情况下，加用西格列汀（Sitagliptin）治疗 26 周，HbA1c、空腹和餐后 2h 血糖均较基线明显下降。一项为期 24 周的随机双盲安慰剂对照研究，评价利格列汀（Linagliptin）在二甲双胍和磺脲类药物联合治疗血糖控制不佳的 T2DM 患者中的疗效和安全性，结果显示，与安慰剂相比，HbA1c 达标（<7%）的患者在利格列汀组更多，低血糖和其他严重不良反应的发生率无明显差异，且体重无明显增加。

GLP-1 的药物近年来在我国陆续进入临床应用。目前已在中国上市的 GLP-1 受体激动剂包括艾塞那肽和利拉鲁肽，DPP-4 抑制剂包括西格列汀、沙格列汀及维格列汀。

（2）新型胰岛素制剂：德谷门冬双胰岛素（DegludecPlus）这是新一代超长效基础胰岛素与餐时胰岛素的复方制剂，其中基础胰岛素成分（占 70%）为德谷胰岛素（insulin degludec），餐时胰岛素成分（占 30%）为门冬胰岛素。德谷门冬双胰岛素中基础和餐时胰岛素成分保持了各自的作用特点：德谷胰岛素经皮下注射后作为一个存储库缓慢解聚释放德谷胰岛素单体进入血液循环，达到超长效（>24 小时）作用；门冬胰岛素则起效快、持续时间短，发挥餐时胰岛素效应。这种复方制剂使基础＋餐时胰岛素治疗方案更加简单易行。

2. 自体造血干细胞移植 自体造血干细胞移植是一种全新的治疗策略：向患者机体补充新的具有正常分泌功能的胰岛 β 细胞。干细胞移植作为实现这一目标的潜在方法，近年来备受关注，中国学者对此进行了积极探索。瑞金医院顾卫琼等人对 28 例 1 型糖尿病患者的研究发现，对这些患者进行自体造血干细胞移植，在移植后随访的 4 ~ 42 个月期间，有 53.6% 的患者达到完全缓解（不依赖胰岛素），完全缓解的平均时间为 19.3 个月，而且无 DKA 的患者完全缓解率明显高于 DKA 的患者。从而得出结论，自体造血干细胞移植对于 1 型糖尿病患者而言是一个长期有效的治疗手段，且对于非 DKA 起病的患者作用更加明显。

3. 降糖药物的选择和治疗路径 药物安全性、有效性和费用仍是选择治疗时考虑的关键因素，上市时间长、经过大型临床试验和其他循证医学证明具有良好安全性和有效性的药物被放在优先位置上。在积累我国临床研究证据的基础上，2013 年"指南"对药物治疗路径作了修改，取消了二线和三线治疗的备选路径，2 型糖尿病高血糖治疗路径见图 7-1，并提出了新诊断 2 型糖尿病患者短期（2 周至 3 个月）强化胰岛素治疗路径，新诊断 2 型糖尿病患者短期强化胰岛素治疗路径见图 7-2。

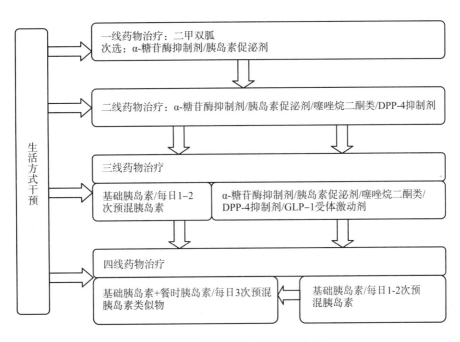

图 7-1 2 型糖尿病高血糖治疗路径

注：DDP-4：二肽激肽酶 -4；GLP-1：胰高糖素样肽 -1

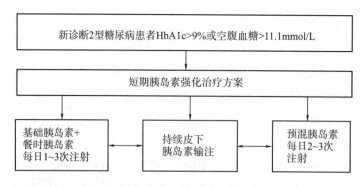

图 7-2　新诊断 2 型糖尿病患者短期强化胰岛素治疗路径

（三）综合控制目标

我国 2013 年"指南"提出：空腹血糖控制目标改为 4.4 ~ 7.0mmol／L（2010 年版为 3.9 ~ 7.2mmol／L）；血压控制目标改为 <140／80mmHg（2010 年版为 <130／80mmHg）。甘油三酯控制目标为 <1.5mmol／L（2010 年版为 <1.7mmol／L）；合并心血管病时，低密度脂蛋白胆固醇（LdL-C）控制目标为 <1.8mmol／L（2010 年版为 <2.07mmol／L 或较基线降低 30%～ 40%）；未合并心血管病，但是年龄 >40 岁并有 1 种或 1 种以上心血管危险因素者，LdL-C 控制目标为 <2.6mmol／L（2010 年版为 <2.5mmol／L）。

参考文献

1. Wang ZH，Kihl-Selstam E，Eriksson JW.Ketoacidosis occurs in both Type 1 and Type 2 diabetes–a population based study from Northern Sweden.Diabet Med，2008，25（7）：867-870.

2. Nyenwe EA，Loganathan RS，Blum S，et al. Active use of cocaine：an independent risk factor for recurrent diabetic ketoacidosis in a city hospital.Endocr Pract，2007，13（1）：22-29.

3. Chaudhuri A，Umpierrez GE.Oxidative stress and inflammation in hyperglycemic crises and resolution with insulin：implications for the acute and chronic complications of hyperglycemia.J Diabetes Complications，2012，26（4）：257-258.

4. Savage MW，Dhatariya KK，Kilvert A，et al. Joint British Diabetes Societies guideline for the 30management of diabetic ketoacidosis.Diabet Med，2011，28（5）：508-515.

5. Kitabchi AE，Murphy MB，Spencer J，et al .Is a priming dose of insulin necessary in a low-dose insulin protocol for the treatment of diabetic ketoacidosis? Diabetes Care，2008，31（11）：2081-2085.

6. De Beer K，Michael S，Thacker M，et al. Diabetic ketoacidosis and hyperglycaemic hyperosmolar syndrome-clinical guidelines.Nurs Crit Care，2008，13（1）：5-11.

7. 中华医学会糖尿病学分会，中华医学会外科学分会 . 手术治疗糖尿病专家共识 . 中华糖尿病杂志，2011，3（3）：205-208.

8. Xu Y, Wang L, He J, et, al.Prevalence and control of diabetes in Chinese adults.JAMA, 2013, 310 (9): 948-959.

9. Ljung R, Talbäck M, Haglund B, et al. Insulin glargine use and short-term incidence of malignancies-a three-year population-based observation.Acta Oncol, 2011, 50 (5): 685-693.

10. Yu W, Ma RC, Hu C, et, al.Association between KCNQ1 genetic variants and obesity in Chinese patients with type 2 diabetes.Diabetologia, 2012, 55 (10): 2655-2659.

11. HAPO Study Cooperative Research Group, Metzger BE, Lowe LP, et, al.Hyperglycemia and adverse pregnancy outcomes.N Engl J Med, 2008, 358 (19): 1991-2002.

12. Landon MB, Spong CY, Thom E, et al. A multicenter, randomized trial of treatment for mild gestational diabetes.N Engl J Med, 2009, 361 (14): 1339-1348.

13. American Diabetes Association.Standards of medical care in diabetes-2011.Diabetes Care, 2011, 34 (1): 11-61.

14. 中华医学会糖尿病学分会. 中国 2 型糖尿病防治指南（2010 年版）. 中国医学前沿杂志（电子版），2011, 3 (6): 54-109.

15. Garber A, Henry RR, Ratner R, et al. Liraglutide, a once-daily human glucagon-like peptide 1 analogue, provides sustained improvements in glycaemic control and weight for 2 years as monotherapy compared with glimepiride in patients with type 2 diabetes.Diabetes Obes Metab, 2011, 13 (4): 348-356.

16. Yang W, Chen L, Ji Q, et al. Liraglutide provides similar glycaemic control as glimepiride（both in combination with metformin）and reduces body weight and systolic blood pressure in Asian population with type 2 diabetes from China, South Korea and India: a 16-week, randomized, double-blind, active control trial.Diabetes Obes Metab, 2011, 13 (1): 81-88.

17. Diamant M, Van Gaal L, Stranks S, et al. Once weekly exenatide compared with insulin glargine titrated to target in patients with type 2 diabetes（DURATION-3）: an open-label randomised trial.Lancet, 2010, 375 (9733): 2234-2243.

18. Buse JB, Drucker DJ, Taylor KL, et al. DURATION-1: exenatide once weekly produces sustained glycemic control and weight loss over 52 weeks.Diabetes Care, 2010, 33 (6): 1255-1261.

19. Owens DR, Swallow R, Dugi KA, et al. Efficacy and safety of linagliptin in persons with type 2 diabetes inadequately controlled by a combination of metformin and sulphonylurea: a 24-week randomized study (1). Diabet Med, 2011, 28 (11): 1352-1361.

20. Gu W, Hu J, Wang W, et al. Diabetic ketoacidosis at diagnosis influences complete remission after treatment withhematopoietic stem cell transplantation in adolescents with type 1 diabetes.Diabetes Care, 2012, 35 (7): 1413-9.

21. Bodmer M, Meier C, Krähenbühl S, et al. Long-term metformin use is associated with decreased risk of breast cancer. Diabetes Care, 2010, 33 (6): 1304-1308.

22. Suissa S，Azoulay L，Dell'Aniello S，et al. Long-term effects of insulin glargine on the risk of breast cancer.Diabetologia，2011，54（9）：2254-2262.

23. Ruiter R，Visser LE，van Herk-Sukel MP，et al. Risk of cancer in patients on insulin glargine and other insulin analogues in comparison with those on human insulin：results from a large population-based follow-up study.Diabetologia，2012，55（1）：51-62.

（承解静）

第二节 高渗性高血糖状态

一、基本概念

高渗性高血糖状态（hyperosmolar hyperglycemic status，HHS）与 DKA 一样同属糖尿病高血糖危象（hyperglycemic crises in patient with diabetes）。HHS 是因严重高血糖导致的血浆高渗透压、严重脱水和进行性意识障碍为特点的临床综合征。该综合征于 1957 年由 Sment 和 Schwartz 首先报道。虽然大多数患者有不同程度的神经精神症状，但并不是所有患者都会发生昏迷，而且有部分患者可以出现酮症以及酸中毒，所以 HHS 已代替以往所称的"高渗性非酮症糖尿病昏迷"（hyperosmolar nonketotic diabetic coma）/ 或"糖尿病非酮症高渗性综合征"（nonketotic hypersmolar diabetic syndrome，NHDS）。HHS 与 DKA，糖尿病乳酸性酸中毒，糖尿病低血糖昏迷通称为糖尿病的四大严重并发症。HHS 和 DKA 是糖尿病以高血糖为特征的最严重的急性代谢并发症，HHS 发病率低于 DKA，国内外文献报道 HHS 与 DKA 之比为 1：6～10，多发生于那些已有数周多尿、体重减轻和饮食减少的大于 60 岁的老年 2 型糖尿病患者，但各年龄组和 1 型糖尿病均可发病，男女发病率大致相同，约 2 / 3 患者有糖尿病病史，随着 2 型糖尿病发生年轻化和对本病的认识提高，HHS 在肥胖的青少年 2 型糖尿病患者中发病的报道亦增高。中国缺乏全国性的有关高血糖危象的流行病学数据，华西医院 1996～2005 年间内分泌科住院糖尿病患者急性并发症 10 年间的平均发生率为 16.8%，总体上呈逐年上升趋势。在因急性并发症入院的具体原因中，DKA 最常见，占 70.4%，低血糖和 HHS 所占构成比分别为 15.2% 和 12.2%，乳酸性酸中毒仅占 2.2%。临床上常有严重高血糖基本无酮症酸中毒、高血浆渗透压、严重脱水和进行性意识障碍等神经系统表现。HHS 虽然是较少见的急性并发症，但病死率高。临床医生要提高对本病的认识，予以及时诊断和有效的治疗。

二、常见病因

1. 应激状态 包括各种感染（如呼吸道感染，泌尿道感染，消化道感染，皮肤感染等）、急性心脑血管病、手术、外伤、妊娠、分娩。

2. 药物 ①降糖药物应用不规范：糖尿病患者突然中断胰岛素治疗或胰岛素剂量不足。②某些影响糖代谢药物的应用：因疾病需用糖皮质激素而无相应胰岛素保护，因疾病需用较大剂量脱水剂、利尿剂如噻嗪类和呋塞米、免疫抑制剂，还有近期报道精神分裂症药物奥氮平可诱发 HHS 等。

3. 高糖输入与摄入 包括大量输入葡萄糖、长期静脉内营养支持，或大量摄入含糖饮料，尤其在不知有糖耐量异常时突然增加较大的糖负荷。

4. 原发失水过量和脱水 如严重呕吐，腹泻，大面积烧伤，血液或腹膜透析过度等。

5. 其他 ①血糖清除能力下降：如急慢性肾衰竭，糖尿病肾病等对血糖清除能力下降，可成为诱因。②饮水减少：因胃肠疾病或口渴、中枢异常而不能摄入足量所需液体，可诱发本病。

三、发病机制

HHS 的基本病因为胰岛素相对缺乏和液体摄入减少。HHS 时胰岛素只是相对缺乏，但足以抑制脂肪分解和酮体生成，故主要为血糖的明显升高，高血糖的渗透性利尿作用致血容量不足，如补液不充分或由于患者主动饮水能力障碍和其他因素造成机体的严重脱水，血浆渗透压将逐渐升高，最终导致 HHS。脑细胞是最容易受累的细胞，在高血糖、高血钠、失水造成的高渗状态下及由此造成的血循环不良、组织缺氧时，脑细胞脱水、缺氧，导致一系列中枢神经系统的临床表现。

1. 胰岛素缺乏伴高血糖 HHS 时，由于胰岛素缺乏，肝脏生成葡萄糖迅速增加（糖原分解和糖异生）并且周围组织对葡萄糖的利用减少（糖酵解、脂肪酸和糖原合成），是高血糖的主要原因。血浆葡萄糖浓度超过肾糖阈（10mmol/L），尿中出现葡萄糖。尿中葡萄糖含量越多，尿量亦越多。高血糖的渗透性利尿作用，使血容量减少，血糖浓度更显升高，如补液不充分患者高血糖更加重。

2. 升血糖激素水平升高致高血糖、高血钠症伴严重脱水 HHS 时渗透性利尿或主动饮水能力障碍并在感染等病因作用下，胰岛素分泌进一步减少，对抗胰岛素的激素如皮质醇、儿茶酚胺、胰高血糖素等升血糖激素的分泌增加，更使血糖升高；高血糖造成细胞外液高渗状态，持续性渗透性利尿加重脱水和血容量减少，形成细胞内外严重脱水。一般脱水量为 10%~15%，严重者可达 25%。严重脱水状态可出现高血钠，加之血容量的减少可有继发性醛固酮和皮质醇升高，引起钠潴留。高血钠使原有葡萄糖高渗状态进一步加重。细胞外液高渗状态使得血浆渗透压高达 330~460mOsm/(kg·H₂O)。

3.HHS 与 DKA 发病机理差别 HHS 与 DKA 均为胰岛素缺乏而引起的糖尿病急性并发症，DKA 主要表现为高血糖、酮症、酸中毒等；HHS 以严重高血糖，高渗透压，精神神经症状为特征。这些代谢紊乱导致临床表现的差异可能在于：HHS 时胰岛素只是相对缺乏，机体分泌的胰岛素足以抑制脂肪分解、酮体生成，但不能抑制糖异生，所以主要为血糖的明显升高；而 DKA 是机体分泌胰岛素严重缺乏，既不能抑制糖异生也不能抑制酮体生成，所以，除了高血糖外还会出现酮症、酸中毒等。

四、临床特征

HHS 的临床表现可以从轻度高渗伴轻微的中枢神经系统症状至严重高渗伴昏迷不等。较常见的症状有：

1.发病年龄 多见于 60 岁以上的老年人，1/3 患者过去无糖尿病病史，或虽有糖尿病而不需要用胰岛素治疗，对于肥胖的青少年 2 型糖尿病患者，出现脱水和精神症状，也应警惕此病，Pinhas-Hamiel 报道 1 例 16 岁西班牙裔男孩，急诊就医时诊断为新发 2 型糖尿病合并 HHS。

2.严重的脱水症 HHS 起病隐匿，从发病到出现典型临床表现一般为 1 ~ 2 周，偶有急性起病。患者在起病前数天至数周可逐渐出现烦渴、多饮、多尿、乏力、食欲减退、呕吐等症状，早期常因为症状不明显而被忽视，出现严重的糖代谢紊乱症状才就诊，极度口渴，明显多尿，以致出现严重的脱水症，如皮肤干燥及弹性减退、眼球凹陷、舌干裂、体重减轻、心率加快、血压低、休克等。

3.神经系统症状 患者常有不同程度的神经、精神症状，患者意识水平主要取决于血浆渗透压的程度，通常患者血浆有效渗透压大于 320mOsm /（kg·H₂O）时，即可出现神经系统症状如淡漠、嗜睡等，当血浆有效渗透压大于 350mOsm /（kg·H₂O）时，有定向力障碍、癫痫样抽搐，还可出现局部神经症状，如偏盲和偏瘫及昏迷。这些表现提示患者出现代谢性脑病，经治疗大多可恢复正常，但少数患者可能会在 HHS 纠正后一段时间内存在中枢神经系统损害的表现。Tiamkao 报道，21 例 HHS 伴单纯部分癫痫发作，HHS 确诊时间 1 ~ 14d，平均 5d，提示 HHS 诊断易被延误。所以当患者有单纯癫痫样发作或神经精神样症状时，要提高对 HHS 的警惕以及时做渗透压测定以明确之。

4.伴发疾病的临床表现 患者可有原基础疾病（如高血压、心脏病、肾脏疾病等）以及并发症（如急性心肌梗死、脑卒中、血管栓塞、败血症、肺炎等感染）的相应症状和体征。若同时存在 DKA 或乳酸性酸中毒可出现相应表现。

5.较少见的症状 横纹肌溶解症，其主要临床特征为血中肌酸激酶水平明显升高并有血、尿中肌红蛋白水平升高，患者可有肌痛、全身乏力、发热、恶心、呕吐、酱油色尿等临床表现。Kilbane 报道 2 例青少年新发的 2 型糖尿病，起病后出现 HHS 以及以横纹肌溶解为特点的恶性高热样综合征（malignant hyperthermia-like syndrome，MHLS），死亡率达 50%。

6.体格检查　体检可有脱水症，严重者出现休克，但因脱水严重，体表可以无冷汗；呼吸快而浅，无酮味，常有神经系统体征如眼球震颤、失语、幻视、轻偏瘫，Babinski（＋）等，可能因脱水继发大脑皮层或皮层下损害所致，经有效治疗后均可恢复。半数患者有意识模糊，有 10% 的患者发生昏迷。

五、辅助检查

1.尿常规　尿常规检查对于急诊就医的 HHS 的初筛能够提供重要的信息；尿糖通常呈强阳性，有的患者可因肾功能受损导致肾糖阈升高，尿糖可不太高，但尿糖阴性者罕见，尿比重增高和尿渗透压升高（尿糖约占尿渗透压的 50%）。HHS 患者尿酮体呈阴性或弱阳性。尿中如有蛋白及管型，则提示肾小管功能可能受损。

2.血液检查　最显著的特征是高血糖、高血渗透压和肾前性氮质血症。血酮体正常或略高，一般不大于 4.8mmol／L（50mg／dL）。

（1）血糖：常在 33.3mmol／L（600mg／dL）以上。

（2）血电解质：①血钠可正常、增高或降低，因血糖每升高 5.6mmol／L，血钠下降 1.6mmol／L 左右，HHS 时存在严重高血糖，可造成体内血钠水平假性降低。血钠的下降通常是由于高血糖造成高渗透压，使细胞内的水转移至细胞外稀释所致。如果高血糖患者血钠浓度增加则提示严重水丢失。②血钾多正常。由于细胞内钾移向细胞外，但体内总血钾是缺乏的。③血磷和镁可正常。

（3）血 BUN、Scr：血 BUN 和 Scr 均升高，以 BUN 增高更明显。若血 Scr 显著升高则提示有肾实质病变。

（4）酸碱平衡紊乱：半数患者有轻度的代谢性酸中毒，表现为血清 HCO_3^- 轻度下降（>15mmol／L）、阴离子间隙正常或轻度增大（增多的阴离子主要为乳酸、酮酸等有机酸根，也包括少量的硫酸及磷酸根），pH 值下降（多大于 7.3）。

（5）渗透压：溶质均以 mmol／L 为单位，则计算公式为血浆总体渗透压 $[\text{mOsm}/(\text{kg}\cdot H_2O)]=2([Na^+]+[K^+])+$ 血糖 $+BUN$。因 BUN 能自由通过细胞膜，不构成细胞外液的有效渗透压，略去 BUN 即为有效血浆渗透压，即血浆有效渗透压为 $2([Na^+]+[K^+])+$ 血糖。

（6）血常规：可有白细胞增高，无感染时也可达 $15\sim30\times10^9／L$，尤以中性粒细胞增高较显著，血红蛋白、红细胞容积可增高。

六、诊断思路

对于来急诊就诊的每一位意识障碍或精神症状者，不论有无糖尿病史，均要排除本病，立即测手指血糖并同步测静脉血糖、电解质、尿素氮等以计算血浆渗透压，同时作有关检查如血气、血酮体、EKG、脑 CT 等，以除外 HHS 和糖尿病其他急性并发症。

1. 病史　有上述相关病因及诱因，尤其是无糖尿病史者要仔细讯问病史。

2. 临床表现　见上述临床特征。

3. 辅助检查　①血糖检查大于 33.3mmol / L（600mg / dL）；②有效血浆渗透压 ≥ 320mOsm /（kg·H_2O）；③尿酮体阴性或弱阳性。

根据以上 3 项检查本病诊断基本成立。还要检查血气分析、电解质测定、血乳酸和酮体、尿常规、血常规，必要时行心电图、脑 CT 等。

七、救治方法

血容量不足和高血糖是 HHS 和 DKA 的共同主要特征。因此在补液和胰岛素应用这两方面有相似之处。

由于 HHS 患者的病程长，液体丢失和脱水的状况较 DKA 更加显著，而高渗状态引起的脑细胞脱水是威胁患者生命的主要原因，单纯补液即可使血糖每小时下降 1.1mmol / L（20mg / d），可使血浆渗透压下降，减轻脑细胞水肿，因此补液是救治 HHS 最为重要的措施；而 HHS 基本无酸中毒或仅轻微酸中毒，故对胰岛素的需要量较 DKA 为少。

1. 补液　是抢救 HHS 的最为重要的措施。

（1）补液量：视病人实际脱水量计算，即以实际体重的 10% ~ 12% 估算，相应的补液量为 6 ~ 10L / d 或 15 ~ 20mL /（kg·h）计算。

（2）补液种类：①临床常使用生理盐水（NS），虽然 NS 为等渗液，其渗透压为 308mOsm /（kg·H_2O），对于 HHS 患者血浆高渗状态而言为低渗，故一般不用低渗液体。②有报道：口服补充的纯水实质为低渗液，可减少静脉补液量，减轻心脏负担，尤其适合老年有心脑血管并发症者，昏迷患者可置胃管，鼻饲温开水 200 ~ 250mL / 次，鼻饲总量可达全日总补液量的 1 / 3 ~ 2 / 5。③补充胶体液：当患者处于休克，在补充 NS 的同时也可补充胶体液。④补 5% 葡萄糖液：当血糖降至 16.7mmol / L 时，可改用 5% 葡萄糖液并加对抗量胰岛素。5% 葡萄糖的细胞渗透压为 278mmol / L，而 5% 葡萄糖盐水的渗透压为 586mmol / L，因此在早期不应用 5% 葡萄糖盐水以免加剧高血糖、高渗状态。

（3）补液速度：若无心脏疾患，应遵循先快后慢原则，也可参考脱水程度与尿量。通常开始 2 小时内补液 1000 ~ 2000mL，头 12h 补液量为输液总量的 1 / 2，再加当日尿量，其余在后 12 小时给予。

（4）补液注意事项：①补液总量要个体化；②补液期间密切监测血流动力学和心、肾功能，心率，血压，尿量，中心静脉压等。③在第 1 个 24 小时内应纠正体液不足，但每小时血浆渗透压变化应 <3mOsm /（kg·H_2O）。有心脏病、肾功能不全的病人，尤其要密切监测血浆渗透压以及时评价心功能、肾功能、精神状态，注意水负荷过量。④感染和各种应激因素是诱发 HHS 最常见的诱因，应及时对该类患者实施有效的治疗措施，并密切

监测血浆渗透压，防止并发 HHS。如糖尿病患者同时合并急性脑血管意外需用脱水剂时，最好在高渗纠正后再使用，也可同时置胃管，边补足水分边用脱水剂。

2. 胰岛素应用　目前多采用小剂量胰岛素持续静脉滴注治疗方法：可先静脉推注胰岛素 5 ~ 10U，继续用小剂量胰岛素疗法，由于 HHS 患者一般对胰岛素比 DKA 患者敏感，通常所需的胰岛素剂量比 DKA 时少。

（1）血糖 >16.7mmol / L 时，静脉或皮下给予胰岛素，先给予 5 ~ 10U 的胰岛素静脉注射，随后成人通常用 3 ~ 7U / h 的速度持续静脉滴注，血糖每小时下降以 3.9 ~ 6.1mmol / L（70 ~ 110mg / dL）为佳。若最初 2 小时内血糖下降 <2.2mmol / L（40mg / dL），而脱水基本纠正，提示有胰岛素抵抗，则胰岛素剂量需加倍。

（2）当血糖下降达 16.7mmol / L（300mg / dL），血浆渗透压 <330mOms /（kg·H_2O）时，改用 5% 葡萄糖或糖盐水（血钠低于正常者）以防低血糖：胰岛素（U）：葡萄糖（g）=1 ： 2 ~ 1 ： 4 给药；小剂量胰岛素下调至 0.05U /（kg·h）持续静脉点滴，使血糖维持在 11.1mmol / L 左右，当正常饮食时，可过渡到平日原有治疗量，但在停止静脉滴注胰岛素前 1 小时，应该皮下应用 8U 左右短效胰岛素，以防血糖反跳。

3. 纠正电解质、酸碱紊乱

（1）补钾。HHS 时，患者丢钾严重，通常达 5 ~ 10mmol / kg，因为高血糖引起渗透性利尿，胰岛素的使用和部分酸中毒纠正后血 pH 值升高，K^+ 进入细胞内，血容量补充后尿排钾也增加。因此，只要患者血钾不高，有尿，治疗开始即可补钾，治疗过程中监测血钾水平、尿量及心电图，并及时调整用量，防止高血钾。具体可参阅 DKA 章节。

（2）对于合并 DKA 的患者，应按 DKA 治疗原则纠正酸中毒。

4. 去除和防治诱因　HHS 最常见的是各种感染和各种应激因素，应积极寻找病源以及时祛除诱因。

5. 防止并发症　HHS 最常见并发症有低血糖、脑水肿、低钾血症、转换皮下注射胰岛素时高血糖反复。

参考文献

1.Murase Y，Imagawa A，Hanafusa T.Sick-day management in elderly patients with diabetes mellitus.Nihon Rinsho，2006，64（1）：124-127.

2.Pinhas-Hamiel O，Chernausek SD，Zeitler P.Acute necrotizing pancreatitis in an adolescent with type 2 diabetes.Curr Opin Pediatr，2006，18（2）：206-208.

3.Kitabchi AE，Umpierrez GE，Miles JM，et al. Hyperglycemic crises in adult patients with diabetes.Diabetes Care，2009，32（7）：1335-1343.

4.陈雪峰，余叶蓉.华西医院 1996-2005 年住院糖尿病患者并发症及伴发症患病情况.中国糖尿病杂志，2009，8：597-600.

5. 陈雪峰，余叶蓉. 华西医院 1996-2005 年糖尿病住院患者入院原因分析. 中国循证医学杂志，2008，8（7）：525-528.

6. Ahuja N，Palanichamy N，Mackin P，et.al.Olanzapine-induced hyperglycaemic coma and neuroleptic malignant syndrome：case report and review of literature.J Psychopharmacol，2010，24（1）：125-130.

7. Venkatraman R，Singhi SC.Hyperglycemic hyperosmolar nonketotic syndrome.Indian J Pediatr，2006，73（1）：55-60.

8. Tiamkao S，Pratipanawatr T，Tiamkao S，Seizures in nonketotic hyperglycaemia.Seizures，2003，12（6）：409-410.

9. Hollander AS，Olney RC，Blackett PR，et.al.Fatal malignant hyperthermia-like syndrome with rhabdomyolysis complicating the presentation of diabetes mellitus in adolescent males.Pediatrics，2003，111（6）：1447-1452.

10. Kilbane BJ，Mehta S，Backeljauw PF，et.al.Approach to management of malignant hyperthermia-like syndrome in pediatric diabetes mellitus.Pediatr Crit Care Med，2006，7（2）：169-173.

11. Chaudhuri A，Umpierrez GE.Oxidative stress and inflammation in hyperglycemic crises and resolution with insulin：implications for the acute and chronic complications of hyperglycemia.J Diabetes Complications，2012，26（4）：257-258.

12. Perel P，Roberts I.Colloids versus crystalloids for fluid resuscitation in critically ill patients.Cochrane Database Syst Rev，2012，13：CD000567.

13. Bauer M，Kortgen A，Hartog C，et al. Isotonic and hypertonic crystalloid solutions in the critically ill.Best Pract Res Clin Anaesthesiol，2009，23（2）：173-181.

14. De Beer K，Michael S，Thacker M，et al. Diabetic ketoacidosis and hyperglycaemic hyperosmolar syndrome-clinical guidelines.Nurs Crit Care，2008，13（1）：5-11.

15. 承解静. 经胃肠内补液治疗脑梗死合并糖尿病高渗性昏迷 65 例临床观察. 中华临床新医学，2003，3（1）：27.

（承解静）

第三节　低血糖昏迷

一、基本概念

低血糖症（Hypoglycemia）是一组由各种病因引起的血中葡萄糖浓度过低，通常

<2.8mmol／L，临床以交感神经兴奋和／或神经系统异常为主要表现的综合征。低血糖症时的临床表现与血糖水平并不相关，严重时可出现低血糖昏迷，甚至导致死亡。近有报道：在急诊182例急性昏迷患者中，低血糖昏迷占13.2%，医生接诊时由于患者处于昏迷状态，无法从患者处获得病情的信息，有时陪伴家属也不能提供准确信息，给诊断带来困难；且低血糖昏迷是临床最常见的内分泌急症，故临床医师应引起特别重视。

二、常见病因

低血糖症病因复杂，分类方法也很多。如按进展速度可分为急性、慢性低血糖症；按其病因可分为器质性、功能性及外源性低血糖症；按其发生与进食关系可分空腹或餐后低血糖症等。

临床上最常见的低血糖症病因是糖尿病低血糖（是指糖尿病患者在药物治疗过程中发生血糖过低的现象），其他均属少见。根据临床诊断思路将病因归纳如下：

1. 药物性

（1）降糖药：用胰岛素和口服降糖药（主要指促胰岛素分泌剂）。

（2）非降糖药：①影响胰岛素降解：水杨酸钠、抗精神病药物、酚妥拉明、抗组胺类；②影响肝糖原生成及糖异生：β-受体阻滞剂，酒精性（饮酒后）；③破坏胰岛β细胞：杀鼠药等；④机理尚不明：某些抗生素如喹诺酮类等。

2. 胰岛素分泌增多

（1）早期糖尿病（胰岛β功能失调）特征：①可有糖尿病家族史；②常有超重或肥胖；③OGTT符合糖尿病标准或IGT阳性；④游离胰岛素可升高。

（2）胰岛β细胞功能亢进：胰岛素瘤：Graham于1927年首先描述胰岛素瘤（insulinoma），文献报道年发生率为1／25000，大多属良性腺瘤（占90%以上），极少为多发性内分泌腺瘤1型（MEN1）。国外文献报道，MEN1型中胰岛细胞瘤常为多发且易复发，提示即使手术后同样应当进行密切随访，警惕手术可能遗漏的微小胰岛细胞瘤以及术后新发生胰岛细胞瘤导致低血糖再次发生。胰岛β细胞增生症及胰腺癌极少。

（3）胰外肿瘤：根据肿瘤起源可以分为二大类。①间质组织肿瘤：包括间皮瘤、平滑肌肉瘤、横纹肌肉瘤、纤维肉瘤、神经纤维肉瘤等；②上皮组织肿瘤：肝癌、胰胆管肿瘤、胃肠肿瘤、肺支气管癌、卵巢癌、肾上腺皮质肿瘤等。

3. 对抗胰岛素的激素分泌减少 垂体前叶功能减退（TSH、ACTH、GH等）；甲状腺机能减退（甲状腺激素可促进葡萄糖吸收）；肾上腺皮质功能减退（Addison病时糖皮质激素、肾上腺素分泌减少，肝糖分解减少，糖异生减少）；胰岛α功能减退（胰升糖素下降）。

4. 全身性疾病 严重肝、肾、心功能不全和严重感染可致机体缺氧、胰岛素降解减慢、胰岛素半衰期延长。

5. 其他 胃大部切除术后低血糖；特发性或功能性低血糖；进食少；自身免疫性低血

糖；糖代谢酶遗传病等。

三、发病机制

正常人血糖波动于 3.9 ~ 8.3mmol / L 之间，并保持平衡，是受内分泌激素、神经、肝脏的自身调节。肝脏是葡萄糖代谢的主要场所和参与血糖调节各种激素作用的靶器官，也是对低血糖生理反应进行综合处理的器官。肠道中的葡萄糖吸收在餐后 5 ~ 6 小时停止，储存在肝脏内的糖原有限，仅为 80 ~ 100g，仅能维持血糖正常水平数小时，生成的葡萄糖主要供脑组织使用，以后体内葡萄糖主要来源于肝脏、肾脏中的糖异生（包括来自于肌肉和脂肪组织的糖异生的前体）来维持血糖水平。

正常人体下丘脑、胰岛、肝脏中均有血糖感受器，血糖降至 4.5mmol / L 左右时，胰岛停止分泌胰岛素；血糖降至 3.6 ~ 3.9mmol / L 时，腺垂体促肾上腺皮质激素释放，升糖激素分泌增加；血糖在 2.8 ~ 3.0mmol / L 时，出现交感神经兴奋症状而感知低血糖，从而进食而防御低血糖；如血糖进一步降低，中枢神经系统缺乏葡萄糖作为能量供应，即出现中枢神经系统异常表现。

根据低血糖不同的原因，也有特殊的致病机制，如胰外肿瘤性低血糖，除葡萄糖利用增加外，尚有肿瘤分泌类胰岛素样物质。

四、临床特征

低血糖症的临床表现与低血糖的病因、低血糖时血糖水平、血糖的下降速度有关。血糖快速下降，患者血糖在正常范围甚至较高水平时即可出现明显的临床表现，长期慢性低血糖者，因对低血糖有一定的适应能力，临床表现可不明显，夜间低血糖常常难以发现，有些病人频发低血糖后，可表现为无先兆症状的低血糖昏迷。低血糖时所有临床表现均缺乏特异性。常见表现如下：

1. 交感神经症状　交感神经兴奋，如心悸、乏力、震颤、焦虑、苍白、出汗、饥饿感、感觉异常等。

2. 中枢神经症状　如精神行为异常、认知障碍、意识改变、抽搐和昏迷等，若低血糖严重可导致死亡。

3. 不同病因低血糖的特点　详见下述的诊断思路。

五、辅助检查

1. 血糖　血糖测定是诊断低血糖症最基本的检查，临床出现疑似低血糖症的症状和 / 或体征时是测定血糖的最佳时机，用动态血糖监测有助于发现无症状性低血糖症。

低血糖症诊断标准：①非糖尿病患者：<2.8mmol / L；②糖尿病患者（用降糖药者）：≤ 3.9mmol / L。

2. 血清胰岛素　低血糖症发作时存在胰岛素分泌过多的证据,是低血糖症鉴别病因的关键。所以低血糖症发作时测定血清胰岛素对低血糖症的鉴别诊断非常重要。

(1)血糖 <2.8mmol/L 时,胰岛素浓度 >6μU/mL(放射免疫法)或 >3μU/mL[免疫化学发光法(ICMA)]提示为胰岛素分泌过多的低血糖。

(2)血糖 <2.8mmol/L 时,相应胰岛素浓度 <5μU/mL,提示为非胰岛素分泌过多的低血糖。

3. 血清 C 肽　低血糖时,C 肽 >200pmol/L(ICMA),提示内源性胰岛素分泌过多。

4. 72 小时饥饿试验　72 小时饥饿试验为低血糖症的经典诊断试验。

(1)适应证:有明确的低血糖发作病史,但就诊时无发作,且随访数次血糖皆正常者。

(2)方法:停用所有不必要的药物;记录开始禁食的时间;试验期间可进食不含热卡和咖啡因的饮料并在室内适当的活动;禁食后每 6 小时取外周血样测定血浆葡萄糖、血清胰岛素、C 肽,血糖 <3.3mmol/L 后,每 1~2 小时测 1 次,血糖 <2.8mmol/L 且患者出现低血糖临床表现时即结束试验;禁食结束时,再取外周血血糖、胰岛素、C 肽,必要时可测皮质醇、生长激素、胰高血糖素;禁食后 72 小时未出现低血糖也结束该试验。

(3)胰岛素分泌过多的标准:应根据同一时间测定的血糖和胰岛素或 C 肽水平来判断。见上述。

5. 其他　电解质,肝、肾功能监测;必要时测腺垂体功能、肾上腺皮质功能、甲状腺功能等。血糖 <2.8mmol/L 时,血皮质醇 <18μg/dL 提示肾上腺皮质功能低下;生长激素(GH)<5μg/L 提示 GH 缺乏可能。

6. 肿瘤定位检查　怀疑胰岛素瘤时可选用。

(1)B 超检查:方便、非创伤性、检查费用低,为临床首选。术前经腹超声检查敏感性低,阳性率约 30%;近年用内窥镜超声,国外文献报道敏感性可达 95%,国内报道约 70%;术中超声检测成功率可进一步提高。

(2)CT 检查:方便、非创伤性,为常规术前定位方法,阳性率仅 60%~70%,目前用螺旋超薄 CT 及动态灌注 CT 使阳性率明显提高。北京协和医院报告近两年 CT 检查阳性率可达 95%。

(3)动脉造影:曾认为是胰岛素瘤定位的金标准,敏感性为 50%~62%。但为创伤性,且费用高,临床不常用。

(4)奥曲肽扫描:CT 检查阴性者奥曲肽扫描阳性率约为 50%。北京协和医院、上海华山医院开展该项检查。

六、诊断思路

低血糖症的病因诊断是关键,所以低血糖症诊断分两个方面。

（一）诊断要点

仔细简要的病史采集是发现低血糖症的关键，血糖检查不但是昏迷病人的常规检查，对有精神症状、交感神经兴奋症状者也应列为常规检查。

1. 无糖尿病史 应根据 whipple 三联症确定低血糖症诊断，即：①低血糖症的临床表现；②血糖＜2.8mmol／L；③补充葡萄糖后血糖升高，同时临床表现改善。

2. 有糖尿病史（接受降糖治疗者） 血糖＜3.9mmol／L 即可明确。糖尿病低血糖的可能病因：

（1）与药物无关：①过量运动包括时间过长；②情绪不稳或精神紧张；③过多饮酒，尤其是空腹饮酒；④妊娠期妇女在分娩结束后或在哺乳时。

（2）与药物有关：①用胰岛素或口服降糖药（主要指促胰岛素分泌剂）使用不当或过多；②食物摄入不足，但没有及时减少降糖药；③合用与降糖药有协同作用的药物，如阿司匹林、β - 受体阻滞剂、抗凝血药双香豆素、复方新诺明、雌激素、黄体酮、口服避孕药；④肾功能减退，导致胰岛素或降糖药物在体内积蓄。

（二）明确低血糖病因

临床上最常见的低血糖症病因是糖尿病低血糖，其他均属少见。常见的不同病因低血糖诊断思路：

1. 糖尿病低血糖特点 糖尿病低血糖是指糖尿病药物治疗过程中发生血糖过低的现象，糖尿病低血糖也是糖尿病患者血糖控制达标的主要障碍。

（1）血糖≤3.9mmol／L 就属低血糖范畴。

（2）有糖尿病史以及降糖药物应用不当，或进食少、运动量增加、饮酒后、合并肾功能不全等。可引起低血糖的降糖药物有胰岛素、磺脲类和非磺脲类胰岛素促泌剂、GLP-1 激动剂，其他种类的降糖药物单独使用时一般不会导致低血糖，但其他降糖药物和上述药物合用也可增加低血糖发生的风险。

（3）糖尿病患者常伴有自主神经功能障碍，影响机体对低血糖的反馈调节能力，增加了严重低血糖发生的风险。同时，低血糖也可能诱发或加重患者自主神经功能障碍，形成恶性循环。

2. 肝源性低血糖特点 ①有严重肝脏疾病史，如重症肝炎、肝硬化后期、重症脂肪肝、肝癌等；②有肝病的临床表现，随肝脏疾病进展低血糖发作的程度和频率增加，随着肝脏疾病的好转而减轻；③有明确低血糖而无胰岛素分泌过多的依据，但有肝功能异常的依据。

3. 胰外肿瘤性低血糖特点 ①引起低血糖的胰外肿瘤可分两大类：间质组织和上皮细胞肿瘤。间质组织肿瘤来源于中胚层，包括纤维肉瘤、间皮瘤、平滑肌肉瘤；上皮组织肿瘤常见于肝癌、胰腺肿瘤、肺癌、卵巢癌、消化道类癌等。②有低血糖的临床表现，多为空腹低血糖。③有明确低血糖而无胰岛素分泌过多的依据，如血中胰岛素样生长因子 II （insulin like growth factor，IGF-II）增加有助于诊断。

4. 酒精性低血糖特点　①有大量饮酒史，有两种情况，一为餐后酒精性低血糖症，见于饮酒后 3 ~ 4 小时，为刺激胰岛素分泌所致；另一为空腹大量饮酒后不吃食物，在储存的肝糖源耗竭之后出现低血糖症，多在饮酒后空腹 8 ~ 12 小时，常有慢性肝病史。②低血糖症临床表现容易被醉酒状态掩盖。③有明确低血糖而无胰岛素分泌过多的证据；低血糖症发作时，血中酒精浓度可达 450mg / L；可伴代谢性酸中毒、酮尿或酮血症。

5. 内分泌疾病致升糖激素分泌不足性低血糖症特点　①有垂体功能减退或肾上腺皮质功能减退或甲状腺功能减退等病史；②有低血糖及上述疾病的临床表现，随着激素替代治疗低血糖可治愈；③有明确低血糖而无胰岛素分泌过多的证据；低血糖发作时同时测定升糖激素如皮质醇、生长激素、胰高血糖素、甲状腺激素均低于正常。

6. 胃部手术后低血糖特点（又称迟发倾倒综合征，Late dumpling syndrome）　①有胃切除术史；②低血糖症常于餐后 2 ~ 3 小时发生；③有明确低血糖而无胰岛素分泌过多的证据。

7. 胰岛素瘤特点　①病史：反复发作低血糖史，初发时血糖 ≥ 2.8mmol / L 即可出现典型症状。久病者血糖 <1.1mmol / L 也可能无症状，即出现无症状性低血糖症。②低血糖特点为：起病缓慢，反复发作，进行性加重；常伴有复视或视物模糊，久病后常影响智力、记忆力、定向力等。③关键是低血糖发作时存在胰岛素分泌过多的证据。血糖的测定：症状发作时血糖明显低于正常；胰岛素、C 肽测定：同步测定血糖和胰岛素、C 肽水平，提示存在内源性胰岛素分泌过多；72 小时饥饿试验：35% 胰岛素瘤患者在 12 小时内出现低血糖症、75% 在 24 小时内出现低血糖、92% 在 48 小时内出现低血糖而结束测试；胰岛素自身抗体阴性；肿瘤定位：可有助于诊断。

七、救治方法

1. 低血糖发作时紧急处理

（1）葡萄糖应用：最为快速有效。①病情轻者，口服葡萄糖水或进食含糖食物即可；②病情重即意识改变者，用 50% 葡萄糖 50mL 静脉注射，并静脉滴注 5% ~ 10% 葡萄糖，维持血糖正常较高水平（11.1mmol / L）。保证每小时进 10% 葡萄糖 100mL，直到能正常进食再停止静脉补充葡萄糖。

（2）其他药物：①糖皮质激素：临床一般不需用；②胰高血糖素：可快速有效升高血糖，但维持时间较短，常用剂量为 1mg，皮下、肌肉或静脉注射均可，用于严重低血糖患者，但临床不易获取。

（3）注意事项：①血糖已正常或较高水平时，若患者仍然有意识障碍应注意是否存在并发症，如并发脑血管意外等；②对糖尿病患者，要预防低血糖症昏迷的发生。

2. 病因治疗　及时寻找和确定病因，并针对病因进行治疗。在病因去除前可通过多次进食预防低血糖症的发作。

八、最新进展

（一）低血糖症的病因分类

现介绍美国内分泌协会 2009 年公布的关于《成人低血糖症评估和处理的临床诊治指南》中推荐的低血糖症分类法：

1. 一般状况差需要药物治疗者 ①药物性。胰岛素、促胰岛素分泌剂如磺酰脲类、酒精等；②严重的系统性疾病：严重肝、肾、心功能不全，败血症，食物缺乏等；③内分泌疾患导致升糖激素缺乏：皮质醇、胰高血糖素和肾上腺素缺乏；④胰外肿瘤。

2. 一般状况良好需要药物治疗者

（1）内源性胰岛素分泌过多：①胰岛素瘤；②功能性胰岛 β 细胞病（胰岛细胞增生症）：非胰岛素瘤性胰源性低血糖（NIPH）、胃旁路术后低血糖；③自身免疫性低血糖：胰岛素抗体或胰岛素受体抗体；④胰岛素促泌剂；⑤其他。

（2）偶发人为或蓄意的低血糖（accidental，surreptitious or malicious hypoglycemia）

（二）预防低血糖的最新策略

2013 年 4 月，美国糖尿病学会（ADA）和美国内分泌学会共同发布关于低血糖和糖尿病的相关报告。工作组再次确认了既往对糖尿病患者中低血糖的定义，回顾了低血糖对糖尿病患者短期和长期预后的影响，探讨了低血糖对治疗目标的启示意义，提供了预防低血糖的策略。该报告指出，低血糖定义为：血糖水平 ≤ 70 mg / dL（3.9 mmol / L）；假性低血糖定义为：糖尿病患者报告有低血糖某一典型症状，但血糖水平 >3.9 mmol / L。

专家们认为，预防低血糖的措施包括：①宣传教育；②饮食干预：确保摄入足够的能量、建议餐间和睡前吃零食、随时能获取容易吸收的碳水化合物、如能耐受可摄入中等量的黄嘌呤饮料；③运动干预：鼓励在运动前、运动过程中和运动后自测血糖、若运动前血糖 <140 mg / dL 建议摄入食物，运动后若血糖 >140 mg / dL 应补充能量；④药物治疗：调整胰岛素方案以维持目标血糖水平、应用速效胰岛素类似物降低餐间低血糖风险、应用基础胰岛素类似物降低夜间低血糖风险，若有需要可适当应用动态皮下胰岛素泵，也可考虑动态血糖监测；⑤血糖监测和设定血糖目标：鼓励餐前、睡前和出现症状时自测血糖、鼓励 14 ~ 17 时监测血糖且每周至少 3 次、餐前血糖目标水平定为 100 ~ 150mg / dL。

（三）美国住院患者血糖控制最新指南

低血糖一直是糖尿病治疗中困扰医患的难题，可能导致严重心脑血管意外乃至危及生命。Cryer 等指出：一次严重的医源性低血糖或由此诱发的心血管事件可能会抵消一生维持血糖在正常范围所带来的益处。2008 年的 ACCORD 研究也显示，严重低血糖与死亡发生风险相关。

2013 年 5 月 23 日，美国内科医师学院（ACP）发布了住院患者血糖控制指南，将住院患者的目标血糖水平适度宽松化，即血糖水平目标值应为 7.8 ~ 11.1mmol / L（140 ~ 200mg / dL），而非 <7.8mmol / L（140mg / dL），重症监护室患者更应注意，不要给予强化胰岛素治疗。ACP 临床政策主管 Amir Qaseem 指出，在内科或外科住院患者中，不论患者是否合并糖尿病，血糖水平升高的现象都很常见。高血糖症可导致并发症发生率和死亡率升高，并降低机体的免疫应答，延迟愈合及诱发心血管事件。但如果给予这些患者强化血糖治疗，严重低血糖发作比高血糖症更危险。因此，ACP 回顾了相关文献，认为目前无证据支持将住院患者血糖水平目标值定为 80 ~ 110 mg / dL；此外，即便将目标值定为 <140 mg / dL，其危害也大于获益。因此，ACP 最终将住院患者的目标血糖水平定为 140 ~ 200mg / dL。

参考文献

1.王兰香，彭强，潘赛英，等.急诊急救急性昏迷患者 182 例临床分析.中国实用医刊，2013，40（12）：115-116.

2.张国忠，虞晓红.喹诺酮类药物致血糖异常 107 例分析.中国基层医药，2010，17（4）：459-460.

3.Lemos MC，Thakker RV.Multiple endocrine neoplasia type 1（MENl）：analysis of 1336 mutations reported in the first decade following identification of the gene.Hum Mutat，2008，29（1）：22-32.

4.Kann PH，Balakina E，Ivan D，et al. Natural course of small，asymptomatic neuroendocrine pancreatic tumours in multiple endocrine neoplasia type 1：an endoscopic ultrasound imaging study.Endocr Relat Cancer，2006，13（4）：1195-1202.

5.Cryer PE，Axelrod L，Grossman AB，et，al.Evaluation and management of adult hypoglycemic disorders：an Endocrine Society Clinical Practice Guideline.J Clin Endocrinol Metab，2009，94（3）：709-728.

6.Cryer PE，Davis SN，Shamoon H.Hypoglycemia in diabetes.Diabetes Care，2003，26（6）：1902-1912.

7.Action to Control Cardiovascular Risk in Diabetes Study Group，Gerstein HC，Miller ME，et al. Effects of intensive glucose lowering in type 2 diabetes.N Engl J Med，2008，358（24）：2545-2559.

（承解静）

第八章　神经系统急症

第一节　脑出血

一、基本概念

脑出血（intracerebral hemorrhage ICH）为脑实质内动脉或静脉及毛细血管破裂而造成的自发性脑实质内出血，是一种常见和多发的脑血管疾病。高血压是脑出血最常见的诱因。脑出血具有很高的死亡率和致残率。在世界范围内，脑出血的发生占所有卒中的20%，其中原发性脑出血的发生率为 10～40 / 100 万，男性发病率高；发病 30d 的死亡率为 32%～50%，其中在存活 3 个月的患者中，有独立生活能力的仅占 28%～35%。在我国，脑出血的死亡数与西方国家所报道的数据一致，2006 年脑出血的死亡人数在所有卒中死亡人数中占 41%，比日本高 1 倍。

二、常见病因

主要原因有高血压、淀粉样血管病、动静脉畸形、动脉瘤、海绵状血管瘤、静脉血管瘤、静脉窦血栓、颅内肿瘤、凝血障碍疾病、血管炎等。在西方国家，主要的病因之一是淀粉样变血管病，在 70 岁以上出现的脑出血患者中占 20%；在中国，主要的病因是高血压，但淀粉样血管病所占的比例也呈上升趋势。其他的危险因素，如长期大量的酒精消耗，血清中胆固醇水平偏低（<4.16mmol / L）、使用他汀类药物与脑淀粉样血管病出现的微出血等也可能增加脑出血风险。

三、发病机制

脑内基底节的壳核及内囊是高血压脑出血的最高发部位，约占到 70%，脑叶、脑干、小脑齿状核区各占 10%。尸解发现：深穿支动脉有粟粒状动脉瘤，发生频率依次为大脑中动脉深穿支豆纹动脉、基底动脉桥脑支、大脑后动脉丘脑支、供应小脑齿状核及深部白质的小脑上动脉分支等。病理检验可见出血侧半球肿胀、充血，血液可流入蛛网膜下腔或破入脑室系统；出血灶呈大而不规则空腔，中心充满血液或紫色葡萄浆状血块，周围是坏死脑组织，血肿周围的脑组织受压，水肿明显；血肿较大时可致颅内高压，使脑组织和脑室移位、变形，严重者形成脑疝。脑疝是各类脑出血最常见的直接致死原因。急性期过后血块溶解，吞噬细胞清除含铁血黄素和坏死的脑组织，胶质细胞增生，出血灶形成胶质瘢痕，进而形成中风囊。

四、临床特征

脑出血多发生在高血压控制不好，或未经系统治疗的高血压病，发病时血压明显升高，临床症状取决于出血部位和出血量。意识障碍的程度是判断病情轻重的主要指标。通常自发性脑出血常在 30 分钟内停止，20% ~ 40% 为活动性出血或早期再出血，24 小时内血肿仍继续扩大。其中高血压脑出血的常见特征是颈硬、抽搐、舒张压高于 110mmHg、呕吐、头痛。

1.基底节区出血　最多见，达 60% ~ 70%，其中壳核最多，占脑出血的 60%，丘脑占 10%，尾状核较少，共同特点：出血较多时均可侵及内囊。轻症：头痛、呕吐、轻度意识障碍、三偏征（病灶对侧偏瘫、偏身感觉缺失和偏盲）。优势半球可有失语。轻症一般出血量 30mL 以内。重症：出血量 30 ~ 160mL、突然发病、意识障碍、双眼凝视、两侧瞳孔不等大、偏瘫、病理征阳性。血液破入脑室或损伤丘脑下部、脑干可出现去脑强直、高热，最后死于枕骨大孔疝。

2.脑叶出血　占脑出血的 10%，即皮层下白质出血，出血部位以顶叶最多见，其次为颞、枕、额叶。因出血部位不同而临床症状不一样。

3.桥脑出血　占脑出血的 10%，多由高血压致基底动脉旁中央支破裂引起，可立即昏迷、四肢瘫、针尖大瞳孔、中枢性高热，多于数小时内死亡。小的基底动脉出血可引起闭锁综合征。小量出血表现为交叉性瘫或共济失调性轻偏瘫。

4.小脑出血　占脑出血的 10%，多发于一侧半球，突然出现站立不能、眩晕、呕吐、共济失调，压迫脑干可致昏迷、死亡。

5.脑室出血　占脑出血的 3% ~ 5%，多为继发性，即脑实质出血破入脑室，临床表现酷似蛛网膜下腔出血。

五、辅助检查

1.CT　怀疑脑出血时首选头颅 CT 检查，可确定血肿大小、部位、形态及是否破入脑室，血肿周围有无水肿带及占位效应，脑组织是否有移位等，有助于确诊及选择治疗方案。CT 动态观察可发现进展型脑出血。发病后 CT 即可显示新鲜血肿，为圆形或卵圆形均匀高密度区，边界清楚。左侧基底节出血延伸脑室见图 8-1A，丘脑出血见图 8-1B。

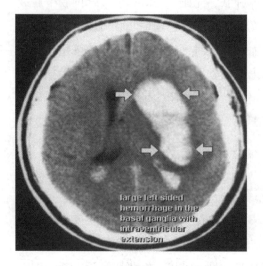

图 8-1A　左侧基底节出血延伸脑室

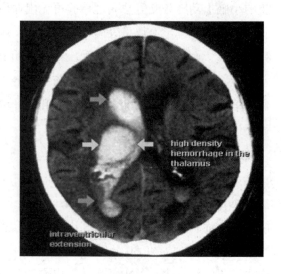

图 8-1B　丘脑出血

2. CT 灌注成像（CTP）　在同步观察血肿的大小、部位、周围水肿情况和脑组织的血流动力学变化方面，CTP 有明显的优势，是临床上一种实用的血流动力学检查方法。可应用非去卷积模型斜率法来计算血肿中心、血肿周围水肿带、水肿带外（距离水肿边缘1cm）以及远隔皮质区不同感兴趣区的脑血流量（CBF）、相对脑血容量（rCBV）、达峰值时间（PT）及各感兴趣区时间密度曲线（TDC）。所得的脑血流量可作为血肿周围组织的脑灌注损伤程度的一个评价标准。

3. CTA　作为无创、快捷、操作简单、价格低廉的一种影像学诊断技术，CTA 运用在脑出血血肿扩大的病因诊断上有很大作用，在临床颅内动脉瘤的诊断上可大部分取代DSA 造影检查。

4. MRI　对高血压急性脑出血病灶 CT 检查敏感，一般无需 MRI 检查；对脑干出血诊断 MRI 优于 CT，但急性期对幕上及小脑出血的诊断价值不如 CT。其他疾病合并脑出血时，可选择头颅 MRI 检查进一步明确诊断。

超急性期（＜24 小时）：表现为长 T1、长 T2 信号，与脑梗死、水肿不易鉴别。

急性期（24～48 小时）：为等 T1、短 T2。

亚急性期（3 天～2 周）：为短 T1、长 T2 信号。

慢性期（＞3 周）：长 T1、长 T2 信号。

5.DSA　怀疑血管畸形、血管炎可选做。由于该技术为有创、价格相对贵、技术要求高，在临床上应用有一定的要求。

6.MRA　无创性、时间短、不受明显干扰，能清晰显示血肿的形态，是目前显示颅内动脉瘤的首选技术。对于常规 MRI 检测不到的脑微出血（CMBs），磁共振多回波采集重度 T2WI 三维梯度回波序列（ESWAN）是检测脑微出血的一项高度敏感的技术，脑实质内几毫米大小的含铁血黄素的沉积均可以检测到，表现为信号均匀一致、类圆形、边界清晰、直径 <5mm 的低信号区，周围无水肿。ESWAN 上脑微出血见图 8-2。

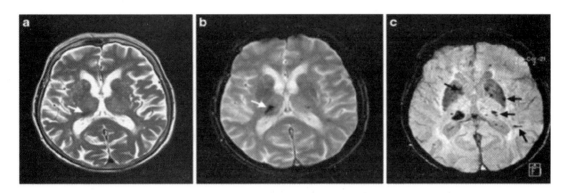

图 8-2　ESWAN 上脑微出血

7. 腰椎穿刺术　对于颅高压、血性脑脊液、脑出血急性期，腰椎穿刺有诱发脑疝的危险。怀疑有小脑出血的禁行腰椎穿刺。

六、诊断思路

1. 诊断标准　中老年人、有高血压者在活动或情绪激动时突然发病，迅速出现头痛、呕吐及意识障碍者，应首先考虑脑出血的可能，脑 CT 可立刻确诊。

2. 鉴别诊断

（1）脑梗死：多在安静时发病，神经缺失症状逐渐加重，CT 早期（12～24 小时）常无阳性病灶发现。

（2）蛛网膜下腔出血：突然出现剧烈头痛及呕吐，一过性意识障碍，明显的脑膜刺激征，腰穿为血性脑脊液。头颅 CT 可见脑沟、脑回高密度影。

（3）与引起昏迷的一些疾病鉴别：与糖尿病高渗性昏迷、CO 中毒昏迷、低血糖昏迷、肝性脑病、尿毒症等依据相关病史及检查，可鉴别清楚。外伤性颅内出血多有外伤史，脑CT 可发现血肿。

七、救治方法

1. 内科治疗

（1）卧床休息：卧床休息 2～4 周，保持良好心态，避免情绪激动。

（2）保持气道通畅：保持气道通畅是昏迷患者急救的第一步。头歪向一侧，随时吸出口腔内的分泌物和呕吐物，必要时行气管内插管或气管切开。有意识障碍、缺氧或血氧饱和度下降者应给予鼻导管或面罩吸氧。

（3）高血压的处理：脑出血时常伴颅高压，此时高血压是维持有效脑灌流所必需的，故不应过分降血压，而应着重脱水降颅压，颅内压下降，血压会随之下降。2010年 AHA / ASA 的脑出血治疗指南中，推荐根据血压值采取不同的策略，如收缩压 >200mmHg 或平均动脉压 >150mmHg，应积极降压；如收缩压 >180mmHg 或平均动脉压 >130mmHg，应适度降压。将血压控制在 160 / 90mmHg，一般血压超过 200 / 120mmHg 时才做处理。在血压的控制方面，要掌握好降压的速度，且降压的目标值需要个体化；需要综合考虑患者的年龄、发病前的血压水平、脑出血的病因以及患者的血管条件等因素。

（4）脱水降颅压：脑出血后脑水肿在 48 小时内达到高峰，维持 3 ~ 5 天后逐渐消退，可持续 2 ~ 3 周或更长。脑水肿可使颅内压增高，导致脑疝，增加死亡率，故积极控制脑水肿是治疗脑出血急性期的关键。常用 20% 甘露醇、人血白蛋白、呋塞米、甘油果糖等。

（5）止血治疗：对于大多数的脑出血患者来说，目前并没有特效的止血治疗。临床上常用的止血剂，如氨基己酸和氨甲环酸均是氨基酸衍生物，具有抗纤溶的作用，但并不能改善脑出血患者的预后。

（6）预防消化道出血：多为脑干或丘脑下部受累导致的应激性溃疡出血，常用 H_2 受体阻滞剂或质子泵抑制剂。

（7）抗感染：肺部感染和尿路感染常见，应注意排痰，定期尿路冲洗，合理选用抗生素治疗。注意翻身，预防褥疮。

（8）维持水电解质及酸碱平衡：每日入液量按"尿量 +500mL"计算，如有高热、多汗、腹泻或呕吐，可适当增加入液量。注意维持中心静脉压在 5 ~ 12mmHg。有意识障碍者应尽早留置胃管，基本热量应从肠内供给为主。注意保证大便通畅，此可起到减轻颅内压的作用。

（9）中枢性高热的处理：用冰毯、冰帽等物理降温为主。

2. 外科手术治疗

（1）目的：清除血肿，降低颅内压，消除危及头部的恶性循环，减轻出血后脑损害。

（2）手术指征：①壳核出血 >30mL，丘脑出血 >15mL，可适时选择微创穿刺血肿清除术或小骨窗开颅血肿清除术；②小脑半球出血 >10mL，蚓部出血 >6mL，出现脑干受压征象时应立刻手术治疗；③意识障碍逐渐加重，尚未形成脑疝者；④脑叶出血占位效应明显，疑有形成脑疝可能的；⑤脑室出血致脑积水者。

（3）常用手术方法：①开颅血肿清除术；②锥孔颅内血肿清除术；③立体定向血肿引流术；④脑室引流术。

八、最新进展

2006 年提出了 Lund 概念的原理以及临床治疗相关的正式指南，主要是以生理学为导向的一种治疗方法，其中包括处理脑容量和调控脑灌注的血流动力学原理等，是集中针对脑水肿及颅内压的处理，同时针对改善大脑灌注以及氧合情况的，是瑞典 Lund 大学医院于 1990 ~ 1991 年开始提出运用于治疗重型颅脑损伤。脑出血的发生演变一般分为：出血、血肿扩大及血肿周围水肿形成 3 个阶段，其中血肿扩大和血肿周围水肿对预后和疾病演变有着重要的影响。因此，脑水肿的处理，对于预防血肿扩大，稳定血肿，防止再出血有着积极的作用。

Lund 治疗主要是基于脑容量和脑灌注调节的生理学和病理生理学的血流动力原则，并以颅内压（ICP）治疗和保持脑灌注为特点的一种理论方法。相比于传统的指南，Lund 概念在液体治疗的处理、最佳的血红蛋白浓度、肺保护、体温控制、脑脊液（CSF）引流和减压开颅手术的风险和收益等方面，均有更为严谨的推荐意见。针对 Lund 治疗方法的研究显示：无论用于成年人还是在儿童，都产生了较乐观的疗效和前景。Lund 治疗方法，在已发表的首个运用 Lund 方法治疗严重颅脑损伤的研究结果显示：与常用的传统治疗相比，接受 Lund 方法的患者死亡率为前者的一半。

（一）治疗颅内压

人们认为高的脑灌注压（CPP）将血液挤入肿胀脑组织，从而改善受伤的脑组织氧合，并通过血管收缩反馈调节而降低颅内血容量。在受损脑组织中，氧合改善只是短暂的，高灌注压会引起毛细血管滤过、加剧水肿，毛细血管对小分子溶质的通透性被动增加，受损后脑组织自动调节能力也变得十分微弱。

Lund 治疗方法中，可接受比最初推荐的 70mmHg 甚至更低的 CPP，从而避免使用血管升压药物，使副作用明显减轻。Lund 概念甚至主张使用 β_1 阻滞剂、α_2 激动剂和血管紧张素受体拮抗剂这一类药物，进行抗高血压治疗，以阻止水肿的发展。在 Lund 概念提出的液体疗法中，尽管使用了降血压的药物，CPP 仍将会保持在可接受的水平。而且根据 Starling 液体平衡方程，纠正下降的血浆胶体渗透压将抵消脑组织渗出，这也表示可以接受更高的 CPP 而不会引起毛细血管渗出。在最初的 Lund 概念里，当 ICP 明显升高时，双氢麦角胺被用于减少颅内静脉血容量。开颅减压术已经成为阻止 ICP 失控性增加的一种更有效的选择，而双氢麦角胺作为血管收缩剂，对人体各个组织的血液循环有一定影响，Lund 治疗中不再推荐使用这种药物。

（二）改善灌注

灌注压和血管阻力决定组织灌注，相对较低的 CPP 可以通过适当的液体疗法来保证脑灌注和脑组织氧合，这已经在 Lund 治疗的脑外伤患者的微量渗析研究中得以证实：尽管使用了降血压药物使动脉血压下降，但通过对半暗带区间质乳酸 / 丙酮酸的比值、甘油、葡萄糖和谷氨酸盐的测量，发现其氧合得以改善，血流量有所增加，组织降解减少。Lund 治疗方法避免了使用去甲肾上腺素所引起的血管收缩、血浆渗漏，避免出现低血红蛋白浓度。同时认为"与高 CPP 相比，对半暗带区的氧合，足够的血容量更为重要"。

运用 Lund 治疗方法，成人 CPP 维持在 60～70mmHg 范围内，当必须使增高的 ICP 降低时，应该在给予适当的液体治疗的前提下，接受 ICP 低至 50mmHg，微量透析研究也支持这一观点。儿童的 CPP 值低至 38～40mmHg 也是可以接受的。

（三）渗透疗法

自 19 世纪 60 年代以来，甘露醇作为传统指南的渗透疗法，已经在全世界广泛地运用于降低颅内压。但该疗法能否很好地改善预后，目前仍然缺乏可靠的研究证据。尽管在少数研究中得出了大剂量甘露醇有益的结论，但是由于这些研究完整性的问题，它们还不足以支持甘露醇疗法。

由于缺乏科学性和生理学支持，以及其存在已被证实的不良反应，在渗透疗法中，甘露醇和尿素的降颅内压效果是短暂的，且给药几个小时后其反弹性的颅内压升高会进一步加重脑水肿。同时甘露醇还与肾功能不全和严重的电解质紊乱具有相关性。Lund 治疗中并未采用渗透疗法。但渗透疗法，特别是高渗透盐液，在救护车上或是向手术室转送患者的途中运用，以降低颅内压、消除脑疝的威胁起到重要作用。

（四）脑脊液引流和减压手术

脑脊液引流术会诱发渗出而增加脑毛细血管压；减少的脑脊液容积将被脑水肿的增加所替代，存在脑室塌陷的风险。若在相对高压时进行脑脊液引流术，并且通过 CT 监测来估计脑室容积，则能降低该风险。在这种情况下，Lund 治疗接受运用引流术来控制增高的 ICP（只通过脑室引流），尤其是存在脑积水征象时。

开颅减压手术以清除血肿，在 Lund 治疗中是可供选择的。由于目前缺乏相关研究证实其对患者的预后有益，开颅减压仍是一个有争议的措施。开颅手术的一个重大不良反应是颅骨打开时由于脑疝的形成导致头颅的狭窄以及由于缺乏对抗的压力造成的脑组织膨出。在 Lund 治疗中，提倡降颅压治疗相对低的 CPP 以及维持正常的血浆胶体渗透压，也许可以降低开颅手术的不良反应。在 Lund 治疗中开颅减压手术是阻止脑疝的最后措施。

参考文献

1. Martini SR，Flaherty ML，Brown WM，et al. Risk factors for intracerebral hemorrhage differ according to hemorrhage location.Neurology，2012，79（23）：2275-2282.

2. Fu X，Wong KS，Wei JW，et al. Factors associated with severity on admission and in hospital mortality after primary intracerebral hemorrhage in China.International Journal of Stroke，2013，8（2）：73-79.

3. McKinney JS，Kostis WJ.Statin therapy and the risk of intracerebral hemorrhage a meta analysis of 31 randomized controlled trials.Stroke，2012，43（8）：2149-2156.

4. Haussen DC，Henninger N，Kumar S，et al. Statin use and micro bleeds in patients with spontaneous intracerebral hemorrhage.Stroke，2012，43（10）：2677-2681.

5. Grände PO.The Lund concept for the treatment of severe head trauma：physiological principles and clinical application.Intensive Care Med，2006，32（10）：1475-1484.

6. Jungner M，Bentzer P，Grände PO.Intracranial pressure following resuscitation with albumin or saline in a cat model of meningitis.Crit Care Med，2011，39（1）：135-140.

7. Brain Trauma Foundation.Guidelines for the management of severe traumatic brain injury.3rd edition.J Neurotrauma，2007，24（Suppl 1）：1-106.

第二节　急性脑梗死

一、基本概念

脑梗死（cerebral infarction，CI）又称缺血性脑卒中（cerebral ischemic stroke，CIS），指因脑部血液循环障碍，缺血、缺氧所致的局限性脑组织的缺血性坏死或软化，出现相应的神经功能缺损症状和体征。血管壁病变、血液成分和血流动力学改变是引起脑梗死的主要原因，脑梗死大约占全部脑卒中70%，且25%~75%的脑梗死患者在2~5年内出现复发。有报道指出，脑梗死是目前严重危害人类健康的主要疾病之一，是致残的首位病因，死亡率仅低于心肌梗死和癌症，居第3位，其发病率存在一定的地区和性别差异。按发病机理及临床表现不同，通常将脑梗死分为脑血栓形成、脑栓塞和腔隙性脑梗死。脑血栓形成是脑梗死的最常见类型，约占全部脑梗死的60%~70%，本节重点叙述脑血栓形成。

二、常见病因

1. 动脉粥样硬化　是本病的基本病因。脑动脉粥样硬化的发生主要累及管径500μm以上的动脉，在颈内动脉和椎-基底动脉系统的任何部位可见，其中主要以动脉分叉处多见，如颈总动脉与颈内外动脉分叉处、大脑前中动脉起始段、椎动脉在锁骨下动脉的起始部、椎动脉进入颅内段、基底动脉起始段及分叉部，在动脉粥样硬化的基础上导致血管管腔狭窄和血栓形成。高血压与动脉粥样硬化斑块的堵塞或与脑血管的缩小具有相关性，从而加快血栓的形成导致局部缺血，进而导致大脑小动脉的损害和影响脑组织血供，因此高血压与动脉粥样硬化互为因果关系。长期的高血糖易导致血管内皮功能障碍、内膜损伤，进而启动血管动脉粥样硬化进程；同时血糖的升高也对氧化应激、炎症反应、凝血酶原等有一定的影响；糖尿病患者常常合并胰岛素抵抗、脂质代谢紊乱等情况，均可加速动脉粥样硬化的进程。

2. 动脉炎 如各类细菌、病毒感染、虫媒感染以及结缔组织病等，都可导致动脉炎症，引起血管壁炎症和坏死改变，出现免疫炎性反应，从而使动脉硬化加速，进一步促使血液高凝、内皮功能受损，导致斑块失稳定，使管腔狭窄或闭塞。其具有以下共同的病理变化：内膜下炎性细胞的浸润，使内膜增厚，导致动脉中层及内弹力层水肿，动脉管腔的狭窄，血栓形成，导致动脉闭塞或远端血管栓塞。

3. 其他 如血液系统疾病、脑淀粉样血管病、Binswanger 病、夹层动脉瘤、药源性（如可卡因、安非他明）、烟雾病等。

三、发病机制

大约 80% 的脑梗死发生于颈内动脉系统，20% 的脑梗死发生于椎 - 基底动脉系统。闭塞好发的血管依次为颈内动脉、大脑中动脉、大脑后动脉、大脑前动脉及椎 - 基底动脉。闭塞血管内可见血栓形成或栓子、动脉粥样硬化或血管炎等改变。脑缺血一般形成白色梗死，梗死区脑组织软化、坏死，伴脑水肿和毛细血管周围点状出血，大面积脑梗死后可发生出血性梗死。

病理分期：超早期（1～6 小时）：脑组织变化不明显，仅有部分血管内皮细胞、神经细胞肿胀。急性期（6～24 小时）：局部脑组织苍白、轻度肿胀，血管内皮细胞、神经细胞呈明显缺血改变。坏死期（24～48 小时）：脑组织水肿明显，大量神经细胞消失、吞噬细胞浸润，高度水肿时可致中线移位，形成脑疝。软化期（3 天～3 周）：中心区组织坏死、液化。恢复期（3～4 周）：液化、坏死的脑组织逐渐被吞噬细胞清除，毛细血管和胶质细胞增生，大病灶形成中风囊。

脑组织对缺血、缺氧损害非常敏感，阻断血流 30 秒钟脑代谢即发生改变，1 分钟后神经元功能活动停止，脑动脉闭塞导致脑缺血超过 5 分钟可发生脑梗死。缺血后神经元损伤具有选择性，轻度缺血时仅有某些神经元丧失，完全持久缺血时缺血区各种神经元、胶质细胞及内皮细胞均坏死。

急性脑梗死病灶由中心坏死区及周围的缺血半暗带组成。坏死区由于完全缺血导致细胞死亡，但缺血半暗带仍存在侧支循环，可获得部分血液供应，尚有大量存活的神经元，如果血流尽快恢复使脑代谢改善，损伤仍然可逆，神经细胞仍可存活并恢复功能。因此，保护这些可逆性神经元是急性脑梗死治疗的关键。

脑动脉闭塞血流再通后，氧与葡萄糖的供应恢复，脑组织缺血损伤理应得到恢复，但实际上并非如此，这是因为存在再灌注时间窗，研究证实，脑缺血早期治疗时间窗为 6 小时内。如果脑血流再通超过此时间窗时限，脑损伤可继续加剧。

四、临床特征

1. 发病形式　有高血压、糖尿病或心脏病史者，常在安静或睡眠中起病。神经系统局灶性症状多在发病后数小时或 1 ~ 2 天内达到高峰。除脑干梗死和大面积梗死外，大部分患者意识清楚或仅有轻度意识障碍。

2. 全脑症状　多无头痛、呕吐、昏迷，起病即有昏迷的多为脑干梗死，大片半球梗死多在局部症状出现后意识障碍逐渐加深，直至昏迷。

3. 临床类型　临床分型方法较多，较常见的按发病形式和病程分为：

（1）完全性梗死：指发病后神经功能缺失较重，常于 6 小时内达高峰。

（2）进展性梗死：指发病后神经功能缺失在 48 小时内逐渐进展。

（3）可逆性缺血性神经功能缺失：指发病后神经功能缺失较轻，持续 24 小时以上，但可于 3 周内恢复。

依临床表现及神经影像学检查分为：

（1）大面积脑梗死：指颈内动脉、大脑中动脉等主干动脉梗死。

（2）分水岭脑梗死（CWSI）：指血管供血区之间边缘带的局部缺血。

（3）出血性脑梗死：多发生于大面积脑梗死后。

（4）多发性脑梗死：指两个以上不同的供血系统发生的梗死。

4. 定位症状和体征　决定于脑血管闭塞的部位。

（1）颈内动脉系统：包括颈内动脉，大脑前、中动脉及其分支闭塞。可以出现：①构音障碍或失语，对侧中枢性面瘫，舌瘫；②双眼向对侧注视障碍，向病灶侧同向偏视，偏盲；③对侧中枢性偏瘫和偏身感觉障碍。

（2）椎 - 基底动脉系统：包括大脑后动脉和椎动脉血栓形成，表现为：眩晕、复视、呕吐、声嘶、吞咽困难、共济失调。体征有：①交叉性瘫，即同侧周围性颅神经瘫，对侧肢体中枢性瘫；②交叉性感觉障碍；③小脑性共济失调：眼震、平衡障碍、四肢肌张力下降。

五、辅助检查

1. CT　是目前最方便、快捷、常用的影像学检查手段。主要的缺点是对于脑干、小脑部位的病灶以及较小梗死灶其分辨率差。大部分患者发病 24 小时后 CT 逐渐显示低密度梗死灶，发病后 2 ~ 15 天显示均匀片状或楔形的明显低密度灶。在大面积脑梗死中显示有脑水肿和占位效应，出血性梗死时病灶呈混杂密度。梗死吸收期为发病后 2 ~ 3 周，病灶水肿消失，出现吞噬细胞浸润与周围正常脑组织等密度，在 CT 上难以分辨，称之为"模糊效应"。

2. MRI　早期缺血性梗死，脑干、小脑梗死以及静脉窦血栓形成等均可显示，梗死灶 T1 呈低信号、T2 呈高信号，出血性梗死时 T1 相有高信号混杂。MRI 弥散加权成像早期能够显示缺血病变（发病 2 小时内），是早期治疗的重要信息来源。急性脑梗死 MRI 检查：T1WI 低信号，T2WI 高信号，FLAIR 呈高信号，DWI 信号很高（明亮），水肿明显、轻至中度占位效应。TIW1 见图 8-3；TIWI2 见图 8-4；FLAIR 见图 8-5；DWI 见图 8-6。

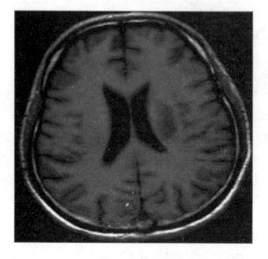

图 8-3　TIW1

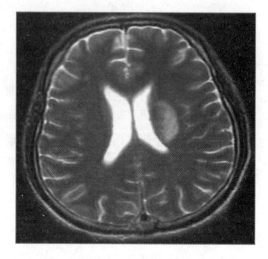

图 8-4　TIWI2

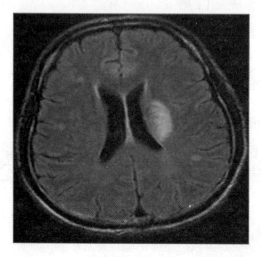

图 8-5　FLAIR

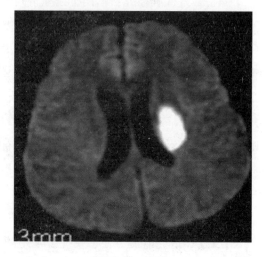

图 8-6　DWI

　　3. DSA、CTA 和 MRA　是发现血管狭窄、闭塞及其他血管病变的重要检查手段，如动脉炎、脑底异常血管网病、动脉瘤和动静脉畸形等，能够为脑梗死的血管内治疗提供依据。金标准是 DSA。CTA 与 DSA 比较，在颈动脉狭窄病变中，前者具有良好的分辨能力；MRA 的基本方法多，包括时间飞越法（TOF）、相位对比法（PCA）、血管内注射对比剂的三维对比剂增强磁共振成像（3D-CE-MRA），后者能显示主动脉弓至颅内动脉整个血管数，能很好地了解颅内外动脉的病变情况以及侧支循环建立情况。在进行血管评估的时候，MRI 可以显示脑梗死病灶，对脑梗死的分型及临床上指导治疗有很大的帮助。

3. 经颅多普勒　目前能够用于评估颅内外血管狭窄、闭塞、痉挛或血管侧支循环建立情况，用于溶栓治疗监测。由于存在血管周围软组织或颅骨干扰以及操作人员技术水平影响的缺点，目前仍不能完全替代 DSA，多被用于高危患者筛查和定期血管病变监测。

4. 超声心动图检查　用于发现心脏附壁血栓、心房黏液瘤和二尖瓣脱垂，利于脑梗死不同类型间鉴别诊断。

六、诊断思路

1. 发病特点　中老年人；有基础病变史；静态下发病，病后几小时或几天内症状达高峰。

2. 临床表现　取决于梗死灶的大小和部位，主要表现为局灶性神经功能缺损的症状和体征。

3. 影像学检查　CT 显示低密度影，MRI 显示长 T1 和 T2 异常信号。

七、救治方法

1. 一般治疗

（1）卧床休息，头部抬高 10 度。

（2）保持呼吸道通畅，预防感染，合理使用抗生素。

（3）注意营养均衡，有意识障碍的应留置胃管，以肠内营养为主，注意维持水、电解质平衡，注意预防消化道出血，可适当选用 H_2 受体拮抗剂或质子泵抑制剂。如出现明显的呼吸困难、窒息应考虑行气管插管和机械通气。

（4）脱水降颅压。根据病情选用：①甘露醇：是最常用的脱水剂，短时间内可明显提高血浆晶体渗透压，达到渗透性利尿作用，用后 10 分钟开始利尿，2 ~ 3 小时达高峰，维持 4 ~ 6 小时。用法：125 ~ 250mL 快速静脉滴注，6 ~ 8 小时一次，疗程 5 ~ 7 天。②人血白蛋白：可明显提高血浆胶体渗透压，达到渗透性利尿作用，但需与呋塞米联合应用方能取得较好的利尿效果。用法：先用白蛋白 10 ~ 12.5g 静脉滴注（每 8 小时一次），接着用呋塞米 20 ~ 40mg 静脉注射。③呋塞米：可与甘露醇或（和）人血白蛋白交替使用，20 ~ 40mg，每 6 ~ 8 小时一次。④甘油果糖：高渗性脱水剂，其渗透压相当于血浆的 7 倍，起效时间较慢，约 30 分钟，但持续时间长达 6 ~ 12 小时。用法：250 ~ 500mL 静脉滴注，1 ~ 2 次 / 天。

在脱水药物的使用中，需注意：老年患者大量使用甘露醇时易出现心肾衰竭，须记录出入量，观察心律及心率变化；甘油果糖在滴注过快时可能导致溶血；呋塞米易出现水、电解质紊乱，特别是低血钾，临床应重视监测相应指标。

（5）维持血压在发病前之稍高水平，一般不使用降血压药物，以免减少脑血流灌注量，加重梗死。若发病后 24 ~ 48 小时血压超过 220 / 120mmHg 或平均动脉压超过 130mmHg 时，可考虑加用降压药，首选 ACEI 类降压药；若舒张压超过 140mmHg，可用硝普钠 0.5 ~ 10μg /（kg·min），维持血压在 170 ~ 180 / 95 ~ 100mmHg 水平。

调控血压要注意：①控制过高血压的同时要防止血压下降过低、过快；②严密监测血压，尤其在降血压治疗过程中，要注意保护靶器官，特别是心、脑、肾；③降血压方案要个体化，要综合考虑患者的基础血压、对原有降血压药物敏感性以及是否合并其他疾病等；④调控血压要平稳，一般主张使用长效降血压药物。

2. 抗凝治疗 目的在于防止血栓扩散和新血栓形成。急性期是否使用抗凝治疗，目前仍存在争议。常用低分子肝素：4000 ~ 5000IU，2 次 / 天，腹壁皮下注射，连用 7 ~ 10 天。华法林：6 ~ 12mg / d，口服，3 ~ 5 天后改为 2 ~ 6mg / d 维持，逐步调整 INR，使之控制在 2.0 ~ 3.0 之间。

3. 抗血小板 多数无禁忌证，不进行溶栓治疗的患者在 48 小时内应开始使用阿司匹林。发病后尽早口服阿司匹林 150 ~ 300mg / d，急性期后可改用 50 ~ 150mg / d 的预防剂量。对于不能耐受阿司匹林的患者，可选用氯吡格雷 75mg / d；也可考虑用小剂量阿司匹林 25mg 加双嘧达莫缓释剂的复合制剂（片剂或胶囊），2 次 / 天。

4. 溶栓治疗 溶栓治疗前应常规做凝血功能检查。

（1）静脉溶栓：静脉溶栓应严格掌握适应证，提倡超早期溶栓，即发病 3 ~ 6 小时内。部分因基底动脉血栓导致的死亡率非常高，而溶栓可能是唯一的抢救办法，因而溶栓治疗的时间窗和适应证可适当放宽。

静脉溶栓适应证：①年龄 18 ~ 75 岁；②发病后 6 小时内；③脑功能损害的体征持续存在超过 1 小时，且比较严重（NIHSS 评分 7 ~ 22 分）；④CT 已排除颅内出血，且无早期脑梗死低密度改变；⑤患者或家属签署知情同意书。

静脉溶栓禁忌证：①既往有颅内出血，包括可疑蛛网膜下腔出血；近 3 个月有头颅外伤史；近 3 周内有胃肠或泌尿系统出血；近两周内进行过大的外科手术；近 1 周内有不可压迫部位的动脉穿刺。②近 3 个月有脑梗死或心肌梗死史。③严重心、肝、肾功能不全或严重糖尿病者。④体检发现有活动性出血或外伤（如骨折）证据者。⑤已口服抗凝药，且 INR>1.5；48 小时内接受过肝素治疗（APTT 超出正常范围）。⑥血小板计数 $<100 \times 10^9$ / L，血糖 < 2.7mmol / L。⑦血压：收缩压 >180mmHg，或舒张压 >100mmHg。⑧妊娠。⑨不合作。

常用的药物有：①尿激酶（UK）是一种非选择性的纤维蛋白溶解剂，将纤溶酶原直接激活并转化为纤溶酶，裂解血栓表面以及游离于血液中的纤维蛋白，在血栓内外发挥纤溶作用。安全、抗原性小，但其选择性较差，血液中的纤维蛋白原和血栓中的纤维蛋白可被同时溶解，容易引起出血，相比重组组织型纤溶酶原激活物（rt-PA），其价格相对便宜，临床上仍在使用。50 万 ~ 100 万 IU 加入 0.9% 氯化钠注射液中，在 1 小时内静脉滴注。② rt-PA 是我国目前广泛使用的主要溶栓药，是一种选择性的纤维蛋白溶解剂，作用原理同尿激酶，较少出现全身抗凝、纤溶状态。早期静脉溶栓再通率为 20%～60%。一次用量是 0.9mg/kg，用法：先静脉推注 10% 的药物剂量，余液在 1 小时内持续静脉滴注。

溶栓治疗时需注意：①将患者收到脑梗死单元进行全面监测；②神经功能评估需要定时进行，在静脉滴注溶栓药物的过程中每 15 分钟一次，随后 6 小时内每 30 分钟一次，此后 60 分钟一次，直至 24 小时；③如患者突然出现严重的头痛、血压急剧增高，恶心或呕吐，应立即停用药物，紧急进行头颅 CT 检查；④定时血压监测；⑤溶栓治疗 24 小时内不使用抗凝、抗血小板药物，24 小时后无禁忌证的患者可用阿司匹林 300mg/d，共 10 天，以后改为 75～100mg/d 的维持量；⑥静脉溶栓后，应综合患者病情选择个体化方案进行综合治疗。

（2）动脉溶栓：既往运用的血管内介入治疗的方法主要有动脉介入接触性溶栓术，近年也提出不少新方法，其中具有代表性的技术为机械取栓术 Penumbra、低频经颅多普勒（TCD）颅外超声辅助及 EKOS 血管内超声辅助的动脉介入溶栓术、介入溶栓或取栓辅助血管成形术等。

5. 降纤治疗 通过降解血中纤维蛋白原、增强纤溶系统活性以抑制血栓形成，常用药物有：巴曲酶、降纤酶、安克洛等。

6. 血管扩张剂及脑活化剂 急性期不宜使用，因急性期脑缺血区血管呈麻痹及过度灌流状态，会导致脑内盗血而加重脑水肿，宜在脑梗死亚急性期（2～4 周）使用。另外，可以根据患者情况选用一些中药制剂，如川芎嗪、银杏制剂、疏血通等，但目前缺乏一些大规模、多中心、随机对照的临床实验的研究。

7. 脑保护剂 丁苯酞软胶囊是目前唯一具有线粒体保护作用的脑微循环重构剂，因其独特的药理机制，在临床运用中发现对脑梗死有治疗和预防作用，同时对改善脑梗死后所致神经功能缺损、记忆障碍及血管性痴呆有一定的作用。

8. 外科治疗 小脑幕上大面积脑梗死、有严重脑水肿、占位效应明显、尚未形成脑疝者，可行开颅减压术；对于颈动脉狭窄性疾病，颈动脉内膜切除术（CEA）是一项重要的手段。颈动脉狭窄 >70%，患者有与狭窄相关的神经症状；或颈动脉狭窄 <70%，但有明显与狭窄相关的临床症状者，可考虑行血管内介入治疗术，包括颅内外血管经皮腔内血管成形术及血管内支架置入等，其与溶栓治疗的结合已经越来越受到重视。此外，动脉血管成形术（PTA）也在临床上有一定的运用。

9. 神经干细胞移植 神经干细胞（NSCs）是一种具有分裂潜能和自我更新能力的母细胞，可产生各种类型的神经细胞，在脑梗死后神经功能修复方面有着广阔的应用前景。

八、最新进展

脑梗死是局部脑组织急性血供减少，导致局灶性神经功能的缺失。主要病因是大血管的狭窄、小血管疾病和心源性脑栓塞，也有研究指出，遗传因素是脑梗死发生的独立危险因素，这可能与遗传易感基因存在相关性。目前对脑梗死与基因的相关性研究有以下 3 种方法：连锁不平衡、候选基因、全基因组关联研究（GWAS）。其中运用微阵列数据对数以百万的基因进行基因分型方法的 GWAS，对脑梗死易感基因的研究进行了彻底的改革。然而，目前 GWAS 中脑梗死的阳性位点报道并不多，且在不同种族、地区存在着明显的差异，其中 2010 年 Ikram 等进行的全基因组关联分析，在白人和黑人样本中发现染色体12p13 上 NINJ2 基因 rs12425791 与 rs11833579 遗传多态性与脑梗死发生风险的关联均达到 GWAS 显著水准，也是目前研究的热点之一。

但是目前对于染色体 12p13 上 NINJ2 基因 rs12425791 与 rs11833579 遗传多态性与脑梗死发生风险的关联研究中，在亚洲和欧洲人群不同样本量的研究分析中，都未得出一致的结论。近期发表一项 Meta 分析结果显示，等位基因模型和显性模型的分析中发现 rs12425791 与脑梗死存在着显著关联，但是并没有在其他的模型中重复得出相同结论。2012 年发表的另一项对亚洲人群的更大样本量的 Meta 分析得出 rs12425791 与脑梗死发生风险在显性模型中存在显著关联。2013 年对来自 10 个中国人群的研究结果并未得出 rs12425791 基因型、等位基因与中国汉族人脑梗死发生风险相关联。因此，目前对于脑梗死的易感基因并没有一致的结论，且基因与环境、种族、地区均有一定的相关性。

目前对于脑梗死并不能治愈，因此，预防十分重要。随着基因组学研究的进一步的深入，有望为寻找脑梗死的易感基因提供更多的手段和证据，为脑梗死的防治提供更多的参考。

参考文献

1. Fatehi-Hassanabad Z，Chan CB，Furman BL.Reactive oxygen species and endothelial function in diabetes. Eur J Pharmacol，2010，636（1-3）：8-17.

2. Murín J，Yaghy M.Diabetes and vascular diabetic disease.Vnitr Lek，2009，55（9）：788-791.

3. Gasparyan AY，Stavropoulos-Kalinoglou A，Mikhailidis DP，et al. The rationale for comparative studies of accelerated atherosclerosis in rheumatic diseases.Curr Vasc Pharmacol，2010，8（4）：437-449.

4. Ikram MA，Seshadri S，Bis JC，et al. Genomewide association studies of stroke.N Engl J Med，2009，360（17）：1718-1728.

5. Li BH，Zhang LL，Yin YW，et al. Association between 12p13 SNPs rs11833579 / rs12425791 near NINJ2 gene and ischemic stroke in East Asian population：evidence from a meta-analysis.J Neurol Sci，2012，316（1-2）：116-21.

6. Lian G，Yan Y，Jianxiong L，et al. The rs11833579 and rs12425791 polymorphisms and risk of ischemic stroke in an Asian population：a meta-analysis.Thromb Res，2012，130（3）：e95-102.

7. Gu L，Su L，Chen Q，et al. Association between the single-nucleotide polymorphism rs12425791 and

ischemic stroke in Chinese populations：new data and meta-analysis.Int J Neurosci，2013，123（6）：359-65.

第三节　蛛网膜下腔出血

一、基本概念

蛛网膜下腔出血（subarachnoid hemorrhage，SAH）指脑表面或脑底部血管或动脉瘤、动静脉畸形破裂，血液直接流入蛛网膜下腔，又称自发性蛛网膜下腔出血。是临床上常见且严重的脑血管意外，具有发病急、病死率高、预后差等特点。有研究表明，其年发病率高达22.5/10万左右，28d内总病死率为41.7％，存活者出现迟发性脑血管痉挛、迟发性脑缺血、迟发性缺血性神经功能障碍的风险很高。SAH占急性脑卒中的10%，出血性脑卒中的20%。

二、常见病因

最常见的病因是先天性动脉瘤，其次是脑血管畸形和高血压动脉硬化性动脉瘤，其中颅内动脉瘤引起的蛛网膜下腔出血占87％。动脉瘤性蛛网膜下腔出血是由于颅底大动脉破裂出血，因此起病急、出血量多、预后差、死亡率约50％。动脉瘤常常在血管分叉处和较大血管的连接处发生，感染和创伤后发生率更高。影响前循环动脉瘤占80％～90％，好发于前交通动脉、后交通动脉、大脑中动脉和其他区域；影响后循环的占10％～20％，好发于基底部顶端、小脑后下动脉等。此外，脑底异常血管网（Moyamoya病）、动脉炎、血液病、原发性或转移性颅内肿瘤等也是好发病因。

三、发病机制

蛛网膜下腔出血多由脑动脉瘤破裂引起，脑动脉瘤好发于动脉交叉处，由于先天缺乏内弹力层和肌层，在血流涡流冲击下易形成向外膨出的动脉瘤。血液破入蛛网膜下腔后主要引起以下临床症状：①刺激脑膜引起脑膜刺激征；②压迫脑细胞导致颅高压、脑水肿；③破裂的血管继发痉挛引起脑缺血，严重者导致脑梗死；④堵塞脑脊液循环通路引起脑积水；⑤下丘脑功能紊乱导致高热及内分泌功能紊乱；⑥自主神经功能紊乱导致心肌缺血、心律失常。

四、临床特征

（一）一般特征

任何年龄均可发病，由动脉瘤破裂所致的好发于30～60岁间，女性多于男性，由血管畸形所致的则多见于青少年。诱因：如剧烈运动、激动、用力过猛、剧烈咳嗽、用力排便、饮酒等，少数可在安静状态下发病。

（二）临床症状

（1）突然起病，剧烈头痛，伴恶心、呕吐。

（2）出血量大者病情进展迅速，很快昏迷，出现去脑强直，直至呼吸停止死亡。

（3）脑膜刺激征阳性，腰穿脑脊液呈均匀血性。

（4）少数有一侧动眼神经麻痹（后交通支动脉瘤破裂），多无其他神经定位体征。

（5）60岁以上老年人的临床症状常不典型，起病缓慢，头痛、脑膜刺激征不显著，而意识障碍和脑实质损害症状较重，可出现精神症状。

（三）并发症

1.再出血　是致命的并发症，2周内再发率最高，占再发的50%～80%，再发的病死率为41%～46%，明显高于25%的首发病死率。

2.脑血管痉挛　是死亡和致残的重要原因，发作的高峰期为7～10天，可出现继发性脑梗死。

3.脑积水　急性于发病后1周内发生，迟发性在发病后2～3周或更长时间。

4.癫痫　常于发病后数周或数月发生。

五、辅助检查

1.CT　是确诊蛛网膜下腔出血的首选，脑沟、脑回、脑室、脑池可见高密度影。血肿常充填在脑沟和脑池内，以脚间窝及侧裂池多见，CT值较低（20～60Hu），且常在一周内消失。蛛网膜下腔出血CT图，鞍上池的高密度影见图8-7、图8-8。

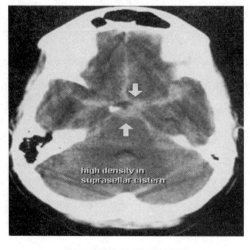

图8-7 鞍上池的高密度影

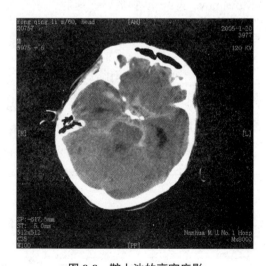

图8-8　鞍上池的高密度影

2. 腰穿　压力高，脑脊液呈均匀血性，蛋白含量增加，糖和氯化物水平多正常。

3. DSA　可确定动脉瘤的发生部位，为病因诊断提供可靠的证据，对确定手术方案有重要的价值。

4. MRI 和 MRA　急性期不要做此项检查，易诱发再出血，MRA 对直径为 3～15mm 的动脉瘤的检出率为 90% 以上。

六、诊断思路

1. 诊断标准

（1）青壮年突然出现剧烈的、持续的、难于缓解的头痛，伴剧烈呕吐，脑膜刺激征阳性，结合头颅 CT 即可确诊。

（2）60 岁以上老年患者发病症状常不典型，怀疑蛛网膜下腔出血时应尽早做头颅 CT 检查。

2. 鉴别诊断　根据头颅 CT 可与脑出血鉴别；根据腰穿脑脊液的改变可与脑炎、脑膜炎鉴别。

七、救治方法

1. 一般治疗

（1）绝对卧床 4～6 周，避免搬动和过早起床。

（2）镇静，防止情绪激动，头痛剧烈的可用止痛药。

（3）有频繁咳嗽的应用止咳剂镇咳。保持大便通畅，可加用缓泻剂，避免大便用力。

（4）维持血压稳定，保持血压在 180／100mmHg 以下。

2. 降颅压治疗　常用 20% 甘露醇、呋塞米、人血白蛋白。

3. 防治再出血　运用抗纤溶药物治疗：EACA（6- 氨基己酸）首剂 5g，以后 1～1.5g／h，24～36g／d，连续 7～10 天后减量，疗程 15 天。PAMBA（氨甲苯酸），每次 100mg，每 6～8 小时一次，连续 2～3 周。

4. 激素　腰穿脊髓腔内注射地塞米松每次 5mg 可减轻脑膜粘连，有消化性溃疡或近期有活动性出血者禁用激素类药物。

5. 防治脑血管痉挛　常用钙通道阻滞剂：尼莫地平 60mg，口服，每 4 小时一次或尼莫地平 24～48mg／d 静脉滴注。

6. 防治脑积水　多在出血后 2～4 周出现，可逐渐出现颅压正常的脑积水，表现为 3 大症：痴呆、排尿障碍、步行障碍。多为可逆性，经治疗后可恢复，严重者可行脑室 - 腹腔分流术。

7. 脑积液置换　可减少粘连，每次放出脑脊液 10～20mL，每周 2～3 次，并注入地塞米松 5mg。如药物治疗无效，应及早施行脑室 - 腹腔分流术。

8. 手术或介入治疗 近年来血管介入已广泛应用于蛛网膜下腔出血的治疗，常用瘤内填塞术。介入治疗无需开颅和全身麻醉，对循环影响小，能明显减少再复发。手术常采用瘤颈夹闭术和动脉瘤切除术，术前应注意控制好血压，并用药物防止血管痉挛。

八、最新进展

蛛网膜下腔出血是高死亡率和致残率的严重疾病，大约 11% 的患者在接受治疗之前死亡；40% 患者在医院接受治疗 4 周内死亡；高达 30% 的幸存者出现严重后遗症，并且生活不能自理；大约 50% 的患者出现认知功能障碍，并且不能恢复到发病前的状态。尽管蛛网膜下腔出血的诊断和治疗不断地在完善，但临床上的治疗效果和预后往往不能令人满意。目前有确切的证据表明大脑血管痉挛和早期的脑损伤是引起高死亡率和致残率的主要原因。

中枢神经系统并非完全的免疫特免区，它与免疫系统相互作用，广泛参与了免疫监视及多种病理过程。Aihara 等在对犬蛛网膜下腔出血模型的研究中，共检测到了 14 种免疫炎性因子的大量释放，考虑出现这种免疫炎性瀑布反应，主要与免疫细胞的中枢迁徙、中枢神经细胞免疫表型的变化、免疫炎性反应时的血脑屏障功能的改变有关。目前许多证据表明，瀑布促炎反应在蛛网膜下腔出血后起到了重要的作用，蛛网膜下腔出血后脑组织及脑血管内有淋巴细胞与巨噬细胞浸润。

在一个单型出血的研究模型中发现，使用辛伐他汀片在蛛网膜下腔出血 72 小时出现抗血管痉挛和减少外周中性粒细胞的聚集，表明辛伐他汀运用它抗炎的作用能抵抗血管痉挛。在一个双线的模型中发现，在蛛网膜下腔出血发生 5 天后蛛网膜下腔出血诱导 NF-kB 的联编能力，TNF-α、IL-1b、细胞间黏附因子 -1 和血管细胞黏附因子的 mRNA 的水平的增加。PDTC 与 NF-kB 抑制剂颠覆了上述所描述的蛛网膜下腔出血的诱导作用，这也表明在蛛网膜下腔出血中 NF-kB 介导了促炎反应，导致血管痉挛的发展。在兔的研究模型中发现，半胱天冬酶抑制剂 Z-VAD-FMK 能减少蛛网膜下腔出血 2 天后血管痉挛的发生，这与 IL-1b 在脑脊液的释放减少及巨噬细胞中半胱天冬酶和 IL-b 的水平在蛛网膜下腔间隙的减少有关。

MCP-1 是一个聚集巨噬细胞的强有力的趋化因子。在鼠双精度模型中发现，mRNA 和 MCP-1 蛋白的水平能够增加指引航线导致缺血痉挛的发生，在 5 天达到高峰，且表明这种特殊 MCP-1 抗体可能会阻止蛛网膜下腔出血后的血管痉挛。在鼠的股动脉模型中发现炎性因子中个别的 IL-6 与血管痉挛的发展相关。

参考文献

1. Sasaki T, Kasuya H, Onda H, et al. Role of p38 nitrogen activated protein kinas on cerebral vasospasm after subarachnoid hemorrhage.Stroke, 2004, 35（6）: 1466-1470.

2. Ishikawa M，Kusaka G，Yamaguchi N，et al. Platelet and leukocyte adhesion in the microvasculature at the cerebral surface immediately after subarachnoid hemorrhage.Neurosurgery，2009，64（3）：546–553.

3. McGirt MJ，Pradilla G，Legnani FG，et al. Systemic administration of simvastatin after the onset of experimental subarachnoid hemorrhage attenuates cerebral vasospasm.Neurosurgery，2006，58（5）：945-951.

4. Zhou ML，Shi JX，Hang CH，et al. Potential contribution of nuclear factor-kappaB to cerebral vasospasm after experimental subarachnoid hemorrhage in rabbits.J Cereb Blood Flow Metab，2007，27（9）：1583-1592.

5. Iseda K，Ono S，Onoda K，et al. Antivasospastic and antiinflammatory effects of caspase inhibitor in experimental subarachnoid hemorrhage.J Neurosurg，2007，107（1）：128-135.

6. Kumagai N，Chiba Y，Hosono M，et al. Involvement of pro-inflammatory cytokines and microglia in an age-associated neurodegeneration model，the SAMP10 mouse.Brain Res，2007，1185：75-85.

7. Lu H，Shi JX，Chen HL，et al. Expression of monocyte chemoattractant protein-1 in the cerebral artery after experimental subarachnoid hemorrhage.Brain Res，2009，1262：73-80.

8. Bowman G，Bonneau RH，Chinchilli VM，et al. A novel inhibitor of inflammatory production（CNI1493）reduces rodent post hemorrhagic vasospasm.Neurocrit Care，2006，5（3）：222-229.

（马春林）

第四节　急性中枢神经系统感染

一、基本概念

急性中枢神经系统感染是由各种生物源性致病因子侵犯中枢神经系统，包括脑实质、脑膜及脑血管等，引起的急性炎症性疾病，主要的病原体包括病毒性感染、化脓性细菌感染、结核感染、真菌感染等。

急性中枢神经系统感染的途径一般有血源感染、直接感染和神经干逆行感染。临床表现多为发热、头痛、意识障碍，可并发脑积水、硬膜下积液和颅神经受累，侵犯脑膜时出现脑膜刺激征，脑脊液异常和病原菌检测可明确诊断。急性中枢神经系统感染病情多较严重，如不能早期确诊并及时予以有效的抗感染治疗，将遗留不同程度的神经系统后遗症，甚至死亡。

二、常见病因

常见病因为病毒、细菌、立克次体、螺旋体、真菌、寄生虫等侵犯中枢神经系统。

三、发病机制

1. 病毒性脑炎脑膜炎　由已知或可疑的病毒直接或间接侵入中枢神经系统所引起。病毒侵入机体后直接或经病毒血症不同程度地侵犯脑实质，也可累及脑膜。①脑膜炎病理上呈现软脑膜弥漫性淋巴细胞浸润，脑组织有围管性淋巴细胞浸润、胶质增生、神经节细胞肿胀及点状出血；脉络膜丛及脑室上皮亦有非特异性炎症改变。②脑炎以颞叶、边缘叶及额叶受累最为严重，其他脑叶及脑干均可被累及。在致死病例中，呈现脑实质广泛性破坏性改变，可见坏死性、炎症性或出血性损害。单纯疱疹病毒感染可在受累神经细胞核内见嗜伊红性包涵体（称为急性包涵体脑炎），是本病的特征性改变，电子显微镜下可见包涵体内含有病毒抗原及疱疹病毒颗粒。另一类为变态反应性脑炎，主要侵犯白质，致大脑白质弥漫性坏死、软化及髓鞘脱失，神经胶质弥漫性增生，可见血管周围淋巴细胞浸润。

2. 细菌性脑膜炎　多种细菌均可感染中枢神经系统，引起细菌性脑膜炎，因细菌感染除结核杆菌和布氏杆菌外，均有化脓性改变，故又称为化脓性脑膜炎。最常见的主要病原菌为脑膜炎球菌、肺炎球菌和流感杆菌。新生儿细菌性脑膜炎以 B 组链球菌、金黄色葡萄球菌和革兰阴性杆菌（大肠埃希菌）为主；5 岁以下儿童以流感杆菌和李斯特菌为主；医院获得性细菌性脑膜炎以耐药程度高的革兰阴性杆菌为主；颅脑外伤、手术或脑脓肿破溃后脑膜炎可由金黄色葡萄球菌和铜绿假单胞菌引起，也可引起混合性细菌性脑膜炎，如需氧菌和厌氧菌的混合感染。病原菌可通过多种途径侵入脑膜：可由血行、直接上呼吸道、颅脑外伤或手术、临近解剖部位感染，如鼻窦炎、中耳炎、乳突炎等。而细菌释放内毒素或细胞壁成分刺激局部炎症反应引发化脓性脑膜炎。

各种病原菌所致的急性化脓性脑膜炎病理变化基本相同。早期软脑膜及大脑浅表血管充血、扩张，炎症沿蛛网膜下腔扩展，大量脓性渗出物覆盖脑表面，常沉积于脑沟及脑基底部脑池等处。随着炎症扩展，浅表软脑膜和室管膜均因纤维蛋白渗出物覆盖而呈颗粒状。病程后期则因脑膜粘连引起脑脊液吸收及循环障碍，导致交通性或非交通性脑积水。儿童病例常出现硬脑膜下积液、积脓。偶可见静脉窦血栓形成、脑脓肿或因脑动脉内膜炎而至脑软化、梗死。

3. 结核性脑膜炎　中枢神经系统的结核感染是通过呼吸道吸入含结核杆菌的微粒，经血行播散至全身各脏器所致。感染 2 ～ 4 周后，机体产生细胞介导的免疫反应，在组织中形成结核小结节、干酪样病灶，感染后的炎症反应程度取决于宿主的免疫能力和其他一些尚未阐明的遗传因素。如果机体免疫力下降或宿主存在基础免疫缺陷，干酪样中心的病原会继续增殖，导致结核结节破溃，释放出的结核杆菌和有毒抗原产物进入脑组织或脑脊液，从而引起渗出性结核性脑膜炎。主要病理改变为脑膜广泛性炎症反应，形成结核结节，蛛网膜下腔产生大量炎症和纤维蛋白渗出，尤其在脑基底部的 Willis 动脉环、脚间池、视交叉池及环池等处，充满黄厚黏稠的渗出物，使脑膜增厚、粘连，压迫颅底脑神经及阻塞脑脊液循环通路，引起脑积水。脑膜血管因结核性动脉内膜炎及血栓形成而引起多处脑梗死及软化。

4. 隐球菌脑膜炎 新型隐球菌为条件致病菌，广泛存在于土壤和鸽粪中，鸽子是主要传染源。与其他部位相比，隐球菌最易侵犯中枢神经系统。在原有慢性疾病，尤其是长期使用抗生素、激素或免疫抑制剂的患者，更易发生此病。新型隐球菌主要通过呼吸道、消化道和皮肤 3 条途径传播至脑膜。脑膜炎是由脑膜感染沿血管周围鞘扩张进入脑实质引起，或由脑血管栓塞造成，颅底、软脑膜病变较显著，蛛网膜下腔有广泛渗出物积聚，内含单核、淋巴细胞及隐球菌等，可形成局限性肉芽肿。隐球菌可在血管周围间隙中增殖，并在灰质内形成许多肉眼可见的囊肿，囊肿内充满隐球菌。

四、临床特征

1. 一般症状 急性中枢神经系统感染常有突出的发热、头痛症状，伴频繁呕吐、颈肌强直。头痛常剧烈，呈弥散性、持续性跳痛或撕裂样痛，转头或咳嗽时头痛加剧。

2. 病毒性脑炎脑膜炎 前驱期多为非特异性症状，如发热、咽痛、头晕、肌痛、恶心、腹泻、全身不适和上呼吸道感染的症状。发病早期以精神异常表现为主，包括神志淡漠、躁动不安、幻觉、行为异常、谵妄等；中期可出现大脑功能障碍，如抽搐、肢体瘫痪、失语、视野改变、意识障碍和锥体外系症状等，累及脑膜时除脑实质损害表现外，可出现颈项强直、病理反射阳性等脑膜刺激征；后期昏迷加深，出现视神经盘水肿和脑疝形成。

3. 细菌性脑膜炎 典型表现为感染、颅内压增高和脑膜刺激征 3 方面。急性起病、高热、头痛、呕吐，病情进展可出现意识障碍、惊厥。体征有颈项强直，克氏征、布氏征阳性等脑膜刺激征。新生儿和老年人常起病隐匿，缺乏典型表现，须引起警惕。

常见病原菌引起的细菌性脑膜炎临床特点如下：

（1）脑膜炎球菌性脑膜炎：又称为流行性脑脊髓膜炎，简称流脑。冬春流行，多见于儿童。除典型细菌性脑膜炎临床表现外，可见皮肤及黏膜瘀点、瘀斑，部分患者脑膜炎球菌可不侵犯脑膜而仅表现为败血症，严重者可呈暴发型发作，出现循环衰竭或以脑实质损害、颅内压增高为突出表现。脑脊液或皮肤瘀点组织液涂片、培养可获得病原菌。

（2）肺炎球菌性脑膜炎：常继发于肺炎、中耳炎、鼻窦炎伴菌血症或败血症的患者，约 85% 发生意识障碍，脑神经损害约占 50%，主要累及动眼神经和面神经，皮肤瘀点少见，因渗出物中纤维蛋白含量多，易造成粘连，故硬膜下积液或积脓、脑脓肿等并发症较其他化脓性脑膜炎多见。

（3）流感杆菌性脑膜炎，多见于 5 岁以下儿童，秋冬发病率最高，起病较其他化脓性脑膜炎缓慢，临床表现和其他化脓性脑膜炎基本相同。脑脊液涂片常见短小的革兰阴性杆菌。

（4）葡萄球菌性脑膜炎：发病率低于脑膜炎球菌、肺炎球菌和流感杆菌所致脑膜炎，多发生于夏季。本病多因脑膜附近组织葡萄球菌感染直接扩散或脓肿破裂而发病，病程中可见荨麻疹样、猩红热样皮疹或小脓疱，出现脑脓肿的机会较多。脑脊液混浊、易凝固，血及脑脊液涂片、培养可获阳性结果。

（5）肠道革兰阴性杆菌性脑膜炎：新生儿及 2 岁以内小儿多见，以大肠埃希菌最多见，常并发脑室膜炎，起病隐匿。新生儿临床表现多不典型，预后差，病死率高。

4. 结核性脑膜炎 起病隐匿，但婴儿可急性起病，症状轻重不一。主要表现为一般结核中毒症状，发热，伴畏寒、全身酸痛、食欲减退、盗汗、精神萎靡、易激惹等。神经系统症状，包括：①脑膜刺激征：早期即可出现。②颅内高压：剧烈头痛、喷射性呕吐、视盘水肿、意识障碍，严重者出现脑疝、枕骨大孔疝。③脑神经损害：常见受损神经包括动眼神经、面神经和展神经。④脑实质损害：刺激性症状，如惊厥或癫痫发作；坏死性症状，表现为瘫痪、意识障碍等。

5. 隐球菌脑膜炎 多起病隐匿，为慢性或亚急性病程，但严重免疫功能低下患者可急骤起病。病前可有呼吸道感染史，多数患者以发热、头痛为初始症状，初期头痛多为阵发性，以后呈持续性并日益加重，伴恶心、呕吐。早期脑膜刺激征明显，视盘水肿等颅内压增高症状多见，有些患者可有颅神经受损表现，主要以视神经、听神经、面神经和眼球运动神经损害为主，也可见阻塞性脑积水表现。临床病情呈进行性加重，未经治疗的患者在数月内死亡，因在明确诊断前用药针对性不强，常使病情迁延。

五、辅助检查

1. 周围血象检查 细菌性脑膜炎多表现为白细胞总数增多，达 $15 \times 10^9 \sim 30 \times 10^9 / L$，分类以中性粒细胞为主。病毒、结核、真菌性脑膜炎白细胞正常或早期略高，以淋巴细胞增高为主。急性寄生虫感染血嗜酸性粒细胞可明显增高。

2. 脑脊液检查 是快速诊断中枢神经系统感染和病原体鉴别的主要检查方法之一。常见脑膜炎的脑脊液变化，见表 8-1。

表 8-1 常见脑膜炎的脑脊液变化

脑膜炎	压力 （mmHg）	外观	WBC 总数 （×10⁶/L）	细胞分类 （%）	蛋白质 （g/L）	葡萄糖 （mmol/L）	病原体
病毒性	正常/↑	清亮	<1000	L 为主	正常/↑	正常	病毒分离（+）
细菌性	↑	混浊/脓样	>1000	N 为主	↑↑	↓↓	涂片、培养（+）

脑膜炎	压力 （mmHg）	外观	WBC 总数 （×10⁶/L）	细胞分类 （%）	蛋白质 （g/L）	葡萄糖 （mmol/L）	病原体
结核性	↑	毛玻璃样	100～500	L 为主	↑	↓	抗酸染色、培养（+）
真菌性	↑↑	清亮/微混	10～800	L 为主	↑	↓	墨汁涂片、隐球菌培养（+）

病毒性脑炎脑膜炎的脑脊液呈轻度炎性改变，脑脊液压力可增高，白细胞轻度增多，以淋巴细胞为主，蛋白质正常或轻度增高，糖和氯化物多为正常。

细菌性脑膜炎则表现为脑脊液压力增高，外观混浊或呈脓性；白细胞明显增加，可达 $1000×10^6/L$ 以上，以中性粒细胞为主，部分细菌性脑膜炎或治疗后的细菌性脑膜炎脑脊液白细胞数增高可不明显；脑脊液中葡萄糖含量对于细菌性脑膜炎有较好的诊断和鉴别价值，同步糖含量（脑脊液糖与血糖的同步浓度）对鉴别细菌性与病毒性脑膜炎很重要，病毒性中枢神经系统感染脑脊液糖含量常不降低，细菌性感染糖含量明显降低。另外，蛋白明显增加及氯化物降低。

结核性脑膜炎脑脊液压力增高，外观清亮或呈毛玻璃样，静置数小时后液面上可形成薄膜，白细胞增多，$100～500×10^6/L$，淋巴细胞为主，但在疾病早期，可以中性粒细胞为主，蛋白含量增高，糖和氯化物降低。

隐球菌脑膜炎脑脊液压力明显增高，多超过 20cm H_2O，外观清亮或微混，细胞数轻至中度增高，蛋白含量增高，糖和氯化物降低。

常见脑膜炎的脑脊液变化见表 8-1。

3. 病原学检查　是中枢神经系统感染诊断最可靠的依据。病原学检查包括咽拭、血、皮肤瘀点和脑脊液的细菌涂片及培养，以获得病原菌。抗酸染色涂片、结核杆菌培养可获得结核感染的病原诊断。脑脊液墨汁涂片或培养见隐球菌，是确诊真菌性脑膜炎的依据。

4. 免疫学检查　常用的检查方法包括放射免疫测定法（RIA）和酶联免疫吸附法（ELISA），用于测定脑脊液中的抗原或抗体，特异性高。对不能镜检和分离困难的病原体如病毒，检测脑脊液或血中 IgM 抗体可用于早期诊断，如乙脑病毒 IgM 抗体阳性结合病史即可确诊。IgG 抗体滴度恢复期比急性期增高 4 倍以上具有诊断意义。

（1）分子生物学检查：采集脑脊液或血液进行核酸杂交、PCR、RT-PCR 等检测难以培养的细菌、支原体、螺旋体等的核酸，特异性及敏感性较高，应注意排除假阳性。PCR 病毒核酸检测具有快速、灵敏的特点，能提供早期诊断，目前已广泛应用于临床。

（2）影像学检查：对中枢神经系统感染仅有定位定性的辅助意义。化脓性脑膜炎早期 CT 扫描可无异常发现，出现并发症如交通性脑积水时可见脑室扩大。对脑脓肿、硬膜下脓肿、硬膜外脓肿及颅内结核、真菌、寄生虫性肉芽肿病 CT 检查可判断其位置、大小、形态及数量。胸部 X 线或 CT 发现粟粒性结核或真菌感染时，需进一步查脑脊液有无并发结核性或真菌性脑膜炎。病变部位在脑部，头颅 CT 可显示低密度区位置。MRI 检查诊断意义与 CT 相似，但 MRI 影像发现病变更敏感，观察病变更细致，较 CT 更能准确显示各类病毒性脑炎病变的性质、部位及形态。

（3）其他特异性检查：①脑电图检查有助于急性期脑炎的预后评估。病毒性脑膜炎早期脑电图主要是低至中幅度慢波活动增多，背景 α 波节律不规则；急性期常持续出现高波幅 θ 波或 δ 波，或单个尖波。脑炎早期脑电图为 α 波逐渐减少，频率减慢，θ 波为主；中期以多形性高波幅 δ 波为主混有 θ 波；极期在广泛慢波幅背景上出现暴发性抑制；最后可呈平坦波。②乳胶凝集试验对于诊断隐球菌感染甚为重要，敏感性和特异性均达到 90%以上，在真菌培养和鉴定结果出来前，血、脑脊液的乳胶凝集试验结果可作为早期、快速诊断依据。

六、诊断思路

1. 病毒性脑炎脑膜炎　根据急性起病、发热、脑实质损害等临床表现及脑脊液检查等实验室结果，排除其他病原体引起的中枢神经系统感染及脑肿瘤等颅内占位病变后，可考虑本病。确诊需用血清和脑脊液的病毒免疫学检查。

2. 细菌性脑膜炎　根据临床表现、体征及脑脊液检查，典型病例可确诊。细菌学检查可明确病原菌，必要时应用免疫学方法帮助诊断。对经过不规则抗感染治疗的化脓性脑膜炎，脑脊液检查结果不典型、涂片和培养均阴性者，应结合病史及临床表现等综合考虑作出诊断。在明确诊断时需与其他病原体引起的中枢神经系统感染相鉴别。

3. 结核性脑膜炎　有密切结核接触史；有呼吸系统、泌尿生殖系统、消化系统等结核病灶；发病缓慢，具有结核毒血症状，伴颅内高压、脑膜刺激征以及神经系统症状体征；脑脊液检查符合非化脓性脑膜炎表现者，考虑本病。确诊需病原学依据，同时须与其他脑膜炎、颅内占位性病变鉴别。

4. 隐球菌脑膜炎　临床表现为中枢神经系统感染症状，起病亚急性或慢性，有视盘水肿等颅内高压症状，脑脊液检查为感染性脑膜炎表现，尤其是患者有免疫力低下或养鸽习惯，应高度怀疑本病。本病的临床表现和脑脊液改变与结核性脑膜炎、病毒性脑膜炎及不典型化脓性脑膜炎很相似，其诊断有赖于脑脊液墨汁涂片、真菌培养，以及隐球菌乳胶凝集试验结果。

七、救治方法

（一）病原治疗

1. 病毒性脑炎脑膜炎　抗病毒治疗，包括阿昔洛韦、更昔洛韦等抗疱疹病毒药物，金刚烷胺抗甲型流感病毒药物，利巴韦林等广谱抗病毒药物。

2. 细菌性脑膜炎 抗菌药物应用原则包括：

（1）根据细菌培养结果和药敏结果，尽早选择敏感并易通过血脑屏障的杀菌剂。

（2）剂量高于一般常用量。

（3）疗程足。对细菌性脑膜炎的疗程因病原菌不同而异，普通社区感染如肺炎链球菌、流感嗜血杆菌、脑膜炎奈瑟球菌引起的脑膜炎，疗程为2周左右，对革兰阴性杆菌性脑膜炎，疗程需达4周以上。

（4）病原菌未明前，根据患者年龄、病史选择经验性抗菌药物进行治疗，对于婴幼儿、老年人及抵抗力低下及耐药菌株感染者应考虑联合用药。目前，社区获得性细菌性脑膜炎经验性治疗方案为：头孢曲松或头孢噻肟；医院获得性脑膜炎，尤其是颅脑手术后、脑外伤或脑室引流初始治疗方案为：万古霉素加美罗培南、头孢吡肟或头孢他啶。对于治疗3天内临床症状及细菌学检查无改善病例，应及时更换抗菌药物。常用细菌性脑膜炎抗菌药物见表8-2。

表8-2 常用细菌性脑膜炎抗菌药物

细菌	首选抗生素	次选抗生素
脑膜炎双球菌	青霉素/氨苄西林	头孢曲松/头孢噻肟
肺炎链球菌（青霉素敏感）	青霉素/氨苄西林	头孢曲松/头孢噻肟
（青霉素中度敏感）	头孢曲松/头孢噻肟	万古（去甲万古）霉素
（青霉素高度耐药）	万古霉素/去甲万古霉素	
流感嗜血杆菌（敏感株）	氨苄西林	头孢曲松/头孢噻肟
（耐药株）	头孢曲松/头孢噻肟	
金黄色葡萄球菌	万古（去甲万古）霉素，可联合利福平或磷霉素	
大肠埃希菌	头孢曲松/头孢噻肟	美罗培南
铜绿假单胞菌	头孢他啶+庆大霉素	美罗培南
李斯特菌	氨苄西林+庆大霉素	

3. 结核性脑膜炎 目前易透过血脑屏障的抗结核药物有异烟肼和吡嗪酰胺，利福平也可达到有效脑脊液浓度，因此结核性脑膜炎治疗包括异烟肼、吡嗪酰胺和利福平三联，也可视情况加用乙胺丁醇。成人剂量：异烟肼600～900mg/d，吡嗪酰胺2g/d，利福平450～600mg/d，乙胺丁醇1g/d，待病情稳定后减量。用药过程中需注意监测抗结核药

物的毒副作用。结核性脑膜炎的总疗程至少需 1 年，但吡嗪酰胺一般宜限于早期 4 个月内应用。

4. 隐球菌脑膜炎 抗真菌治疗：隐球菌脑膜炎初始治疗方案首选仍为两性霉素 B 和 5- 氟胞嘧啶（5-FC）联合用药，以减少单药剂量。两性霉素 B 使用方法为"渐进"累积剂量，即第 1 ~ 5 天，总量依次为每天 1mg、2mg、5mg、10mg、15mg，第 6 天起按体重 0.5 ~ 0.7mg/（kg·d）计算，总累积剂量 3 ~ 4g。5- 氟胞嘧啶剂量为 150mg/（kg·d）。两者同步，疗程多在 3 个月以上。出现肾功能减退者，可选用两性霉素 B 脂质体替代两性霉素 B。治疗过程中不能耐受上述方案者，可改为氟康唑持续长程治疗。

（二）对症治疗

控制颅内压、减轻脑水肿，高热患者要降温治疗，有并发症的要积极治疗并发症，如癫痫的抗癫痫治疗、占位性病变的手术治疗、硬膜下积液穿刺放液治疗等。另外，如在两性霉素 B 治疗过程中，低钾血症发生率高，需密切监测血钾浓度并及时纠正。

肾上腺皮质激素能减轻病毒性脑炎、结核性脑膜炎脑水肿症状，改善颅内高压、椎管阻塞等症状和体征，应早期应用。隐球菌脑膜炎确诊 2 ~ 4 周内的病死率高，多与颅内高压相关，因此早期应用肾上腺皮质激素降颅压是降低其早期病死率的关键。

支持治疗：加强护理，注意患者营养、水和电解质平衡、呼吸道通畅及维持静脉通路等。

八、最新进展

如今，各类中枢神经系统感染的实验室检查技术在不断地更新发展，特别是免疫学及分子生物学检查的日益更新，给病原的快速诊断带来先机。

检测脑脊液和血液中病原体的抗原有临床参考意义，如真菌半乳甘露糖（GM）试验可测出脑脊液或血液曲霉菌 GM 抗原敏感性达 1μg/L，是曲霉菌感染筛选指标之一；对真菌细胞壁成分 1,3-β-D 葡聚糖（glucan，G）抗原检测（G 试验）敏感性达 1ng/L，提示真菌感染可能。

目前结核也有特异性抗体、结核抗原检测，其中抗原测定是诊断结核感染的直接证据。血、脑脊液中 T-SPOT 检测，快速便捷，对于原本较难诊断的结核感染是一强有力的新手段。另外 PCR 检测脑脊液中分枝杆菌的 DNA 片段，利用免疫酶点技术测定结核感染中特异性 B 细胞，以及结核杆菌硬脂酸（TBSA）检测，都是提高结核杆菌检测率的新方法，并在进一步的研究中。

另外，研究发现，动态脑电图与常规脑电图相比，更可以监测到脑部神经元群阵发性异常放电，提高病毒性脑炎的早期诊断率。

在治疗方面：近年来由于病原菌谱变化，各类病原菌耐药性增加，激素、免疫抑制剂、颅内手术及相关创伤性内置物应用的增多，静脉吸毒，HIV 感染的增加，给抗病原治疗，特别是耐药性细菌治疗带来困难。因此，对待急性中枢神经系统感染，更应尽快获得病原培养依据及药敏结果，对症下药。对于静脉给药以外的治疗方式如鞘内注射抗菌药物，尚无定论。除病原治疗外，对症治疗对于缓解中枢神经系统感染急性期症状，减少急性期病死率有重要作用，如早期肾上腺素及激素的短期应用。另有研究表明，人免疫球蛋白与抗病毒治疗的联合应用，有助于减轻病毒性脑炎脑膜炎的临床症状，缩短住院天数。

参考文献

1. Wang T，Rumbaugh JA，Nath A.Viruses and the brain：from inflammation to dementia.Clin Sci（Lond），2006，110（4）：393-407.

2. Larsen RA.Bauer M.Thomas AM.et al. Amphotericin B and Fluconazole，a potent combination therapy for cryptococcal meningitis.Antimicrob Agents Chemother，2004，48（3）：822-826.

3. Lu HZ.Bloch KC.Tang YW.Molecular techniques in the diagnosis of central nervous system infections.Curr Infect Dis Rep，2002，4（4）：339-350.

4. 李光辉，朱德妹，张婴元，等.1995-2004 年上海地区部分医院脑脊液分离菌的分布及耐药性. 中华医院感染学杂志，2007，17（10）：1278-1281.

5. Van de Beek D，de Gans J，Tunkel AR，et，al. Community-acquired bacterial meningitis in adults.N Engl J Med，2006，354（1）：44-53.

6. Makwana N，Riordan FA.Bacterial meningitis：the impact of vaccination.CNS Drugs，2007，21（5）：355.

7. Tzanakaki G，Mastrantonio P.Aetiology of bacterial meningitis and resistance to antibiotics of causative pathogens in Europe and in the Mediterranean region.Int J Antimicrob Agents，2007，29（6）：621.

8. Dash D，Hernandez-Ronquillo L，Moien-Afshari F，et al. Ambulatory EEG：a cost-effective alternative to inpatient video EEG in adult patents.Epileptic Disord，2012，14（3）：290-297.

9. Slater JD，Kalamangalam GP，Hope O.Quality assessment of electroencephalography obtained from a "dry electrode" system.J Neurosci Methods，2012，208（2）：134-137.

10. 潘俊峰. 丙种球蛋白联合阿昔洛韦治疗 30 例病毒性脑炎疗效观察. 中国医药科学，2012，2（12）：57-58.

（胡祖鹏　杨敏婕）

第五节　癫痫持续状态

一、基本概念

癫痫持续状态（status epileptics SE）广泛定义：出现两次以上的癫痫发作，发作间期意识未完全恢复；或者一次癫痫发作持续 30 分钟以上。它属于神经学急症，若不及时治疗，可因高热、循环衰竭或神经元兴奋毒性损伤导致严重的神经细胞损害，也可导致继发性难治性癫痫、智力低下等严重后遗症，具有很高的致残率和病死率。目前大部分学者倾向强直阵挛发作时间超过 5 分钟，即建议开始强有力的抗癫痫持续状态治疗，较一致的定义是：由于自身持续机制的强化，癫痫发作的时间超过通常持续时间，且无法自发终止的癫痫发作。任何一种癫痫发作均可能出现持续状态，其主要有以下分类：①全面性发作持续状态：主要包括全身强直 - 阵挛性发作持续状态、强直性发作持续状态、阵挛性发作持续状态、肌阵挛性发作持续状态及失神发作持续状态；②部分性发作持续状态：主要包括边缘叶性癫痫持续状态、单纯部分运动性发作持续状态及偏侧抽搐状态伴偏侧轻瘫。其中最为常见的类型是全身强直 - 阵挛性发作持续状态和单纯部分运动性发作持续状态，前者是最危险的类型。发病率存在着差异，42% ～ 46% 的患者曾有癫痫病史，在美国、欧洲、中国的年发病率依次为（18.3 ～ 41）/ 10 万、（10.3 ～ 17.1）/ 10 万、（41 ～ 61）/ 10 万，其发病率在黑种人中较白种人高 3 倍。

二、常见病因

1. 既往无癫痫病史者　常由急性脑病包括脑外伤、脑肿瘤、脑血管病、急性药物中毒、颅内感染和代谢疾病等诱发。

2. 已明确癫痫的患者　最常见的原因是不适当地停用抗癫痫药物，如突然停药、换药、减药或漏服药物等情况诱发，其他的原因如过度疲劳、孕产和饮酒等可能诱发。也有部分患者原因不明确。

三、发病机制

癫痫持续状态发作时，神经元持续放电，不断地激活海马，从而出现 γ- 氨基丁酸（GABA）介导的抑制性突触传递减少，经 N- 甲基 -D- 天冬氨酸（NMDA）受体介导，谷氨酸过度释放，导致各种神经毒性代谢中间产物增加和储积，对海马杏仁核、小脑、丘脑、大脑等部位的神经元产生兴奋毒性损伤，经反复发作造成神经元的不可逆性损伤和死亡。同时大脑的代谢率、耗氧量和葡萄糖摄取率成倍增加，ATP 储存耗尽，低血糖和缺氧也导致 ATP 的释放减少，从而造成钠泵功能障碍，出现大量钙离子内流形成钙超载，进一步使脑损伤加重。

四、临床特征

（一）全面性发作持续状态

1. 全身强直 - 阵挛性发作持续状态　是临床最常见、最危险的癫痫持续状态，表现强直 - 阵挛发作反复发生，意识障碍（昏迷）伴高热、代谢性酸中毒、低血糖、休克、电解质紊乱（低血钾、低血钙等）和肌红蛋白尿等，可发生脑、心、肝、肺等多脏器功能衰竭及自主神经和生命体征改变。

2. 强直性发作持续状态　多见于 Lennox-Gastaut 综合征患儿，表现不同程度意识障碍（较少昏迷），其间有强直性发作或其他类型发作，如非典型失神、失张力发作等，脑电图出现持续性较慢的棘 - 慢或尖 - 慢波放电。

3. 失神发作持续状态　主要表现意识水平降低，甚至只表现反应性下降、学习成绩下降。脑电图可见持续性棘 - 慢波放电，频率较慢（<3Hz）。多由治疗不当或停药等诱发。

（二）部分性发作持续状态

1. 单纯部分运动性发作持续状态（Kojevnikov 癫痫）　病情演变取决于病变性质，部分隐源性患者治愈后可能不再发；某些非进行性、器质性病变后期可伴同侧肌阵挛，但脑电图背景正常。Rasmussen 综合征（部分性连续性癫痫）早期出现肌阵挛及其他形式发作，伴进行性弥漫性神经系统损害表现。

2. 边缘叶性癫痫持续状态　常表现意识障碍（模糊）和精神症状，又称精神运动性癫痫状态，常见于颞叶癫痫，须注意与其他原因导致的精神异常鉴别。

五、辅助检查

1. 血液生化检查　生化、血糖、血脂、血钙等常规检查。

2. 影像学检查　头颅 CT 及 MRI 检查，经颅多普勒超声波检测，必要时可行脑血管造影明确病因。

3. 脑电图检查　常规的脑电图检查，也可选择行单导、双导、蝶骨电极以及睡眠脑电图等特殊类型的脑电图检查。

4. 其他　如胸片、脑脊液的检查等。

六、诊断思路

（一）诊断标准

1. 详细、准确、全面的病史　是否有产伤、头颅外伤、脑炎、脑寄生虫的病史。

2. 临床特征、体格检查、脑电图检查及有关实验室检查　给出诊断，并判断类型。在全身强直 - 阵挛性发作间期意识丧失才能诊断；部分性发作可见局部持续性运动发作长达数小时或数天，无意识障碍；边缘叶性有意识障碍，可伴精神错乱、事后无记忆等情况的出现。

（二）鉴别诊断

1. 晕厥　是短暂性全脑灌注不足导致短时间意识丧失、跌倒，偶可引起肢体强直阵挛性抽动或尿失禁，特别是在阻止患者跌倒而加重灌注不足时。有些患者可有久站、剧痛、见血和情绪激动等诱因，或因排尿、咳嗽和憋气等诱发。常有头晕、恶心、眼前发黑和无力等先兆，跌倒较缓慢，面色苍白、出汗，有时脉搏不规则。晕厥引起意识丧失极少超过15 秒，以意识迅速恢复并完全清醒为特点，不伴发作后意识模糊，无须抗癫痫药治疗。

2. 假性癫痫发作　如癔症性发作，可有运动、感觉和意识模糊等类似癫痫发作症状，常有精神诱因，具有表演性，多无自伤、大小便失禁的情况出现，视频脑电图有助于鉴别。

3. 低血糖症　血糖水平低于 2mmol / L 时可产生局部癫痫样抽动或四肢强直发作，伴意识丧失。常见于胰岛 β 细胞瘤，或长期服降糖药的 II 型糖尿病患者，结合病史有助于诊断。

七、救治方法

1. 一般治疗

（1）去除诱发因素：有明确诱因的患者，应立即解除诱发因素，如为低血糖诱发，应首先纠正低血糖；如为感染诱发，应积极控制感染。

（2）稳定呼吸、循环，维持通气：保持呼吸道的通畅，必要时行气管插管或气管切开，监测患者血压及脉搏，并建立有效的静脉通路。

（3）积极预防和控制并发症：处理脑水肿，预防脑疝的形成以及时纠正酸中毒、呼吸循环衰竭，控制高热、感染和纠正水电解质失调。

2. 控制发作

（1）安定（diazepam，地西泮）：是成人或儿童各型癫痫持续状态的首选药。成人剂量 10 ~ 20mg，单次最大剂量不超过 20mg；儿童 0.3 ~ 0.5mg / kg。以 3 ~ 5mg / min 速度静脉注射。如 15 分钟后复发可重复给药，或将地西泮 100 ~ 200mg 溶于 5% 葡萄糖中，于 12 小时内缓慢静脉滴注。使用地西泮若引起呼吸抑制，需停药。

（2）10% 水合氯醛：成人 25 ~ 30mL，小儿 0.5 ~ 0.8 mL / kg，加等量植物油保留灌肠。

（3）氯硝安定（clonazepam，氯硝西泮）：对各型癫痫持续状态疗效俱佳，药效是安定的 5 倍，半衰期 22 ~ 32 小时。成人首次剂量 3mg 静脉注射，以后 5 ~ 10mg / d 静脉滴注，或过渡至口服药。须注意此药对呼吸及心脏抑制较强。

（4）异戊巴比妥钠：成人 0.5g 溶于注射用水 10mL 静脉注射，儿童 1 ~ 4 岁 0.1g / 次，5 岁以上 0.2g / 次，速度不超过 0.05g / min，直至控制发作为止；0.5g 以内多可控制发作，剩余未注完的药物可肌注。

（5）利多卡因：2 ~ 4mg / kg 加入 10% 葡萄糖内，以 50mg / h 速度静脉滴注，有效或复发时均可重复应用。心脏传导阻滞及心动过缓者慎用。

3. 控制发作后应用长效 AEDs 过渡和维持　早期常用苯巴比妥钠，成人 0.2g 肌注，3 ~ 4 次 / 天，儿童酌减，连续 3 ~ 4 天。同时，应根据癫痫类型选择有效的口服药（早期可鼻饲），过渡并长期维持治疗。

八、最新进展

癫痫持续状态是一种常见的神经系统突发事件，死亡率高达 20%。最重要的治疗目标是快速、有效并耐受性良好地终止癫痫持续状态。有报道指出，超过 60% 患者通过静脉注射劳拉西泮或是肌注咪达唑仑能够控制发作，而 40% 患者需要进一步静脉滴注抗癫痫药物控制发作。尽管静脉使用苯妥英钠的常见的副作用是心律失常和低血压，但是在临床上发现，其控制癫痫发作的作用往往大过可能出现的副作用。拉科酰胺（Lacosamide，LCM）是一种新型 N- 甲基 -D- 天冬氨酸受体甘氨酸位点结合拮抗剂，它是由施瓦茨法姆制药公司（Schwarz Pharma）- 比利时优时比公司（UCB Pharma）的子公司开发，由欧盟、德国与英国、美国 FDA 分别在 2008 年 8 月、9 月、10 月批准上市，商品名为 Vimpat。该药目前有口服及输液两种剂型。分别于 2009 年 9 月和 2009 年 10 月在欧洲、美国开始用于静脉滴注。LCM 在不同啮齿动物癫痫模型中部分发作和单纯部分发作的疗效肯定。根据实验研究、临床资料报道、健康人群中安全性检测、癫痫持续状态和突发癫痫的回顾性研究中，均发现急救中静脉使用 LCM 是不错的选择。

1. 作用机制　LCM 是一种新型 NMDA 受体甘氨酸位点结合拮抗剂，具有全新双重机制作用的抗惊厥药物，属于新一类功能性氨基酸。它可选择性促进钠通道缓慢失活，调节塌陷反应介导蛋白 22（CRMP22）。研究发现，CRMP22 可能减慢甚至阻止癫痫发作、减轻糖尿病的神经性疼痛。该药的作用机制与已上市的其他抗癫痫药不同，对治疗无效、无法控制症状的患者可使用本品。

2. 药物动力学　LCM 口服能够快速吸收，并且在血浆中的浓度与剂量有相关性。其仅有少量的蛋白复合物，对血浆中抗癫痫药物的浓度没有影响。LCM 主要是通过肾脏来代谢。在等张的溶液包含有 10mg / mL，pH 是 3.5 ~ 5.0。在一项开放性的实验研究中，患者长时间接收 LCM 治疗，提示患者对 LCM 有很好的耐受性。

在 LCM 安全性和耐受性的 25 个相关性研究中，应用时逐步增加 LCM 的剂量（200mg，300mg，400mg）静脉注射，结果发现：使用 LCM200 ~ 300mg 超过 15 分钟静脉注射是最耐受的方法，剂量相关的不良反应的事件出现频率最高的是使用一个

400mg 的负荷剂量。

3. 临床研究　到目前为止，已经有 19 项医学研究（10 个单病例报告和 9 例系列病例报告）报道，使用 LCM 对难治性癫痫持续状态 136 例进行了治疗，最常用的大剂量为 3 ~ 5 分钟内注射 200 ~ 400mg，总的成功率为 56%。其中 25% 的患者在治疗过程中出现不良事件，但总的来说不良事件发生率较低。目前静脉注射拉科酰胺疗效的证据仅来自于急性发作和癫痫持续状态的回顾性病例报告和系列病例。

参考文献

1. Silbergleit R，Durkalski V，Lowenstein D，et al. Intramuscular versus intravenous therapy for prehospital status epilepticus.N Engl J Med，2012，366（7）：591-600.

2. Beyreuther BK，Freitag J，Heers C，et al. Lacosamide：a review of preclinical properties.CNS Drug Rev，2007，13（1）：21-42.

3. Krauss G，Ben-Menachem E，Mameniskiene R，et al. Intravenous lacosamide as short-term replacement for oral lacosamide in partial-onset seizures.Epilepsia，2010，51（6）：951-957.

4. Biton V，Rosenfeld WE，Whitesides J，Fountain NB，et al. Intravenous lacosamide as replacement for oral lacosamide in patients with partial-onset seizures.Epilepsia，2008，49（3）：418-424.

5. Wasterlain CG，St？hr T，Matagne A.The acute and chronic effects of the novel anticonvulsant lacosamide in an experimental model of status epilepticus.Epilepsy Res，2011，94（1-2）：10-17.

6. Barton ME，Klein BD，Wolf HH，White HS.Pharmacological characterization of the 6 Hz psychomotor seizure model of partial epilepsy.Epilepsy Res，2001，47（3）：217-227.

7. 张淑兰，宫平. 拉科酰胺（lacosamide）. 中国药物化学杂志，2009，19（2）：158.

8. Hofler J，Trinka E.Lacosamide as a new treatment option in status epilepticus.Epilepsia，2013，54（3）：393-404.

（马春林）

第九章 急性中毒及物理因素疾病

第一节 急性一氧化碳中毒

一、基本概念

一氧化碳（carbon monoxide，CO）为无色、无味、无刺激性的气体。一氧化碳微溶于水，易溶于氨水。通常一氧化碳由含碳物质在不完全燃烧时产生。在空气中燃烧，其火焰呈蓝色。通常在空气中含量甚少，若空气中含量达到 12.5%～74.2%，有发生爆炸的危险。如果短时间内吸入高浓度的一氧化碳，或浓度虽低但吸入时间较长，均可造成急性一氧化碳中毒。人吸入空气中一氧化碳含量 >0.01%，即有引起急性中毒的危险；>0.5%，1～2 分钟即可使人昏倒，并迅速死亡。

二、常见病因

1. 生产性中毒 生产中接触一氧化碳的常见机会有：炼钢、炼焦等冶金生产；煤气生产；煤矿瓦斯爆炸；氨、丙酮、光气、甲醇等的化学合成；煤气灶或煤气管道泄漏；汽车尾气；使用其他燃煤、燃气、燃油动力装备等。

2. 生活性中毒 生活性中毒主要是由使用煤炭、家用煤气、石油液化气、煤油、柴油、沼气、柴草、木炭等做燃料，因通风不良、烟囱堵塞、倒烟、排气管漏气或安装不规范等原因，导致室内大量一氧化碳积聚而引起中毒。

3. 自杀或他杀性中毒 少数人故意放煤气或汽车废气导致中毒。

4. 内源性中毒 红细胞凋亡过程中，血红蛋白卟啉核的 α 甲烷桥裂解而产生一氧化碳，这是内源性一氧化碳的主要来源。人体内一氧化碳浓度基本上能保持一定的水平，有赖于内源性一氧化碳生成与肺部清除、氧化生成 CO_2 之间的平衡。但是，患有溶血性贫血者以及经微粒体酶诱导后，体内生成的一氧化碳增多，可使碳氧血红蛋白（HbCO）浓度达到 5% 而引起中毒。

三、发病机制

因一氧化碳与血红蛋白的亲和力比氧与血红蛋白的亲和力大 240 倍，故少量的一氧化碳即可与氧竞争，一氧化碳进入人体后极易与血红蛋白结合，形成 HbCO，由于血中 HbCO 增加而致 HbO_2 减少，从而造成低氧血症；血中一氧化碳使血红蛋白的氧离曲线左移，加重了已有的低氧血症；溶解于血液中的一氧化碳直接造成细胞的呼吸障碍。除 HbCO 的原因外，一氧化碳与氧竞争细胞色素氧化酶造成细胞内窒息，对一氧化碳毒性具有更重要的意义。

四、临床特征

1. 临床表现 急性一氧化碳中毒主要表现为急性脑缺氧性疾病，脏器也可出现缺氧性改变。部分患者可出现一氧化碳中毒神经精神后遗症，少数患者出现迟发性脑病。

（1）皮肤黏膜：一氧化碳中毒时口唇黏膜及面颊、胸部皮肤可呈特有的樱桃红色，此种征象仅部分患者出现。某些患者的胸部和四肢皮肤可出现水疱和红肿，主要是由于自主神经营养障碍所致。

（2）神经系统：轻度一氧化碳中毒时可引起头痛、头晕、眼花、恶心、呕吐、四肢无力等症状，此时及时吸入新鲜空气后，这些症状可迅速消除。随着脑缺氧的进一步加重，可产生意识障碍，其程度与脑缺氧程度一致，表现为：嗜睡、昏睡、谵妄、昏迷。脑缺氧严重时造成细胞内水肿及血管源性脑水肿，表现为：病理反射阳性，或出现抽搐、癫痫持续状态、去大脑强直。若形成小脑扁桃体疝可导致呼吸抑制。脑干、下丘脑受损，可出现中枢性高热。部分患者因局部缺氧或中毒损害而致周围神经炎，且多为单神经损害，主要表现为受损神经支配区麻木、疼痛、色素减退、水肿，甚至瘫痪等。

部分一氧化碳中毒患者经抢救急性中毒症状消失，经过一段所谓"假愈期"，又出现一系列神经精神行为异常，称为迟发性脑病。最常见的症状是精神行为异常，大小便失禁，步态不稳和缄默症，最常见的体征是面具脸、眉间征、抓握反射等。

（3）循环系统：主要表现为心悸、气短、全身乏力、脉搏细数、血压下降等。心电图检查可见 QT 间期延长、T 波改变、各种心律失常。心肌损害时常伴有各种心肌酶的升高。一氧化碳中毒导致的缺氧还可诱发或加重心绞痛及心肌梗死，增加室颤的发生率。

（4）呼吸系统：患者多表现为呼吸急促，呈现不同程度的呼吸困难，表现为点头样、叹息样或潮式呼吸。肺水肿征象也十分常见，如泡沫痰、双肺水泡音，X 线示两肺阴影。

（5）消化系统：轻度一氧化碳中毒时常伴有恶心、呕吐症状；重度一氧化碳中毒时出现大便失禁；消化道应激性溃疡，出现呕血或黑便。

（6）泌尿系统：小便失禁是一氧化碳中毒患者经常出现的症状，重度中毒者可出现急性肾衰竭症状，部分患者表现为排尿困难或尿潴留。

（7）其他：患者可伴发急性胰腺炎、血栓性血小板减少性紫癜、红细胞增多症等。

2. 病情分级 急性一氧化碳中毒症状的轻、重与吸入一氧化碳的浓度、吸入时间长短成正比，同时也与个体状况有关。临床上根据病情严重程度通常分为轻、中、重三度。

（1）轻度一氧化碳中毒：HbCO 含量在 10%～20%，主要症状为头痛、头晕、颈部搏动感、乏力、眼花、恶心、呕吐、心悸、胸闷、四肢无力、站立不稳、行动不便，甚至有短暂意识障碍。如能尽快脱离中毒环境，呼吸新鲜空气或氧气，数小时后症状就可消失。

（2）中度一氧化碳中毒：血中 HbCO 含量在 30%～40%，伴汗出、心率加快、步态蹒跚、表情淡漠、嗜睡、有时躁动不安或出现昏迷。如果积极抢救可恢复正常，一般无并发症和后遗症。

（3）重度一氧化碳中毒：血中 HbCO 含量在 50% 以上，患者可在短时间内突然昏倒，主要表现为昏迷，严重者昏迷可持续数小时，甚至数天。此时往往出现严重的并发症，如脑水肿、肺水肿、心肌损害、酸中毒、肾功能不全、休克等，有的并发肺部感染而发生感染性休克。此型经抢救清醒后，部分患者常遗留神经系统的后遗症，如癫痫、震颤麻痹、周围神经炎等。

五、辅助检查

1. 碳氧血红蛋白测定 正常人血液中 HbCO 含量可达 5%～10%，其中有少量来自内源性一氧化碳，为 0.4%～0.7%。轻度一氧化碳中毒者血中 HbCO 可高于 10%，中度中毒者可高于 30%，重度中毒时可高于 50%。但血中 HbCO 测定必须及时，脱离一氧化碳接触 8 小时后 HbCO 即可降至正常且与临床症状间可不呈平行关系。

2. 动脉血气分析 一氧化碳中毒后机体处于缺氧状态，组织无氧代谢增加，血液乳酸等酸性产物浓度增加，形成代谢性酸中毒，动脉血气分析的主要特点是：动脉血氧分压（PaO_2）、氧饱和度（SaO_2）、动脉血二氧化碳分压（$PaCO_2$）下降，碱丢失，BE 负值增大。

3. 血乳酸测定 因缺氧后组织有氧氧化降低，无氧酵解增强，大量丙酮酸被还原成乳酸，导致血乳酸浓度升高。

4. 脑电图 脑电图多数异常，以中、重度中毒者多见，迟发性脑病异常率达 100%。主要为弥漫性低幅度慢波增多。脑电图对判断病情的轻重有重要的参考价值。

5. 头颅 CT 主要表现为病理性低密度区，以双侧皮质下白质最为多见，范围可波及额、顶、颞、枕叶和半卵圆中心，两侧苍白球可出现类圆形低密度影，重者可波及壳核。内囊密度亦可见降低。迟发性脑病者头颅 CT 异常更为明显。

6. MRI 重度 CO 中毒及迟发性脑病患者 MRI 的阳性率明显高于 CT 检查，对早期的软组织损害极为敏感，特别是脑水肿和脱髓鞘改变。它可及时明确脑损害的部位、范围，对明确诊断、指导治疗及预后评估都有十分重要的价值。

7. 大脑诱发电位 体感诱发电位（SEP）、脑干听觉诱发电位（BAEP）和视觉诱发电位（VEP）3 种大脑诱发电位如能同时采用，常可提高异常的检出率。

8. 其他 血液检查中常可见肝、肾、心功能等异常。部分患者血常规检查提示红细胞总数及血红蛋白轻度增高。尿常规检查可见少量红细胞、白细胞及蛋白。

六、诊断思路

1. 诊断原则 根据吸入较高浓度一氧化碳的接触史和急性发生的中枢神经损害的症状和体征，结合血中 HbCO 测定的结果，以及毒物现场空气中一氧化碳浓度测定资料，并排除其他病因后，可诊断为急性一氧化碳中毒。同时根据 HbCO 结果及临床表现进行轻、中、重度分级诊断。

2. 鉴别诊断 轻度一氧化碳中毒需与精神病、急性酒精中毒、上呼吸道感染、高血压病、美尼尔综合征等鉴别。中、重度一氧化碳中毒需与脑出血、蛛网膜下腔出血、脑栓塞、安眠药中毒、糖尿病酮症酸中毒性昏迷、脑炎、脑膜炎、脑外伤、肝性脑病等鉴别。

七、救治方法

1. 现场急救 迅速将患者脱离中毒现场，转移到空气新鲜的地方，解开衣扣、裤带，注意保暖，保持呼吸道通畅，充分给予氧气吸入。患者本人如发现有一氧化碳中毒的迹象，应立即开门、开窗，如行动不便时，也可打破玻璃窗，使新鲜空气进入室内。对于病情危重者以及早建立静脉通道。若患者已停止呼吸及（或）心脏停搏，移离现场后立即进行心肺复苏术。同时迅速转运至就近、有高压氧的医院进行救治。

2. 氧疗

（1）纯氧吸入：吸入氧气可加速 HbCO 解离，增加一氧化碳的排出。吸入新鲜空气，一氧化碳由 HbCO 释放出半量的时间约需 4 小时，吸入纯氧则时间可缩短至 30～40 分钟。

（2）高压氧：吸入 3 个大气压的纯氧可使一氧化碳由 HbCO 释放出半量的时间缩短至 20 分钟。同时高压氧治疗能增加血液中溶解氧，提高动脉血氧分压，使毛细血管内的氧容易向细胞内弥散，可迅速纠正组织缺氧。高压氧对一氧化碳中毒后遗症及迟发性脑病有明显的防治作用，24 小时内行高压氧治疗能明显减少一氧化碳急性中毒 6 周和 12 个月后的认知障碍后遗症。高压氧的治疗指征：①急性中、重度一氧化碳中毒，昏迷不醒，呼吸循环功能不稳定，或一度出现过呼吸、心搏停止者；②中毒后昏迷时间 >4 小时，或长时间暴露于高浓度一氧化碳环境 >8 小时，经抢救后苏醒，但不久病情又有反复者；③中毒后恢复不良，出现精神、神经症状者；④意识虽有恢复，但血 HbCO 一度升高，尤其

>30%者；⑤脑电图、头部 CT 检查异常者；⑥轻度中毒患者持续存在头痛、头晕、乏力等，或年龄 40 岁以上，或职业为脑力劳动者；⑦孕妇或婴儿一氧化碳中毒，病情较轻者，也建议给予高压氧治疗；⑧出现一氧化碳中毒性脑病，病程在 6 个月 ~ 1 年者。

3. 防治脑水肿 严重中毒后，脑水肿可在 24 ~ 48 小时发展到高峰。脱水疗法很重要，目前最常用的是 20% 甘露醇静脉快速滴注，颅压增高现象好转后可减量。也可注射呋塞米脱水，甘油果糖、白蛋白、肾上腺糖皮质激素等也有助于缓解脑水肿。

4. 促进脑细胞代谢、脑复苏 三磷酸腺苷、辅酶 A、细胞色素 C 和大量维生素 C、维生素 E、超氧化物歧化酶、胞二磷酰胆碱、纳洛酮、神经节苷脂等药物可抗自由基，促进脑细胞代谢，促进脑复苏。

5. 维持水、电解质、酸碱平衡 急性重度一氧化碳中毒患者多有脱水、血容量不足和末梢循环不良，已伴休克更是如此。因此，要及时补充血容量，积极维持水、电解质、酸碱平衡。而临床上，对于脑水肿合并颅内压增高的患者，多采取脱水疗法与限制补液量。因此，既要有效地控制脑水肿、降低颅内压，又要保证有效的循环血量，两者必须兼顾。

6. 控制高热和治疗感染 高热对脑功能恢复不利，可采用物理降温方法，如使用冰帽、冰毯。如降温过程中出现寒战或体温下降困难时，可用冬眠药物。若出现感染，应作咽拭子、血、尿培养，选择广谱抗生素。

7. 防治并发症 急性一氧化碳中毒时可出现脑外其他器官的异常，如急性肾衰竭、骨筋膜室综合征、视神经损害、急性呼吸窘迫综合征、多脏器功能障碍综合征等。应及时对心、肺、肾、肝功能及胃肠功能不全的患者进行治疗，有效防治并发症。

八、最新进展

（一）急性一氧化碳中毒后迟发性脑病发病机制

急性一氧化碳中毒迟发性脑病（delayed encephalopathy after carbon monoxide poisoning，DEACMP）是指一氧化碳中毒患者在经过中毒症状消失后数天或数周的"假愈期"后，出现一系列以认知功能减退为主要表现的一组神经、精神症状。既往有高血压、慢性阻塞性肺病、心脑血管病及动脉硬化等基础疾病者发生 DEACMP 比例较无相关病史者明显增高。目前该病发病机制尚不十分明确，多数学者认为缺血、缺氧、细胞毒素作用、免疫因素、自由基以及神经递质或体液成分的变化都有可能参与本病的发生与发展。

缺血缺氧机制是最早提出的学说，理论根据是一氧化碳入血后与血红蛋白的亲和力是氧气的数倍，同时抑制组织中氧合血红蛋白的解离，影响细胞内呼吸，造成机体组织严重缺氧，从而引起多器官系统平衡紊乱。通过比较一氧化碳中毒患者临床过程变化与碳氧血红蛋白浓度的关系，发现测定血液中 HbCO 浓度可以一定程度上反映病情的轻重及迟发性脑病的发病率和预后。但随着研究的深入，单纯用缺血缺氧已不能解释 DEACMP 的发生，认为细胞凋亡机制也参与了DEACMP的发生与发展。对迟发性脑病患者行MRI或CT检查时发现在海马回、大脑皮质、纹状体等部位均有异常信号，而这些部位的作用正是与DEACMP临床症状密切相关。在动物实验也发现大鼠急性一氧化碳中毒后在相同部位出现了明显神经细胞凋亡，并表现出类似的临床症状，但具体机制目前尚未完全明确。目前研究认为，氧自由基损伤和兴奋性氨基酸都可能参与了DEACMP神经细胞凋亡。

炎症及免疫损伤机制在DEACMP发病机制中也具有重要意义。黄嘌呤氧化还原酶在一氧化碳中毒神经病理性损伤中起着基础作用，而黄嘌呤氧化还原酶与免疫反应密切相关。血管内炎症反应、免疫损伤在DEACMP中起着重要的作用。炎症因子如白介素-2、白介素-4、白介素-6、白介素-10及C反应蛋白等可能参与了DECAMP的发病和进展，认为细胞因子参与了疾病的免疫学机制，同时临床研究表明，急性一氧化碳中毒患者的病情严重程度与血清细胞间黏附分子-1、超氧化物歧化酶、血浆溶血磷脂酸及血浆神经元特异性烯醇酶水平也具有一定的相关性。

从信号转导（NO／NOS）机制方面研究DEACMP发病机制，认为NO可能参与了一氧化碳中毒后疾病的病理生理过程。NO／NOS系统可能在急性一氧化碳中毒大鼠纹状体内羟基增殖中发挥作用。进一步研究其发病机制，从信号转导（NO／CO）及细胞凋亡方面可作为突破点。

（二）急性一氧化碳中毒后迟发性脑病治疗

1.高压氧治疗　是临床治疗DEACMP的主要方法。高压氧不仅能提高血氧分压，增加氧的物理溶解度，提高氧的弥散能力，增加血液和组织的氧含量，从根本上改善脑组织细胞的缺血、缺氧状态，促进神经细胞恢复，还有减轻脑水肿，降低颅内压，促进侧支循环的建立及病变血管的恢复，改善脑代谢，恢复脑功能等作用。有报道高压氧治疗可抑制炎性反应和凋亡，起到保护脑细胞作用。

2.紫外线照射血液并充氧疗法　是抽取患者少量静脉血，在体外经紫外线照射及充氧后再回输入患者体内的一种治疗方法。可提高血氧饱和度及血浆氧分压，可看作内给氧治疗的延伸。此方法简便，安全实用。按每次2～3mL／kg抽取患者自身静脉血，经过体外抗凝后置于一特制的石英玻璃容器内，采用5～10个生理剂量的紫外线照射和充氧5L／min，然后一次回输，在20～30分钟内输完为宜。每日一次，或酌情2～3天一次，5～10天为一疗程。必要时间隔20～30天再做第二疗程。

3.药物治疗　激素治疗能增加血管的致密性，减少渗出，减轻内皮细胞的水肿和血管内膜炎症，扩张痉挛收缩的血管，改善脑的血液循环，防止脑细胞变性坏死。此外，激素对DEACMP患者的脑白质广泛的脱髓鞘改变、脑组织毛细血管内皮细胞增生、脑神经递质代谢异常、细胞毒性损伤等几种异常改变均有很好的治疗作用。尼莫地平为第二代双氢吡啶类钙通道拮抗剂，对缺血性脑损伤有良好的保护作用。实验发现，尼莫地平对一氧化碳中毒所致脑损伤有治疗作用，发现尼莫地平能显著降低一氧化碳中毒小鼠急性期死亡率和总死亡率，并能改善一氧化碳中毒所致的学习记忆能力的损伤，避免海马神经元延迟性死亡，阻遏单胺氧化酶活性的异常升高。通过临床观察发现，纳洛酮、依达拉奉联合尼莫地平治疗重度急性一氧化碳中毒具有临床疗效，尼莫地平脂溶性强，易通过血脑屏障，能选择性作用于颅内血管，抑制 Bcl-2 和 Bax 等的表达，发挥保护脑细胞的作用；还可扩张脑血管，改善脑部供血抑制神经元细胞坏死和凋亡，提高组织对缺血、缺氧的耐受力。

参考文献

1.周美宁，武涛.急性一氧化碳中毒迟发性脑病易患因素分析.当代医学，2013，19（21）：79-80.

2.Guan L，Wen T，Zhang Y，et al. Induction of heme oxygenase-1 with hemin attenuates hippocampal injury in rats after acute carbon monoxide poisoning.Toxicology，2009，262（2）：146-152.

3.Chen M，Lu TJ，Chen XJ，et al. Differential roles of NMDA receptor subtypes in ischemic neuronal cell death andischemic tolerance.Stroke，2008，39（11）：3042-3048.

4.Hara S，Mukai T，Kurosaki K，et al. Role of nitric oxide system in hydroxyl radical generation in rat striatum due to carbon monoxide poisoning，as determined by microdialysis.Toxicology，2007，239（1-2）：136-143.

5.王烨，李思.急性一氧化碳中毒致迟发性脑病的治疗进展.中国误诊学杂志，2011，11（3）：529-530.

6.马登飞，陈亮.依达拉奉联合地塞米松治疗急性一氧化碳中毒后迟发性脑病疗效观察.中国实用神经疾病杂志，2009，12（14）：15-16.

7.杨春田，王艳波.纳洛酮、依达拉奉联合尼莫地平治疗重度 ACMP 46 例效果观察.山东医药，2011，51（3）：40-41.

（施　荣）

第二节　百草枯中毒

一、基本概念

百草枯也叫一扫光、克无踪等，是一种高效能的非选择性接触型除草剂，对人畜具有很强毒性，误服或自服可引起急性中毒，已成为农药中毒致死事件的常见病因。成人致死量为 20% 水溶液 5～15mL（20～40mg/kg）。百草枯经消化道、皮肤和呼吸道吸收，毒性累及全身多个脏器，严重时可导致多脏器功能障碍综合征。肺是百草枯侵犯的主要靶器官，可导致"百草枯肺"，早期表现为急性肺损伤或急性呼吸窘迫综合征，后期出现肺泡内和肺间质纤维化，是百草枯中毒致死的主要原因。临床尚无急性百草枯中毒的特效解毒药物。

二、常见病因

误服或自服百草枯，已成为百草枯中毒致死事件的常见病因。吸入中毒较少见，喷洒不当吸入后可致全身中毒；百草枯不易经完整的皮肤吸收，但易经受损皮肤吸收而中毒。

三、发病机制

百草枯进入机体后会产生大量氧自由基（ROS），引起氧化应激反应，产生一系列氧化还原损伤。百草枯可进入细胞内，在还原型烟酰胺腺嘌呤二核苷酸磷酸（NADPH）细胞色素 C-P450 还原酶、一氧化氮合酶（NOS）、黄嘌呤氧化酶（XO）等作用下，将百草枯还原成 PQ^+，继而进一步还原成 PQ^{2+}，并继续与氧分子反应产生超氧阴离子、羟自由基等，从而诱导脂质过氧化反应等一系列连锁反应，同时，百草枯中毒导致大量 NADPH、还原型烟酰胺腺嘌呤二核苷酸（NADH）等参加的生化反应中断，导致全身各个脏器损伤，以肺最为明显。百草枯中毒还可以使线粒体 DNA 损伤，一方面可直接损伤 DNA，导致细胞凋亡，另一方面，虽然对 DNA 损伤较轻，但由于 DNA 自身修复能力有限，同样会导致细胞凋亡。百草枯可以通过减少复合体 I（NADH 泛醌氧化还原酶）从而损伤线粒体。百草枯还可使 Ca^{2+} 依赖性线粒体内膜通透性增加，导致线粒体内膜去极化、解耦联和基质肿胀。百草枯对肺的损伤主要由于肺实质细胞通过肺泡 I、II 型上皮细胞主动摄取百草枯，使百草枯在肺内的浓度高于血浓度 10～20 倍。

四、临床特征

1. 局部刺激症状 皮肤可发生灼伤性损害，表现为红斑、水疱、溃疡和坏死等；指甲亦可被严重破坏而脱落；眼睛污染出现迟缓的刺激作用，表现为羞光、流泪、眼痛、结膜充血和角膜灼伤等病损；呼吸道出现鼻出血、鼻咽刺激症状（喷嚏、咽痛、充血等）及刺激性咳嗽；口腔、咽喉、食管黏膜有腐蚀和溃烂。

2. 呼吸系统 最为严重。轻度中毒者，可仅表现为一过性轻度氧合下降；中度中毒者通常于 1～2 周内出现胸闷、气短等肺部症状，肺损害可致肺不张、肺浸润、胸膜渗出和肺功能明显受损，逐渐进展为肺纤维化，顽固性低氧血症，最终死于呼吸衰竭；重度中毒者多在一周内死于广泛肺渗出、纵隔气肿、气胸、皮下气肿等；暴发型中毒者可于 24 小时内迅速出现呼吸衰竭。

3. 消化系统 早期出现恶心、呕吐、腹痛、腹泻，甚至出现胃穿孔、便血、呕血。重度中毒者出现肝损害表现，甚至发生急性肝衰竭。

4. 泌尿系统 可见尿频、尿急、尿痛等膀胱刺激症状，重度中毒者可发生急性肾衰竭。

5. 循环系统 重度中毒者可有中毒性心肌损害，心电图 ST 段和 T 波改变，或伴有心律失常，数小时内出现以血压下降为主要表现的循环衰竭。

6. 神经系统 嗜睡、意识淡漠、脑水肿和出血、抽搐等，多见于重度中毒者。

7. 血液系统 严重者可发生急性血管内溶血。

五、辅助检查

1. 血、尿百草枯含量 可评估病情的严重程度和预后，浓度越高，预后越差。

2. 动脉血气 可表现为低氧血症、代谢性酸中毒、呼吸性碱中毒等。氧分压下降越早、越快，预后越差。

3. 肝、肾、胰腺功能 血清肌酐异常升高越早、幅度越大，则预后越差；如同时合并血清转氨酶、胆红素、血清淀粉酶快速升高，存活几率大幅降低。

4. 胸部 CT 重度中毒者以渗出为主，数天内即可侵犯全肺野；轻度中毒者仅表现为肺纹理增多、散发局灶性肺纤维化、少量胸腔积液等，随着时间推移，病灶可完全吸收；中、重度中毒者呈渐进性改变，早期（1 周内）表现为肺纹理增粗、叶间裂增宽，胸腔积液，中毒后 1 ~ 2 周，肺渗出样改变或毛玻璃样改变范围迅速扩大，可侵犯全肺，最终死于严重缺氧。

5. 心电图 表现为心动过速或过缓、心律失常、Q-T 间期延长、ST 段下移等。

六、诊断思路

1. 诊断依据 根据有百草枯服用或接触史、临床表现特点和实验室检查等，可做出急性百草枯中毒的临床诊断。血液、尿液百草枯浓度测定可明确诊断并判断预后。百草枯接触史明确，特别是口服途径，即使临床症状轻微，没有毒检证据，诊断仍能成立；毒物接触史不详，血、尿中检出百草枯，即使临床表现不典型，诊断也仍然成立。出现典型临床表现，而毒物接触史不详又缺乏血、尿毒检证据，可诊断为疑似百草枯中毒。

2. 病情分级 以摄入量及症状进行分级，参考分级指标为：

（1）轻度中毒：百草枯摄入量 <20mg / kg，除胃肠道刺激症状外，无其他明显器官损害，肺功能可能有暂时性减退。

（2）中、重度中毒：百草枯摄入量在 20 ~ 40mg / kg，伴有多系统损害，常于数日或数周后出现肺纤维化，多数于 2 ~ 3 周内死亡。

（3）暴发性中毒：百草枯摄入量 >40mg / kg，短时间内出现多脏器功能衰竭，数小时到数日内死亡。

七、救治方法

1. 现场急救　立即脱去衣服，用肥皂水或清水反复冲洗，防止经皮肤吸收。当眼睛接触百草枯时，应使用温水或生理盐水反复冲洗 15～20 分钟。口服者应立即使用洁净勺子、筷子或手指刺激咽喉部引发呕吐，并饮用自来水、矿泉水或纯净水等洁净的清水，每次 200～400mL，再刺激咽喉部引发呕吐，反复多次，直至呕吐物无绿色。

2. 清除毒物

（1）清除胃内毒物：在现场应立即服肥皂水，既可催吐，又可促进百草枯失活。白陶土（30%）或皂土可吸收百草枯，但必须在 1 小时内服用疗效才好，若无白陶土或皂土，可用普通黏土用纱布过滤后服用泥浆水。洗胃时因清水较易获得，首选清水洗胃。

（2）导泻：洗胃结束后，用 20% 甘露醇、硫酸钠或硫酸镁等导泻，促进肠道毒物排出，减少吸收。也可试用中药大黄、芒硝等导泻。

（3）利尿：中毒早期，在肾功能正常的情况下，可静推呋塞米、输液等，保证尿量 1～2mL/（kg·h），以加速毒物排泄。

（4）血液净化：虽然临床上未能充分证实血液灌流的有效性，但体外、体内试验均提示有一定的效果。推荐尽早采用血液灌流。血液透析推荐用于治疗百草枯中毒引起肾衰竭的患者。

3. 药物治疗　目前尚无治疗百草枯中毒的特效解毒药，现已用于临床治疗的药物有：

（1）竞争性药物：普萘洛尔可与肺组织中的百草枯相竞争，维生素 B_2 与百草枯有类似的化学结构，二者均能拮抗肺泡细胞对百草枯的摄取，早期应用可能有一定效果。

（2）免疫抑制剂和皮质类固醇：免疫抑制剂可以对抗非特异性炎症，抑制粒细胞和巨噬细胞释放氧自由基，从而抑制肺损伤和肺纤维化。早期联合应用糖皮质激素及环磷酰胺冲击治疗对中、重度急性百草枯中毒患者可能有益，可选用甲泼尼龙、氢化可的松、环磷酰胺。

（3）抗氧化剂：抗氧化剂可清除氧自由基，减轻肺损伤。谷胱甘肽、N-乙酰半胱氨酸（NAC）、维生素 C 等治疗急性百草枯中毒，在动物实验有一定疗效，临床研究未获得预期结果。

4. 支持治疗　急性百草枯中毒应避免常规给氧，仅在 $PaO_2<40mmHg$ 或出现 ARDS 时给氧，尽量短时间低流量吸氧，或呼气末正压给氧。急性百草枯中毒因消化道损伤严重而禁食者，要防治感染，注意肠外营养支持，保持水、电解质和酸碱平衡。

八、最新进展

（一）百草枯中毒致肺损伤的作用机制

1. 氧自由基损伤　百草枯在结构上与内源性聚胺有特殊的相似性，肺泡上皮Ⅰ、Ⅱ

型细胞和气管 Clare 细胞存在胺类物质转运系统，百草枯在细胞膜上与胺类物质竞争，被肺泡细胞摄取。百草枯还可以通过弥散途径进入无胺类物质转运系统的肺巨噬细胞、内皮细胞及肺间质细胞，使百草枯在肺内的浓度高于血浓度 10～20 倍。百草枯进入人体后，除了利用还原型辅酶Ⅱ（NADPH）的转化过程诱导脂质过氧化反应等一系列连锁反应，引起细胞膜结构和功能的改变以外，还可激活炎症细胞，造成细胞因子网络失衡，促进成纤维细胞增殖及表型转变；同时破坏基质金属蛋白酶 / 基质金属蛋白酶组织抑制因子（MMPs / TIMPs）平衡，从而最终导致急性肺损伤。

2. 细胞凋亡　百草枯中毒后可引起弥漫性肺泡上皮细胞受损和Ⅱ型肺泡细胞凋亡。百草枯可通过 JNK 途径使 c-Jun 氨基末端激酶及 c-Jun 与 caspase-3 等发生一系列磷酸化而诱导黑质多巴胺能神经元凋亡，最终致细胞凋亡。百草枯致肺损伤患者肺组织中促细胞凋亡的信号分子如 P53、Bax、P21 等表达显著升高，而诸如 Bcl-2 的一些抗凋亡因子表达下降，活性氧可能作为第二信使参与了该凋亡过程。

3. 细胞内钙稳态失衡　百草枯中毒时细胞内钙超载，其机制可能与肺微血管内皮细胞膜电位的稳定和细胞内钙离子浓度的调节具有重要作用的中电导型钙激活钾通道的活性异常有关。细胞内钙超载会影响细胞产生能量，ATP 合成受抑制、分解加速，继而细胞内钙超载加重，黄嘌呤脱氢酶转变成黄嘌呤氧化酶，氧自由基生成增多，蛋白酶激活，细胞膜及细胞骨架破坏，形成抑制能量合成的恶性循环。细胞质中过多的钙还可形成磷酸盐沉积于线粒体，使线粒体结构及功能破坏更加严重。降低细胞内钙离子浓度，能缓解百草枯的氧化性损害，减轻细胞内钙超载及肺泡壁充血、出血。

4. 炎症反应　急性百草枯中毒后多脏器功能障碍综合征患者血清 TNF-α 及 IL-10 在 24 小时内明显高于正常水平。百草枯中毒后大量活性氧的增加，通过改变体内氧化还原电势而激活转录调控因子核因子 κB（NF-κB），其通过增强多种炎症因子基因的转录，使炎症细胞合成炎症因子的时间和数量明显增加。尤其是 IL-6 和 IL-8 这 2 个重要的炎性细胞因子表达明显增强，由此诱导炎症反应。炎症因子可使中性粒细胞等炎性细胞在肺内浸润、聚集，进一步释放氧自由基、蛋白水解酶等使肺损伤加重。

5. 基因异常表达　百草枯对细胞中 DNA 直接产生损害，导致 DNA 单链破坏、断裂及碱基改变。在含百草枯的培养基中，人肺上皮样细胞系 L132 中 p53 大量表达，使细胞由 G1 期进入 S 期受阻，导致 DNA 毁损，由于 DNA 自身修复能力有限，继而导致细胞凋亡。

（二）百草枯中毒致肺损伤药物治疗最新进展

波生坦片是一种双重内皮素受体拮抗剂，可降低肺和全身血管阻力，从而在不增加心率的情况下增加心输出量。用于治疗Ⅲ期和Ⅳ期原发性肺高压患者的肺动脉高压，或者硬皮病引起的肺高压。动物实验研究显示，波生坦能明显减轻百草枯致急性肺损伤大鼠血及肺组织中转化生长因子 -β1（TGF-β1）、内皮素 -1（ET-1）、羟脯氨酸（HYP）等炎症因子水平，从而起到治疗百草枯中毒致肺损伤的作用。对乌司他丁的研究也在进一步深入，在百草枯致肺损伤兔模型中，乌司他丁能明显降低血中血管内皮生长因子（VEGF）水平，减轻肺毛细血管的通透性，保护肺血管内皮细胞。对亚甲蓝保护百草枯中毒致肺损伤机制进一步研究发现，亚甲蓝能增强大鼠肺组织超氧化物歧化酶（SOD）活性，降低肺泡灌洗液中髓过氧化物酶水平，保护肺组织。百草枯致急性肺损伤大鼠模型中，经过罗格列酮预处理过的大鼠的存活率明显升高，罗格列酮能通过抑制 NF-κB 活性，激活过氧化物酶增殖体活化受体 -γ（PPAR-γ）诱导的转录因子 NRF-2 的表达，从而降低血中 TNF-α、IL-1β 水平，增强 SOD 活性。二甲基砜（MSM）是一种有机硫化物，是人体胶原蛋白合成的必要物质，它能消除病毒，加强血液循环，增强体力等。动物实验中，二甲基砜能减轻百草枯导致的肺和肝损伤，降低肺、肝组织中丙二醛、髓过氧化物酶及 TNF-α 水平，增强 SOD 活性。

参考文献

1. Peng J，Mao XO，Stevenson FF，et，al.The herbicide paraquat induces dopaminergic nigral apoptosis through sustained activation of the JNK pathway.J Biol Chem，2004，279（31）：32626-32632.

2. 王娜，孙湛博 . 百草枯急性中毒肺损伤机制及治疗进展 . 中国实用医药，2011，6（5）：110.

3. Takeyama N，Tanaka T，Yabuki T，et，al.The involvement of p53 in paraquat-induced apoptosis in human lung epithelial-like cells.Int J Toxicol，2004，23（1）：33-40.

4. Zhang Z，Jian X，Zhang W，et，al.Using bosentan to treat paraquat poisoning-induced acute lung injury in rats.PLoS One，2013，8（10）：e75943.

5. Song Z，Chen G，Lin G，et，al. The ultra-early protective effect of ulinastatin on rabbit acute lung injury induced by paraquat.BMC Emerg Med，2013，13 Suppl 1：S7.

6. Tian ZG，Ji Y，Yan WJ，et al. Methylene blue protects against paraquat-induced acute lung injury in rats.Int Immunopharmacol，2013，17（2）：309-313.

7. Liu ZN，Zhao M，Zheng Q，et，al. Inhibitory effects of rosiglitazone on paraquat-induced acute lung injury in rats.Acta Pharmacol Sin，2013，34（10）：1317-1324.

8. Amirshahrokhi K，Bohlooli S.Effect of methylsulfonylmethane on paraquat-induced acute lung and liver injury in mice.Inflammation，2013，36（5）：1111-1121.

（施　荣）

第三节　中　暑

一、基本概念

中暑（heat illness）是指在高温高湿的环境下，机体由于产热散热失衡，体温调节功能障碍或丧失，体内热量过度积蓄，或体液过度丧失，导致高热、皮肤干燥无汗、电解质紊乱及中枢神经系统症状为特征的一组临床综合征。重度中暑依照发病机制和临床表现分为：热痉挛、热衰竭和热（日）射病3型。本病主要流行于每年的6~10月份，多见于冶炼工人，烈日、长时间高温环境中作业的人员。发病率国内无准确报道，美国17.6~26.5人/10万，沙漠国家250人/10万。热射病如不及时采取有效的抢救措施，可引起永久性脑损害或脏器功能衰竭，死亡率可高达20%~80%。随着"温室效应"加剧，全球气温升高，中暑已成为不可忽视的公共卫生问题。2010年7月，"中暑"被列入了国家法定职业病目录。

二、常见病因

1. 个体因素　气候适应性差、脱水、训练不当、感染发热、疲劳、肥胖、年老、衣着过多。

2. 环境因素　在高温天气（>32℃）、湿度高（>60%）、通风不良的环境中，长时间工作或从事重体力劳动，或炎夏烈日下暴晒等，如果防暑降温措施不足，常极易发生中暑。

3. 身体条件　酒精中毒、甲亢、糖尿病、心血管病、广泛皮肤损害、先天性汗腺缺乏症、精神病、COPD、低钾血症。

4. 药物　安非他明、抗胆碱能药、抗组胺药、抗抑郁药、巴比妥类、抗帕金森药、利尿剂、乙醇、吩噻嗪类。

三、发病机制

当周围环境温度大于皮肤温度时，汗液蒸发比较困难，体内代谢产生的热能大量聚集而无法发散出去，人体散热受阻，体内产热大于散热，就会出现热蓄积，体温在短时间内会突然增高，甚至达40℃以上。体内热蓄积达到一定限度时，汗腺功能发生障碍，出汗减少，而加重高热。高热对人体各系统可造成损害，引起相应组织器官功能障碍。

尸体解剖发现其病理主要为小脑和大脑皮质神经细胞坏死，特别是Purkinje细胞病变尤为突出，有的甚至消失，发病数日后病变区有胶质细胞浸润；心脏有局灶性心肌细胞溶解、出血、坏死，心外膜、心内膜和瓣膜组织出血。部分见不同程度的肝细胞变性坏死和胆汁淤积；肾上腺皮质可见出血。如为剧烈运动引起中暑者常见肌肉变性、坏死。休克和循环衰竭者的病理表现为脑充血、水肿和散在性出血点，胸膜、腹膜和小肠有出血点，肝小叶有中心坏死，肾有缺血表现和肾小管退行性变。

四、临床特征

根据我国《职业性中暑诊断标准》，可将中暑分为先兆中暑、轻症中暑和重症中暑3级。其临床表现如下：

（一）先兆中暑

在高温环境下工作一定时间后，出现头昏、头痛、口渴、多汗、全身疲乏、心悸、注意力不集中、动作不协调等症状，体温正常或略有升高，如及时将患者转移到阴凉通风处安静休息，补充水、盐，短时间内即可恢复。

（二）轻症中暑

除上述症状加重外，体温至38℃以上，伴面色潮红、大量出汗、皮肤灼热等表现；或面色苍白、皮肤四肢湿冷、血压下降、脉搏增快等虚脱表现。如进行及时有效的处理，常常于数小时内恢复。

（三）重症中暑

1. 热射病（heat stroke） 又称中暑高热，是一种致命性急症，高热、无汗和意识障碍是本病的3大特征。往往在高温环境下工作数小时，或老年人、体弱者、慢性病患者在连续数天高温后发病。先有头晕、头痛、恶心、全身不适、软弱、多汗等，之后体温突然升高，可高达40℃以上，出现嗜睡、谵妄和昏迷等意识障碍，皮肤干燥、潮红或苍白，甚至出现脉率增快、血压下降、脉压增宽、紫绀等周围循环衰竭征。或有心律失常，呼吸快而浅，后期呈潮式呼吸，可出现抽搐，瞳孔由小变大，对光反射迟钝或消失。严重患者出现休克、心力衰竭、肺水肿、脑水肿、肝肾衰竭或弥散性血管内凝血（DIC），预后不良。

头部直接受太阳辐射引起的热射病亦称日射病，属于热射病的特殊类型。

2. 热痉挛（heat cramps） 在高温环境进行重体力劳动，汗出过多后，口渴大量饮水而盐分补充不足以致血中氯化钠浓度显著下降，引起肌肉痉挛伴有收缩痛。肌痉挛好发于活动较多的四肢肌肉和腹肌，尤其是腓肠肌，常呈对称性、阵发性发作，严重的肌痉挛可引起横纹肌溶解症。此期患者意识清楚，体温一般正常，为热射病的早期表现。

3. 热衰竭（heat exhaustion） 多见于饮水不够的老年人、体弱者和婴儿，也可见于从事高温作业的工人，补盐足而补水不足者。因体内无过量热积蓄，一般无高热，患者先有头晕、头痛、多汗、恶心、呕吐，继之出现口渴、冷汗淋漓、疲乏、焦虑、胸闷、面色苍白、轻度脱水、脉搏细弱或缓慢、血压下降、心律不齐，可有晕厥，手足抽搐。严重患者出现循环衰竭。

热衰竭可以是热痉挛和热射病的中介过程，如不治疗可发展成为热射病。

另外，在重症中暑中必须提到恶性高温综合征，它是高代谢疾病综合征，由化学物质（如氯琥珀胆碱，普鲁卡因等）或应激引起，表现为体温突然升高、肌肉剧烈收缩、代谢性和呼吸性酸中毒、急性心律失常，通常在诱导麻醉时发生。

五、辅助检查

1.热射病　高钙、血液浓缩、白细胞总数增多、血小板减少、蛋白尿和管型尿及血尿素氮、ALT、AST、LDH、CPK 增高，代谢性酸中毒，β–EP 升高。心电图可有各种心律失常，ST 段压低，T 波改变。血钠、血钾高或低。

2.热痉挛　血常规一般无大的变化，血清生化检查见血清钠、氯降低，血清肌酸磷激酶增高，尿肌酸增高。

3.热衰竭　血常规提示血液浓缩，高血钠症，氮质血症。

六、诊断思路

1.诊断要点　诊断需结合季节、气温、临床表现和实验室检查，排除其他类似的疾病，可诊断为中暑。

（1）环境与体质：有在高温环境中工作或生活的病史，或有引起中暑的身体状况（体弱多病、产妇等），或其他诱因（失水、失钠等）。

（2）临床表现：体温升高、肌痉挛或晕厥。

（3）实验室检查：①血常规：可见白细胞总数、中性粒细胞分类增高，以及血液浓缩现象。②血清生化：电解质代谢紊乱，低钠、低氯或高钠。丙氨酸转氨酶、乳酸脱氢酶等增高。③其他：可见轻度酸中毒，尿素氮增高等。④心电图变化：ST-T 改变，各种心律失常等。

2.鉴别诊断　主要与其他引起高热伴有昏迷的疾病相区别。如热射病必须与脑型疟疾、脑炎、脑膜炎、有机磷农药中毒、中毒性肺炎、菌痢等鉴别；热衰竭应与消化道出血、宫外孕或低血糖等鉴别；热痉挛伴腹痛应与各种急腹症鉴别。

（1）乙型脑炎：发病季节相似，均有昏迷、高热。但乙型脑炎有蚊虫叮咬史，起病过程较慢，往往二三日后才出现高热、昏迷，且有脑膜刺激征，病理反射阳性，脑脊液异常等，而与环境温度无关，有助于区别。

（2）急性脑血管病：特别是脑出血，大多数有高血压病史，头痛呕吐剧烈，意识障碍，肢体瘫痪，失语，颈部有抵抗，可有发热。与中暑不同，此病起病较快，意识障碍程度与中风性质、病变部位有关，一般有定位表现，体温升高较慢，CT 检查有助于鉴别两种疾病。

（3）有机磷农药中毒：本病患者有接触或吞服毒物病史，初起体温不高，有瞳孔缩小、皮肤湿冷、肺部啰音等表现，实验室检查发现血清胆碱酯酶活性降低，有助于确定诊断。

七、救治方法

采用"四早一支持"的治疗原则：早期快速降温，早期快速扩容，早期抗凝，早期改善微循环，积极支持脏器功能。

1. 一般治疗 热衰竭和热痉挛患者应转移到通风阴凉处休息，热痉挛患者口服冰盐水和含盐饮料或静脉注射生理盐水，可迅速好转。有循环衰竭者应静脉补给生理盐水并加葡萄糖液和氯化钾。一般患者30分钟至数小时内可恢复。热射病患者应积极处理，给氧、吸痰，保证呼吸道通畅。补液不宜过速，以免发生心力衰竭；纠正酸中毒和电解质紊乱；低血压可用升压药。

2. 降温 通常要求在1小时内使直肠温度降至38.5℃以内。常用如下方法：

（1）物理降温：体外降温：①脱去患者衣服，吹送凉风并喷以凉水或以凉湿床单包裹全身。以冰水浸泡治疗已不再推荐，因发生低血压和寒战的并发症较多，但如其他方法无法降温时，亦可考虑此方法，但此时需要监测深部体温，一旦低于38.5℃时需停止冰水降温，以防体温过低。②冰敷：在头部、腋部、腹股沟处放置冰袋，以防体温回升，本法更适用于不能耐受4℃浸浴、浅昏迷、老年、体弱以及有心血管疾病的患者，避免患者在4℃浸浴过程中发生寒战而加重心脏负担，引起严重的心律失常和心力衰竭。③酒精擦浴：用50%的酒精擦浴颈动脉、股动脉、腘动脉等大血管处。体内降温：体外降温无效者，用冰盐水进行胃或直肠灌洗；也可用20℃或9℃无菌生理盐水进行血液透析或腹膜透析；或将自体血液体外冷却后回输体内降温。

（2）药物降温：①氯丙嗪（冬眠灵）能降低体温调节中枢兴奋性，降低机体代谢，阻断交感神经，扩张血管，松弛肌肉和降低氧耗量。剂量为25～50mg加入葡萄糖500mL中静脉滴注1～2小时。用药过程中注意血压变化，血压下降时，应减慢滴速或停用。可酌情加用间羟胺等α-受体兴奋剂。②地塞米松10mg静脉注射，根据病情半小时后可重复一次，无合并溃疡和严重感染时可用。③纳洛酮0.4～1.2mg静脉注射，60～90分钟重复给药。

3. 扩容 患者重度脱水，常表现脉搏细速，心率>150次/分，血压偏低，红细胞压积>45%，血红蛋白>150g/L，无尿，表明血液浓缩，血容量明显减少。在排除心功能不全的情况下，应予早期快速扩容，开放多路静脉通道或中心静脉置管。输液以晶体液为主，并结合血浆、蛋白，尽快补足血容量，纠正低钾、低钠等电解质紊乱。低钠血症如处理不当，病死率高达50%～80%；用晶体液复方林格氏液，1000～1500mL/h速度输入体内，最好在前4小时内输入丢失量的1/3～1/5，约3000～5000mL，在第1个24小时内补足丧失的体液量。重症中暑的失水比慢性消耗性疾病的失水对器官的损伤更加危急，应高度重视早期液体复苏的重要性与必要性。

4. 抗凝 ①使用低分子肝素钠 5000IU，皮下注射，每 12 小时 1 次，连续 7 天；②肝素 50mg 静脉滴注或泵入，每天 3 次；③低分子右旋糖酐 500mL 或羟乙基淀粉 500mL 静脉滴注，每天 1 次。应用抗凝剂的同时，每天补充新鲜血浆 400mL，人血白蛋白 20～40g。FDP 达正常 2 倍以上时补充纤维蛋白原，血小板 $<50 \times 10^9$/L 时补充血小板 10U。尽早预防性应用抗凝剂，可有效避免和减轻 DIC，减少重症中暑病死率。

5. 改善微循环 静脉滴注小剂量多巴胺提高内脏灌注量，静脉滴注山莨菪碱改善微循环。

6. 积极支持脏器功能

（1）防治肝衰竭：肝脏是中暑后最易损伤的脏器之一，维生素 C 是血浆中的抗氧化剂，对脂质过氧化反应具有阻断作用，同时在细胞内有清除氧自由基和抗脂质过氧化作用。中暑患者补充大剂量维生素 C，能起到避免脂质过氧化损伤、保护肝脏的作用。静脉滴注维生素 C 5g，1 天 1 次；ALT 水平升高明显者（>300U/L），加用甘草酸二铵注射液静脉滴注；伴黄疸者，静脉滴注清开灵注射液。

（2）防治脑功能障碍：重症中暑患者易发生脑损伤而遗留后遗症。抽搐可加重脑缺氧，使昏迷程度加深，治疗难度增加。因此，治疗中应注意有效降温并维持体温正常，对有昏迷及脑水肿表现者静脉应用甘露醇、呋塞米等降颅压、脱水治疗，对抽搐的患者及时行镇静止惊治疗，对中暑后抽搐的患者，立即缓慢静脉注射地西泮 10mg 或肌注苯巴比妥钠，每次 0.1～0.2g，反复抽搐者可给予地西泮缓慢静脉滴注。中暑患者常规应用能量合剂、细胞色素 C、胞二磷胆碱保护脑细胞。

（3）防治横纹肌溶解症及肾衰竭：Scr、BUN 水平轻度增高时以及时应用多巴胺、盐酸山莨菪碱等改善肾脏微循环。有肌红蛋白尿表现者，碱化尿液，防止发生肾功能不全。急性肾衰者可进行血液透析。

（4）保护心脏及外周循环：常规应用能量合剂保护心肌细胞。有心动过缓或外周循环不良表现者，早期应用盐酸山莨菪碱提高心室率、改善微循环，从而避免严重心律失常的发生。心力衰竭时用毛花苷 C。

（5）保护胰腺：有腹痛及血淀粉酶水平升高者，给予禁食、胃肠减压、抑酸，静脉滴注生长抑素治疗。

（6）应激性溃疡的防治：常规应用 H_2 受体拮抗药或质子泵抑制药等，对发生胃肠道出血者，禁食，给予胃肠外营养。

八、最新进展

热射病（heat stroke，HS）为致命性中暑，是一种全身炎症反应综合征（SIRS），其病理生理过程类似于重症脓毒血症，一般可将其分为两类：非劳力性热射病（classical heat stroke，CHS）和劳力性热射病（exertional heatstroke，EHS）。CHS 因暴露于高温环境造成，多发生于老年人、免疫力低下和 / 或并发其他疾病者；而 EHS 是由于在高温、高湿环境中高强度的体能作业造成，多发生于健康青年人、运动员、军事人员。两种情况都可能致命，而且劳力型热射病是导致运动员死亡的第三大高危因素。近年来对于热射病的研究非常活跃，深入研究热射病的发生机理，有助于更方便、有效、深入地认识热射病，为治疗奠定基础。

（一）产热散热失衡

正常人体内产热和散热过程保持相对平衡，以维持体温相对稳定。正常人的体温一般恒定在 37℃左右。人体是通过下丘脑体温调节中枢来协调产热与散热的过程，使之平衡从而保证体温的恒定。

1. 产热散热失衡　热环境下，出汗蒸发为机体散热的主要途径，体内的热量通过汗液蒸发形成的温度梯度散发到环境中，每蒸发 1.7mL 的汗液可以带走 1kcal 的热量，蒸发散热的效率可达 600kcal / h，如果相对湿度过高，露点温度升高，汗液分泌量大于蒸发量，虽然机体失水多，但起不到应有的蒸发散热作用，就可能造成热蓄积和体温调节紧张。机体热负荷如果超过机体散热能力，可以直接损伤体温调节中枢，导致体温调节功能失调。高温高湿的环境中高强度的体能作业条件下，剧烈的运动产热量是休息时的 15 ~ 20 倍，无论是机体运动中产生的热量，还是从环境中获得的热量，所致的皮肤温度升高，都会导致机体内部与皮肤之间的温度梯度消失，体温将会不断上升。如果热量不能及时从体内散发出去，体温每 5 分钟便会升高 1℃。体内热蓄积使心输出量与每分通气量增加、外周血管床扩张、内脏灌注减少，可能造成急性病理改变，如脱水、循环衰竭、低氧血症、肠内细菌易位等。顽固性低氧血症、突发循环衰竭往往可导致全身炎症反应综合征（SIRS）、急性呼吸窘迫综合征（ARDS）、严重全身感染（合并器官功能障碍的全身感染）。

2. 抗高温的代偿能力丧失　在高温环境中工作 7 ~ 14 天后，人体对热应激的适应能力增强，具有对抗高温的代偿能力，表现心排血量和出汗量增加，汗液钠含量较正常人减少等。完全适应后，出汗散热量为正常的 2 倍。无此种适应代偿能力者，易发生中暑。

（二）直接热损伤

高热能够直接造成组织损伤。在分子水平上，足够的热暴露可以导致蛋白质变性；在细胞水平上，可以导致细胞膜完整性、细胞骨架和细胞核的损伤，最终导致细胞死亡。此外，还有人认为过热提高了机体细胞的化学酶促反应速度，引起代谢紊乱，导致细胞损坏。高热所致的细胞毒性作用可引起广泛的细胞变性、坏死和出血，以脑组织损伤最为严重。体温长时间维持在 40℃以上，便会导致热射病的发生。

（三）内毒素模型学说

在热应激状态下，机体内肠道黏膜屏障遭到破坏，通透性增加，肠道毒性物质，包括细菌、内毒素移位，使在热应激下引起的急性期反应加剧，炎症细胞活化、细胞因子生成，导致"细胞因子 / 炎症介质风暴"形成，启动血管内皮细胞损伤和凝血功能紊乱的病理生理过程，导致中暑发生。

1. 内毒素血症 当机体体温升高到一定程度，肠黏膜对内毒素的通透性增大，肠道内毒素大量进入血液循环，刺激单核巨噬细胞，释放肿瘤坏死因子 -α 等细胞因子，这些细胞因子与内毒素共同作用，引起机体体温调节障碍，导致急性炎症性反应，引起坏死、弥散性血管内凝血（DIC）、多脏器衰竭（MOF），以及其他的常见热射病症状。说明内毒素血症是热射病发生、发展和转归的重要影响途径之一。这些构成了中暑发病机理内毒素学说的基本骨架。

2. 细胞因子 / 炎症介质风暴 炎性细胞因子（CK）与热射病的发病机制密切相关。CK 可介导发热、白细胞聚集、急性时相蛋白质的合成增多、肌肉分解代谢、下丘脑 - 垂体 - 肾上腺轴的兴奋、白细胞和内皮细胞的活化等。研究发现，热应激刺激机体巨噬细胞等炎症细胞释放促炎性细胞因子，并进一步刺激和激活巨噬细胞、粒细胞、淋巴细胞和内皮细胞，释放大量炎性介质，促进发热和白细胞聚集等；同时发现热射病患者血浆抗炎性细胞因子，如 IL-4、IL-6、IL-10 及可溶性 TNF 受体等水平是升高的，它们能够缓解发热及白细胞计数增多等症状，刺激下丘脑 - 垂体 - 肾上腺系统，活化白细胞与血管内皮细胞，从而防御组织损伤、促进修复；而体温降至正常并不能抑制这些炎症因子。热应激下炎性因子和抗炎因子之间的不平衡，即炎性因子介导的促炎作用大于内源性抗炎因子的抵消作用，形成炎症介质介导的级联放大反应，最终可导致全身炎症反应综合征，甚至多器官功能障碍综合征。

3. 内皮细胞损伤和凝血功能障碍 血管内皮细胞与炎症细胞的功能异常被视为重症中暑发生发展的病理基础。许多研究都表明，在重症中暑的病理生理过程中，血管内皮细胞是参与炎症应答的主要靶细胞之一，同时血管内皮细胞亦是炎症损害的靶标。目前大量的动物实验表明，重症中暑死亡因素包括：广泛出血和血栓形成（弥散性血管内凝血特征）；白细胞如单核细胞迁移和穿过血管壁运动，全身炎症反应的启动；广泛血管床内皮细胞损伤。在以上病理变化中，其关键点为血管内皮细胞，血管内皮对保持正常血管弹性及通透性、调控白细胞运动、维持促凝与抗凝的平衡具有重要作用。损伤血管内皮可促进白细胞和血小板与之黏附，为中暑炎症损伤和血栓形成提供了结构基础。在热射病起病的同时凝血系统也随之激活：内毒素、TNF-α、IL-1 等使内皮细胞和单核细胞大量表达组织因子，激活外源性凝血途径，凝血酶合成增多；内源性抗凝物质蛋白 C（PC）、蛋白 S、抗凝血酶Ⅲ（AT- Ⅲ）水平显著下降，出现凝血酶 - 抗凝血酶复合物、可溶性纤维蛋白单体，使血管内壁抗凝调控紊乱，机体处于促凝状态；激活的凝血系统与炎症反应通过多环节相互作用，促炎性细胞因子能够抑制内皮细胞蛋白 C 受体和凝血酶调节蛋白的表达，抑制抗凝物质蛋白 C 途径。同时，纤溶系统也被高度活化，其表现为纤溶酶 -α$_2$- 抗纤溶酶复合体和 D - 二聚体水平升高、纤溶酶原水平降低。

4. 热休克反应　在热应激下，几乎所有的细胞都会通过产生热休克蛋白或者应激蛋白来做出反应。增多的热休克蛋白可以帮助蛋白质正确折叠、移位、维持和降解，促进受损蛋白质的修复和移除，避免细胞遭受高温、缺血缺氧、内毒素、炎性细胞因子等的破坏。有实验表明，内毒素可介导热应激处理组及无热应激组小鼠产生炎症反应，但热应激处理组内毒素血症小鼠的痊愈时间显著快于无热应激组，说明热休克蛋白可能提高小鼠对内毒素的耐受性及痊愈速度。热应激小鼠通过合成热休克蛋白 90 等机制缓解内毒素造成的血管通透性改变，并能够抑制炎症介质 TNF-α 的释放。

参考文献

1. 吴士文，陈阿楠，于生元，等 . 热射病发病机制的研究进展 . 中国康复理论与实践杂志，2010，16（34）：336-338.

2. Adams T，Stacey E，Stacey S，et al. exertional heat stroke.Br J Hosp Med（Lond）.2012，73（2）：72-78.

3. Druyan A，Makranz C，Moran D，et al. Heat tolerance in women--reconsidering the criteria.Aviation Space Environ Med.2012，83（2）：155.

4. Poh PY，Armstrong LE，Casa DJ，et al. Orthostatic hypotension after 10 days of exercise-heat acclimation and 28 hours of sleep loss.Aviat Space Environ Med.2012，83（4）：403-411.

5. 刘海周，程仁洪，郑青，等 . 实验室检查结果与劳力性热射病预后的相关性分析 . 中国急救复苏与灾害医学杂志，2011，6（8）：719-22.

6. 王江挺，吕剑杰，潘杰峰 .47 例热射病救治分析 . 中国急救复苏与灾害医学杂志，2012，7（1）：90-91.

7. 荣鹏，孟建中，陈宇 . 热射病的发病机制及防治策略的研究新进展 . 生物医学工程研究，2010，29（4）：287-292.

8. Hagiwara S，Iwasaka H，Shingu C，et al. High-dose antithrombin III prevents heat stroke by attenuating systemic inflammation in rats.Inflamm Res.2010，59（7）：511-8.

9. 叶珏明，封启明，陶宝华 . 乌司他丁应用于中暑患者的疗效评价 . 世界临床药物，2009，30（3）：170-171.

10. 牟东，薛世祥，代剑华，等 . 谷氨酰胺联合维生素 C 对军事训练中暑及内毒素血症的预防作用及机制研究 . 第三军医大学学报，2010，32：2503-2506.

11. 苏磊 . 重症中暑防治回顾与启示 . 解放军医学杂志，2011，36（9）：883-885.

12. 沈丽娜，吴士文，张红英 . 热射病发病机制的研究进展 . 中国急救复苏与灾害医学杂志，2013，8（4）：355-357.

13. 童华生，陈怿，唐柚青，等 . 乌司他丁对重症中暑患者血管内皮细胞损伤的保护作用 . 广东医学，2011，32（12）：1574-1576.

（庞辉群）